U0188239

肝脏外科领域新突破
New Breakthrough in Liver Surgery

联合肝脏分隔和门静脉结扎的二步肝切除术

Associating Liver Partition and Portal Vein Ligation for Staged Hepatectomy（ALPPS）

名誉主编　汤钊猷　刘允怡　陈孝平

主　　审　樊　嘉

主　　编　周　俭

副 主 编　Hans J. Schlitt　周伟平　Albert Chan

上海科学技术出版社

内 容 提 要

联合肝脏分隔和门静脉结扎的一步肝切除术(ALPPS)为肝脏外科近 10 年来的重要创新之一。该术式由德国学者 Hans J. Schlitt 在 2007 年偶然发现并创立。该术式可以使既往那些因为剩余肝储备不足而无法手术切除的肝肿瘤病人在短期内获得手术切除机会,极大地改善病人的生存预后。本书系统阐述 ALPPS 的发展史、现状与进展和应用解剖,详细阐述 ALPPS 的适应证、禁忌证及术前评估;ALPPS的经典及各种改良术式的施行方法和围手术期的管理;ALPPS 与传统二步切除手术比较、术后并发症的预防和处理、术后复发转移防治和生存预后、实验模型以及相关机制研究;ALPPS 时代的肝脏外科,最后展望了 ALPPS 的未来。

本书编委会云集了国内外 ALPPS 各大中心的专家,所述内容包含各位编者所在中心大量 ALPPS 临床实践的宝贵经验,能帮助肝胆外科医生迅速而安全地开展该类手术,造福更多的病人。

本书可供从事相关领域的临床医生参考阅读。

图书在版编目(CIP)数据

联合肝脏分隔和门静脉结扎的二步肝切除术 / 周俭
主编. -- 上海 : 上海科学技术出版社, 2023.2
ISBN 978-7-5478-6029-8

Ⅰ. ①联… Ⅱ. ①周… Ⅲ. ①肝疾病-外科手术
Ⅳ. ①R657.3

中国国家版本馆CIP数据核字(2023)第018692号

联合肝脏分隔和门静脉结扎的二步肝切除术
名誉主编　汤钊猷　刘允怡　陈孝平
主　审　樊嘉
主　编　周俭
副主编　Hans J. Schlitt　周伟平　Albert Chan

上海世纪出版(集团)有限公司
上海科学技术出版社 出版、发行
(上海市闵行区号景路 159 弄 A 座 9F - 10F)
邮政编码 201101　　www.sstp.cn
苏州美柯乐制版印务有限责任公司印刷
开本 889×1194　1/16　印张 16.75
字数 480 千字
2023 年 2 月第 1 版　2023 年 2 月第 1 次印刷
ISBN 978-7-5478-6029-8/R·2677
定价:298.00 元

本书如有缺页、错装或坏损等严重质量问题,请向印刷厂联系调换

孙子曰，"以正合，以奇胜"

前者是基础 后者是灵魂

没有扎实基础 难有创新

没有创新 难有进步

祝贺ALPPS新著出版

汤钊猷
二〇二三
冬月廿四

序 一

联合肝脏分隔和门静脉结扎的二步肝切除术(associating liver partition and portal vein ligation for staged hepatectomy, ALPPS)是近年来肝胆外科领域最重要的创新之一,具有里程碑的意义。该术式拥有传统方法无法比拟的剩余肝增生诱导效能和肿瘤切除率,为许多初期无法切除的肝癌病人带来长期生存的机会。但是,ALPPS 手术复杂,涉及面广,技术要求高,开展难度大,贸然开展往往导致安全性不足等诸多问题。目前国内外不同单位水平亦参差不齐,操作缺乏规范,且一直缺乏能够指导 ALPPS 相关工作的学术专著。周俭教授主编的《联合肝脏分隔和门静脉结扎的二步肝切除术》为系统阐述和总结 ALPPS 的专著,填补了该方面空白,为医者,亦为病人带来福音。

周俭教授是 ALPPS 的国际先行者之一,2013 年 4 月他率先开展了亚洲首例 ALPPS,此后率领团队开展了迄今为止全球最大数量肝细胞癌的 ALPPS,在 ALPPS 领域研究成果丰硕。近年来,他又创立了"TAE – salvaged ALPPS"等新的 ALPPS 术式,进一步拓展了 ALPPS 的应用范围,为许多初期无法切除的肝癌病人带来根治性切除和长期生存的机会。周俭教授领衔编写的该书是 ALPPS 方面的权威著作,ALPPS 的发明者 Hans J. Schlitt 教授也撰写了其中的重要章节。该书图文并茂,理论实践密切结合,系统地介绍 ALPPS,全方位解析 ALPPS,同时详细介绍目前各类 ALPPS 术式的开展方法及围手术期管理。此外,该书还介绍了 ALPPS 的最新研究进展以及动物研究模型等,是有志于从事 ALPPS 的肝胆外科手术医生和研究者难得的一本案头参考书。

刘允怡

中国科学院院士

香港中文大学和声书院院长　　刘允怡

原国际肝胆胰协会主席

2022 年 12 月

序　二

凡是过往,皆为序章。从西方医学第一例肝切除手术的开展,距今已有 100 多年,肝脏外科的发展充满坎坷与曲折,同时也充满着生机和活力。肝脏外科的发展离不开基础科学的进步,无菌术、麻醉、输血的发展使肝脏外科有了坚实的起点;外科解剖学的进步促进了肝脏外科的迅速发展;新技术、新材料的开发应用,带动了肝脏外科突飞猛进的进步。从常规肝脏切除技术的普及、微创外科技术的拓展,到肝脏移植技术的推广,肝脏外科经历了不断的理念创新、技术创新。联合肝脏分隔和门静脉结扎的二步肝切除术(associating liver partition and portal vein ligation for staged hepatectomy, ALPPS)的创立,即是外科手术技术和理念创新的代表,让人们从全新的角度理解肝脏再生,具有里程碑意义。

复旦大学附属中山医院的周俭教授 2013 年 4 月完成了我国乃至亚洲首例 ALPPS,历经近 10 年,完成了迄今世界最大宗 ALPPS 治疗巨大或多发肝细胞癌的临床实践。难能可贵的是,周俭教授在追求技术突破的同时,在 ALPPS 相关基础研究方面亦做出了许多有益的探索。欣喜得知,周俭教授和 ALPPS 的发明者 Hans J. Schlitt 教授等近期完成了《联合肝脏分隔和门静脉结扎的二步肝切除术》一书,该书首次系统、详实地介绍了 ALPPS 这一创新性技术的缘起、适应证、具体实施的要求、可能机制以及未来的发展。该书汇集了国内外 ALPPS 的知名专家和学者,理论结合实践,总结成熟经验,分享典型病例,为推广 ALPPS 提供了理论及技术指导,也为未来研究指明了方向。

我愿意向大家推荐该书,该书不仅可作为开展 ALPPS 的外科医生的参考辅导书,更是肝脏外科医生勇于探索突破、不断创新的实证。

中国科学院院士

华中科技大学同济医学院名誉院长　　　　陈孝平

华中科技大学同济医学院附属同济医院外科学系主任

2022 年 12 月

序 三

肝脏是人体能够再生的器官。肝切除术是根治肝脏恶性肿瘤的最重要手段,如何平衡根治性清除肿瘤病灶和保留足够剩余肝体积以确保手术安全,是肝外科医生面临的临床关键难题。肝脏切除后剩余肝脏体积和功能不足是限制许多病人接受手术治疗的重要原因。鉴于肝脏强大的再生能力,主动诱导肝脏再生以提升手术安全性,一直是肝胆外科关注的热点。

科技创新推动医学进步,医学进步护佑人类健康。联合肝脏分隔和门静脉结扎的二步肝切除术(associating liver partition and portal vein ligation for staged hepatectomy, ALPPS)是 21 世纪以来创新性的外科手术之一,外科医生通过 1 期联合肝脏分隔和门静脉结扎诱导肝再生,可使保留侧肝脏体积在 7~14 日增大约 80%,从而短期内获得 2 期切除的机会。ALPPS 为许多大肝癌和多发甚至弥漫继发性肝癌病人争取到根治性手术的时间和机会,其结合免疫治疗、靶向治疗等辅助治疗已成为晚期肝癌病人的重要治疗手段。

我院周俭教授一直在推进 ALPPS 用于治疗肝癌病人和相关肝再生的研究。2013 年 4 月,周俭教授成功开展了亚洲首例报道的 ALPPS,用于治疗巨大肝癌病人。其 2018 年即在《外科学年鉴》(Annals of Surgery)在线发表了当时全球最大的肝细胞癌 ALPPS 临床研究结果。与此同时,周俭教授也在临床探索中寻求创新,对于 ALPPS 诱导肝再生失败的病人,其首创的 TAE-salvaged ALPPS,使病人在 3 周内成功完成肿瘤根治切除。他不断致力于 ALPPS 诱导快速肝再生及其对肿瘤进展影响的机制探索,努力寻找相关转化策略应用于临床,给更多的中晚期肝癌病人带来了根治性切除的希望。

近期,由周俭教授牵头,邀请国内外领域专家共同完成的《联合肝脏分隔和门静脉结扎的二步肝切除术》一书,全面系统介绍了 ALPPS 应用的临床背景、技术、应用和相关研究进展,有助于肝外科临床医生和科研人员全面了解 ALPPS,进一步推广 ALPPS。

在此,我谨向本书作者团队致以诚挚祝贺。期待广大读者开卷有益,从中汲取更多的知识,从而造福广大病人。

中国科学院院士
复旦大学附属中山医院院长 樊 嘉
复旦大学肝癌研究所所长
2022 年 12 月

前　言

我国肝癌发病率和病死率高,占全球肝癌负担的近50%,严重威胁国人健康。近年来,肿瘤免疫及靶向治疗取得了较大进展,改善了中晚期肝癌病人预后,但根治性手术仍是降低肿瘤负荷以实现肝癌病人长期生存的最主要手段。20世纪50年代以来,经过全球肝脏外科专家的通力协作和不断努力,肝脏外科技术快速发展,创新术式和方法不断涌现,显著改善了肝肿瘤病人的预后。在我国,由于肝癌早期诊断率低,仅15%~30%的病人能够接受根治性手术的治疗,而剩余肝脏体积(future liver remnant, FLR)不足是无法手术切除的主要原因之一。国内外专家尝试多种措施促进剩余肝脏增生,提升病人FLR,以提高根治手术切除率。20世纪90年代以来,门静脉栓塞(portal vein embolization, PVE)技术、二步肝切除术(two-stage hepatectomy, TSH)及肝静脉栓塞等相继问世,但仍未能从根本上解决问题,包括剩余肝诱导增生作用弱、等待2期手术的时间长、等待期间肿瘤进展等。快速高效安全地提升FLR仍然是肝胆外科医生最关注的问题之一。

2007年,德国雷根斯堡大学医学中心外科Hans J. Schlitt教授在处理一例FLR不足的肝门部胆管癌病人时,尝试实施了肝脏分隔和门静脉结扎术,术后第8日即取得了意想不到的促FLR增生效果,遂在术后第10日顺利实施了2期手术。经过逐步的完善和不断改进,2012年该术式被正式公布并被命名为联合肝脏分隔和门静脉结扎的二步肝切除术(associating liver partition and portal vein ligation for staged hepatectomy, ALPPS)。ALPPS是里程碑式的创新术式,有效地解决了之前一直困扰肝胆外科医生棘手的难题,提高了肿瘤切除率,显著提升病人的术后生存获益。

2013年初,本人在美国肝胆胰外科会议上首次见证了关于ALPPS的热烈讨论,当时ALPPS主要是治疗传统手术不能切除的结直肠癌肝转移,全球报道尚不足百例,且鲜有治疗肝细胞癌的报道。我深感震撼,决心将该术式引入中国,造福更多病人。经过充分的术前评估和前期准备,2013年4月我们团队为一位肝细胞癌病人成功施行ALPPS。该病人肝脏右叶患有直径16 cm的巨大肿瘤且伴左内叶直径1.5 cm的卫星灶,无法接受传统手术切除,而经ALPPS术后,病人第18日即顺利出院。该例手术的成功经验发表于2013年7月的《中华消化外科杂志》,同期香港中文大学刘允怡院士发表了述评:“这是亚洲报道的首例ALPPS。这例手术的成功施行,亦代表我国的肝脏手术达到国际前列水平。"首例手术的成功以及刘允怡院士的述评无疑对我们团队是极大的鼓励和鞭策。此后,我们团队将 ALPPS 应用于更多的中晚期肝癌病人(包括有肝纤维化甚至肝硬化的肝癌病人),并在实践中不断创新,完善、改良 ALPPS 手术适应证、手术流程及术中术后处理方式等,以更安全有效地开展 ALPPS。

ALPPS 开展初期,由于术后并发症发生率和病死率较高,一直备受争议,严重制约了其推广使用。近年来,通过手术技术的改良以及手术经验的积累,ALPPS 已经逐渐被广泛认可和接受。即便如此,我们团队多年经验表明,ALPPS 开展难度大、学习曲线长,如缺乏相关的指导,无一定的经验积累,盲目开展必然会导致较高的并发症率和病死率。授人以鱼,不如授人以渔,本人与 Hans J. Schlitt 教授及国内外同行普遍认识到,通过培训和继续教育,全面提升 ALPPS 开展水平,同质化、规范化手术标准和流程,是当下 ALPPS 推广应用亟待解决的问题。因此,我们决定共同编写一部全面系统介绍 ALPPS 的学术专著,以服务全球同行。

本书从 ALPPS 的发展历程、作用原理、应用解剖等方面解析 ALPPS,并详细介绍目前各类 ALPPS 术式(从经典 ALPPS 到最新的各种改良术式)的具体施行方法、术前评估、病例选择(适应证和禁忌证)和手术规划,以及术后管理及随访治疗,同时介绍 ALPPS 最新研究进展及动物模型研究等。本书编写团队由肝胆外科及相关学科领域国内外著名专家和优秀青年学者组成,他们来自各大肝脏外科中心,拥有较为丰富的 ALPPS 临床或研究经验。本书的编写得到了 ALPPS 发明人 Hans J. Schlitt 教授的大力支持,他亲自撰写了相关章节,并分享了他们中心的典型病例及资料,使本书增色不少。名誉主编汤钊猷院士、刘允怡院士、陈孝平院士和主审樊嘉院士,是我国乃至世界肝胆外科的开拓者和引领者,他们为本书的构思和撰写给予了科学指导和大力支持,在此深表感谢。

本书可为肝胆外科专业的医生提供最新的 ALPPS 相关理论和技术经验,有助于 ALPPS 相关工作的顺利开展,希冀能够造福更多的肝肿瘤病人,特别是中晚期肝癌病人。希望本书能够起到抛砖引玉之效,推动 ALPPS 的进一步推广应用。

承蒙国内外专家的通力合作和辛勤付出,本书的编写能够顺利完成并付梓出版。鉴于笔者水平所限,同时由于 ALPPS 仍处于探索和完善发展中,疏漏之处在所难免,恳请国内外同行和广大读者批评指正、不吝赐教。

中国医学科学院学部委员

复旦大学附属中山医院肝外科主任　周　俭

复旦大学肝癌研究所常务副所长

2022 年 12 月于上海

编委会名单

彭远飞　　　　　复旦大学附属中山医院

商昌珍　　　　　中山大学孙逸仙纪念医院

施国明　　　　　复旦大学附属中山医院

孙惠川　　　　　复旦大学附属中山医院

王保林　　　　　陆军军医大学第一附属医院

王晓颖　　　　　复旦大学附属中山医院

王　征　　　　　复旦大学附属中山医院

谢智钦　　　　　中山大学孙逸仙纪念医院

闫加艳　　　　　复旦大学附属中山医院

杨欣荣　　　　　复旦大学附属中山医院

於　雷　　　　　复旦大学附属中山医院

郑树国　　　　　陆军军医大学第一附属医院

周　俭　　　　　复旦大学附属中山医院

周伟平　　　　　海军军医大学第三附属医院

朱　凯　　　　　复旦大学附属中山医院

编委会秘书　彭远飞　　　　　复旦大学附属中山医院

主编简介

周俭,医学博士,中国医学科学院学部委员,国家杰出青年科学基金获得者,教育部"长江学者"特聘教授,国家"万人计划"科技创新领军人才,国家卫生和计划生育委员会有突出贡献中青年专家,科技部"肝癌转移复发的精准医疗研究创新团队"负责人。复旦大学附属中山医院副院长兼上海市徐汇区中心医院院长,复旦大学肝癌研究所常务副所长、肝外科主任。兼任亚太原发性肝癌专家联盟(APPLE)执行理事、中华医学会肿瘤学分会候任主任委员、中国医师协会外科医师分会副会长兼总干事、中国医师协会外科医师分会肝脏外科医师委员会副主任委员、中国免疫学会移植免疫分会副主任委员、中国临床肿瘤学会肝癌专家委员会副主任委员、中国抗癌协会肝癌专业委员会前任主任委员、上海市医学会肿瘤专科分会主任委员等职。

从事肝癌临床和应用基础研究工作 31 年,已积累 10 000 余例肝切除和 3 000 例肝移植临床经验,成功主刀亚洲首例报道的联合肝脏分隔和门静脉结扎的二步肝切除术(ALPPS)治疗传统手术不能切除的巨大肝癌或多发肝癌,ALPPS 治疗巨大/多发肝癌手术总例数和疗效均达国际领先水平,相关研究成果发表在国际外科学顶级杂志 *Annals of Surgery*;成功主刀国际首例"亲属活体肝+废弃肝"双供肝肝移植术,在危重病诊疗技术创新上实现了新的突破。受国家卫生和计划生育委员会(现国家卫生健康委员会)委托,作为专家委员会副主委兼秘书长,编写《原发性肝癌诊疗规范 2017 年版》及 2019 年、2022 年修订版,并在全国推广应用,为提高我国肝癌诊治水平做出重要贡献。曾荣获谈家桢生命科学创新奖、吴孟超医学青年基金奖、裘法祖普通外科医学青年基金、上海市银蛇奖、明治乳业生命科学杰出贡献奖、"药明康德生命化学研究奖"科技成果转化奖等奖项。5 次获得国家科学技术进步奖,其中作为第一完成人获得 2020 年度国家科学技术进步奖二等奖,作为第二完成人获得二等奖 2 次。先后主持国家"863"计划、国家自然科学基金杰出青年科学基金、国家自然科学基金重点项目、国家自然科学基金原创探索计划项目、国家重点研发计划精准医学研究重点专项、国家重点研发计划"重大慢性非传染性疾病防控研究"重点专项等课题 25 项。在 *Cell*、*Nature*、*Annals of Surgery*、*Journal of Clinical Oncology*、*Gastroenterology*、*Hepatology* 等发表论文 400 余篇(以第一和共同第一或第一通讯和共同通讯作者发表 SCI 论文 110 余篇)。多次作为大会主席或执行主席主办国际、国内学术会议;近 10 年来每年在国际、国内学术大会上作主旨发言、主题报告或主持会议达百余场。获发明专利 14 项,作为主要发明人之一,创新开发了国际首个 microRNA 诊断肝癌试剂盒,获得国家食品药品监督管理局注册证书,已应用于全国 30 余万病人。

目　录

第一章　总　论

肝癌是常见的恶性肿瘤,在我国,肝癌占据癌症死亡率的第 2 位,在国际上占据第 4 位。手术切除是肝癌病人获得长期生存的主要治疗方式[1-4]。由于肝癌发病隐匿,早期诊断不易,许多肝癌病人初诊时往往肿瘤已很大或侵犯重要脉管结构,如行根治性手术切除需行大范围肝切除,术后易发生剩余肝(future liver remnant, FLR)不足、肝功能衰竭等严重并发症,甚至导致死亡。如考虑行肝移植,病人常不符合入选标准且供肝短缺,所以仅有极少数的肝癌病人能获得肝移植治疗的机会[5,6]。大部分肝癌病人既往只能接受非手术治疗,生存率低。如何设法使这部分病人能够接受肿瘤根治性手术切除是提高病人生存率的关键。随着肝脏外科和肿瘤学的发展,已形成多种治疗策略:第一种是诱导 FLR 增生,待FLR 增生足够后将肿瘤切除。这一方法是利用肝脏具有强大的再生能力的特性(肝脏是一种独特的器官,在受伤后能在短时间内快速再生)[7-9],设法诱导 FLR 增生,待 FLR 增生足够后再切除肿瘤。第二种是针对肿瘤,使用介入化疗栓塞、介入钇[90]微球内放射、药物等治疗手段进行降期治疗,使得肿瘤缩小,然后再切除肿瘤。相对于第一种方法诱导 FLR 的绝对增生,这种策略是相对性增加 FLR(即缩小肿瘤,释放肿瘤占据的肝组织)。第三种策略则是同时针对 FLR 和肿瘤两者,在治疗肿瘤同时诱导 FLR 增生。总的策略都是通过绝对或者相对地增加 FLR,使得肿瘤以外的 FLR 足够,然后再切除肿瘤。其中,第一种策略(诱导 FLR 增生再切除)目前是主流策略,已使诸多既往无法手术切除的病人获得手术机会,改善了病人的生存质量。第二种策略既往效果不佳,但是近年来随着非手术治疗的进步,特别是新型靶向、免疫药物的出现,取得很大突破,相应的转化治疗发展迅速,应用渐广[10]。转化治疗是目前的热点之一,代表着一个重要的发展方向,有着良好前景,但仍不够成熟。第三种为"双管齐下"的策略,同时集中 FLR 和肿瘤两方面处理,侵袭性大,涉及病人治疗耐受和手术并发症等问题,既往应用得较少,但是近年来国内外已有学者开始积极探索。

相对于其他脏器,肝脏的 FLR 的瓶颈限制作用更加突出。这与肝脏的挽救性治疗措施缺乏有关。不同于肾脏透析技术等功能替代技术的成熟,肝脏因其功能复杂,人工肝技术发展迟滞,导致术后肝功能衰竭(posthepatectomy liver failure, PHLF)一旦发生,往往治疗效果极差,病死率超过 85%。而另一个挽救性治疗措施肝移植因为供体稀缺,不能常规地作为挽救手段使用,往往病人等不到肝移植即因PHLF 而死亡[11]。因此,FLR 作为肝脏手术的决定性因素,其相关研究一直是肝脏外科的主要焦点之一[12]。1879 年,Theodor Frerichs[13]观察到门静脉分支阻塞可引起同侧萎缩和对侧肝脏肥大。1920 年,Peyton Rous 和 Louise D. Larimore[14]通过兔模型,证实选择性门静脉结扎(portal vein ligation, PVL)可以引起结扎侧萎缩和对侧肝脏代偿性肥大,这种现象当时被称为萎缩-肥大复合体(门静脉结扎侧萎缩和对侧肝叶肥大)。虽然人类很早就发现了门静脉阻塞可以引起 FLR 肥大,但是其潜在价值一直到现代肝脏外科建立多年之后才获得重视和应用。

20 世纪 80 年代中后期,日本的 Masatoshi Makuuchi 和 Hiroaki Kinoshita 等率先利用门静脉栓塞术(portal vein embolization, PVE)阻塞肿瘤侧门静脉分支,诱导 FLR 体积增大,实现大肝癌的切除,同时降低了 PHLF 的风险,为病人带来根治性治疗机会,显著改善了这部分病人的生存[15~17]。PVE 很快被全世界各地的许多肝胆外科中心采用。起初该技术应用于肝门胆管癌(perihilar cholangiocarcinoma,PHCC)、肝细胞癌(hepatocellular carcinoma,HCC)等肿瘤,后来该技术被逐渐用于其他肝肿瘤,如结直肠癌肝转移(colorectal cancer liver metastasis,CRLM)等,并被证实可有效预防各种大范围肝切除术后的肝功能衰竭[18]。随着技术的成熟,PVE 成为大肿瘤或多发肿瘤病人术前促进 FLR 增长的标准策略被广泛应用[19]。

虽然 PVE 有效并可提高手术切除机会,但是仍有相当一部分病人,通过一次手术无法完全彻底切除肿瘤,从而无法提供最大生存获益,这在转移性肝恶性肿瘤中十分常见。2000 年 Rene Adam 等[20]提出了两期肝切除(two-stage hepatectomy)概念:多发性 CRLM 病人无法通过单次肝切除术完全切除肿瘤者,通过两期手术来完成肿瘤的切除,在第一次手术中切除尽可能多的肿瘤,同时如果病人肝切除范围超过 60%,FLR 不足,行 PVE,在一段时间后行第二次手术,切除剩余的肿瘤。对于无法单次切尽的不可切除多发性转移灶的病人,两期肝切除术提供了彻底或最大程度切除肿瘤的机会,能够取得最大的生存获益。Rene Adam 等报道肿瘤切除率达到 81%,两阶段的间隔时间中位数为 4 个月,3 年生存率为 35%,中位生存期为 31 个月。而同期的标准全身化疗的中位生存期不超过 12~18 个月,显示两期肝切除术联合化疗可以使不可切除的多发性转移瘤病人获得较大程度的症状缓解,并增加该类病人的手术切除率[20]。后续发表的扩大应用及长期随访结果显示,两期肝切除术肿瘤切除率 69%(两次肝脏切除间隔时间 4.2 个月),完成两次肝切除术的病人术后 3 年和 5 年总生存率分别达到 60% 和 42%,为该类无法通过其他方法切除的广泛的双叶性 CRLM 提供了长期生存的希望[21]。需要指出的是,Rene Adam 等在其初始的二步切除中更多的是观察二步切除的可能性,而 FLR 不足使用 PVE 技术的病人仅占一部分(6/13)[20]。2004 年,法国的 Daniel Jaeck 等[22]进一步对 FLR 不足病人评估了 PVE 2 期肝切除术治疗不可切除的多发双叶 CRLM 病人的疗效。1 期手术通过切除或射频处理左侧 FLR 的转移灶,3~5 周后行右侧 PVE。PVE 后 5~8 周评估 FLR 增生,两期等待时间为 2~4 个月,肿瘤切除率为 75.7%。完成 2 期切除的病人术后 1 年和 3 年生存率分别为 70.0%、54.4%,长期生存率与初始可切除肝转移病人中观察到的相似,而未完成 2 期切除的 8 例病人术后 1 年和 3 年生存率分别为 72.9% 和 0,完成 2 期切除的病人的生存率显著更好[22]。Daniel Jaeck 等报道的两期间隔时间较前显著缩短,但是仍然需要 2~4 个月。2007 年,Jacques Belghiti 和 Pierre-Alain Clavien 等进一步改进了二步肝切除术,1 期手术行肝肿瘤切除的同时行 PVL。两期等待时间缩至约 4 周[3,23]。在随后的发展过程中,其他一些方法被联合 PVE 用于增强 PVE 的 FLR 增生诱导作用。包括联合肝动脉栓塞(tran-arterial embolization,TAE)或肝静脉栓塞(hepatic vein embolization,HVE)等,这些技术进步在一定程度上增加了 FLR 诱导增生,缩短了等待时间,但是总体上改善有限[24~27]。

PVE/PVL - TSH 的应用使得既往无法手术的病人获得了手术机会。但是,此类手术仍存在不足,FLR 诱导效率较低,两期间隔时间长,PVE 在 4~8 周的 FLR 增生率为 10%~40%,FLR 的最大体积增加通常限制在约 40%[28~31]。对于有肝纤维化、肝硬化背景的肝癌病人,上述方式更是较少有获得满意 FLR 增生的病例[32]。经典的 PVE 技术 FLR 诱导所需时间较长,在此等待期间,肿瘤往往进展。此外,FLR 的生长在不同病人中有高度可变性,在某些情况下,增生反应最终不足,这些缺点导致相当一部分病人失去进一步手术的机会[33]。早期的报道显示大约 1/3 的门静脉栓塞病人由于间隔期间肿瘤进展或 FLR 增生不足而没有进行肝切除术[30,34,35]。新近的荟萃分析[36]显示,即使经过多年的发展和不断改进,PVE - TSH 的平均等待时间仍长达 45.7 日,肿瘤切除率 78%(R0 切除率 37%),仍有相当的病人失去根治性手术机会[36]。此外还存在二次手术相隔时间过长导致腹腔粘连过重,而明显增加手术难度等问题[37]。

2007 年 9 月,德国雷根斯堡大学的 Hans J. Schlitt 等在开展 1 例肝门胆管癌(PHCC)手术时,偶然间创立了一种新手术：联合肝脏分隔和门静脉结扎的二步肝切除术(associating liver partition and portal vein ligation for staged hepatectomy, ALPPS)[38]。在预定手术中，他本拟为1例49岁患有PHCC的女性病人行右三叶切除，术前未做肝体积测定，术中发现左肝剩余体积太小，不能行肿瘤切除，为防止癌肿压迫肝门引起黄疸，提高病人生存质量，决定行左肝管空肠吻合。吻合中，因左肝管游离困难，遂沿镰状韧带离断左外叶和左内叶间肝实质，充分暴露左肝管后行左肝管空肠吻合。最后结扎门静脉右支，希望像PVE一样诱导左外叶体积增大以获得2期切除机会。Hans J. Schlitt等在术后第8日对病人进行了CT检查，意外发现左肝明显增生，增加了90%以上，体积达723 mL，遂成功施行2期手术将肿瘤切除。这位1周前有肝功能衰竭风险的病人很好地耐受了肿瘤切除手术。该病例获得成功后他们陆续将其应用于CRLM等肿瘤切除，获得成功。由此，因为意外的发现和大胆地尝试和突破，Hans J. Schlitt创立了一种新的可以快速、显著诱导FLR增生从而可在更短时间内切除肿瘤的手术方式[38,39]。这种手术包括了肝脏离断和门静脉结扎，能够更快、更显著地诱导FLR增生，并获得更高的手术切除率。2011年4月，Hauke Lang等在南非开普敦举行的第9届欧非肝胆胰协会(E-AHPBA)会议上以海报的形式展示了3个案例，使原位肝实质离断和门静脉右支结扎(right portal vein ligation combined with in situ splitting)这一新技术呈现在国际讲台上[39]。2011年，Hans J. Schlitt和Andreas A. Schnitzbauer汇总更多此类病例报道，德国5家中心加入了他们的经验，总共对25名病人进行了分析，并最终在2012年 *Annals of Surgery* 发表[40]。1期手术后中位等待时间为9日，FLR体积平均增长到74%，肿瘤切除率100%，术后6个月病人总体生存率为86%[40]。FLR诱导迅猛并有极高的手术切除率，显著优于传统二步切除手术。该技术最早被称为"门静脉结扎联合肝脏原位劈裂后肝切除术(right portal vein ligation combined with in situ splitting and then hepatectomy)"。2012年3月该技术在 *Annals of Surgery* 正式发表后，期刊总编Pierre-Alain Clavien和Eduardo de Santibañes对此做了述评，介绍了该技术，并将这一手术命名为associating liver partition and portal vein ligation for staged hepatectomy(联合肝脏分隔和门静脉结扎的二步切除术)并按照首字母缩写为"ALPPS"[37]。自此该技术进一步获得国际肝胆外科界的广泛瞩目。同年，成立了国际性的ALPPS协作组织，由瑞士苏黎世大学外科系协调维护[41]，该组织在全球范围内收集该手术的经验，并可通过www.alpps.net访问了解该协作组织的动态。截至目前，该组织已有超过350个中心加入，网站注册登记逾1 228例ALPPS病例，并已发布多项重要研究结果，为ALPPS的应用提供重要的指导帮助，大大地推动了ALPPS的进展[42-52]。

　　ALPPS手术效果显著，被认为是肝脏外科领域里程碑式的突破[37,40]。全球很多国家和地区的肝脏中心纷纷开展。ALPPS也一直是肝胆胰外科会议的焦点[53]。2012—2016年国内外即已有超过600例病例报道[46]。2013年4月复旦大学附属中山医院的周俭团队率先在国内开展了该手术，应用ALPPS将1例传统手术无法切除的直径16 cm的巨大肝癌(含有左内叶子灶1枚)成功切除，FLR由术前291 mL在术后7日显著增加至579 mL(FLR增生99%)，第8日即完成扩大右半肝切除术切除肿瘤[54,55]。同年7月，周俭团队就该病例在《中华消化外科杂志》作了报道。香港中文大学刘允怡院士同期发表述评，高度评价："据我所知，这是亚洲报道的首例ALPPS。这例手术的成功施行，亦代表我国的肝脏手术达到国际前列的水平。"刘允怡院士撰写的述评，大大促成ALPPS很快被我国许多中心接受应用[56]。

　　ALPPS是一种创新手术，该技术的新颖之处在于原位劈裂(in-situ split)，结合PVL，实现了前所未有的FLR快速显著增生，能在很短时间内进行2期肝切除，肿瘤切除率远高于传统的二步肝切除术(two staged hepatectomy, TSH)。ALPPS可在1期术后1周FLR增生达到58%～110%，甚至200%，而PVE在4～8周观察到的FLR增生率为10%～40%[29,40,49,57-59]。ALPPS后肝脏生长速度比PVL/PVE高10～11倍[52,60]。与传统的PVE-TSH相比，ALPPS显著缩短了等待时间，降低了肿瘤进展的风险，提高了肿瘤切除率，肿瘤切除率通常超过95%，一些中心报道肿瘤切除率达到100%[59]。ALPPS协作组的大宗病例数据显示,ALPPS 的 FLR 在 7~14 日增生 40%~160%,肿瘤切除率达到 98.3%[46]。系统分析显示 ALPPS 的 FLR 增生约 76%,肿瘤切除率为 95%~100%,总的失败率仅不足 5%,失败原因是 FLR 增生不足、门静脉血栓形成和期间死亡[44,61]。

ALPPS 实现了前所未有的 FLR 快速显著增生,两期间隔时间显著缩短,拥有极高的肿瘤切除率[44]。然而,尽管有着如此多的优点,在巨大获益的同时,却也伴随着高发的并发症和病死率,安全性饱受质疑。早期报道 ALPPS 具有很高的并发症发生率,特别是 PHLF、胆漏以及腹腔感染等[62]。2012 年 Andreas A. Schnitzbauer 等的最初报道的并发症率高达 68%,严重并发症发生率(Clavien-Dindo 大于 Ⅲa)达 44%,病死率为 12%[40]。虽然同年也有其他的中心如阿根廷布宜诺斯艾利斯医院[59]报道术后病死率为 0,并发症发生率仅 40%,但是多数中心报道的 ALPPS 的安全性欠佳,术后病死率为 11.1%~20%[62-64]。2014 年,ALPPS 协作组发布汇总的 202 例 ALPPS 的首次安全性和生存分析报告,显示术后 90 日病死率为 15%,严重并发症发生率为 27%,主要的严重并发症为胆漏及腹腔内感染[49]。

ALPPS 高发的并发症和病死率引起了学界的高度关注[49,59,61,64-67],由此引发了关于该手术安全性的激烈争论,甚至质疑和批判。著名学者如 Jacques Belghiti 在 2014 年就撰文指出对该手术的安全性和肿瘤学的关注[68],一些中心将该手术标记为高风险手术,ALPPS 被严格限制并谨慎使用,甚至一些肝胆中心因此停止执行此手术操作[41,44,69]。ALPPS 在肝脏外科成为一个有争议的手术,在外科会议讨论环节中仍争论不断。

但是任何新技术的发展都不是一帆风顺的,如同肝移植、微创腹腔镜手术等曾经的“新技术”的发展历程一样。ALPPS 的缺陷并非阿喀琉斯之踵。全球众多肝胆外科同道,依旧怀着极大的热情和科学的态度,通过不断总结经验教训,不同中心、不同适应证、不同术式操作的比较研究以及 ALPPS 协作组的汇总分析,很快发现,ALPPS 安全性与一些因素有关,有巨大的进步空间和改进可能,例如:高龄和一般情况差的病死率高[49];胆道肿瘤病人的病死率较其他肿瘤高(CRLM 为 8%;胆道肿瘤为 24%)[67];一些手术操作如结扎右肝管会导致高胆漏率等[70]。相应的改进工作旋即开展,包括手术技术、病例选择以及期间管理等多个方面[41]。

一、ALPPS 技术的改进

手术技术改进包括诸多方面,许多医生提出了各自独特的改良术式。技术改进主要包括如下几个方面:基本手术技术和技巧的改进、肝脏分隔方式的改进、门静脉闭塞方式的改进、手术入路方面的改进以及联合改良。

(一)基本手术技术和技巧的改进

包括断面处理、胆漏预防处理等。早期报道的 ALPPS 术后的高并发症和病死率与胆漏、腹腔感染、PHLF 等相关。2014 年 ALPPS 协作组首份安全性分析报告显示术后主要的严重并发症为胆漏及腹腔内感染[67]。其中胆漏是 ALPPS 并发症的重要来源,发生率为 22.2%~24.0%,甚至有报道 87.5%[37,64,70,71]。早期手术胆漏形成的原因较多,经过改进逐渐减少:首先是避免在 1 期结扎胆管,一些中心曾认为在 1 期手术中结扎右肝管有利于 FLR 充分生长,法国的 Safi Dokmak 和 Jacques Belghiti[70] 在 ALPPS 术中进行右胆管结扎,但是结扎管侧的断面的胆漏率高达 87.5%[70]。Fernando A. Alvarez 等[19]也很早就提出肿瘤侧肝胆管的常规结扎不宜进行,且解剖时有损伤右肝动脉的可能。2014 年 R. Robles 等比较了有和没有胆管结扎的病人的胆道并发症,结果显示,结扎的和未结扎的病人胆道并发症发生率分别为 40%和 8%[72]。后继的 ALPPS 均不再结扎胆管。其次,使用严格的术中胆漏排查。这是预防胆漏最可靠的手段。胆漏及腹腔感染问题的解决不能依靠塑料袋的局限包裹,而是要依靠有效的胆漏检查排除、胆漏发生后的充分引流以及术后预防性抗生素的应用等措施。完成 1 期手术时,进行经胆囊管注射加压、气泡测试、注射显色剂(例如使用亚甲蓝、异丙酚),必要时行胆管造影排查胆漏可以有效预防胆漏发生[19,53,73-76]。复旦大学附属中山医院肝外科团队常规使用稀释的脂肪乳剂注射排查胆漏,ALPPS术后胆漏鲜有发生,发生率接近0[54,77]。手术结束时在肝断面放置合适的引流管,术后进行充分引流[78,79]。除了胆漏排查,还有学者采用放置T管降低胆管内压力预防胆漏[32]。

另一个问题是1期术后的腹腔粘连,严重的粘连可导致2期术中出血增加、操作困难等。早年ALPPS常使用塑料袋包裹肿瘤侧肝,以防止粘连形成,同时局限胆漏以减轻腹腔感染[19,37,40,80]。然而,实际情况是会导致积液和加重腹腔感染,术后胆漏率仍然很高,ALPPS后的并发症发生率增加[74,81]。并且由于塑料袋是异物,如果无法进行2期手术,仍然需要进行第二次剖腹手术以取出塑料袋[74,81]。因此,很早即有很多学者反对使用[74,81]。随着ALPPS开展的增多,发现只要没有胆漏、腹腔感染等并发症,两期间隔时间不长,多无严重的腹腔粘连,并且后续的许多报道显示,粘连可以通过使用可吸收生物材料(如Tachosil)覆盖肝断面以及前入路操作实现很好的控制[74,82-86]。后继的ALPPS逐渐摈弃使用塑料袋。至2014年ALPPS协作组的数据显示只有16%的中心仍然使用塑料袋,35%的中心在肝横断后未在肝断面使用覆盖物,26%使用了Tachosil[74]。笔者所在中心常规不使用塑料袋,代之使用生物蛋白胶和止血纱布覆盖,必要时加用抗粘连材料(如几丁糖等),2期时粘连通常很轻,易于分离。前入路避免了肝周韧带游离,从而可以取得很好的防止粘连的效果[76,78]。

此外其他的一些技巧,包括在1期手术时使用色带或线等标记肝门管道,便于2期手术识别,减少粘连对结构辨认的干扰,从而缩短手术时间,被推荐作为ALPPS步骤1中标准化方法的一部分[19,53,74,87]。经典ALPPS手术中Ⅳ段通常会缺血,早年提倡切除缺血Ⅳ段以避免肝脓肿或胆漏等并发症[88]。但是,实际在Ⅳ段很少或没有观察到大范围坏死或脓肿,ALPPS协作组成员的调查显示仅有45%的外科医生观察到Ⅳ段坏死[89]。Fernando A. Alvarez和Eduardo de Santibañes认为ALPPS中不需要切除第Ⅳ段,1期术后常规使用抗生素可能即可最大限度地减少Ⅳ段引发的问题[58]。后续的手术除了一些日本学者认为需要处理以外[90],不再进行这种额外的操作,多数采用旷置联合常规抗生素使用,或者直接采用部分离断ALPPS保留肝中静脉以及避免离断全部Ⅳ段Glisson分支,保证Ⅳ段流入和回流。

(二)肝脏分隔的改进

ALPPS的并发症多与肝实质离断有关,包括胆漏、粘连、Ⅳ缺血坏死等,经典ALPPS行完全肝实质离断(肝实质离断至下腔静脉前壁),对于肝实质分隔进行了多种改进,包括:部分离断肝实质,以射频/微波消融替代肝实质离断进行分隔,以绕肝带绕扎分隔左右等,形成了多种改良式式。

1. 部分离断ALPPS(partial ALPPS) 经典ALPPS手术完全离断肝实质可以防止肝脏左右两部分之间形成血管侧支,确保完全将门静脉血流分流至残肝,但是同时也产生一些问题,包括一个大的断面,以及产生一个完全缺血的Ⅳ段区域。术后并发症与肝实质离断导致的断面胆漏、粘连以及Ⅳ段缺血/回流障碍坏死等有关,减少离断是较早尝试的技术改良之一。2013年,Henrik Petrowsky等[91]在其所在中心引入这一新策略,从完全离断肝实质转换为部分离断肝实质(在1期术中仅将肝实质离断至肝中静脉),发现部分离断的确可以引起与完全离断相当的FLR增生,而术后并发症和短期病死率大大下降,安全性显著改善,由此建立了部分离断ALPPS,并命名为Partial ALPPS[91]。同期Fernando A. Alvarez等[92]也报道了部分离断ALPPS可以取得和完全离断ALPPS类似的FLR增生,而并发症显著降低,同时通过部分离断ALPPS和完全离断ALPPS两者的对比分析,以及对ALPPS术后并发症的风险因素分析显示肝实质完全离断确与术后并发症相关,完全肝离断是术后并发症独立的风险因素[92]。综合几大中心的数据,部分离断ALPPS的FLR增生类似于经典ALPPS(50%~90%/7~15日比59%~107%/6~17日),而并发症和病死率显著降低[总并发症38.1%~60.9%比88.9%~90.9%,严重并发症(Dindo-

Clavien 分级≥3b)：0~17%比 30%~33%,90 日病死率 0 比 22%~27.3%][91-95]。但是 Henrik Petrowsky 等研究的 ALPPS 应用对象是非肝硬化和非胆汁淤积病人[91,92],部分离断 ALPPS 在合并慢性肝炎/肝硬化的 HCC 病人则显示出不同的结果。Albert Chan 等[96]研究了合并慢性肝病的 HCC 的部分离断 ALPPS(50%~80%的横断)的应用结果显示了相反的结果：完全离断 ALPPS 比部分离断 ALPPS 诱导更大、更快的 FLR 增生(64.1%/7 日比 43.1%/10.5 日),严重并发症更低(7.7%比 25%),90 日病死率更低(0 比 16.7%)。间隔时间更短,并且在 2 期术后肝功能恢复更快,并发症和病死率更低。由于慢性肝病的 FLR 增生不如正常肝脏那么明显,因此对于合并慢性肝病的 HCC 应首选完全离断 ALPPS 以达到最佳结果[96]。

部分离断 ALPPS 到底离断多少肝实质足够？以及如果离断程度不足结果如何？Michael Linecker 等对此进行了研究,结果显示至少需要 50%的肝脏离断才能诱导与完全离断 ALPPS 相当的 FLR 再生[93]。如果离断程度不足,则会引起 FLR 增生不足,等待时间过长等问题[97]。Nagappan Kumar 等[97]报道 30%~40%肝实质离断的部分离断 ALPPS 增生较慢,等待时间长达 28 日,病人肝脏体积的中位数增加为 38%(10%~78%),远低于经典 ALPPS 的 FLR 增生(58%~110%[57]),且 25%的病人没有出现显著的增生(仅有 10%~15%)[97]。部分离断 ALPPS 的操作要素之一是保留肝中静脉,1 期术中需要保留肝静脉流出道在未来横断线之内或附近,保证流出道通畅,降低因断面和缺血/淤血肝段引起的相关并发症[91]。总之,对于非硬化和非淤胆病人,部分离断 ALPPS(离断至少 50%)可诱导与完全离断 ALPPS 相当的 FLR 增生(50%~90%/7~15 日),而安全性显著改善(术后 90 日病死率多数中心为 0,术后严重并发症为 0~17%),多数中心推荐作为经典 ALPPS 的替代方案,成为首选方案[91-95]。ALPPS 的十年回顾显示,部分离断 ALPPS 目前已成为应用广泛的改良术式[41]。

2. 绕肝带 ALPPS(Tourniquet - ALPPS) 2011 年 Ricardo Robles Campos 等[98]尝试应用绕肝结扎阻断两叶之间的侧支交通替代肝实质离断诱导 FLR 增生。术后 7 日 FLR 增生 150%,术后 10 日切除肿瘤,随访 20 个月无复发,Ricardo Robles Campos 将该技术命名为联合绕肝带和右门静脉结扎的二步肝切除术(associating liver tourniquet and portal ligation for staged hepatectomy, ALTPS),认为该技术可降低技术复杂性和缩短 1 期手术时间[98]。该技术随后被进一步应用,2014 年 R. Robles 等[72]报道 22 例 ALTPS 手术。术后 7 日 FLR 增长 61%,并发症率 63.6%,最常见的是感染性积液,2 期后胆道并发症发生率为 23%。5 例病人出现术后肝功能衰竭。2 例病人死亡(2/22,9.1%)[72]。2014 年 Ricardo Robles Campos 等又报道了绕肝带 ALPPS 的进一步的改良术式序贯 ALTPS(sequential ALTPS),将 ALTPS 与延迟 PVE 结合用于围肝门肿瘤,实现无接触(no-touch)操作,以减少肿瘤扩散。1 期术中使用绕肝带结扎,但不结扎门静脉,术后第 4 日进行 PVE。2019 年 Ricardo Robles Campos 等[99]比较绕肝带 ALPPS(T - ALPPS)和常规二步肝切除术(TSH)治疗 CRLM。共 34 例病人接受了 T - ALPPS,41 例病人接受了 TSH。T - ALPPS 组切除率 100%,TSH 组切除率为 90.5%。T - ALPPS 的肝脏体积增加优于 TSH(68%对 39%)。术后并发症发生率和病死率没有差异。T - ALPPS 中位总生存时间(overall survival, OS)为 36 个月,TSH 的中位 OS 为 41 个月。T - ALPPS 组的中位无复发生存时间(disease-free survival, DFS)为 9 个月,TSH 组的中位 DFS 为 16 个月。T - ALPPS 的 1 年、3 年和 5 年 OS 率分别为 76.2%、57.1%和 22.9%,而 TSH 的 1 年、3 年和 5 年 OS 率分别为 81%、66.7%和 23.8%。T - ALPPS 的 1 年、3 年和 5 年 DFS 率分别为 44.6%、11.1%和 11.1%,而 TSH 的 1 年、3 年和 5 年 DFS 率分别为 66.7%、9.5%和 5%。结果显示 T - ALPPS 产生与 TSH 相似的结果,绕肝带 ALPPS 是一种安全有效的替代方案。

HCC 的绕肝带 ALPPS 实践经验主要见于国内。2014 年蔡秀军等[100]开展了首例全腹腔镜绕肝带 ALPPS,使用内部带有导丝的 Flocare 鼻胃管作为结扎带进行绕肝结扎。术前 FLR 为 35.6%,术后 10 日 FLR 增加到 37.9%。术后无胆漏等并发症。2015 年蔡秀军等[101]又报道了 2014 年 5 月至 2015 年 6 月

12 例乙型病毒性肝炎相关肝细胞癌的绕肝带 ALPPS 应用结果,肿瘤切除率为83.3％,术后11日 FLR 增生28.1％。1 期和 2 期术后均未发生胆漏。1 期和 2 期术后的严重并发症(clavien-Dindo≥Ⅲb)率分别为25.0％和40.0％[101]。总的来说,绕肝带法具有很多优点,也大大减少了胆漏等发生率。绕肝带可以环绕脐裂和 Cantlie 平面间任何断面,但是操作要求较高,特别是腹腔镜下绕肝带 ALPPS 操作。除了蔡秀军等[101]介绍的方法外,2022 年西班牙 Ciria 等[102]也描述了腹腔镜绕肝带 ALPPS 的标准操作,包括如何通过使用悬吊技术操作和 Glisson 鞘外操作技术进行腹腔镜绕肝带 ALPPS。绕肝带 ALPPS 的应用具有一定限制,如肿瘤毗邻下腔静脉,下腔静脉隧道无法建立,无法悬吊绕肝则无法施行该术式。

3. 射频消融 ALPPS(radiofrequency-assisted ALPPS) 2014 年 Tamara M. H. Gall 等[103]在 1 期术中用射频消融形成凝固无血带来隔断肿瘤侧和健侧肝组织,取代经典术中的肝实质离断,这一技术被命名为射频辅助 ALPPS(RALPPS)。该技术改良的初衷旨在克服 ALPPS 的胆漏高发问题,同时降低其他并发症和病死率。RALPP 初步应用在 5 例 CRLM 病人,FLR 增生62.3％,术后无胆漏发生,无死亡,总并发症率20.0％。与已报道的经典 ALPPS 相比,术后并发症发生率及病死率明显降低[103]。该中心随后开展了随机对照试验(REBIRTH trial),进一步研究该技术与 PVE－TSH 的不同。研究结果显示 RALPPS 根治切除优于 PVE(肿瘤切除率: 92.3％比 66.6％；R0 切除率: 75.0％比 68.7％),FLR 诱导优于 PVE(80.7％/20 日比 18.4％/35 日),并发症与 PVE 组无差异(并发症发生率: 53.8％比 66.7％),RALPPS 术后无胆漏,90 日病死率无显著差异(RALPPS 比 TSH: 3.8％比 0％)。这项 RCT 结果表明与 PVE 相比,RALPPS 的 FLR 诱导和 R0 肿瘤切除率优于 PVE,而并发症和病死率没有显著增加[104]。和其他系列的常规 ALPPS 相比(例如 LIGRO－RCT 研究中 ALPPS 的 FLR 增生达68.0％[105]),RALPPS 组的 FLR 增生类似,但是需要更长的等待时间。Tamara M. H. Gall 报道 RALPPS 应用对象是 CRLM 病人,HCC 的应用主要见于国内。马宽生等[106]系统评估了 RALPPS 在 HCC 病人的安全性和有效性。2016 年其报道对于合并有肝纤维化/肝硬化的肝癌病人 RALPPS 依然可以取得良好效果。FLR 增生53%/28日,严重并发症(Clavien－Dindo≥Ⅲb)的发生率为20%。两期术后均未发生胆漏、腹腔感染和 PHLF,术后 90 日病死率为10%。表明经过严格筛选的肝功能良好的肝硬化、肝癌病人,在 RALPPS 手术中 FLR 也可以达到较为满意的增长效果,尽管需要以更长的间隔时间为代价,RALPPS 在消除与经典 ALPPS 相关的胆漏和 PHLF 等严重并发症方面具有潜在优势。此外,马宽生等[107]还发现在 RALPPS 术后出现 FLR 不足的肝硬化 HCC 病人进一步行 RFA/PEI 能激发 FLR 进一步增长,提出了对于 RALPPS 1 期术后 FLR 增长不良时的挽救性治疗方案:挽救性 RFA(1 期术后 2~3 周后若 FLR 仍未足够,则在超声引导下对肿瘤侧行经皮 RFA/PEI 治疗,进一步刺激 FLR 增生)。2021 年 Wang 等[107]报道了 7 例 RALPPS 术后 FLR 增生不足进行补救性 RFA 治疗的结果。7 例病人 RALPPS 1 期术后出现 FLR 不足,接受挽救性 RFA/PEI。FLR 增生重新激活动态增长率(kinetic growth rate, KGR)在 RALPPS 1 期第 1 周最高10%,第 2 周下降到1.5%,应用挽救 RFA/PEI 后,KGR 显著提高至4%,其中 5 例病人完成 2 期手术,2 例病人失败,挽救成功率71.4%。除 1 例病人在 RALPPS 2 期后死亡外,其余 6 例病人均无严重并发症(Clavien－Dindo≥Ⅲb)发生[107]。RALPP 在 HCC 中应用的一大缺点是等待时间较长,Junwei Zhang 等[108]的系统回顾分析显示,对于 HCC 病人,RALPPS 的平均间隔时间为 28 日,相比之下,标准 ALPPS 病人的平均间隔时间为 11.2 日。RALPPS 在 HCC 的作用特别是长期效果仍有待研究评估。

4. 微波消融 ALPPS 与射频技术类似,微波消融(microwave ablation, MWA)通过使用电磁微波产生凝固性坏死来治疗肝肿瘤,优势在于作用范围更广、更强、更快。2013 年 Enrico Gringeri 和 Riccardo Boetto 等在意大利外科学会视频会议上首次介绍了腹腔镜微波消融辅助的 ALPPS(laparoscopic microwave ablation and PVL for staged hepatectomy, LAPS),2015 年 Enrico Gringeri 和 Riccardo Boetto 正式报道[109]。对于 HCC 病人,LAPS 诱导 FLR 增生77.7%/10日,术后粘连很少,仅有轻度并发症(发热

和轻度腹水）。认为 LAPS 与传统的 ALPPS 相比,技术更容易,手术更快,减少胆漏、腹部感染和腹腔粘连,术后恢复快,手术也更安全[109]。2015 年 Umberto Cillo 等[110] 又报道了全腹腔镜微波 ALPPS,术后第 9 日 FLR 增加 90.4%,术后无并发症。2016 年 Ugo Boggi 等[111] 还报道了 LAPS 在 PHCC 中的应用。LAPS 手术目前应用尚不多,多为个案报道,其作用尚难以明确判断。射频/微波消融 ALPPS 使用射频和微波替代肝实质离断,缩短了手术时间,术中出血量少,术后胆漏、腹部感染的发生风险小,一定程度增加了 2 期手术的安全性。但是也存在诸多不足,包括 FLR 诱导较弱,等待时间长,在合并慢性肝病的 HCC 病人有一定的失败率,消融不易精细操作,热辐射对肝脏组织的损伤范围较大,如不取肝肿瘤作为灼烧区,很多时候灼烧带往往占据较多的 FLR 实质,微波消融热辐射范围大,还可能损伤 FLR 肝脏管道系统,从而使 FLR 受到威胁,以及术后的炎症应激反应较重等,需有待更多的研究评估。

（三）门静脉闭塞的改进

经典 ALPPS 通常需要进行肝门的解剖分离以进行 PVL。这一操作会造成术后粘连等问题,对 2 期手术操作有一定的影响;PHCC、胆囊癌(gallbladder cancer, GBC)等肝门部肿瘤或累及肝门的肿瘤,在 1 期时不宜进行解剖分离等违反"no-touch"原则的操作。此外,一些肿瘤侵犯浸润右肝蒂,门静脉右支无法结扎或不适合进行分离结扎。这些促使一些学者尝试使用 PVE 替代 PVL 阻塞肿瘤侧门静脉。使用 PVE 无需解剖肝门,避免分离门静脉等肝门部脉管操作,一则避免动脉、胆道等管道损伤;二则对于围肝门肿瘤,符合"no-touch"肿瘤手术原则;三则可以避免或减少局部粘连,能最大限度地减少 1 期手术的不良影响。已有几种术式被采用,按照 PVE 的施行时间和方法而有所不同,分为术中和术后 PVE。术后行 PVE,称为 Hybrid ALPPS[112],术中行 PVE,并结合前入路及部分肝实质离断,称为 Mini ALPPS[75]。PVE 最常经皮经肝穿刺进行,由介入科医生操作,多数从 FLR 一侧穿刺进入肿瘤侧门静脉然后进行栓塞(因为从肿瘤侧穿刺,常常无法绕过肿瘤)。但是,从 FLR 一侧穿刺,有损伤 FLR 侧门静脉、动脉以及导致出血、门静脉血栓等并发症的可能(特别是在切除过肿瘤的 FLR),这也是该技术的缺陷之一;在术中行 PVE 时,可从回结肠静脉穿刺进行,也可以从肠系膜下静脉穿刺进行[113,114]。PVE 通常不独立进行,常常伴随肝实质离断、入路改良等同时进行(内容详见下述联合改进部分)。该类手术融合肝实质离断外科操作和 PVE 介入操作,通常由外科医生行肝实质离断,介入医师行 PVE 术,因为由两学科医生联合完成,如同其他杂交手术一般,在本书中统一称为"混合 ALPPS"。PVE - ALPPS(Hybrid ALPPS、Mini ALPPS 等)最大限度地减少了 1 期的不利影响以促进病人快速恢复,并将主要的手术过程留给 2 期。术后 PVE 较之术中 PVE 对设备和人员等要求要低。在临床实践中需要根据具体条件来决定执行 PVE 的施行时间[115]。混合 ALPPS 技术特别适合 PHCC 和 GBC 等肿瘤的治疗,有望破除胆道肿瘤 ALPPS 术后高并发症、病死率的难题。

（四）入路方面的改进

前入路和微创技术很早就被应用于 ALPPS 以减少 ALPPS 1 期手术的创伤,减少 ALPPS 术后并发症和病死率,改善其安全性。

1. 前入路 前入路(anterior approach)是普通肝脏外科的常规技术,可以减轻 1 期手术中肝脏和肿瘤搬动,同时更加符合无瘤原则。2014 年 Albert Chan 等[76] 根据大肝肿瘤切除方面的经验,采用"前入路"开展 ALPPS。1 期术中肝门仅做适度解剖分离,在门静脉右支结扎后使用超吸刀(cavitron ultrasonic surgical aspirator, CUSA)进行原位肝实质离断,肿瘤侧肝脏韧带不做游离,不使用塑料袋套肝。初始报道 2 例(1 例肝母细胞瘤,1 例乙型病毒性肝炎相关 HCC)。术后第 10 日 2 期手术时,腹腔内粘连很轻,肝门管道稍加分离后即顺利完成肿瘤切除术,术后无胆漏等并发症[76]。2014 年 ALPPS 协作组数据显示 37%(66/175)的病人在 ALPPS 的 1 期手术中使用前入路方法[其中 31% 的大肝癌病人和 38% 的结直肠癌肝转移(CLRM)病人使用了前入路][74]。阿根廷布宜诺斯艾利斯医院和瑞士苏黎世大学医院在开展的 ALPPS 中约有 50%使用了前入路方法[74]。2016 年 Albert Chan 等[116]报道了 17 例乙型病毒性肝炎相关 HCC 病人的前入路 ALPPS 的应用结果,术后 6 日 FLR 增生 48.7%,肿瘤切除率 100%,无明显粘连。术中 Chan 等采用了亚甲蓝注射严格排除胆漏,所有病人术后无胆漏,Clavien‑Dindo Ⅲ级或以上并发症率为 11.8%,院内病死率为 5.9%。前入路 ALPPS 可有效诱导慢性肝病病人的肝肥大,简化 ALPPS 手术,减少粘连形成,其安全性与其他已建立的系列相似。目前,前入路已获得较广泛应用,成为降低 ALPPS 早期病死率和并发症的重要因素[41]。不过,需要指出的是,并非所有病人都需要前入路,尤其是 CRLM 病人。

2. 腹腔镜/机器人辅助 ALPPS(laparoscopic/robotic ALPPS) 微创技术可以减少手术创伤、腹腔粘连,减少术后并发症,拥有更佳的短期术后结果[117‑121]。因为微创手术在降低 ALPPS 并发症和病死率的潜在优势,其很早即被应用于 ALPPS 以期能够改善 ALPPS 的安全性。2012 年 Marcel Autran C Machado 等[122]首次报道了腹腔镜下 ALPPS 治疗 CRLM 的病例,结果显示腹腔镜术后腹腔粘连轻微,2 期手术难度降低,手术安全性提高[122]。Claudius Conrad 等的研究亦显示同样的结果[123]。同期及其后,全球其他各大肝脏中心均较普遍使用该技术。2017 年,Marcel Autran C Machado 等[124]汇总报道腹腔镜 ALPPS,并与同期进行的开腹 ALPPS 进行了比较。结果显示腹腔镜 ALPPS 组无死亡和严重并发症,开腹 ALPPS 组术后病死率 5%,严重并发症发生率 50%。腹腔镜 ALPPS 住院时间更短(11 日比 14 日)。目前,腹腔镜技术已越来越多地应用于 ALPPS[41]。最常见的是 1 期手术的肝实质分隔和门静脉结扎在腹腔镜下完成(腹腔镜 1 期 ALPPS),2 期行开腹手术;1 期和 2 期均由腹腔镜完成的全腹腔镜 ALPPS 也日益增多。2019 年 Kawka Michal 等[125]汇总分析了 1 088 例开腹 ALPPS 和 46 例微创 ALPPS(minimally invasive surgery ALPPS, MIS‑ALPPS):开腹 ALPPS 组 2 期间隔时间比 MIS‑ALPPS 组短(10.3 日比 20.1 日)。开腹 ALPPS 诱导更高的 FLR 肥大(81.00%比 74.49%)。MIS‑ALPPS 肿瘤切除率 100%,开腹 ALPPS 组有 1.5%未完成手术切除。与开腹 ALPPS 相比,MIS‑ALPPS 在 1 期后的严重并发症发生率较低,90 日病死率显著降低(0 比 8.45%)。MIS‑ALPPS 的 1 期并发症较低(0 比 11%)。MIS‑ALPPS 组的 1 期胆漏率也较低(0 比 4.7%)。MIS‑ALPPS 的 2 期 PHLF 率为 0,开腹 ALPPS 组 PHLF 率为 13.60%。MIS‑ALPPS 组的总住院时间缩短了 4.2 日(15.3 日比 19.5 日)。虽然该报道显示 MIS‑ALPPS 似乎比开腹 ALPPS 的发病率和病死率更低,恢复更快,但是必须注意到的是:两组在基线特征存在显著差异,例如开腹 ALPPS 组的扩大右肝切除术比例显著更多(62.92%比 38.64%)[125]。2020 年意大利多中心研究结果显示与开腹 ALPPS 相比,MIS‑ALPPS 病人 1 期术后出院率显著高于开放式 ALPPS(78.6%比 9.6%)。在 2 期术后,MIS‑ALPPS 术后的主要并发症为 8.3%,而开腹 ALPPS 术后的主要并发症为 28.6%。MIS‑ALPPS 病死率为 0,住院时间明显缩短(12 日比 22 日)[126]。2021 年 Stefanie Guhra 等[127]报道 ALPPS 协作组登记的 2009—2019 年 22 个 ALPPS 中心 510 例 CRLM 病人分析显示,从 2015 年起,越来越多的病人在 1 期接受微创手术治疗,使得 2 期术后并发症明显减少[127]。目前的研究显示,MIS‑ALPPS 降低术后并发症和病死率,结果令人鼓舞,但是必须注意的是,关于 MIS‑ALPPS 的可靠证据仍然有限。ALPPS 很多时候用于大肿瘤或复杂肿瘤的切除(特别是原发性肝癌和胆道肿瘤),腹腔镜 ALPPS 通常被选择用于较小的、较为简单的肿瘤,开腹 ALPPS 的适应证较之腹腔镜 ALPPS 的适应证更宽泛,这种病例选择差异会造成比较结果的差异而影响判断,也即存在选择性偏倚。因此,需要更高质量的关于 MIS‑ALPPS 与开腹 ALPPS 的比较研究,特别是随机对照试验(randomized controlled trials, RCT)进行可靠评估。

机器人辅助手术是腹部外科的发展趋势之一,机器人在复杂的精细操作,如胆肠吻合术、血管重建等方面具有普通腹腔镜所不具备的优势。目前的常规腹腔镜手术,Trocar 限制使得开腹手术中多维度任意方向操作的优势丧失,无法发挥手的灵活优势,极大地限制了外科医生的操作,而机器人能够模拟人手的操作,在相当程度上破除了 Trocar 的限制,未来的机器人能更好地模拟人手、手臂的精细操作,进一步恢复外科医生手的优势。伴随人工智能等技术的发展,操作也将更加智能化。2013 年 Evgeny Solomonov 等[128]报道机器人辅助 ALPPS(robotic ALPPS),用于 1 例 68 岁男性肝右叶 HCC,手术的两个阶段均通过机器人辅助完成,术后恢复迅速。2014 年 10 月复旦大学附属中山医院肝外科团队在国内率先开展了亚洲首例机器人 ALPPS 手术[129],为一位传统方法无法切除的 HCC 合并门静脉分支癌栓的病人切除肿瘤,病人术后无瘤存活已达 8 年以上。目前,机器人在 ALPPS 中的应用仍十分有限,主要原因是源于机器人资源稀缺的限制,昂贵的价格使之局限于一些大的中心及部分肝胆外科医生,同时对于一些微创 ALPPS 手术,使用普通常规腹腔镜即可完成,早年的机器人辅助 ALPPS 和常规腹腔镜 ALPPS 没有非常显著的差距。这些导致机器人 ALPPS 应用相对很少。近年来,随着机器人的逐渐普及以及更新换代,1 期机器人辅助 ALPPS,以及全机器人辅助 ALPPS(1 期和 2 期均通过机器人辅助完成)报道逐渐增多,涵盖各种适应证,包括 CRLM[130]、HCC[131-133]、肝内胆管癌(intrahepatic cholangiocarcinoma,ICC)[134]、PHCC[135]等。报道显示机器人 ALPPS 手术安全可行,而术后并发症病死率减少。但是,总体上目前机器人 ALPPS 的报道尚少,有待更多的开展和研究分析。可以预见的是,在不远的将来,随着机器人的普及,费用的降低,以及机器人的小型化,人工智能的融合辅助,机器人将会更多地应用于 ALPPS,特别是需要进行复杂管道重建操作的 ALPPS 手术。

（五）联合改良

随着 ALPPS 改进技术的不断涌现和相互交流学习,ALPPS 的技术改进从单方面的改良(例如射频取代肝实质离断分隔)转向多种改良技术联合应用。肝实质分隔、门静脉闭塞技术和入路的改进常联合应用,以获得最佳的改进效果,最大程度减少术后并发症和病死率,增强安全性。最常见的联合改良技术元素是腹腔镜、前入路、部分肝实质离断以及 PVE 替代 PVL。其他的基本技术改进,如严格的胆漏排查,避免结扎右肝管、可吸收止血材料替代塑料袋等则作为 ALPPS 手术的基本组成部分被保留于常规 ALPPS 手术中。联合改良中报道较多的是 Hybrid ALPPS 和 Mini ALPPS。Hybrid ALPPS 由李俊等首次报道[112],在其基础上又继续改进产生新的改良术式,如利用部分肝实质离断取代完全肝实质离断,形成混合部分离断 ALPPS(Hybrid partial ALPPS)[115];进一步地在 1 期用腹腔镜完成手术,称为腹腔镜混合部分离断 ALPPS(Laparoscopic hybrid-partial-ALPPS)[136]。Hybrid ALPPS 技术具备肝门 no-touch 的优势,特别适用于肿瘤累及肝门区和(或)下腔静脉(inferior vena cava,IVC)的病人,这类病人不适合进行门静脉结扎和肝脏游离。一些学者采用更进一步的联合改进以避免 1 期入腹手术。目前的 ALPPS 术式,绝大多数需要在 1 期手术时进行入腹操作(开腹或腹腔镜),病人不得不忍受入腹手术、全身麻醉等给他们带来的生理和心理压力。为避免 1 期手术时开腹或腹腔镜入腹操作,洪德飞等使用经皮微波消融肝实质替代开腹或腹腔镜肝实质离断,联合 PVE 替代 PVL,避免 1 期入腹手术带来的痛苦。这种新的术式被命名为经皮微波消融肝分隔和门静脉栓塞术(percutaneous microwave ablation liver partition and portal vein embolization,PALPP)[137]。手术时首先在超声引导下,沿预切面行经皮微波消融(percutaneous microwave ablation,PMA),形成从肝下至肝上静脉的坏死沟。PMA 术后 3 日行 PVE。PVE 后 10 日 FLR 增加 41.2%。PVE 后第 14 日进行右三叶切除和Ⅲ段肿瘤切除,术后腹腔粘连极少,无胆漏或 PHLF 等并发症[137]。意大利 Alessandro Lunardi 等[138]报道了与 PALPP 类似的策略:首先行 PVE,在 PVE 后 21 日通过微波消融进行肝实质分隔。2015—2016 年共 3 名病人接受了该手术。FLR 增生为 68%~109%,术后恢复迅速,所有病人都能够在术后 5 h 站立和行走,ECOG 体能状态等级稳定在 1~2,术后无严重并发症和 90 日死亡[138]。

ALPPS 手术技术的改进显著改善了 ALPPS 的安全性,目前改良术式已经占到 ALPPS 总术式的 50%以上,绝大多数中心都或多或少地采用改良技术[41]。许多中心都建立形成了各自的改良术式替代经典 ALPPS,降低了并发症和病死率,除了单中心数据以外,ALPPS 协助组的 10 年回顾,多中心大样本纵向分析结果显示,ALPPS 的安全性已经显著改善,90 日病死率降低与采用侵入性较小的改良 ALPPS 相关,且手术技术改良是术后 90 日死亡的独立影响因素[41]。自 ALPPS 报道以来,改良术式呈现出百花齐放的局面,形成许多 ALPPS 变体(ALPPS variant),也产生了许多新名词,这也导致了进行各种经验比较的困难。2015 年 2 月在汉堡举行的第一次专家会议建议为 ALPPS 手术的变体建立通用命名。随后,ALPPS 协作组回顾了 ALPPS 相关的文献以及 ALPPS 协作组的登记数据,提出了逻辑命名系统,并提交给在 ALPPS 注册中心注册的各中心(共 209 家)以达成共识,并将命名规则发表于 *Annals of Surgery*[45],新的命名系统有望更好地比较 ALPPS 的各种变体,推动 ALPPS 的发展。

二、ALPPS 的病例选择

ALPPS 建立之初,因其前所未有的 FLR 诱导效能和极高的肿瘤切除率,肝胆外科医生抱以极大的热情,纷纷开展施行。一些中心报道并发症发生率和病死率很高,但是同时又有一些中心报道零病死率的良好结果(并发症发生率为 53%~90% 和病死率为 0~28.7%)[19,65,70]。各中心内部不同病人的应用差异,以及不同中心之间的病死率和并发症发生率的参差不齐,提示可能并非所有病人都适合这种手术。部分学者很早就注意到这一点,并在开展时进行病例选择。例如,2014 年,Paulo Herman 等[139]就研究发现更好的病人选择会带来更好的结果。肿瘤类型、年龄和病人的一般情况等都是重要的影响因素。该中心在开展 ALPPS 时仅纳入 CRLM、年轻(平均 57 岁)、健康状况良好的病人,结果显示术后无死亡,并发症率仅 28.5%[139]。在其他一些严格病例筛选的中心,零病死率也屡见报道。而在未严格病例筛选的中心,术后并发症病死率较高。2016 年,意大利 12 个中心报道[140]2012—2014 年 50 例 ALPPS,术后90 日病死率为 20%,严重并发症发生率 54%。队列中含有很高比例的胆道肿瘤(8 ICC/11 PHCC/1 GBC),胆管肿瘤 ALPPS 的术后病死率高达 40%(1 期后为 10%,2 期后为 30%),进一步分析表明,胆管癌和两期之间胆红素峰值超过 85.5 μmol/L 与术后 90 日死亡相关,建议在胆管癌中暂停 ALPPS,以及在ALPPS 间期胆红素升高的病人中终止 ALPPS[140]。

单中心的数据始终是有限的,在病例选择分析方面,ALPPS 协作组的协同攻关起到了重要作用,做出了重要贡献。随着 ALPPS 的开展,协作组登记的病例数迅速增多,汇总的大宗病例分析得出更可靠的结果。2014 年 ALPPS 协作组汇总了 2012 年 10 月至 2013 年 12 月登记的 202 例 ALPPS,对 ALPPS 的手术安全性和肿瘤生存进行了首次分析[49]。结果显示,术后 90 日病死率为 9%,严重并发症为 27%。同时多变量回归分析发现严重并发症和死亡的独立危险因素是年龄超过 60 岁、非 CRLM 肿瘤、ALPPS Ⅰ期手术时间大于 300 min,术中输血。而 60 岁以下的 CRLM 病人的 90 日病死率与传统 TSH 相似[49]。2015 年 ALPPS 协作组在病例积累到 320 例后更新报道了进一步的分析结果[50]。结果显示 90 日病死率为 8.8%,2014 年首次分析获得的危险因素仍是目前并发症和死亡的危险因素。

此外,1 期术后肝衰竭和 2 期之前 MELD 评分>10 分也是独立预测因子[50]。这些 ALPPS 术后安全相关因素迅速被用于识别高危人群,并用于指导外科医生如何选择 ALPPS 合适的病人以及何时或者是否应该执行 2 期手术。2015 年在德国汉堡举行的第一次 ALPPS 国际共识会议讨论确定与 ALPPS 相关的高并发症和病死率与不恰当的病例选择有关,并对此提出了建议[141]。2016 年 ALPPS 协作组进一步更新了 ALPPS 术后不良结果的分析报告(38 个中心的 528 名 ALPPS 病人),并开发了 2 个预测模型,用以在 1 期术前和 2 期术前对术后短期死亡的风险进行量化评估[46],结果显示术后短期病死率为 9%;年龄≥67 岁、胆道肿瘤、1 期后的严重并发症以及在 2 期之前血清胆红素或肌酐升高是 ALPPS 后短期死亡的独立预测因素。1 期前模型(pre-stage 1 model)包括年龄和肿瘤类型,1 期前模型评分为 0、1、2、3、4和 5 分的对应术后 90 日病死率为 2.7%、4.9%、8.6%、15%、24% 和 37%。2 期前模型(pre-stage 2 model)

包括 1 期术后的严重并发症($\geqslant$3b 级)、血清胆红素、血清肌酐增高和累积的 1 期前风险评分。2 期前模型预测风险评分为 3.9、4.7、5.5 和 6.9 分的病人的 90 日病死率为 5%、10%、20% 和 50%[46]。随后 ALPPS 协作组又通过在其后累积的病例,联合外部病例队列,对该模型进行了验证,证实病人选择因素中最重要的依然是年龄和适应证,且年龄是最关键因素。

2017 年,ALPPS 协作组对 ALPPS 开展的 10 年的回顾显示,ALPPS 的病例选择已发生显著改变,随着时间的推移,已向年轻病人以及向更多 CRLM 和更少胆管肿瘤转变。年龄和肿瘤适应证的调整降低了术后病死率和并发症发生率。这些已对 ALPPS 安全性(特别是 90 日病死率和严重并发症)起到显著的影响,病人选择已被证实是改善手术结果的关键之一,也是独立的风险因素[41]。其他一些单中心的研究也显示,通过谨慎的病人选择和手术技术,可以降低 ALPPS 的并发症发生率和病死率[142]。

而其他危险因素也被研究纳入病例筛选标准:同时进行 ALPPS 和结直肠癌切除术(肠肝同期切除)的 90 日病死率很高(15%)。Kerollos Nashat Wanis 等[52]建议不要同时进行 ALPPS 和结直肠切除术。2019 年 Pierre-Alain Clavien 报道[143]的 ALPPS 协作组数据分析也显示同期进行肠肝切除是危险因素之一。笔者中心的数据也显示,同期切除与术后并发症发生率高相关[144]。然而,2020 年 Henrik Petrowsky 等[145]报道迄今为止最大宗的 ALPPS 协作组超过 500 例的 CRLM 的 ALPPS 分析结果与之不同,在初次 ALPPS 手术期间切除原发性结直肠病灶并不会增加围手术期病死率[145]。因此,同期切除目前尚有争议。

经过多年的发展和 ALPPS 在不同情况下的应用,不同中心以及 ALPPS 协作组大数据的反复验证,与不良结果相关的因素基本被确定,ALPPS 病例已可以精细地划分为低风险和高风险病人。2019 年 Pierre-Alain Clavien 等[143]基于已有的研究,首次界定了"低风险病人"的标准,包括:年龄小于 67 岁的病人,肿瘤为 CRLM,不同期进行腹部其他手术,以及手术在 ALPPS 手术量超过 30 例的中心开展。凡是符合该四条,手术结果与其他类型的大范围肝切除相同。与高风险组相比(超过 67 岁、非 CRLM,在<30 例的低体量中心进行手术),低风险组的严重并发症发生率以及 90 日病死率都显著低[143]。这一基准值为 ALPPS 设定了目前已知的 ALPPS 的新适应证:<67 岁、CRLM、不同期进行其他腹部手术,在已完成 30 例 ALPPS 的中心手术。不过必须指出的是,目前定义的"低风险 ALPPS 病人",只占总 ALPPS 的 12%(120/1 036),低风险的基准病人不能代表 ALPPS 的多数或全部,而已知通常 ALPPS 的大部分病人是获益的[143]。总的来说,病例选择目前已经有了相当的进展,已经确定了一些 ALPPS 术后不良结果的风险相关因素,对 ALPPS 手术的病例选择起到了极大的指导作用[42,49,50,53,61],2017 年,ALPPS 协作组的 10 年纵向回顾分析显示,病例选择显著改善了 ALPPS 的安全性,是手术结果改善的关键之一,也是独立的风险因素[41]。不过尽管如此,目前仍然没有很好的工具来量化个体的 ALPPS 术后不良结果的发生,仍有待更多的研究。

三、ALPPS 期间管理

期间管理(interstage management)的重要性日益被重视,随着研究的增多,平稳期间过程的重要性已被反复证实,两期间过程(inter-stages course)对于决定 ALPPS 结果至关重要[50,61,146]。其间管理包括几个部分:常规术后管理以及 2 期手术时机的决策。术后的常规管理与其他肝脏切除术后的管理基本相同,不再赘述。其间管理的一个重要工作是 2 期手术时机的决策,包括风险因素预测和 FLR 肝功能的精确判断。

1. 风险因素预测 根据已知的风险因素,确定是否应该推迟甚至拒绝进行 2 期 ALPPS 手术。Stéphanie C. Truant 等[61]对 2011 年 4 月—2013 年 9 月在 9 个法国-比利时肝胆中心手术的 62 名 ALPPS 进行了分析,结果显示两期间过程对于决定 ALPPS 结果至关重要。35.7% 病人在 2 期后死亡。相关的因素是肥胖、1 期后胆漏或腹水，以及 2 期腹腔积液感染。2014 年 ALPPS 协作组的首份安全性分析[49]显示 1 期手术的持续时间和术中输血是 2 期术后不良结果的相关因素。2015 年 ALPPS 协作组[50]320 例更新分析显示，除了 2014 年确定的两个因素以外，1 期 PHLF 和 MELD 评分超过 10 分也是风险因素。1 期后符合国际肝脏外科研究组（International Study Group of Liver Surgery，ISGLS）标准的 PHLF 病人病死率为 20%，2 期术前 MELD 评分超过 10 分的病人的病死率为 22%[50]。2016 年 Michael Linecker 等[146]对来自 38 个中心的 528 例 ALPPS 病人，进行不良结果相关因素分析，建立风险预测模型，并在 2018 年使用随后积累的 258 例新的队列进行了验证[147]。研究显示，1 期术后发生的主要并发症以及在 2 期之前血清胆红素或肌酐升高是 ALPPS 2 期术后 90 日死亡的独立预测因素。此外 1 期术前风险因素［包括年龄 67 岁或以上和肿瘤类型（胆道肿瘤）］也是 ALPPS 2 期术后死亡的独立预测因素[146]。

2. FLR 肝储备功能的精确评估　期间管理最重要的是 FLR 功能的精确评估。绝大多数术后死亡发生在 2 期术后，PHLF 是导致术后死亡的首要原因[49,50,148]。尽管进行了手术技术改进和病例选择等调整，但是 PHLF 仍然是 ALPPS 之后最重要的并发症和最主要的死亡原因[148]。ALPPS 10 年纵向回顾分析显示，随着时间改变，ALPPS 的死亡原因没有显著变化，PHLF 依然是术后死亡的主要原因[41]。有提示尽管 2 期术前 FLR 体积增生足够，但是 2 期术后仍然有许多病人发生 PHLF。随后的实践也一再证实这一点。即使是在低风险的最适合进行 ALPPS 的病人（<67 岁，CRLM，无合并同期手术，在>30 例 ALPPS 经验的中心手术），物理体积足够的，术后也观察到有 5% 的 PHLF 发生[143]。随后的功能性研究，特别是肝胆闪烁显像（hepatobiliary scintigraphy，HBS）研究，显示肝脏的体积和功能之间存在差异[149]。研究表明，FLR 功能增加与 FLR 物理体积增加不一定同步，功能的增加或仅有体积增加的 50% 左右[148,150-157]。体积法常高估肝功能，肝体积增生高于肝功能增生，会影响 2 期手术的准确时间，建议除 FLR 物理体积达标外，还需对 FLR 进行功能评估，待储备充足时方可再行 2 期手术[148]。不过遗憾的是目前仍没有很好的方法能够精确检测 FLR 功能，在可靠指标上尚无共识。传统的肝功能储备功能评估指标，如吲哚菁绿 15 min 滞留率（indocyanine green retention rate at 15 minute，ICG - R15）等，评估的是全肝功能（包括 FLR 以及肿瘤侧肝），无法区分 FLR，不提供有关 FLR 部分功能的信息。迄今为止，仅有很少的方法可选。其中 HBS 仍是首选测试，因为它能够选择性地评估 FLR 的功能[148]。2010 年荷兰阿姆斯特丹小组使用[99m]Tc 动态甲溴苯宁（embrofenin）HBS 作为评估区域（FLR）肝功能的定量方法，并基于一系列大范围肝切除术建立了 2.69%/(min·m^{-2}) 的标志物排泄值作为预测大范围肝切除术的 PHLF 的安全临界值［也称为阿姆斯特丹指数（Amsterdam index）］，FLR 功能低于 2.69%/(min·m^{-2}) 阈值的病人在肝大范围切除术后发生 PHLF 的风险很高[158]。Fadi Rassam 等[94]报道该中心自 2012 年引入 HBS 功能评估后，PHLF 发生率显著下降。Kasia P. Cieslak 等[154]和 Fadi Rassam 等[94]报道用于 ALPPS 评估的 FLR 功能评估，显示该指数可用于评估 ALPPS 术后 FLR 是否足够，符合该指数判断标准者术后无 PHLF 或死亡。2012 年，布宜诺斯艾利斯小组建立了一种新的 HBS 指标，即"布宜诺斯艾利斯意大利医院（HIBA）指数"，该参数使用动态平面采集功能，联合单光子发射计算机断层扫描（SPECT），临界值<15% 的病人发生 PHLF 的风险为 80%，而临界值>15% 的病人没有发生 PHLF[159]。除了 HBS 功能检测以外，另一个指标 FLR 动态增生率（kinetic growth rate，KGR - FLR）也可以用来预测 2 期 PHLF。瑞士苏黎世大学 Patryk Kambakamba 等[160]发现 KGR>6%/日与 PHLF 风险显著降低相关，同时满足 FLR/TLV>30% 和 KGR>6%/日的病人的 PHLF 发生率为 0。不过需要指出的是，使用 KGR - FLR 指标需要注意 KGR 的测量时间十分重要：肝脏的动态生长不是线性的，计算评估的时间间隔至关重要，同时 KGR - FLR 的大小与术前的初始 FLR 大小相关。

此外，其他学者也报道了一些其他的指标和方法：① 术中测量门静脉血流动力学：中国香港大学 Albert Chan 等报道术中测量门静脉血流动力学可以更好地评估 PHLF 的风险,并有机会应用流量调节(例如,必要时可以结扎脾动脉)[116]。② ICG 测量:中国香港中文大学刘允怡等[161]报道术中ICG 清除率能够直接评估实际的 FLR 功能,建议在 ALPPS 中使用 ICG 清除率测量来做出可切除性决策。目前,越来越多的证据显示,仅行 FLR 和标准肝体积的测定不足以避免 PHLF,在 2 期手术之前,应进行 FLR 的功能测试[95,156]。对于许多中心而言,局部肝功能评估仍远未达到普遍适用性和临床可及性,因涉及特殊药物,许多中心并不具备相关检测条件技术。HBS 的安全截止值多少合适也仍然存在差异,目前未有定论;阿姆斯特丹指数和 HIBA 指数等仍需要得到多中心的大样本的队列验证才能被广泛推广应用[158,159]。同时各检测方法并不是所有病人都能适合应用。如高胆红素血症不宜进行 HBS 检测[94];术中 ICG 的检测则是需要进入腹腔夹闭肿瘤侧动脉,完全阻断肿瘤侧入肝血流方能准确检测。

在全球肝胆外科医生的不懈努力下,通过不断的技术改进、病例选择调整以及强化期间管理等措施,ALPPS 较之早期开展时,已经有了长足的进步,安全性大大地改善。ALPPS 协作组的 10 年回顾数据显示,ALPPS 病人术后严重并发症发生率及 90 日病死率明显下降,已降低至大范围肝切除的同等水平[41]。随着时间的推移,90 日病死率从早年的 17% 显著下降到 2015 年的 4%。主要的阶段间并发症从 10% 显著下降到 3%。Wanis 等[162]汇总 17 个早期开展 ALPPS 的高容量中心在 2012—2018 年的 500 例病例分析显示:随着时间改变,90 日病死率和并发症发生率降低,安全性增加。与早年相比,尽管 ALPPS 各中心存在一定差异,但是几乎所有中心(17 个中的两个除外)都显示,随着时间的推移,90 日病死率和并发症均下降。其他报道及系统分析亦显示同样的结果,病人选择和 ALPPS 技术改进等措施导致 ALPPS 的结果显著改善,ALPPS 安全性已达到和肝脏大手术的同等水平[44,163]。这一发展是ALPPS 的一个重要里程碑[41]。不过需要指出的是,尽管已经取得了这些显著的成果,但 ALPPS 在与手术相关的安全性方面仍需要继续改进。

ALPPS 协作组织以及国际会议交流合作在 ALPPS 的发展过程中起到了重要作用。2015 年 2 月于德国汉堡召开了 ALPPS 的第一次国际性专家会议[53,141],对当时存在的许多问题进行了讨论,并提出了8 项建议。ALPPS 协作组亦不断发布相关的分析数据,极大地推动了 ALPPS 的进展[53]。Gregor A. Stavrou 等[164]前瞻性观察了这些建议对 ALPPS 结果的影响,结果显示从 ALPPS 会议和注册中心发布的经验教训对 ALPPS 结果产生了巨大影响。自 2015 年会议以来,ALPPS 变得更加安全,并发症和病死率方面的结果显著改善,严重并发症发生率降至 16%,围手术期病死率甚至降至 0%,ALPPS 成功地成为一种有效的替代治疗方案[164]。2017 年 5 月在德国美因茨召开了第 12 届欧洲非洲肝胆胰协会会议,其间进行了“ALPPS 10 周年回顾”,对 ALPPS 进行了系统深入的总结回顾,对适应证、围手术期管理、再生机制以及这种新技术的缺陷等进行了讨论,同时提出了进一步的建议。

经过多年的发展,虽然仍有一些争议,但 ALPPS 已经为越来越多肝胆外科医生接受,并成为重要的治疗选择。目前除了日本和美国以外,全球大部分地区均有较多开展。在一些中心,ALPPS 已经成为治疗首选。如:西班牙 Murcia 大学 Robles - Campos 等[99]报道 PVE - TSH 在 2011 年 9 月之前进行,此后 ALPPS 成为首选技术。日本的多数医学中心要求肝切除术后零病死率,基本不接受 ALPPS[134],不过尽管总体上较为排斥,但是近年来,对于 PVE 失败后的挽救性 ALPPS(Rescue ALPPS)等已经认可[165]。北美的多数肝脏中心与日本类似,没有常规采用该创新技术[166,167]。国内方面,2013 年复旦大学附属中山医院肝外科团队即成功施行了亚洲首例 ALPPS 手术[54]。随后国内多家肝脏中心陆续开展报道了多例 ALPPS,并不断改进该技术,蔡秀军等创立了腹腔镜绕肝带 ALPPS(蔡氏 ALPPS),洪德飞和马宽生等应用射频辅助 ALPPS 开展 ALPPS。笔者中心从 2014 年开始应用腹腔镜和机器人辅助技术开展ALPPS,均取得了良好的效果,凡此不胜枚举。

我国学者为 ALPPS 发展做出了重要的贡献,特别是大多数 HCC 的 ALPPS 实践经验来自我国,使该技术在 HCC 中的作用得以明晰。ALPPS 的适应证在中西方存在巨大差异,西方以结直肠癌为主,而国内 ALPPS 更多地是应用于 HCC,HCC 往往合并肝纤维化或肝硬化等慢性肝病,ALPPS 开展难度更大。国际协作组汇总多中心的初始数据分析显示 ALPPS 应用于 HCC 时 FLR 增生有限,术后病死率达到31%,使得 ALPPS 在 HCC 中的应用饱受质疑和担忧[42]。2018 年复旦大学附属中山医院报道了当时国际最大例数的 ALPPS 治疗 HCC 的疗效结果,FLR 增生达到 56.8%,肿瘤切除率达到 91.1%,90 日病死率为 11.1%,HCC 行 ALPPS 在肿瘤学方面显著获益,1 年和 3 年的 OS 分别为64.2%、60.2%,而 1 年和 3 年的 DFS 分别为 47.6% 和 43.9%。倾向评分匹配比较分析显示 ALPPS 远优于传统的非手术 TACE 治疗,研究结果被 *Annals of Surgery* 接收发表[168]。这些 ALPPS 在 HCC 中应用的良好结果为 ALPPS 的推广应用起到了积极的推动作用。之后针对合并慢性肝病的 HCC 病人的 FLR 增生诱导问题(FLR 增生与肝纤维化/硬化程度成反比),又探索创立了适用于肝癌合并肝纤维化/肝硬化的新的 ALPPS 术式(TAE - salvaged ALPPS),克服了肝纤维化和肝硬化肝脏的 FLR 诱导问题,使得合并肝纤维化和肝硬化的肝癌病人能够获得 ALPPS 2 期手术的机会[169]。在随后的扩大应用中,所有病人均成功切除肿瘤,成功率 100%[170]。截至目前,中国 ALPPS 特别是治疗 HCC 的 ALPPS 的累积总量已居世界前列。

ALPPS 在使用方式、适用范围、肿瘤类型、适用人群等方面均有了较大的进展。ALPPS 已不限于早年的右三叶切除 ALPPS,ALPPS 的原理得到灵活、充分的应用,肿瘤所在部位、切除范围、肝实质分隔面和 FLR 的组成、位置和肝段数量已不再拘泥于经典术式的限制。肿瘤部位不再限于右侧,切除范围不再限于右三叶,右半肝、扩大右半肝、左三叶、左半肝,扩大左半肝,或者左右联合切除均可;相应的 FLR 也不再限于左外叶,左肝、右后叶、中叶均可以;肝段数量也突破 2 个肝段的限制,单个肝段也被证实可以完成 ALPPS。除了 ALPPS 的 FLR 诱导的原理应用,肿瘤侧肝的辅助肝(auxillary liver)功能也被重视并被充分应用。近年来,利用 ALPPS 的原理,联合肝左外叶活体肝移植进行 2 期全肝切除用于治疗传统不能手术切除的肝肿瘤(肝切除联合部分肝移植的延期全肝切除手术,resection and partial liver segment 2/3 transplantation with delayed total hepatectomy, RAPID)[171]。这些突破使得 ALPPS 的适应证不断扩大,惠及更多病人。2012 年 Eduardo de Santibanes 和 Pierre-Alain Clavien 等[37]指出 ALPPS 技术不应受限于右三叶肝切除术(Ⅳ、Ⅴ、Ⅵ、Ⅶ、Ⅷ段 ± Ⅰ段),也适用于左侧三叶切除术(Ⅱ、Ⅲ、Ⅳ、Ⅴ、Ⅷ段 ± Ⅰ段)和其他非典型切除术,随后的发展完全验证了这一切。凡符合 ALPPS 的原理,应用其核心要素(肝实质分隔和肿瘤侧门静脉闭塞),均可诱导 FLR 快速增生,完成肿瘤的最后完整切除。至国际 ALPPS 登记处的第一份报告发布时,ALPPS 大部分为标准右肝或扩大右肝切除术[172]。2013 年法国普瓦捷大学医院的 Riccardo Gauzolino 等[80]在开展经典 ALPPS(Classic ALPPS)同时,尝试应用 FLR 为右肝及中叶的 ALPPS。2016 年德国的 Tung Yu Tsui 等[173]报道了双离断面双 FLR 的中叶切除 ALPPS(Mesohepatectomy ALPPS),手术均获得了成功。2016 年 Aiman Obed 等正式报道并命名了首例反式 ALPPS(Reversal ALPPS)(左三叶切除 ALPPS 与右三叶切除 ALPPS 相反,FLR 在右侧,如同经典 ALPPS 反过来)[174]。2016 年 Marcel Autran C. Machado 等[175]进一步报道了腹腔镜反式 ALPPS 手术。反式 ALPPS 除了用于 CRLM 以外,在 HCC 和 PHCC 等均有报道[176,177]。我国复旦大学附属中山医院肝外科团队率先完成首例反式 ALPPS 手术。反式 ALPPS 开展总量尚不多,单段 ALPPS(Monosegemnt ALPPS)则充分彰显了 ALPPS 强大的 FLR 诱导能力,从而将此类手术推向极限。

目前公认的肝脏可切除的定义为肿瘤切缘阴性,保留至少 2 个连续的功能性肝段,具有完整的门静脉和动脉流入,以及静脉流出和胆道引流[178]。对于普通肝切除,广泛认为单段 FLR 小于 20%,肝切除术不可行,PHLF 发生率极高。ALPPS 用于 2 个肝段 FLR 已得到充分验证,无论是左外叶(Ⅱ~Ⅲ段,经典 ALPPS)或是右后叶(Ⅵ~Ⅶ段,反式 ALPPS),单段 ALPPS 则展示了肝的再生极限,表明单个肝段也可行 ALPPS。2012 年西班牙的 Montalvá Orón 等[179]首次报道在 2012 年开展的 1 例单段 ALPPS，1 例 65 岁 68 kg 的女性 CRLM 病人，在新辅助化疗后肿瘤仍无法切除，Ⅳ段的体积仅有 275 mL（占总肝脏的 19.1%，FLR/病人体重 = 0.42）。1 期行左外叶及尾叶切除，并离断 Cantlie 平面，结扎右侧门静脉，术后第 7 日，FLR 增至 388.1 mL（占总体积的 29.6%，FLR/体重为 0.59），FLR 增加 40%。术后 10 日行 2 期手术，切除右半肝。2 期术后发生 B 级 PHLF，后恢复，术后第 28 日，FLR 增至 595 mL，相对于术前 FLR 增加 116%[179]。单段 ALPPS 手术者通常肿瘤负荷非常重（仅剩下 1 个或 1+部分肝段），风险更高，要非常慎用，目前见诸报道的主要是个案报道[180-185]。较大宗的报道是 Erik Schadd 等报道的 2011—2014 年 ALPPS 协作组的汇总数据，333 例病人中有 12 例在 6 个中心接受了单段 ALPPS，均为广泛的双叶 CRLM。所有病人均被认为无法通过常规手段切除。2 例 FLR 是Ⅱ段、2 例是Ⅲ段、6 例是Ⅳ段，2 例是 Ⅵ段。两期间隔时间 13 日，FLR 的中位增生率为 160%，肿瘤切除率为 100%（10/12 实现 R0 切除），术后 90 日病死率 0%。根据 ISGLS 标准，4/12 病人出现 PHLF，均完全恢复。6/12 病人出现腹水，4 名发生严重的并发症（>Ⅲa），其中有 1 名病人与 PHLF 相关[186]。2021 年 Anastasia Murtha-Lemekhova 等[180]分析 19 例单段 ALPPS，术前 FLR 为 15.9%（8%~22%），FLR/SLV 最低至 8%，两期间隔 13 日，FLR 增至 38.4%（26%~53%），19 例中有 12 名 FLR 增加超过 100%，肿瘤切除率 100%，无术后死亡，PHLF 是最普遍的并发症（42%，2 例 B 级 PHLF，6 例 A 级 PHLF），仍令人关注。该汇总队列病人术后中位生存期 20 个月，超过大多数 CRLM 全身化疗的结果（FOLFOX 为 7.8~19.5 个月，FOLFIRI 为 15.0~17.6 个月）[180]。

单段 ALPPS 的手术操作难度大，风险高，目前见到报道的主要是如下几种单段 ALPPS：S2 ALPPS，S3 ALPPS，S4 ALPPS，S6 ALPPS 和 S4+1b ALPPS[180,186]。其中报道相对最多的是Ⅳ段，Ⅳ段的优势是可以联合保留一部分尾叶[180,183,184]。Ⅵ段报道也相对多，伴有副肝右静脉（inferior right hepatic vein）可行 S6 单段 ALPPS[180,187,188]。在增生能力更为强大的儿童病人，S1 ALPPS 也被施行[189]。总之，单段 ALPPS 是一种独特的技术，可为患有范围广泛的肝脏恶性肿瘤的病人提供治愈性手术机会。但是该手术仍存在争议，报道的偏倚也必须关注。单段 ALPPS 挑战肝脏手术的极限，潜在的手术风险高，必须综合考量，谨慎开展，除了手术操作外，术后还需要进行良好管理，防止小肝综合征和 PHLF[179]。总的来说，经过多年的发展，ALPPS 手术已大为拓展，不再限于早年的经典右三叶切除 ALPPS，使用灵活多变，适用范围显著扩大，已使 ALPPS 惠及更多病人。

目前 ALPPS 已广泛应用于各种肝肿瘤，其中最常应用的是 CRLM、HCC 和 ICC，占据 ALPPS 应用的 90% 以上，其他肿瘤类型应用较少，占据不到 10%[190]。ALPPS 起初应用于 PHCC，因为前所未有的 FLR 诱导效能和极高的手术切除率，迅速被接受，随后很快应用于其他肿瘤，包括 CRLM、GBC、HCC 和 ICC 等[49]。随着应用的增多，结果显示并非所有肿瘤均能获得最佳效果，CRLM 应用结果良好，而胆道肿瘤则效果相对不佳，应用逐渐减少[53]。ALPPS 协作组的 10 年回顾分析[41]显示：CRLM 的适应证占比从 53% 增加至 77%，而胆道肿瘤从 24% 降到 9%。随着 ALPPS 的发展，手术技术的改进，手术安全性的提高，适应证又有所改变。例如，Hybrid ALPPS 和 Mini ALPPS 等改良术式使得 PHCC 和 GBC 能更好地开展，将有助于 PHCC ALPPS 的增多。新的术式同时也会使适应范围较之前更加扩大，例如合并慢性肝病的 HCC 易发生 FLR 增生不足和手术失败，随着新的 TAE - salvaged ALPPS 的出现，该类病人能够得到更多开展[169,170]。总之，ALPPS 已经取得的良好结果有望消除先前的质疑和观望，使得 ALPPS 更多的开展。ALPPS 的技术改进等安全性进步也将使得 ALPPS 进一步扩大应用。

在所有的肝肿瘤中，CRLM 应用最为广泛成熟，FLR 诱导良好，术后并发症和病死率低于其他肿瘤，中长期结果良好[53]。CRLM 是第一个获得推荐的 ALPPS 适应证[53]，并已被一些国家的指南指定作为治疗的选择[2,191]。许多中心的 CRLM 病人（特别是在 ALPPS 开展经验丰富的中心）在新辅助化疗或一线化疗后已更多地使用 ALPPS 替代 PVE 切除肿瘤[41]。2014 年国际 ALPPS 协作组[49]的第一份报道即显示 CRLM 是主要的适应证（占 70%），与其他适应证相比，并发症率和病死率最低（严重并发症发生率为 21%，90 日病死率为 8%）[49]。2015 年 ALPPS 协作组更新数据显示[50]CRLM 在 2 期术后的病死率为 5%，已类似于大肝切除术后报道的病死率。病人的 1 年和 2 年总生存率分别为 76% 和 62%，1 年和 2 年无病生存率为 59% 和 41%[192]。2017 年 Kerollos Nashat Wanis 等[193]报道接受 ALPPS 的 CRLM 病人 3 年总生存率为 50%，3 年无病生存率为 13%。随着时间的延长，之前缺乏的长期的肿瘤学结果也已明晰。2020 年 Henrik Petrowsky 等[145]报道迄今为止最大宗的 CRLM 生存分析，回顾性分析了 ALPPS 协作组登记的 2009—2019 年在 22 个国际 ALPPS 中心接受手术的 510 名病人，显示 90 日病死率为 4.9%，病人的中位 OS、癌症特异性生存（CSS）和 RFS 分别为 39、42 和 15 个月。3 年的 CSS、OS 和 RFS 结果分别是 59%、52% 和 19%，5 年的 CSS、OS 和 RFS 分别是 33%、27% 和 12%，显著优于单独化疗。这项大型队列研究提供了第一个令人信服的证据，并得出有意义的长期肿瘤学结论：接受 ALPPS 的不可切除 CRLM 病人不仅围手术期病死率低，而且长期肿瘤学结果良好，尤其是那些肿瘤生物学良好且对化疗反应敏感的病人[127,145]。其他的一些研究报道的总生存率从 3 年的 28%～54% 到 5 年的 32%～58%[194]。对于这类传统方法无法手术的病人，较之全身治疗，生存显著改善[195-198]。

与传统的 PVE‑TSH 的比较长期以来一直存在争论，近年来高级别循证医学证据特别是 RCT 的完成，以及对多个单中心数据的荟萃分析显示：ALPPS 肿瘤切除率显著高于 TSH，而术后并发症和病死率相当，已成为 TSH 的替代方法。2017 年 Per Sandstrom 等[105]报道了 ALPPS 和 PVE‑TSH 的前瞻性多中心随机对照试验（LIGRO trial），对于 CRLM 病人，较之 PVE‑TSH，ALPPS 肿瘤切除率更高（92% 比 57%），R0 切除率更佳（77% 比 57%），诱导 FLR 增生更快、所需时间更短，而并发症和短期病死率两者类似（并发症发生率：43% 比 43%；90 日病死率：8.3% 比 6.1%），此外 PVE 失败者 ALPPS 可挽救切除，49 例 TSH 病人中有 12 例没有达到足够 FLR 增生，成功施行 ALPPS 挽救性治疗。随后 2019 年 Kristina Hasselgren 等[199]又报道了 LIGRO 试验的生存数据，ALPPS 总体生存优于 TSH（中位 OS：46 个月比 26 个月），而肿瘤未切除者生存仅 13 个月。其他单中心比较研究结果略有差异，但是结论基本类似[200]。2020 年的一项荟萃分析[36]纳入了 8 项研究共 409 例病人，比较 ALPPS 和 TSH 在晚期 CRLM 中的安全性、有效性和肿瘤学获益。结果显示 ALPPS 的肿瘤切除率显著优于 TSH（98% 比 78%），R0 切除更优（66% 比 37%），ALPPS 的等待间隔显著缩短（11.6 日比 45.7 日）。ALPPS 术后病死率和严重并发症发生率与 TSH 相似（90 日病死率为 7% 比 5%；严重并发症为 29% 比 22%），1 年总生存率、复发率和无病生存率与 TSH 类似（分别为 79% 比 84%、49% 比 39%、34% 比 39%）。

ALPPS 适应证在东西方存在较大差异，西方国家以 CRLM 为主，而亚洲国家则以 HCC 等原发性肝癌为主[172]。2014 年 ALPPS 国际协作组第一次报道显示 HCC 仅占 8%，远低于 CRLM 的 70%。在西方国家，ALPPS 总体应用于 HCC 不多[41]。Jan G. D'Haese 等[42]报道 2010—2015 年，ALPPS 协作组登记的 HCC 共计仅 35 例。与之相反的是，目前在中国，HCC 是最主要的适应证。这一差异与双方对 HCC 的治疗理念不同相关。应用于 ALPPS 的 HCC 通常肿瘤负荷大，分期较晚，西方传统实践是不建议手术治疗，而亚洲国家则很多情况下仍会选择手术治疗。近年来，随着国内各中心的数据的陆续报道，ALPPS 在 HCC 的作用已渐趋明晰。2018 年复旦大学附属中山医院肝外科团队报道 ALPPS 应用于乙型病毒性肝炎相关 HCC 的研究结果显示：肿瘤切除率达到 91.1%，FLR 增生 56.8%，1 期和 2 期中位间隔时间为 12 日，90 日病死率为 11.1%，并发症发生率为 46.5%（≥3B：11.1%），1 年和 3 年总生存率为 64.2% 和 61.2%，1 年和 3 年的无病生存率分别为 64.2% 和 61.2%；使用倾向评分比较分析显示 ALPPS 总体生存显著优于非手术 TACE 治疗[77]。2021 年 Albert Chan 等[201]报道了 ALPPS 治疗 HCC 的短期和长期结果，并与 PVE‑TSH 进行了比较，ALPPS 的切除率明显高于 PVE（97.8% 比 67.7%）。两者的主要并发症发生率（20.7% 比 30.4%）和术后 90 日病死率（6.5% 比 5.8%）无显著差异，ALPPS 肿瘤切除后病人的 1 年、3 年和 5 年总生存率分别为 84.7%、60.2% 和 46.8%，与 PVE 比较无显著差异[201]。周伟平等[202]开展了一项单中心前瞻性随机对照研究，比较了 ALPPS 和 TACE+PVE（TACE 后 2 周 PVE），结果显示，肿瘤切除率 ALPPS 显著高于 TACE+PVE 组（97.4% 比 65.8%），ALPPS 的 FLR 增生显著优于 TACE+PVE（FLR 增生率：38%/12 日比 39%/42 日）；术后 90 日病死率两者相同（5.3% 比 5.3%），术后中位随访时间为 42 个月，ALPPS 组的 3 年总生存率（65.8%）明显优于 TACE+PVE 组（42.1%），3 年无病生存率两者类似（48.6% 比 48%）[202]。国内其他一些中心虽报道的例数相对较少，但是结果类似[203-206]。

近年来，国内大型肝癌中心 HCC ALPPS 的实践结果表明，在严格掌握适应证的前提下，ALPPS 用于 HCC 治疗可取得较好的临床效果，总体上安全性较之早年已显著改善，肿瘤切除率和 R0 切除率令人满意，中长期生存良好，远优于 TACE 等非手术治疗，并与 1 期肝肿瘤切除的病人的术后生存相当，与 PVE 和 TACE–PVE 相比结果类似或超过[201,202]。

与 ALPPS 在 CRLM 的应用报道一样，病例选择和手术方式对结果有显著的影响。ALPPS 的病例选择较之 CRLM 更为重要。HCC 通常合并慢性肝病（我国 HCC 病人约 80% 合并有不同程度的肝纤维化/肝硬化），而慢性肝病肝实质损害对 FLR 的影响很大，肝再生潜力及速度均受到限制，开展难度较 CRLM 要大，术后问题亦较多。早期 ALPPS 协作组数据分析即显示 FLR 增生与肝纤维化严重程度呈负相关，年龄超过 61 岁的病人生存显著降低[42]。笔者所在中心以及其他一些中心的报道均显示相同的结论[202]。高龄、严重的肝硬化、FLR/SLV 过小的 HCC 病人行 ALPPS 通常效果不佳，2015 年蔡秀军等[101]报道 12 例肝硬化 HCC 病人行绕肝带 ALPPS，1 期和 2 期术后的严重并发症发生率分别为 25.0% 和 40.0%，6 例术前 FLR/SLV 过小者（<30%）术后死于 PHLF，余 6 例 FLR/SLV ≥30% 者未发生术后死亡。北京协和医院的张军伟等[206]亦报道 FLV/SLV<30% 的肝硬化肝癌病人术后易发生 PHLF，14 例 ALPPS术后严重并发症发生率为 21.4%，其中 2 例 FLV/SLV<30% 的病人（1 例为 27%，另 1 例为 28%）在 2 期术后出现 ISGLS C 级 PHLF，这两名病人在出院后 2 个月内死亡[206]。这些提示 ALPPS 应在高度选择的HCC 病人中进行。值得一提的是，ALPPS 在 HCC 合并静脉癌栓的病人亚组中可能特别有效，在这些病人中，没有机会进行 PVE 或（和）HVE 等操作。在这些情况下，由于 FLR 较小，病人通常不适合进行手术，而是转诊接受其他非手术治疗，导致总体生存降低，而 ALPPS 能够使这部分获益[207,208]。ALPPS 用于该部分合并门静脉癌栓的 HCC 病人时多数用于程氏分型的 I~II 型，但是也有报道用于 III 型甚至侵入 FLR 门静脉者[209]；笔者不建议 HCC 伴程氏 III 型或以上者施行 ALPPS，ALPPS 的术式对于结果的影响很大。不同于 CRLM 的 ALPPS，经典的完全离断的 ALPPS 似乎拥有更好的结果，部分离断 ALPPS 可能不适合 HCC。中国香港的 Albert Chan 等[96]研究显示对于合并慢性肝病的 HCC 病人，经典的完全离断 ALPPS 效果优于部分离断 ALPPS，对于合并慢性肝病的 HCC 应首选以达到最佳结果（详细见上述）[96]。笔者所在中心，HCC 的 ALPPS 实践亦显示相同的结果，本中心合并慢性肝病的 HCC 通常均采用经典 ALPPS，FLR 诱导增生满意，肿瘤切除率高，术后严重并发症和病死率亦低。2016 年中国香港大学 Albert Chan 等采用改进的前入路技术开展 HCC 的 ALPPS，取得了良好的效果[76,116,210]。马宽生等使用 RALPPS 改良以降低术后并发症和病死率[106]。经过严格筛选的肝功能良好的肝硬化肝癌病人，在 RALPPS 手术中 FLR 也可以达到较为满意的增长效果而并发症病死率降低，尽管所需的时间稍长（53%/28 日）（详细见上述）[106-108]。目前的研究显示，采用经典 ALPPS，或合适的改良技术，ALPPS 应用于 HCC 可行，治疗效果较早期明显改善。撇开病例选择和术式选择问题，HCC 的 ALPPS 的主要问题集中于合并的慢性肝病，特别是肝纤维化/肝硬化。无慢性肝病伴随的 HCC 是 ALPPS 的良好适应证，易于实施；但是合并肝纤维化/肝硬化 HCC 的 ALPPS 仍是一项特殊的挑战。一则，纤维化/硬化肝脏的功能和再生能力在术前难以评估，目前尚无方法能在术前做到精确定量，FLR 的诱导难以预测；二则，肝

硬化病人对并发症的耐受性也较差,因为目前人工肝支持技术不成熟,易于造成短期死亡。

尽管纤维化/硬化肝脏的 FLR 增生程度似乎比非肝硬化、非胆汁淤积的肝脏稍小,但已有的经验表明,ALPPS 仍然是肝炎相关 HCC 病人 FLR 增加的有效方法。近年来的一个重要进展是笔者团队建立的一种新的适用于合并有肝硬化/严重肝纤维化病人的术式 TAE - salvaged ALPPS[169,170]。2017 年笔者团队在施行 1 例合并肝纤维化的 HCC 的 ALPPS 时,1 期手术术后 14 日发现 FLR 增生不足,且肝左动脉发生肿瘤窃血,肝左动脉与术前相比明显变细,而供应右肝叶巨大肿瘤的肿瘤动脉则明显变宽大,遂行 TAE 以控制巨大肿瘤的进展,1 周后 CT 检查,欣喜地看到 FLR 再次激活增生,达到 2 期 ALPPS 所需的足够 FLR。随后扩大应用于其他 9 例合并肝硬化/纤维化术后 FLR 增生不足的病人,全部成功完成 2 期手术,自此建立了一种新的术式:周氏 ALPPS(TAE - salvaged ALPPS),该术式有望克服肝硬化/纤维化病人的 FLR 增生问题,但是仍需更多的应用和验证。综合目前已有的结果:总体上 ALPPS 治疗 HCC 病人的生存获益明显,但是仍有许多问题(包括安全性、病例选择、最佳术式以及围手术期处理等)尚有待进一步研究。

胆道恶性肿瘤(cholangiocarcinoma, CCC)包括 ICC、PHCC 和 GBC。2014 年 ALPPS 协作组的首份报道显示 PHCC、ICC 和 GBC 分别占 5%、4% 和 3%[49]。但是手术安全性不佳,术后并发症和病死率很高,术后 90 日病死率分别高达 27%、13% 和 33%,远远高于 CRLM 的 8% 的病死率[49]。2016 年,意大利 12 个中心报道 50 例 ALPPS,其中胆道肿瘤(8 ICC/11 PHCC/1 GBC)的 ALPPS 的术后病死率高达 40%(1 期后为 10%,2 期后为 30%)[140]。单变量和多变量分析表明,胆管癌与 90 日病死率的增加和更差的生存率相关。由于并发症和死亡风险过高,建议在胆管癌中暂停 ALPPS[140]。ALPPS 协作组的汇总数据分析亦显示,胆道肿瘤和血清胆红素升高(2 期前)是 ALPPS 术后 90 日死亡的风险因素[46]。2015 年 2 月第一次 ALPPS 国际会议讨论了胆道肿瘤的 ALPPS,由于报道的病死率较高,讨论后呼吁谨慎使用[53]。但是也有很多学者提出,PHCC 和 GBC 本就属于复杂大手术,1 期切除后并发症率和病死率本身就较高。然而遗憾的是,有研究显示:即使与 1 期切除手术相比,ALPPS 手术并发症和病死率也显著增高。2017 年 ALPPS 协作组共 29 例 PHCC ALPPS 与 257 例 1 期切除的 PHCC 根治术的比较分析显示,ALPPS 病死率 2 倍于 PHCC 根治组(48% 比 24%)[47],表明 ALPPS 在 PHCC 的应用确需谨慎进行。因为安全性存在争议,以及作为病例选择的因素被选择性弃用,导致 ALPPS 在胆道肿瘤中的应用逐渐减少。ALPPS 协作组多中心数据回顾分析显示,胆道肿瘤的应用从早期(2012 年前)占比 24% 至 2015 年已降至 9%[41]。后继的胆道肿瘤的亚组分析显示,主要问题集中于 PHCC 和 GBC,ICC 则与他们不同,显示出较好的结果,表现为相对适用于 ALPPS 手术。ICC 的大宗病例报道,见于国际 ALPPS 登记处的一项基于 102 例病例的研究,李俊等[211]报道肿瘤切除率为 97.1%(R0 切除率 85%),两期间隔 11 日。KGR 达 23 mL/d。最初的高并发症和病死率在过去 2 年稳步下降,严重并发症发生率降至 29%,90 日病死率降至 7%。3 年总生存率为 21.4%,获得 R0 切除和单个病灶的情况下效果更好[211]。Jan Bednarsch 等[212]报道单中心接受 ALPPS 的 14 例病人,肿瘤切除率 86%,完成 ALPPS 的病人中位 OS 为 4.2 年,3 年生存率为 64%。FLR 中位增大至 65%,主要并发症 1 期术后为 29%,2 期术后为 83%,术后短期病死率为 8%。已有的数据显示,ICC 行 ALPPS 结果良好,可以提高局部晚期 ICC 的可切除率[211,212]。术后并发症的发生率和病死率分别为 13.6% ~ 44% 和 0 ~ 29%[213]。但肿瘤生存获益仍需更多的应用研究。对于胆道肿瘤,ALPPS 作为 FLR 不足手术的一种选择,其应用价值不应轻易抹杀。不作细致的分析而过早地抛弃 ALPPS 不符合病人的利益。例如对于 PHCC,传统的 PVE 在 FLR 不足的 PHCC 的应用最多[214],但是等待时间太长,仍易于导致肿瘤进展和无法切除,即使该肿瘤是一种生长相对缓慢的肿瘤[215]。在无更好的替代方法出现之前,更为恰当的做法可能是高度谨慎地使用 ALPPS,同时不断地进行改进。早期报道中使用的都是经典 ALPPS,经典 ALPPS 的并发症和病死率本身就很高,这一术式与 PHCC 手术的结合导致高发的并发症和病死率[49]。手术技术的改进和良好的病例选择有望降低发病率和病死率。手术技术改进包括：PVE 替代 PVL，前入路技术，1 期肝门不解剖分离，将胆道重建放在 2 期，肝实质部分离断，术中使用可靠方法排除胆漏，以及进行充分的引流等[83,111,216-218]。融合多种改良技术的混合改良术式，如 ALTIPS、Mini ALPPS 或 Hybrid ALPPS 可能更为安全[83,177]。目前虽报道案例较少，但已显示良好的安全性改善作用。

ALPPS 应用于其他肝肿瘤目前均有报道涵盖，但是总体应用相对较少，截至 2020 年 2 月，ALPPS 在 ALPPS 协作组登记共 1 228 例，其中除 CRLM 和 HCC 等常见肿瘤以外的肝肿瘤仅有 136 例[190]，包括神经内分泌肿瘤转移(neuroendocrine tumor，NET)，胃肠道间质瘤等[219]。其中应用最多的是 NET。已有的研究显示，ALPPS 用于 NET 安全，长期结果令人满意[220]。国际 ALPPS 协作组报道[220]21 例双叶 NET，FLR 增生满意，两期间隔时间为 11 日，1 年和 2 年总生存率分别为 95.2% 和 95.2%，1 年和 2 年无病生存率分别为 73.2% 和 41.8%[220]。Lai 等[190]汇总报道 41 例 NET，两期间隔时间 11 日。主要并发症发生率 33.3%，ALPPS 对 NET 的治疗显示出良好的效果，1 年总生存率为 73%～95%，1 年无病生存率为 73%～83%[190]。ALPPS 亦有用于良性肿瘤的报道[190]，对此争议甚大，一般认为，良性疾病不建议进行 ALPPS，良性肿瘤可以有足够的时间等待 FLR 增生，可以应用其他方法进行 FLR 诱导，例如 PVE 或肝静脉剥夺术(liver venous deprivation，LVD)。此外，良性肿瘤可行剥离术，随着荧光腹腔镜等技术的发展应用，在荧光引导联合肝血流控制等技术的帮助下，剥离切除常常易于完成。

起初 ALPPS 应用于成人，年龄无限制，随后发现高龄病人的术后并发症和病死率高，FLR 增生受限，逐渐选择用于较年轻的病人(详细请见病例选择部分)。同时，随着 ALPPS 的发展，开始用于儿童[190]。目前儿童应用总量仍很少[182,189,190,221-223]，一则是因为儿童肝恶性肿瘤发生率低，二则是 ALPPS 的应用接受程度有限。目前报道的年龄跨度从 54 日大到 14 岁[189,223]。尽管目前儿童中开展极少，数据有限，但是儿童展现出很好的 FLR 增生和术后恢复能力：两期间隔 8～16 日，FLR 增生 46%～91%[182,189,190,221-224]。最多的儿童病例报道是 Julio Cesar Wiederkehr 等[221]报道的 5 例儿童 ALPPS(2 例肝母细胞瘤，横纹肌肉瘤、HCC 和结节性局灶性增生各 1 例)。平均年龄 9.4±5.9 岁(范围为 3.16～17.25 岁，中位数 10.25 岁)。FLR 增加 83.8%，两期间隔时间 11 日，术后除 1 位病人发生无症状的右侧胸腔积液以外，其余无并发症。单段 ALPPS 在儿童开展的相对较多。2019 年 Ruiz Figueroa 等[182]报道 1 名 3 岁女童 PRETEXT Ⅳ 型肝母细胞瘤行单段 ALPPS(S6 ALPPS)，术前 FLR 为 21.3%，术后 15 日 FLR 增加至 32.57%，术后除肺炎外无其他并发症，随访 3 年无复发[182]。2021 年 Ruiz Figueroa 等[189]又报道 1 例 14 岁儿童单段 ALPPS(S1 ALPPS)，HCC 复发病人，尾叶为唯一的 FLR。术前尾叶仅有 35 mL，14 日后增生至 288 mL，2 期术后出现 A 级 PHLF 和胆漏、腹腔积液，无门静脉高压等其他并发症，术后随访 6 个月无复发[189]。国内余辉等[225]报道了 1 例 3 岁女童行腹腔镜 ALPPS 治疗右肝巨块型肝脏间叶错构瘤，FLR 3 日增生 78.3%，术后恢复顺利。目前儿童 ALPPS 多为个案报道或小样本的病例报道，已有的报道数据显示 ALPPS 是治疗儿童大肿瘤的有效方法，但是因为儿童病人的特殊性以及可能存在报道偏倚，仍然需要谨慎地评价和使用。

ALPPS 与 PVE 争议已久，自 2007 年 ALPPS 建立以来即引发两者的争论。此前，PVE-TSH 是 FLR 不足的初始无法切除的肝脏肿瘤的标准手术。ALPPS 表现出传统 PVE 无法企及的快速显著的 FLR 诱导增生，以及极高的肿瘤切除率和 R0 切除率，令人期待是否可以取代传统的 PVE-TSH，但是应用的结果同时也显示其安全性欠缺，并因之饱受质疑。此后，ALPPS 进行了病例选择和手术技术改进等工作，使其安全性得到很大改善，同时多个中心也开展了两者的比较研究。近年来，随着研究的逐步完成，报道的日益增多，RCT 等高级别循证医学证据的公布，以及长期随访结果的完成，这些显著的进展，使得两者的比较结果开始明确。早期的对比分析多为单中心的比较研究，肿瘤混杂。2012 年 Wolfram Trudo

Knoefel 等[226]即报道了两者的比较研究结果。彼时 ALPPS 尚未命名,仍称为原位肝横断联合门静脉结扎(in situ liver transection with portal vein ligation,ISLT+PVL)。Wolfram Trudo Knoefel 等汇总 2009—2011 年 22 例肿瘤(5 例 ICC,3 例 PHCC,2 例 GBC,1 例 HCC,10 例 CRLM 和 1 例 NET),其中 7 例 ISLT+PVL,与 15 例 PVE 进行比较。ISLT+PVL 组的 FLR 增生 63%/3 日,所有病人在 8 日内(范围 4~8 日)完成了肿瘤切除,表明 ISLT+PVL 是一种有效且可靠的诱导 FLR 快速增长的技术,即使在 PVE 后体积增加不足的病人中也是如此(其中有 3 例 PVE 失败病人行 ISLT+PVL 挽救成功)。2019 年 Long R. Jiao 等[104]报道了 RALPPS 与 PVE–TSH 的 RCT 研究(REBIRTH Trial),结果显示 RALPPS 根治切除及 FLR 诱导优于 PVE,而并发症无差异。Fadi Rassam 等[94]报道单中心 72 例(CRLM = 17,HCC = 5,PHC = 20,IHC = 6,良性肿瘤 = 2,其他肿瘤 = 1),12 例完全离断 ALPPS 和 9 例部分离断 ALPPS,51 例接受 PVE–TSH, PVE 比完全 ALPPS 比部分离断 ALPPS:间隔时间分别为 23 日、8 日、10 日;术后严重并发症发生率分别为 18%、30% 和 17%;90 日病死率分别为 2%、25% 和 0。由于不同肿瘤类型的术后并发症和病死率本身差异较大,混杂分析难以取得可靠分析结果。近年来,单瘤种分析数据逐渐增多。ALPPS 与 PVE 比较分析结果也更加可信。其中 CRLM 的比较最多。2017 年 Per Sandstrom 等[105]发表了第一个前瞻性多中心随机对照试验(斯堪的纳维亚 LIGRO trial)将 ALPPS 与 TSH 治疗进行了比较。2014—2016 年 97 例 CRLM 病人,随机分配至 ALPPS 组(n = 48)或 TSH 组(n = 49)。ALPPS 组肿瘤切除率和 R0 切除率明显高于 TSH,而主要并发症发生率相似。TSH 组 12 例病人没有达到足够 FLR 增生者,用 ALPPS 成功行挽救性治疗。随后 2019 年 Kristina Hasselgren 等[199]报道了 LIGRO 试验的长期随访生存结果,总体生存 ALPPS 亦优于 TSH(详细见前述)。LIGRO 研究表明治疗传统手术不可切除的 CRLM,ALPPS 优于 TSH。其他大宗病例的单中心报道的结果与之类似[200,227,228]。

2020 年一项荟萃分析[36]汇总比较了 161 例 ALPPS 和 248 例 TSH,结果显示 ALPPS 的肿瘤切除率显著优于 TSH(98% 比 78%),R0 切除率(66% 比 37%),ALPPS 的等待时间显著缩短(11.6 日比 45.7日)。90 日病死率(7% 比 5%)和严重并发症(29% 比 22%)两者相似。ALPPS 和 TSH 的 1 年总生存率(79% 比 84%)、1 年复发率(49% 比 39%)和 1 年无病生存率(34% 比 39%)相似。总的来说,对于 CRLM,目前的 RCT 及单中心比较研究显示,ALPPS 肿瘤切除率和 R0 切除率优于 TSH,而术后并发症和病死率类似,ALPPS 的长期生存与 TSH 类似或优于 TSH,TSH 未完成肿瘤手术切除者生存最低。除了 CRLM 外,HCC 近年数据更新较多(包括高级别的 RCT 研究)。与周伟平等[202]开展的单中心前瞻性随机对照研究的结果类似。其他肿瘤的 ALPPS 与 PVE 的比较研究仍缺乏,尚无结论。目前的研究结果显示,ALPPS 的肿瘤切除率(特别是 R0 切除率)和 FLR 增生诱导优于 TSH,安全性早年劣于 TSH,但是经过多年的发展,随着手术技术改良和病例选择调整等改进,安全性已得到显著改善,已与 TSH 类似,长期结果在 CRLM 已明确,生存获益与 TSH 相比类似或更优;HCC 病人 ALPPS 术后生存获益优于 TACE 或 TACE+PVE,长期生存与 TSH 类似,其他肿瘤则不明确。ALPPS 在 CRLM 已成为治疗选择之一,优于 PVE–TSH,可作为首选,HCC 也已成为一种重要的治疗选择。ALPPS 与 PVE–TSH 目前唯一的少有争议的是 ALPPS 在 PVE 失败的情况下作为挽救治疗(挽救性 ALPPS,Rescue ALPPS)已获得广泛认可,并成为首选的术式。其他的争议,诸如 ALPPS 是否应该作为 TSH 病人更优的选择,预计需要较长时间的验证。外科医生的技术偏好、治疗理念的差异,以及是否愿意遵循研究结果,都会对选择有巨大的影响。一份针对 ALPPS 协作组成员的问卷调查显示,仅 84% 的外科医生仍然考虑将 ALPPS 用于 CRLM 以外的适应证[89]。一些中心,特别是日本及美国的肝脏中心,ALPPS 不被大多数肝胆外科医生接受或者仅仅接受作为 PVE 失败的挽救措施。今后,需要继续开展更多的 RCT 研究以及更多病例的长期评价,来验证 ALPPS 治疗传统不可切除的肝肿瘤的科学性、可靠性。

ALPPS 机制的研究目前报道不多。Andreas A. Schnitzbauer 等最初报道 25 例 ALPPS 时即对 1 例病

人进行了组织学分析,在该特定病人中,观察到细胞增殖增加和与体积增生一致的特征[40]。ALPPS 机制的初期研究主要是基于临床样本的组织细胞学分析,随后很快建立了 ALPPS 动物模型,并在两者基础上进行了细胞分子作用机制的研究。其中,建立合适的 ALPPS 动物模型是研究的关键。由于 FLR 增生是一个多因素过程,体外模型无法模拟肝血流改变和全身炎症反应等因素,只能建立动物模型加以研究。2014 年 Andrea Schlegel 等建立了第一个小鼠 ALPPS 模型[229],基于该模型的研究表明 ALPPS 的加速再生主要是由于"炎症样反应"导致肝细胞生长增强[229]。同年 Libin Yao[230]和 Hector Almau Trenard 等[231]报道了大鼠 ALPPS 模型,随后又有多位学者建立各自的大鼠模型[232-234],各模型操作存在差异,通常以作者命名模型。除了普通大鼠 ALPPS 模型,针对肝纤维化、肝硬化研究,有学者建立了纤维化和肝硬化大鼠 ALPPS 模型[235,236]。啮齿类动物有很多优势,包括易于处理和饲养、繁殖和再生速度快、生理和解剖构造清楚、遗传异质性低等,这些特点有助于在相对较短的时间内收集大量数据。特别是啮齿类动物肝脏良好的再生能力和高代谢率允许相对快速的研究,肝脏再生能在极短的时间内完成,从而可以在很短时间内成功完成 2 期手术[229]。然而,啮齿类动物模型研究存在缺陷,大鼠或小鼠和人类差异很大,从啮齿类动物研究中收集的数据并不能完全地、直接地应用于人类。2017 年 Mingheng Liao 等建立兔类中型动物 ALPPS 模型[237]。但是,兔子肝脏的解剖结构使 ALPPS 极其困难。大型动物模型在模拟和评估全身反应和(或)模拟临床情况方面更有价值,能够提供更多信息。同时大型动物与人类特征的相似度高,容易在临床上转化。2015 年 Kristopher P. Croome 报道了猪 ALPPS 模型[238]。2017 年 András Budai 等[232]建立了 ALPPS 羊模型,但是与猪一样,肝实质内血管严重交叉,从而使肝脏横断变得困难。灵长类动物具有巨大的转化潜力,因为它们在生理学和解剖学上都非常接近人类。但是,使用此类动物需要很高的专业知识和较多的设施需求,笔者所在中心曾建立猕猴 ALPPS 模型,国外目前则未见非人灵长类 ALPPS 模型的报道。总之,迄今为止已经建立了多种 ALPPS 动物模型,包括小鼠、大鼠、兔、猪和羊等 ALPPS 模型[232]。但是,目前仍缺乏用于 ALPPS 研究的理想动物模型,这一方面在相当程度上导致了 ALPPS 研究机制阐明的迟滞,另一方面也导致研究中获得的结论在临床的转化仍非常谨慎。尽管如此,ALPPS 的机制研究仍然有了一定的进展,对 ALPPS 肝脏再生这一复杂的过程也有了较多的了解。研究显示:ALPPS 术后 FLR 的增生一方面与门静脉结扎引起肝脏血流重分布有关,另一方面与肝脏分隔引起的局部创伤刺激肝再生有关。也即 ALPPS 过程中 FLR 的快速再生主要是由于以下刺激途径[239]:① 血流重分布:根据肝再生的血流理论[240,241],很早就推测 ALPPS 后肝增生与门静脉压力有关。门静脉结扎或栓塞导致 FLR 的门静脉流量增加,使得肝内剪切应力增加,从而促进刺激肝脏再生的相关基因的表达和上调,启动肝细胞的再生。同时门静脉血流转流会使 FLR 内营养物质增倍,这些会促进肝脏快速增生。Federico Tomassini 等[157]首次在人类中研究证明 ALPPS 后 FLR 的再生过程与肝门静脉灌注增加直接相关。Federico Tomassini 等全程检测了血流动力学对 FLR 增生的影响,发现 1 期手术结束时的门静脉流量与 FLR 体积的增加显著相关。在 ALPPS 1 期结束时 FLR 门静脉灌注的增加与再生量呈正相关,但是压力过高反而有不利影响[157]。② 肝脏分隔引起的局部创伤刺激肝再生:临床实践(特别是挽救式 ALPPS)以及已经建立的多种 ALPPS 动物模型均显示,肝实质离断+PVO 较之单独的 PVO 诱导更强的 FLR 增生,显示肝实质分隔在 FLR 增生中的核心作用[232]。同时部分离断与经典完全离断 ALPPS 的比较也显示,FLR 增生程度与肝实质离断程度有关,特别是在伴有慢性肝病的肝实质,完全离断 ALPPS 比部分离断 ALPPS 诱导更多 FLR 增生,诱导所需时间更短,诱导 FLR 增生成功率显著高于部分离断 ALPPS[242]。使用 ALPPS 小鼠模型,发现至少需要 50% 的横断才能有足够的增生[93]。

在细胞分子层面,近年来许多研究获得开展并有了一定的进展。FLR 增生是肝细胞增多还是肝细胞体积增大,或者细胞间质增大是从研究伊始就一直受到关注的焦点,因为这与肝脏的功能增加密切相关,只有肝细胞增多、增大的 FLR 增生才是所需的真性增生。为了区分 ALPPS 期间肝组织的真正增加和术后实质水肿,早在 2013 年 Wolfram Trudo Knoefel 等[226]即报道用 CT 进行了光密度分析扫描并发现 FLR 存在真正的实质肥大。随后一些学者使用光学和电子显微镜观察切除标本以及使用 Ki－67 检测等方法进行了 FLR 组织细胞结构变化分析[40,192]。Roberto Hernandez-Alejandro 等[192]分析了 FLR 活检组织的 Ki－67 指数,发现 ALPPS 术后从 0 增加到 14%。苏黎世大学研究小组使用啮齿动物模型研究显示:ALPPS 小鼠中 Ki－67 的表达明显更高,并且 FLR 增生与肝细胞增殖和体积增大有关。虽然来自动物模型的数据非常有帮助,但是必须考虑到物种之间的再生不同。Eduardo de Santibañe 等[243]研究了 ALPPS 后肝细胞和分子水平的改变。1 期和 2 期取 ALPPS 病人 FLR 活检,行 HE 染色和免疫组化分析,组织细胞学和分子特征分析显示 FLR 体积增生系肝细胞增殖[243]。大鼠实验表明,不仅肝细胞复制参与肝切除术后的肝再生,而且细胞肥大也参与其中[244-246]。Ruo-Fan Sheng 等[247]的 ALPPS 大鼠模型研究显示与 PVL 组和对照组相比,ALPPS 组的肝细胞体积更大,Ki－67 和肝细胞生长因子表达更高。但是,临床研究的结果却有不同的结论。Kenichi Matsuo 等[248]通过光学和电子显微镜检测 ALPPS 病人和 PVE－TSH 病人的 FLR 标本,结果显示 ALPPS 中 FLR 的肝细胞密度更大,肝细胞大小比 PVE 显著更小。在 FLR 中,与 PVE 相比,ALPPS 中的再生肝细胞在形态上不够成熟。

　　肝细胞增殖的来源(是源自成熟肝细胞还是肝祖细胞)尚无定论,有研究显示新生肝细胞均来自成熟肝细胞[249,250]。但是也有研究显示源于肝祖细胞增殖[251]。临床观察显示,ALPPS 似乎只是促进了肝脏体积的快速增长,而非肝脏功能的增长[252]。FLR 的物理体积增生和功能增长并不同步,这在临床实践中通过肝脏的肝胆核素显像测定肝功能反复证实[155]。研究[253]显示,ALPPS 病人的 FLR 体积增加是由于有效的肝细胞增殖,而不是脂肪变性或水肿。但是,细胞增殖不会立即导致完全成熟[248]。动物实验也证实了 ALPPS 术后肝脏增生的细胞要比 PVE 术后增生的细胞更幼稚[248]。ALPPS 术后早期肝脏细胞不成熟,可能解释 ALPPS 术后 PHLF 的高发。

　　分子作用机制的研究显示肝脏离断促进机体产生炎症因子诱导肝脏增长[254]。2014 年 Andrea Schlegel 等[229]通过小鼠模型实验证明 ALPPS 诱导肝脏快速增生,其中炎性介质白细胞介素－6(interleukin－6, IL－6)和肿瘤坏死因子－α(tumor necrosis factor－α, TNF－α)的高表达参与肝脏增生的过程。将进行肝脏离断后小鼠的血清,注射到仅行门静脉结扎的小鼠身上(即在 1 期省略肝实质离断),可引起与完整的 ALPPS 手术相当程度的再生,表明循环炎症和生长因子介导 ALPPS 中的肝再生。IL－6 和 TNF－α 在 1 期术后出现上调在人类中也有类似的观察结果,表明 IL－6－TNF－α－STAT3 通路在 ALPPS 1 期手术后 FLR 快速增大中发挥作用[229]。其他大鼠 ALPPS 模型揭示了类似结果,pSTAT3、核 NF－κB p65 和 YAP 也上调[255,256]。Dipok Kumar Dhar 等[257]在大鼠模型中用蛋白质芯片检测了 29 种细胞因子/趋化因子,ALPPS 术后中性粒细胞趋化因子 1 表达上调最强、最早,IL－6、巨噬细胞炎症蛋白(MIP)－1α、IL－2、IL－13 术后早期 24 h 内表达均上调,IL－6 的上调幅度最大[257]。而 ALPPS 肝和血浆的临床标本分析[258]显示哺乳动物雷帕霉素靶蛋白(mTOR)诱导肝细胞增殖与 ALPPS 的 FLR 增生有关,增殖相关细胞因子 IL－6、TNF－α、肝细胞生长因子(hepatocyte growth fator, HGF)和表皮生长因子(epidermal growth fator, EGF)显著增加,而 ALPPS 后残肝中的 Ki－67 免疫染色和细胞周期蛋白 D 表达较高[258,259],Hippo－YAP 通路则在肝脏结构重组中发挥作用[256]。TNF－α 和 IL－6 被反复证实在肝脏再生的初始阶段起着重要作用。这两种促炎细胞因子由肝脏中活化的 Kupffer 细胞产生,并促进肝细胞从细胞周期的 G0 期到 G1 期的转变[260]。转录组学研究确定 Indian hedgehog(Ihh)在 ALPPS 术后上调,早在 1 期术后 4 h 就可观察到上调。功能实验研究显示,通过注射重组的 Ihh 联合 PVL 可模拟完全离断 ALPPS 1 期术后的快速再生,而中和 Ihh 可以消除 ALPPS 中常见的再生。此外,Ihh 在人血浆中 1 期术后早期也出现,证实与该分子途径存在临床相关性[261]。Magda Langiewicz 和

Pieter Borger 等[262]通过转录组学分析 ALPPS 诱导的加速再生过程背后的信号网络。通过建立 ALPPS 小鼠模型、标准肝切除术(68%模型)和其他对照手术(假手术、PVL 和 Tx)获得的肝组织进行转录组分析,显示 ALPPS 不是 PVL 加肝实质离断的简单附加,在正常和加速肝再生的早期阶段即有信号通路的显著增加和更早激活[262]。Kasper Jarlhelt Andersen 等报道[263]大鼠模型基因分析显示参与细胞增殖的基因上调,同时参与细胞稳态的基因下调。ALPPS 后多余的肝再生可能是通过实质损伤和随后释放的生长刺激剂介导的,再次上调了参与细胞再生的基因并下调了参与细胞稳态的基因。Naohiko Otsuka 等[264]建立大鼠 ALPPS 模型,并与 PVL 模型等对照,系统分析肝再生率、炎性细胞因子水平、JAK2/STAT3 通路的激活状态以及 Reg(regenerating islet-derived)-3α 和 Reg-3β 的表达。ALPPS 组的肝再生率显著高于其他组,而炎性细胞因子水平几乎相等。与 PVL 组相比,ALPPS 组的额外体积增加依赖于 JAK2/STAT3,仅在 ALPPS 组中观察到 Reg-3α 和 Reg-3β 表达,炎性细胞因子的增加不足以描述 ALPPS 中快速肝肥大的机制,Reg-3α 和 Reg-3β 的表达可能与 JAK2/STAT3 通路的激活一起发挥重要作用。总的来说,随着临床及 ALPPS 动物模型的不断深入研究,对于 ALPPS 的作用机制已经有了一定程度的了解,但是 ALPPS 促进肝脏增长的具体机制特别是肝再生的分子机制,至今仍没有完全阐明,仍有待今后更多的开展研究,促进 ALPPS 更好地开展。

ALPPS 自 2007 年建立至今已有 16 载,在这期间,ALPPS 快速发展,全球肝胆外科医生热情高涨,给予极大努力,各种术式层出不穷。ALPPS 原理的灵活应用充分展现外科智慧与艺术,单段 ALPPS 等极限手术不断突破我们对肝脏再生的认识,ALPPS 与活体肝移植结合的 RAPID 技术的独特设计开辟了新的领域,国际 ALPPS 协作组系列研究展示了现代外科的全球合作攻关的新模式,并在短期内评估、解决所遇到的各种问题,迅速地将这一新技术推进到技术发展过程的成熟阶段,可谓集现代外科发展之大成,是外科新技术发展的典范。从一个偶然的术式,一个伟大的发现,到迅速重视开展和报道,到全球协作攻关推进,ALPPS 的发展过程,展示给我们的不仅是一个技术的发展史,更是一个现代外科最新发展的缩影,给予我们极大的启示,助力我们在其他领域取得创新和突破。

ALPPS 开启了肝脏外科历史的新篇章,成为近几十年来肝脏外科的伟大创新之一[37]。ALPPS 获得前所未有的 FLR 诱导,拥有极高的肿瘤切除率,虽然最初与这种技术相关的并发症和病死率很高,但随着技术改进和病例选择调整已显著改善至与普通大范围肝切除类似的水平,越来越多的外科医生接受并采用了这种技术,已成为指南的治疗选择之一[2]。这种新策略为许多初期无法切除的肝肿瘤病人带来了根治切除的机会,极大地改善了他们的生存。同时,ALPPS 也在相当程度上消除了外科医生对肝切除术后肝衰竭的担忧,使外科医生多了一项有力的武器(例如术中各种意外导致 FLR 不足时,可以改行 ALPPS 以避免 PHLF,同时也避免直接关腹导致病人失去肿瘤切除的机会)。

回顾 ALPPS 的 10 余年发展史,ALPPS 经历了原始的术式,经典 ALPPS,到各种 ALPPS 改良术式;从右三叶 ALPPS 到反式 ALPPS、中叶 ALPPS、单段 ALPPS,到肿瘤和 FLR 部位自由无限制的各种 ALPPS 术式;ALPPS 诱导 FLR 从初始的快速诱导,到安全快速诱导;从 PHCC 到 CRLM、HCC 和 ICC 等常见肝恶性肿瘤,到 NETM、GIST 转移等少见肝肿瘤,从成人到儿童,适应证和使用范围不断扩大;从单纯的 FLR 增生诱导二步切除到联合活体肝移植 RAPID 全肝切除;从高并发症病死率,安全性饱受争议,到安全性显著改善与普通大范围肝切除相当;从长期结果缺乏到 RCT 高级别循证医学证据不断公布,ALPPS 的有效性、安全性,肿瘤生存获益日益明确;从质疑反对到较多专家认可;从 PVE 失败挽救使用,到广泛各种场景应用;得益于全球肝脏外科学家的热情、不懈的努力追逐和探索创新,ALPPS 在争议中砥砺前行,不断发展,10 余年的历程,进展显著,成果斐然。根据外科新技术发展的"IDEAL"的 5 个阶段(创新、开发、探索、评估和长期),目前 ALPPS 已处于评估后期并稳步迈入长期阶段[37,145]。

展望未来,ALPPS 作为一项伟大的外科创新,在挽救不可切除的肝癌病人方面必将做出更加卓越的贡献,随着 ALPPS 技术的持续改进,与转化治疗等多学科的结合,肝脏增生作用机制的阐明和应用,其适应范围及安全性将会进一步提高,将使更多的传统方法无法切除的肝癌病人获得根治性切除的机会,为更多的病人带去根治和长期生存的机会。

(周 俭 彭远飞)

参 考 文 献

[1] Alikhanov R, Dudareva A, Trigo M, et al. Vascular resection for intrahepatic cholangiocarcinoma: current considerations [J]. J Clin Med, 2021, 10(17): 3829.

[2] Zhou J, Sun H, Wang Z, et al. Guidelines for the diagnosis and treatment of hepatocellular carcinoma (2019 Edition)[J]. Liver Cancer, 2020, 9(6): 682 − 720.

[3] Clavien PA, Petrowsky H, DeOliveira ML, et al. Strategies for safer liver surgery and partial liver transplantation[J]. N Engl J Med, 2007, 356(15): 1545 − 1559.

[4] Siegel RL, Miller KD, Fuchs HE, et al. Cancer statistics, 2022[J]. CA Cancer J Clin 2022, 72(1): 7 − 33.

[5] Treska V. Methods to increase future liver remnant volume in patients with primarily unresectable colorectal liver metastases: current state and future perspectives[J]. Anticancer research, 2016, 36(5): 2065 − 2071.

[6] Bruix J, Llovet JM. Prognostic prediction and treatment strategy in hepatocellular carcinoma[J]. Hepatology, 2002, 35(3): 519 − 524.

[7] Taub R. Liver regeneration: from myth to mechanism[J]. Nat Rev Mol Cell Biol 2004, 5(10): 836 − 847.

[8] Michalopoulos GK, DeFrances M. Liver regeneration[J]. Adv Biochem Eng Biotechnol 2005(93): 101 − 34.

[9] Fausto N, Campbell JS, Riehle KJ. Liver regeneration[J]. Hepatology, 2006, 43(2 Suppl 1): S45 − S53.

[10] Sun HC, Zhou J, Wang Z, et al. Chinese expert consensus on conversion therapy for hepatocellular carcinoma (2021 edition)[J]. Hepatobiliary Surgery and Nutrition, 2022, 11(2): 227 − 252.

[11] Fernandes ESM, de Mello FPT, Andrade RO, et al. Living donor liver transplant as rescue surgery for a patient with hepatocellular carcinoma who underwent associating liver partition and portal vein ligation for staged hepatectomy (ALPPS) [J]. Am J Case Rep, 2018(19): 1338 − 1341.

[12] Gruttadauria S, Vasta F, Minervini MI, et al. Significance of the effective remnant liver volume in major hepatectomies [J]. Am Surg, 2005, 71(3): 235 − 240.

[13] FT F. A clinical treatise on diseases of the liver[M]. New York: William Wood and Company, 1879: 446.

[14] Rous P, Larimore LD. Relation of the portal blood to liver maintenance: a demonstration of liver atrophy conditional on compensation[J]. J Exp Med, 1920, 31(5): 609 − 632.

[15] Makuuchi M, Thai BL, Takayasu K, et al. Preoperative portal embolization to increase safety of major hepatectomy for hilar bile duct carcinoma: a preliminary report[J]. Surgery, 1990, 107(5): 521 − 527.

[16] Makuuchi M, Takayasu K, Takuma T, et al. Preoperative transcatheter embolization of the portal venous branch for patients receiving extended lobectomy due to the bile duct carcinoma[J]. Nihon Rinsho Geka Gakkai Zasshi (Journal of Japan Surgical Association), 1984, (45): 1558 − 1564.

[17] Kinoshita H, Sakai K, Hirohashi K, et al. Preoperative portal vein embolization for hepatocellular carcinoma[J]. World J Surg, 1986, 10(5): 803 − 808.

[18] Pamecha V, Levene A, Grillo F, et al. Effect of portal vein embolisation on the growth rate of colorectal liver metastases [J]. British Journal of Cancer, 2009, 100(4): 617 − 622.

[19] Alvarez FA, Ardiles V, Sanchez Claria R, et al. Associating liver partition and portal vein ligation for staged hepatectomy (ALPPS): tips and tricks[J]. J Gastrointest Surg, 2013, 17(4): 814 − 821.

[20] Adam R, Laurent A, Azoulay D, et al. Two-stage hepatectomy: a planned strategy to treat irresectable liver tumors[J]. Ann Surg, 2000, 232(6): 777 − 785.

[21] Wicherts DA, Miller R, de Haas RJ, et al. Long-term results of two-stage hepatectomy for irresectable colorectal cancer liver metastases[J]. Ann Surg, 2008, 248(6): 994 − 1005.

[22] Jaeck D, Oussoultzoglou E, Rosso E, et al. A two-stage hepatectomy procedure combined with portal vein embolization to achieve curative resection for initially unresectable multiple and bilobar colorectal liver metastases[J]. Ann Surg, 2004, 240(6): 1037 − 1049, discussion 1049 − 1051.

[23] Aussilhou B, Lesurtel M, Sauvanet A, et al. Right portal vein ligation is as efficient as portal vein embolization to induce hypertrophy of the left liver remnant[J]. J Gastroint Surg, 2008, 12(2): 297-303.

[24] Inaba S, Takada T, Amano H, et al. Combination of preoperative embolization of the right portal vein and hepatic artery prior to major hepatectomy in high-risk patients: a preliminary report[J]. Hepatogastroenterology, 2000, 47(34): 1077-1081.

[25] Yoo H, Kim JH, Ko GY, et al. Sequential transcatheter arterial chemoembolization and portal vein embolization versus portal vein embolization only before major hepatectomy for patients with hepatocellular carcinoma[J]. Ann Surg Oncol, 2011, 18(5): 1251-1257.

[26] Vilgrain V, Sibert A, Zappa M, et al. Sequential arterial and portal vein embolization in patients with cirrhosis and hepatocellular carcinoma: the hospital beaujon experience[J]. Semin Intervent Radiol, 2008, 25(2): 155-161.

[27] Nagino M, Yamada T, Kamiya J, et al. Left hepatic trisegmentectomy with right hepatic vein resection after right hepatic vein embolization[J]. Surgery, 2003, 133(5): 580-582.

[28] Pandanaboyana S, Bell R, Hidalgo E, et al. A systematic review and meta-analysis of portal vein ligation versus portal vein embolization for elective liver resection[J]. Surgery, 2015, 157(4): 690-688.

[29] Hemming AW, Reed AI, Howard RJ, et al. Preoperative portal vein embolization for extended hepatectomy[J]. Ann Surg, 2003, 237(5): 686-691; discussion 691-693.

[30] Abulkhir A, Limongelli P, Healey AJ, et al. Preoperative portal vein embolization for major liver resection: a meta-analysis[J]. Ann Surg, 2008, 247(1): 49-57.

[31] van Lienden KP, van den Esschert JW, de Graaf W, et al. Portal vein embolization before liver resection: a systematic review[J]. Cardiovasc Intervent Radiol, 2013, 36(1): 25-34.

[32] Vyas SJ, Davies N, Grant L, et al. Failure of portal venous embolization: ALPPS as salvage enabling successful resection of bilobar liver metastases[J]. J Gastrointest Cancer, 2014, 45 Suppl 1: 233-236.

[33] Faitot F, Soubrane O, Wendum D, et al. Feasibility and survival of 2-stage hepatectomy for colorectal metastases: definition of a simple and early clinicopathologic predicting score[J]. Surgery, 2015, 157(3): 444-453.

[34] Tschuor C, Croome KP, Sergeant G, et al. Salvage parenchymal liver transection for patients with insufficient volume increase after portal vein occlusion — an extension of the ALPPS approach[J]. Eur J Surg Oncol, 2013, 39(11): 1230-1235.

[35] Tsai S, Marques HP, de Jong MC, et al. Two-stage strategy for patients with extensive bilateral colorectal liver metastases[J]. HPB (Oxford), 2010, 12(4): 262-269.

[36] Zhang L, Yang Z, Zhang S, et al. Conventional two-stage hepatectomy or associating liver partitioning and portal vein ligation for staged hepatectomy for colorectal liver metastases? A systematic review and meta-analysis[J]. Front Oncol, 2020, (10): 1391.

[37] de Santibanes E, Clavien PA. Playing play-doh to prevent postoperative liver failure: the "ALPPS" approach[J]. Ann Surg, 2012, 255(3): 415-417.

[38] Schlitt HJ, Hackl C, Lang SA. "In-situ split" liver resection/ALPPS - historical development and current practice[J]. Visc Med, 2017, 33(6): 408-412.

[39] Baumgart J, Lang S, Lang H. A new method for induction of liver hypertrophy prior to right trisectionectomy: a report of three cases[J]. HPB, 2011, 13(suppl 2): 1-145.

[40] Schnitzbauer AA, Lang SA, Goessmann H, et al. Right portal vein ligation combined with in situ splitting induces rapid left lateral liver lobe hypertrophy enabling 2-staged extended right hepatic resection in small-for-size settings[J]. Ann Surg, 2012, 255(3): 405-414.

[41] Linecker M, Bjornsson B, Stavrou GA, et al. Risk adjustment in ALPPS is associated with a dramatic decrease in early mortality and morbidity[J]. Ann Surg, 2017, 266(5): 779-786.

[42] D'Haese JG, Neumann J, Weniger M, et al. Should ALPPS be used for liver resection in intermediate-stage HCC? [J]. Ann Surg Oncol, 2016, 23(4): 1335-1343.

[43] Enne M, Schadde E, Bjornsson B, et al. ALPPS as a salvage procedure after insufficient future liver remnant hypertrophy following portal vein occlusion[J]. HPB, 2017, 19(12): 1126-1129.

[44] Eshmuminov D, Raptis DA, Linecker M, et al. Meta-analysis of associating liver partition with portal vein ligation and portal vein occlusion for two-stage hepatectomy[J]. Br J Surg, 2016, 103(13): 1768-1782.

[45] Linecker M, Kron P, Lang H, et al. Too many languages in the ALPPS: preventing another tower of babel? [J]. Annals of surgery, 2016, 263(5): 837-838.

［46］Linecker M，Stavrou GA，Oldhafer KJ，et al. The ALPPS risk score：avoiding futile use of ALPPS［J］. Ann Surg，2016.

［47］Olthof PB，Coelen RJ，Wiggers JK，et al. High mortality after ALPPS for perihilar cholangiocarcinoma：case-control analysis including the first series from the international ALPPS registry［J］. HPB（Oxford），2017.

［48］Olthof PB，Huiskens J，Wicherts DA，et al. Survival after associating liver partition and portal vein ligation for staged hepatectomy（ALPPS）for advanced colorectal liver metastases：a case-matched comparison with palliative systemic therapy［J］. Surgery，2016.

［49］Schadde E，Ardiles V，Robles-Campos R，et al. Early survival and safety of ALPPS：first report of the international ALPPS registry［J］. Ann Surg，2014，260（5）：829 – 836；discussion 836 – 838.

［50］Schadde E，Raptis DA，Schnitzbauer AA，et al. Prediction of mortality after ALPPS stage-1：an analysis of 320 patients from the international ALPPS registry［J］. Annals of Surgery，2015，262（5）：780 – 785；discussion 785 – 786.

［51］Vigano L，Cimino MM，Adam R，et al. Improving the safety of ALPPS procedure：the optimal compromise between dropout and mortality risk. Comment on Schadde E et al prediction of mortality after ALPPS Stage-1：an analysis of 320 patients from the international ALPPS registry［J］. Ann Surg，2015（262）：780 – 786. Ann Surg，2016.

［52］Wanis KN，Buac S，Linecker M，et al. Patient survival after simultaneous ALPPS and colorectal resection［J］. World J Surg，2017，41（4）：1119 – 1125.

［53］Oldhafer KJ，Stavrou GA，van Gulik TM. ALPPS — Where do we stand，where do we go：eight recommendations from the first international expert meeting［J］. Ann Surg，2016，263（5）：839 – 841.

［54］周俭，王征，孙健，等.联合肝脏离断和门静脉结扎的二步肝切除术［J］.中华消化外科杂志，2013，12（7）：485 – 489.

［55］彭远飞，王征，周俭.联合肝脏分隔和门静脉结扎二步肝切除术治疗传统不可切除肝癌之进展［J］.中华消化外科杂志，2021，20（2）：155 – 162.

［56］刘允怡，刘晓欣.对“联合肝脏离断和门静脉结扎的二步肝切除术”的述评［J］.中华消化外科杂志，2013，12（7）：481 – 484.

［57］Schadde E，Schnitzbauer AA，Tschuor C，et al. Systematic review and meta-analysis of feasibility，safety，and efficacy of a novel procedure：associating liver partition and portal vein ligation for staged hepatectomy［J］. Ann Surg Oncol，2015，22（9）：3109 – 3120.

［58］Alvarez FA，Ardiles V，de Santibañes E. The ALPPS approach for the management of colorectal carcinoma liver metastases［J］. Current Colorectal Cancer Reports，2013，9（2）：168 – 177.

［59］Sala S，Ardiles V，Ulla M，et al. Our initial experience with ALPPS technique：encouraging results［J］. Updates Surg，2012，64（3）：167 – 172.

［60］Schadde E，Hernandez-Alejandro R，Lang H，et al. ALPPS offers a better chance of complete resection in patients with primarily unresectable liver tumors. Results of a multicentre analysis：reply［J］. World J Surg，2015，39（7）：1850 – 1851.

［61］Truant S，Scatton O，Dokmak S，et al. Associating liver partition and portal vein ligation for staged hepatectomy（ALPPS）：impact of the inter-stages course on morbi-mortality and implications for management［J］. Eur J Surg Oncol，2015，41（5）：674 – 682.

［62］Vicente E，Quijano Y，Ielpo B，et al. Is "small for size syndrome" a relatively new complication after the ALPPS procedure？［J］. Updates Surg，2015，67（3）：273 – 278.

［63］Torres OJ，Fernandes Ede S，Oliveira CV，et al. Associating liver partition and portal vein ligation for staged hepatectomy（ALPPS）：the Brazilian experience［J］. Arq Bras Cir Dig，2013，26（1）：40 – 43.

［64］Li J，Girotti P，Königsrainer I，et al. ALPPS in right trisectionectomy：a safe procedure to avoid postoperative liver failure？［J］. J Gastrointest Surg，2013，17（5）：956 – 961.

［65］Nadalin S，Capobianco I，Li J，et al. Indications and limits for associating liver partition and portal vein ligation for staged hepatectomy（ALPPS）. Lessons learned from 15 cases at a single centre［J］. Z Gastroenterol，2014，52（1）：35 – 42.

［66］Kremer M，Manzini G，Hristov B，et al. Impact of neoadjuvant chemotherapy on hypertrophy of the future liver remnant after associating liver partition and portal vein ligation for staged hepatectomy［J］. J Am Coll Surg，2015，221（3）：717 – 728.

［67］Schadde E，Ardiles V，Slankamenac K，et al. ALPPS offers a better chance of complete resection in patients with primarily unresectable liver tumors compared with conventional-staged hepatectomies：results of a multicenter analysis［J］. World J Surg，2014，38（6）：1510 – 1519.

［68］Figueras J，Belghiti J. The ALPPS approach：should we sacrifice basic therapeutic rules in the name of innovation？［J］.

World J Surg, 2014, 38(6): 1520 - 1521.

［69］ Kokudo N, Shindoh J. How can we safely climb the ALPPS? ［J］. Updates Surg, 2013, 65(3): 175 - 177.

［70］ Dokmak S, Belghiti J. Which limits to the "ALPPS" approach? ［J］. Ann Surg, 2012, 256(3): e6; author reply e16 - e17.

［71］ van den Broek MA, van Dam RM, Malagó M, et al. Feasibility of randomized controlled trials in liver surgery using surgery-related mortality or morbidity as endpoint［J］. Br J Surg, 2009, 96(9): 1005 - 1014.

［72］ Robles R, Parrilla P, Lopez-Conesa A, et al. Tourniquet modification of the associating liver partition and portal ligation for staged hepatectomy procedure［J］. Br J Surg, 2014, 101(9): 1129 - 1134; discussion 1134.

［73］ de Santibanes M, Alvarez FA, Santos FR, et al. The associating liver partition and portal vein ligation for staged hepatectomy approach using only segments I and IV as future liver remnant［J］. J Am Coll Surg, 2014, 219(2): e5 - e9.

［74］ Ardiles V, Schadde E, Santibanes E, et al. Commentary on "Happy marriage or 'dangerous liaison': ALPPS and the anterior approach"［J］. Ann Surg, 2014, 260(2): e4.

［75］ de Santibanes E, Alvarez FA, Ardiles V, et al. Inverting the ALPPS paradigm by minimizing first stage impact: the Mini ALPPS technique［J］. Langenbecks Arch Surg, 2016, 401(4): 557 - 563.

［76］ Chan AC, Pang R, Poon RT. Simplifying the ALPPS procedure by the anterior approach［J］. Ann Surg, 2014, 260(2): e3.

［77］ Wang Z, Peng Y, Hu J, et al. Associating liver partition and portal vein ligation for staged hepatectomy for unresectable hepatitis B virus-related hepatocellular carcinoma: a single center study of 45 patients［J］. Ann Surg, 2020, 271(3): 534 -541.

［78］ Vennarecci G, Levi Sandri GB, Ettorre GM. Performing the ALPPS procedure by anterior approach and liver hanging maneuver［J］. Ann Surg, 2016, 263(1): e11.

［79］ Alexandrescu S, Stoica L, Grigorie R, et al. Primary hepatic lymphoma resected by ALPPS procedure (associating liver partition and portal vein ligation for staged hepatectomy)［J］. Journal of Translational Medicine and Research, 2016, 21: 153.

［80］ Gauzolino R, Castagnet M, Blanleuil ML, et al. The ALPPS technique for bilateral colorectal metastases: three "variations on a theme"［J］. Updates Surg, 2013, 65(2): 141 - 148.

［81］ Ettorre G, Guglielmo N, Meniconi R, et al. Variation on a theme: alternative to plastic bag in ALPPS procedures-feasibility and clinical safety of COVA+™ membrane in ALPPS procedure［J］. World J Surg, 2016, 40(6): 1532 - 1533.

［82］ Brustia R, Scatton O, Soubrane O. Variation on a theme: alternative to plastic bag in ALPPS procedures: feasibility and clinical safety of COVA+™ membrane in ALPPS Procedures［J］. World J Surg, 2015, 39(12): 3023 - 3027.

［83］ Sakamoto Y, Inagaki F, Omichi K, et al. Associating liver partial partition and transileocecal portal vein embolization for staged hepatectomy［J］. Ann Surg, 2016, 264(6): e21 - e22.

［84］ Baumgart J, Jungmann F, Bartsch F, et al. Two-stage hepatectomy and ALPPS for advanced bilateral liver metastases: a tailored approach balancing risk and outcome［J］. J Gastrointest Surg, 2019, 23(12): 2391 - 2400.

［85］ Machado MA, Makdissi FF, Surjan RC, et al. Transition from open to laparoscopic ALPPS for patients with very small FLR: the initial experience［J］. HPB (Oxford), 2017, 19(1): 59 - 66.

［86］ Olthof PB, Rassam F, van Gulik TM. The use of a NHS-PEG coated, collagen-based sealant in a patient undergoing associating liver partition and portal vein ligation for staged hepatectomy (ALPPS)［J］. Int J Surg Case Rep, 2018 (47): 7 - 10.

［87］ Brustia R, Scatton O, Perdigao F, et al. Vessel identifications tags for open or laparoscopic associating liver partition and portal vein ligation for staged hepatectomy［J］. J Am Coll Surg, 2013, 217(6): e51 - e55.

［88］ Andriani OC. Long-term results with associating liver partition and portal vein ligation for staged hepatectomy (ALPPS)［J］. Ann Surg, 2012, 256(3): e5; author reply e16 - e19.

［89］ Buac S, Schadde E, Schnitzbauer AA, et al. The many faces of ALPPS: surgical indications and techniques among surgeons collaborating in the international registry［J］. HPB (Oxford), 2016, 18(5): 442 - 448.

［90］ Tanaka K, Kikuchi Y, Kawaguchi D, et al. Modified ALPPS procedures avoiding division of portal pedicles［J］. Ann Surg, 2017, 265(2): e14 - e20.

［91］ Petrowsky H, Györi G, de Oliveira M, et al. Is partial-ALPPS safer than ALPPS? A single-center experience［J］. Ann Surg, 2015, 261(4): e90 - e92.

［92］ Alvarez FA, Ardiles V, de Santibanes M, et al. Associating liver partition and portal vein ligation for staged hepatectomy offers high oncological feasibility with adequate patient safety: a prospective study at a single center［J］. Ann Surg, 2015, 261(4): 723 -732.

[93] Linecker M, Kambakamba P, Reiner CS, et al. How much liver needs to be transected in ALPPS? A translational study investigating the concept of less invasiveness[J]. Surgery, 2017, 161(2): 453 – 464.

[94] Rassam F, Olthof PB, van Lienden KP, et al. Comparison of functional and volumetric increase of the future remnant liver and postoperative outcomes after portal vein embolization and complete or partial associating liver partition and portal vein ligation for staged hepatectomy (ALPPS)[J]. Ann Transl Med, 2020, 8(7): 436.

[95] Truant S, El Amrani M, Baillet C, et al. Laparoscopic partial ALPPS: much better than ALPPS! [J]. Ann Hepatol, 2019, 18(1): 269 – 273.

[96] Chan ACY, Chok K, Dai JWC, et al. Impact of split completeness on future liver remnant hypertrophy in associating liver partition and portal vein ligation for staged hepatectomy (ALPPS) in hepatocellular carcinoma: complete-ALPPS versus partial-ALPPS[J]. Surgery, 2017, 161(2): 357 – 364.

[97] Kumar N, Duncan T, O'Reilly D, et al. Partial ALPPS with a longer wait between procedures is safe and yields adequate future liver remnant hypertrophy[J]. Ann Hepatobiliary Pancreat Surg, 2019, 23(1): 13 – 19.

[98] Robles Campos R, Parrilla Paricio P, Lopez Conesa A, et al. A new surgical technique for extended right hepatectomy: tourniquet in the umbilical fissure and right portal vein occlusion (ALTPS). Clinical case[J]. Cir Esp, 2013, 91(10): 633 – 637.

[99] Robles-Campos R, Brusadin R, López-Conesa A, et al. Long-term outcome after conventional two-stage hepatectomy versus tourniquet-ALPPS in colorectal liver metastases: a propensity score matching analysis[J]. World J Surg, 2019, 43 (9): 2281 – 2289.

[100] Cai X, Peng S, Duan L, et al. Completely laparoscopic ALPPS using round-the-liver ligation to replace parenchymal transection for a patient with multiple right liver cancers complicated with liver cirrhosis[J]. J Laparoendosc Adv Surg Tech A, 2014, 24(12): 883 – 886.

[101] Cai X, Tong Y, Yu H, et al. The ALPPS in the treatment of hepatitis B-related hepatocellular carcinoma with cirrhosis: a single-center study and literature review[J]. Surg Innov, 2017, 24(4): 358 – 364.

[102] Ciria R, Ayllón MD, Padial A, et al. Totally laparoscopic tourniquet ALPPS: technical standardization by combining the pure hanging maneuver and the approach through the sugioka gates[J]. Ann Surg Oncol, 2022, 29(4): 2410 – 2411.

[103] Gall TM, Sodergren MH, Frampton AE, et al. Radio-frequency-assisted liver partition with portal vein ligation (RALPP) for liver regeneration[J]. Ann Surg, 2015, 261(2): e45 – e46.

[104] Jiao LR, Fajardo Puerta AB, Gall TMH, et al. Rapid induction of liver regeneration for major hepatectomy (REBIRTH): a randomized controlled trial of portal vein embolisation versus ALPPS assisted with radiofrequency[J]. Cancers (Basel), 2019, 11(3): 302.

[105] Sandstrom P, Rosok BI, Sparrelid E, et al. ALPPS improves resectability compared with conventional two-stage hepatectomy in patients with advanced colorectal liver metastasis: results from a scandinavian multicenter randomized controlled trial (LIGRO Trial)[J]. Ann Surg, 2018, 267(5): 833 – 840.

[106] Wang Q, Yan J, Feng X, et al. Safety and efficacy of radiofrequency-assisted ALPPS (RALPPS) in patients with cirrhosis-related hepatocellular carcinoma[J]. Int J Hyperthermia, 2017, 33(7): 846 – 852.

[107] Wang Q, Chen S, Yan J, et al. Rescue radiofrequency ablation or percutaneous ethanol injection: a strategy for failed RALPPS stage-1 in patients with cirrhosis-related hepatocellular carcinoma[J]. BMC Surg, 2021, 21(1): 246.

[108] Zhang J, Huang H, Bian J, et al. Safety, feasibility, and efficacy of associating liver partition and portal vein ligation for staged hepatectomy in treating hepatocellular carcinoma: a systematic review[J]. Ann Transl Med, 2020, 8(19): 1246.

[109] Gringeri E, Boetto R, D'Amico FE, et al. Laparoscopic microwave ablation and portal vein ligation for staged hepatectomy (LAPS): a minimally invasive first-step approach[J]. Ann Surg, 2015, 261(2): e42 – e43.

[110] Cillo U, Gringeri E, Feltracco P, et al. Totally laparoscopic microwave ablation and portal vein ligation for staged hepatectomy: a new minimally invasive two-stage hepatectomy[J]. Ann Surg Oncol, 2015, 22(8): 2787 – 2788.

[111] Boggi U, Napoli N, Kauffmann EF, et al. Laparoscopic microwave liver ablation and portal vein ligation: an alternative approach to the conventional ALPPS procedure in hilar cholangiocarcinoma[J]. Ann Surg Oncol, 2016, 23 (Suppl 5): 884.

[112] Li J, Kantas A, Ittrich H, et al. Avoid "all-touch" by Hybrid ALPPS to achieve oncological efficacy[J]. Ann Surg, 2016, 263(1): e6 – e7.

[113] Balci D. Pushing the envelope in perihiler cholangiocellularcarcinoma surgery: TIPE-ALPPS[J]. Ann Surg, 2018, 267 (2): e21 – e22.

[114] Pekolj J, Alvarez FA, Biagiola D, et al. Totally laparoscopic Mini ALPPS using a novel approach of laparoscopic-assisted

transmesenteric portal vein embolization[J]. J Laparoendosc Adv Surg Tech A, 2018, 28(10)：1229 – 1233.

［115］Lai Q, Melandro F, Rossi M. Hybrid partial ALPPS：a feasible approach in case of right trisegmentectomy and macrovascular invasion[J]. Ann Surg, 2017.

［116］Chan AC, Poon RT, Chan C, et al. Safety of ALPPS procedure by the anterior approach for hepatocellular carcinoma[J]. Ann Surg, 2016, 263(2)：e14 – e16.

［117］Gutt CN, Oniu T, Schemmer P, et al. Fewer adhesions induced by laparoscopic surgery？[J]. Surg Endosc, 2004, 18(6)：898 – 906.

［118］Berardi G, Van Cleven S, Fretland ÅA, et al. Evolution of laparoscopic liver surgery from innovation to implementation to mastery：perioperative and oncologic outcomes of 2,238 patients from 4 European specialized centers[J]. J Am Coll Surg, 2017, 225(5)：639 – 649.

［119］Ciria R, Cherqui D, Geller DA, et al. Comparative short-term benefits of laparoscopic liver resection：9000 cases and climbing[J]. Ann Surg, 2016, 263(4)：761 – 777.

［120］Wakabayashi G, Cherqui D, Geller DA, et al. Recommendations for laparoscopic liver resection：a report from the second international consensus conference held in Morioka[J]. Ann Surg, 2015, 261(4)：619 – 629.

［121］Jakab F. Milestones in liver surgery[J]. Orv Hetil, 2018, 159(10)：375 – 383.

［122］Machado MA, Makdissi FF, Surjan RC. Totally laparoscopic ALPPS is feasible and may be worthwhile[J]. Ann Surg, 2012, 256(3)：e13; author reply e16 – e19.

［123］Conrad C, Shivathirthan N, Camerlo A, et al. Laparoscopic portal vein ligation with in situ liver split for failed portal vein embolization[J]. Ann Surg, 2012, 256(3)：e14 – e15; author reply e16 – e17.

［124］Machado MAC, Makdissi FF, Surjan RC, et al. Transition from open to laparoscopic ALPPS for patients with very small FLR：the initial experience[J]. HPB, 2017, 19(1)：59 – 66.

［125］Michal K, Sau M, Tamara GMH, et al. A better route to ALPPS：minimally invasive vs open ALPPS[J]. Surg Endosc, 2020, 34(6)：2379 – 2389.

［126］Serenari M, Ratti F, Zanello M, et al. Minimally invasive stage 1 to protect against the risk of liver failure：results from the hepatocellular carcinoma series of the associating liver partition and portal vein ligation for staged hepatectomy italian registry[J]. J Laparoendosc Adv Surg Tech A, 2020, 30(10)：1082 – 1089.

［127］Guhra S, Ardelt M, Settmacher U. Long-term results after ALPPS resections in patients with colorectal liver metastases [J]. Chirurg, 2021, 92(2)：169.

［128］Solomonov E, Tzadok I, Stemmer S, et al. Case report：robotic ALPPS procedure for hepatocellular carcinoma in the right lobe of the liver[J]. Front Surg, 2021, 8：655683.

［129］王晓颖,高强,端猛,等.机器人辅助腹腔镜肝切除术142例报告[J].中国实用外科杂志,2017,37(5)：548 – 551.

［130］Machado MAC, Surjan RC, Makdissi F. Robotic ALPPS[J]. Ann Surg Oncol, 2020, 27(4)：1174 – 1179.

［131］Hu MG, Wang J, Yin ZZ, et al. First two-stage robotic ALPPS in HCC patients with hepatic vein invasion：a step-by-step procedure from a clinical case[J]. World Journal of Surgical Oncology, 2021, 19(1)：58.

［132］Di Benedetto F, Assirati G, Magistri P. Full robotic ALPPS for HCC with intrahepatic portal vein thrombosis[J]. Int J Med Robot, 2020, 16(2)：e2087.

［133］Fernandes ESM, de Barros F, Magistri P, et al. Total robotic ALPPS approach for hepatocellular carcinoma in cirrhotic liver[J]. Int J Med Robot, 2021, 17(3)：e2238.

［134］Di Benedetto F, Magistri P. First case of full robotic ALPPS for intrahepatic cholangiocarcinoma[J]. Ann Surg Oncol, 2021, 28(2)：865.

［135］Di Benedetto F, Magistri P, Guerrini GP, et al. Robotic liver partition and portal vein embolization for staged hepatectomy for perihilar cholangiocarcinoma[J]. Updates Surg, 2022, 74(2)：773 – 777.

［136］Oldhafer KJ, Wagner KC, Kantas A, et al. Hybrid-ALPPS followed by Ante Situm with cardiopulmonary bypass：rapid liver augmentation and complex surgery[J]. Ann Surg Oncol, 2020, 27(9)：3341.

［137］Hong de F, Zhang YB, Peng SY, et al. Percutaneous microwave ablation liver partition and portal vein embolization for rapid liver regeneration：a minimally invasive first step of ALPPS for hepatocellular carcinoma[J]. Ann Surg, 2016, 264(1)：e1 – e2.

［138］Lunardi A, Cervelli R, Volterrani D, et al. Feasibility of percutaneous intrahepatic split by microwave ablation (PISA) after portal vein embolization for hypertrophy of future liver remnant：the radiological stage-1 ALPPS[J]. Cardiovasc Intervent Radiol, 2018, 41(5)：789 – 798.

［139］Herman P, Kruger JA, Perini MV, et al. High mortality rates after ALPPS：the devil is the indication[J]. J Gastrointest

Cancer, 2015, 46(2): 190 - 194.

[140] Serenari M, Zanello M, Schadde E, et al. Importance of primary indication and liver function between stages: results of a multicenter Italian audit of ALPPS, 2012 - 2014[J]. HPB (Oxford), 2016, 18(5): 419 - 427.

[141] Donati M, Basile F, Oldhafer KJ. Present status and future perspectives of ALPPS (associating liver partition and portal vein ligation for staged hepatectomy)[J]. Future Oncol, 2015, 11(16): 2255 - 2258.

[142] Al Hasan I, Tun-Abraham ME, Wanis KN, et al. Optimizing associated liver partition and portal vein ligation for staged hepatectomy outcomes: surgical experience or appropriate patient selection? [J]. Can J Surg, 2017, 60(6): 408 - 415.

[143] Raptis DA, Linecker M, Kambakamba P, et al. Defining Benchmark outcomes for ALPPS[J]. Ann Surg, 2019, 270 (5): 835 - 841.

[144] Peng Y, Chen F, Wang Z, et al. Associating liver partition and portal vein ligation for staged hepatectomy (ALPPS) for colorectal liver metastasis (CRLM): a single-center experience and review of the literature[J]. iLiver, 2022.

[145] Petrowsky H, Linecker M, Raptis DA, et al. First long-term oncologic results of the ALPPS procedure in a large cohort of patients with colorectal liver metastases[J]. Ann Surg, 2020, 272(5): 793 - 800.

[146] Linecker M, Stavrou GA, Oldhafer KJ, et al. The ALPPS risk score: avoiding futile use of ALPPS[J]. Ann Surg, 2016, 264(5): 763 - 771.

[147] Linecker M, Kuemmerli C, Kambakamba P, et al. Performance validation of the ALPPS risk model[J]. HPB (Oxford), 2019, 21(6): 711 - 721.

[148] Kang D, Schadde E. Hypertrophy and liver function in ALPPS: correlation with morbidity and mortality[J]. Visc Med, 2017, 33(6): 426 - 433.

[149] Olthof PB, van Gulik TM, Bennink RJ. Optimal use of hepatobiliary scintigraphy before liver resection[J]. HPB (Oxford), 2016, 18(10): 870.

[150] Sparrelid E, Jonas E, Tzortzakakis A, et al. Dynamic evaluation of liver volume and function in associating liver partition and portal vein ligation for staged hepatectomy[J]. Journal of Gastrointestinal Surgery, 2017, 21(6): 967 - 974.

[151] Deshayes E, Schadde E, Piron L, et al. Extended liver venous deprivation leads to a higher increase in liver function that ALPPS in early assessment[J]. Journal of Gastrointestinal Surgery, 2017, 21(10): 1754 - 1755.

[152] Olthof PB, Schadde E, van Lienden KP, et al. Hepatic parenchymal transection increases liver volume but not function after portal vein embolization in rabbits[J]. Surgery, 2017, 162(4): 732 - 741.

[153] Truant S, Baillet C, Deshorgue AC, et al. Drop of total liver function in the interstages of the new associating liver partition and portal vein ligation for staged hepatectomy technique: analysis of the "auxiliary liver" by HIDA scintigraphy [J]. Ann Surg, 2016, 263(3): e33 - e34.

[154] Cieslak KP, Olthof PB, van Lienden KP, et al. Assessment of liver function using (99m) tc-mebrofenin hepatobiliary scintigraphy in ALPPS (associating liver partition and portal vein ligation for staged hepatectomy) [J]. Case Rep Gastroenterol, 2015, 9(3): 353 - 360.

[155] Olthof PB, Tomassini F, Huespe PE, et al. Hepatobiliary scintigraphy to evaluate liver function in associating liver partition and portal vein ligation for staged hepatectomy: liver volume overestimates liver function[J]. Surgery, 2017, 162 (4): 775 - 783.

[156] Truant S, Baillet C, Deshorgue AC, et al. Contribution of hepatobiliary scintigraphy in assessing ALPPS most suited timing[J]. Updates Surg, 2017, 69(3): 411 - 419.

[157] Tomassini F, D'Asseler Y, Giglio MC, et al. Hemodynamic changes in ALPPS influence liver regeneration and function: results from a prospective study[J]. HPB (Oxford), 2019, 21(5): 557 - 565.

[158] de Graaf W, van Lienden KP, Dinant S, et al. Assessment of future remnant liver function using hepatobiliary scintigraphy in patients undergoing major liver resection[J]. J Gastrointest Surg, 2010, 14(2): 369 - 378.

[159] Serenari M, Collaud C, Alvarez FA, et al. Interstage assessment of remnant liver function in ALPPS using hepatobiliary scintigraphy: prediction of posthepatectomy liver failure and introduction of the HIBA Index[J]. Ann Surg, 2018, 267 (6): 1141 - 1147.

[160] Kambakamba P, Stocker D, Reiner CS, et al. Liver kinetic growth rate predicts postoperative liver failure after ALPPS [J]. HPB (Oxford), 2016, 18(10): 800 - 805.

[161] Lau L, Christophi C, Muralidharan V. Intraoperative functional liver remnant assessment with indocyanine green clearance: another toehold for climbing the "ALPPS"[J]. Ann Surg, 2015, 261(2): e43 - e45.

[162] Wanis KN, Linecker M, Madenci AL, et al. Variation in complications and mortality following ALPPS at early-adopting centers[J]. HPB (Oxford), 2021, 23(1): 46 - 55.

［163］Dimick JB, Wainess RM, Cowan JA, et al. National trends in the use and outcomes of hepatic resection［J］. J Am Coll Surg, 2004, 199(1): 31-38.

［164］Stavrou GA, Donati M, Fard-Aghaie MH, et al. Did the international ALPPS meeting 2015 have an impact on daily practice? The Hamburg Barmbek experience of 58 cases［J］. Visc Med, 2017, 33(6): 456-461.

［165］Kikuchi Y, Hiroshima Y, Matsuo K, et al. Remnant liver tumor growth activity during treatment associating liver partition and portal vein occlusion for staged hepatectomy (ALPPS)［J］. J Gastrointest Surg, 2017, 21(11): 1851-1858.

［166］Olthof PB, Schnitzbauer AA, Schadde E. The HPB controversy of the decade: 2007-2017 — ten years of ALPPS［J］. Eur J Surg Oncol, 2018, 44(10): 1624-1627.

［167］Day RW, Conrad C, Vauthey JN, et al. Evaluating surgeon attitudes towards the safety and efficacy of portal vein occlusion and associating liver partition and portal vein ligation: a report of the MALINSA survey［J］. HPB (Oxford), 2015, 17(10): 936-941.

［168］Wang Z, Peng Y, Hu J, et al. Associating liver partition and portal vein ligation for staged hepatectomy for unresectable hepatitis B virus-related hepatocellular carcinoma: a single center study of 45 patients［J］. Annals of Surgery, 2018.

［169］Wang Z, Peng Y, Sun Q, et al. Salvage transhepatic arterial embolization after failed stage I ALPPS in a patient with a huge HCC with chronic liver disease: a case report［J］. Int J Surg Case Rep, 2017, (39): 131-135.

［170］Peng Y, Wang Z, Qu X, et al. Transcatheter arterial embolization-salvaged ALPPS, a novel ALPPS procedure especially for patients with hepatocellular carcinoma and severe fibrosis/cirrhosis［J］. Hepatobiliary Surgery and Nutrition, 2022, 11 (4): 504-514.

［171］Lim C, Turco C, Balci D, et al. Auxiliary liver transplantation for cirrhosis: from APOLT to RAPID: a scoping review ［J］. Ann Surg, 2022, 275(3): 551-559.

［172］Lang H, de Santibañes E, Schlitt HJ, et al. 10th Anniversary of ALPPS-Lessons Learned and quo Vadis［J］. Ann Surg, 2019, 269(1): 114-119.

［173］Tsui TY, Heumann A, Vashist YK, et al. How we do it: double in situ split for staged mesohepatectomy in patients with advanced gall bladder cancer and marginal future liver remnant［J］. Langenbecks Arch Surg, 2016.

［174］Obed A, Jarrad A, Bashir A. First left hepatic trisectionectomy including segment one with new associated liver partition and portal vein ligation with staged hepatectomy (ALPPS) modification: how to do it? ［J］. Am J Case Rep, 2016, (17): 759-765.

［175］Machado MA, Surjan R, Basseres T, et al. Total laparoscopic reversal ALPPS［J］. Ann Surg Oncol, 2017, 24(4): 1048-1049.

［176］Voskanyan SE RVS, Shabalin MV, Artemyev AI, et al. "Reversal" ALPPS in patient with hepatocellular carcinoma and liver cirrhosis. First clinical case in Russia［J］. Annals of HPB Surgery, 2021, 26(3): 142-148.

［177］Sakamoto Y, Matsumura M, Yamashita S, et al. Partial TIPE ALPPS for Perihilar Cancer［J］. Ann Surg, 2018, 267 (2): e18-e20.

［178］Shindoh J, Tzeng CW, Aloia TA, et al. Optimal future liver remnant in patients treated with extensive preoperative chemotherapy for colorectal liver metastases［J］. Ann Surg Oncol, 2013, 20(8): 2493-2500.

［179］Montalvá Orón EM, Maupoey Ibáñez J, Bañuelos Carrillo R, et al. Monosegment ALPPS: a new variant of the techniques for rapid hepatic regeneration. Critical review of the initial results of our series［J］. Cir Esp, 2015, 93(7): 436-443.

［180］Murtha-Lemekhova A, Fuchs J, Schulz E, et al. Pushing the limit of liver regeneration-safety and survival after monosegment-ALPPS: systematic review and individual patient data meta-analysis［J］. HPB (Oxford), 2022, 24(3): 353-358.

［181］Oron EMM, Ibanez JM, Carrillo RB, et al. Monosegment ALPPS: a new variant of the techniques for rapid hepatic regeneration. Critical review of the initial results of our series［J］. Cirugia Espanola, 2015, 93(7): 436-443.

［182］Ruiz Figueroa EF, Fernández-Placencia RM, Berrospi Espinoza FE, et al. Monosegmental ALPPS: a long-term survival alternative to liver transplant in PRETEXT IV hepatoblastoma［J］. J Surg Case Rep, 2019, (5): rjz144.

［183］Soggiu F, Giovinazzo F, Straiton J, et al. Monosegment ALPPS hepatectomy preserving segment 4 for colorectal liver metastases: literature review and our experience［J］. Hepatobiliary Surg Nutr, 2018, 7(2): 105-115.

［184］Steinbruck K, D'Oliveira M, Cano R, et al. Monosegmental ALPPS after bilateral hepatectomy［J］. Ann Hepatol, 2017, 16(5): 814-817.

［185］Steinbrück K, Fernandes R, Stoduto G, et al. Monosegment ALPPS for bilateral colorectal liver metastasis — One is enough ［J］. Ann Hepatobiliary Pancreat Surg, 2020, 24(4): 522-525.

［186］Schadde E, Malagó M, Hernandez-Alejandro R, et al. Monosegment ALPPS hepatectomy: extending resectability by rapid hypertrophy[J]. Surgery, 2015, 157(4): 676 - 689.

[187] Pineda-Solis K, Paskar D, Tun-Abraham M, et al. Expanding the limits of resectability: associating liver partition and portal vein ligation for staged hepatectomy (ALPPS) using monosegment 6, facilitated by an inferior right hepatic vein [J]. J Surg Oncol, 2017.

[188] Tang JC, Suolang WJ, Yang C, et al. Monosegmental ALPPS combined with ante-situm liver resection: a novel strategy for end-stage hepatic alveolar echinococcosis[J]. Hepatobiliary Pancreat Dis Int, 2022, 21(2): 186 - 189.

[189] Ruiz E, Fernandez-Placencia R, Bustamante J, et al. Monosegment associating liver partition and portal vein ligation for staged hepatectomy: preserving segment 1 as the only liver remnant after hepatocellular carcinoma recurrence[J]. Ann Hepatobiliary Pancreat Surg, 2021, 25(4): 562 - 565.

[190] Lai Q, Mennini G, Larghi Laureiro Z, et al. Uncommon indications for associating liver partition and portal vein ligation for staged hepatectomy: a systematic review[J]. Hepatobiliary Surg Nutr, 2021, 10(2): 210 - 225.

[191] Zhou J, Sun HC, Wang Z, et al. Guidelines for diagnosis and treatment of primary liver cancer in China (2017 Edition) [J]. Liver Cancer, 2018, 7(3): 235 - 260.

[192] Hernandez-Alejandro R, Bertens KA, Pineda-Solis K, et al. Can we improve the morbidity and mortality associated with the associating liver partition with portal vein ligation for staged hepatectomy (ALPPS) procedure in the management of colorectal liver metastases? [J]. Surgery, 2015, 157(2): 194 - 201.

[193] Wanis KN, Ardiles V, Alvarez FA, et al. Intermediate-term survival and quality of life outcomes in patients with advanced colorectal liver metastases undergoing associating liver partition and portal vein ligation for staged hepatectomy [J]. Surgery, 2018, 163(4): 691 - 697.

[194] Kambakamba P, Hoti E, Cremen S, et al. The evolution of surgery for colorectal liver metastases: a persistent challenge to improve survival[J]. Surgery, 2021, 170(6): 1732 - 1740.

[195] Gallinger S, Biagi JJ, Fletcher GG, et al. Liver resection for colorectal cancer metastases[J]. Curr Oncol, 2013, 20(3): e255 - e265.

[196] Wang J, Li S, Liu Y, et al. Metastatic patterns and survival outcomes in patients with stage IV colon cancer: a population-based analysis[J]. Cancer Med, 2020, 9(1): 361 - 373.

[197] Bekaii-Saab T, Wu C. Seeing the forest through the trees: a systematic review of the safety and efficacy of combination chemotherapies used in the treatment of metastatic colorectal cancer[J]. Crit Rev Oncol Hematol, 2014, 91(1): 9 - 34.

[198] Foubert F, Matysiak-Budnik T, Touchefeu Y. Options for metastatic colorectal cancer beyond the second line of treatment [J]. Dig Liver Dis, 2014, 46(2): 105 - 112.

[199] Hasselgren K, Røsok BI, Larsen PN, et al. ALPPS improves survival compared with TSH in patients affected of CRLM: survival analysis from the randomized controlled trial LIGRO[J]. Ann Surg, 2021, 273(3): 442 - 448.

[200] Bednarsch J, Czigany Z, Sharmeen S, et al. ALPPS versus two-stage hepatectomy for colorectal liver metastases — a comparative retrospective cohort study[J]. World J Surg Oncol, 2020, 18(1): 140.

[201] Chan A, Zhang WY, Chok K, et al. ALPPS versus portal vein embolization for hepatitis-related hepatocellular carcinoma: a changing paradigm in modulation of future liver remnant before major hepatectomy[J]. Ann Surg, 2021, 273(5): 957 - 965.

[202] Li PP, Huang G, Jia NY, et al. Associating liver partition and portal vein ligation for staged hepatectomy versus sequential transarterial chemoembolization and portal vein embolization in staged hepatectomy for HBV-related hepatocellular carcinoma: a randomized comparative study[J]. Hepatobiliary Surg Nutr, 2022, 11(1): 38 - 51.

[203] Peng C, Li C, Liu C, et al. The outcome of the HCC patients underwent ALPPS: retrospective study[J]. Medicine (Baltimore), 2019, 98(38): e17182.

[204] Ke L, Shen R, Fan W, et al. The role of associating liver partition and portal vein ligation for staged hepatectomy in unresectable hepatitis B virus-related hepatocellular carcinoma[J]. Ann Transl Med, 2020, 8(21): 1402.

[205] Deng Z, Jin Z, Qin Y, et al. Efficacy of the association liver partition and portal vein ligation for staged hepatectomy for the treatment of solitary huge hepatocellular carcinoma: a retrospective single-center study[J]. World Journal of Surgical Oncology, 2021, 19(1): 95.

[206] Zhang J, Xu Y, Yang H, et al. Application of associating liver partition and portal vein ligation for staged hepatectomy for hepatocellular carcinoma related to hepatitis B virus: comparison with traditional one-stage right hepatectomy [J]. Translational Cancer Research, 2020, 9(9): 5371 - 5379.

[207] Vennarecci G, Laurenzi A, Santoro R, et al. The ALPPS procedure: a surgical option for hepatocellular carcinoma with major vascular invasion[J]. World J Surg, 2014, 38(6): 1498 - 1503.

[208] Vennarecci G, Laurenzi A, Levi Sandri GB, et al. The ALPPS procedure for hepatocellular carcinoma[J]. Eur J Surg Oncol, 2014, 40(8): 982-988.

[209] Cavaness KM, Doyle MB, Lin Y, et al. Using ALPPS to induce rapid liver hypertrophy in a patient with hepatic fibrosis and portal vein thrombosis[J]. J Gastrointest Surg, 2013, 17(1): 207-212.

[210] Chan AC, Poon RT, Lo CM. Modified anterior approach for the ALPPS procedure: how we do it[J]. World J Surg, 2015, 39(11): 2831-2835.

[211] Li J, Moustafa M, Linecker M, et al. ALPPS for locally advanced intrahepatic cholangiocarcinoma: did aggressive surgery lead to the oncological benefit? An international multi-center study[J]. Ann Surg Oncol, 2020, 27(5): 1372-1384.

[212] Bednarsch J, Czigany Z, Lurje I, et al. The role of ALPPS in intrahepatic cholangiocarcinoma[J]. Langenbecks Arch Surg, 2019, 404(7): 885-894.

[213] Lau WY, Lai EC, Lau SH. Associating liver partition and portal vein ligation for staged hepatectomy: the current role and development[J]. Hepatobiliary Pancreat Dis Int, 2017, 16(1): 17-26.

[214] Glantzounis GK, Tokidis E, Basourakos SP, et al. The role of portal vein embolization in the surgical management of primary hepatobiliary cancers: a systematic review[J]. Eur J Surg Oncol, 2017, 43(1): 32-41.

[215] Klatskin G. Adenocarcinoma of the hepatic duct at its bifurcation within the porta hepatis: an unusual tumor with distinctive clinical and pathological features[J]. Am J Med, 1965, (38): 241-256.

[216] Lang H, de Santibanes E, Clavien PA. Outcome of ALPPS for perihilar cholangiocarcinoma: case-control analysis including the first series from the international ALPPS registry[J]. HPB (Oxford), 2017.

[217] Balci D. Pushing the envelope in perihiler cholangiocellularcarcinoma surgery: TIPE-ALPPS[J]. Ann Surg, 2018, 267(2): e21-e22.

[218] Balci D, Kirimker EO, Üstüner E, et al. Stage I-laparoscopy partial ALPPS procedure for perihilar cholangiocarcinoma[J]. J Surg Oncol, 2020, 121(6): 1022-1026.

[219] Schepelew D, Reese T, Horling K, et al. Undifferentiated embryonal sarcoma of the liver treated with associating liver partition and portal vein ligation for staged hepatectomy in a young adult: a case report[J]. Int J Surg Case Rep, 2020, (66): 221-227.

[220] Linecker M, Kambakamba P, Raptis DA, et al. ALPPS in neuroendocrine liver metastases not amenable for conventional resection-lessons learned from an interim analysis of the International ALPPS Registry[J]. HPB (Oxford), 2020, 22(4): 537-544.

[221] Wiederkehr JC, Avilla SG, Mattos E, et al. Associating liver partition with portal vein ligation and staged hepatectomy (ALPPS) for the treatment of liver tumors in children[J]. J Pediatr Surg, 2015, 50(7): 1227-1231.

[222] Chan A, Chung PH, Poon RT. Little girl who conquered the "ALPPS"[J]. World J Gastroenterol, 2014, 20(29): 10208-10211.

[223] Hong JC, Kim J, Browning M, et al. Modified associating liver partition and portal vein ligation for staged hepatectomy for hepatoblastoma in a small infant: how far can we push the envelope? [J]. Ann Surg, 2017, 266(2): e16-e17.

[224] Qazi AQ, Syed AA, Khan AW, et al. Early multifocal recurrence of hepatoblastoma in the residual liver after R0 liver resection with ALPPS procedure: a case report[J]. Ann Transl Med, 2016, 4(19): 375.

[225] 余辉, 郑百俊, 高亚. 全腹腔镜 ALPPS 治疗小儿巨块型肝脏肿瘤[J]. 临床小儿外科杂志, 2021, 20(7): 635-640,657.

[226] Knoefel WT, Gabor I, Rehders A, et al. In situ liver transection with portal vein ligation for rapid growth of the future liver remnant in two-stage liver resection[J]. Br J Surg, 2013, 100(3): 388-394.

[227] Adam R, Imai K, Castro Benitez C, et al. Outcome after associating liver partition and portal vein ligation for staged hepatectomy and conventional two-stage hepatectomy for colorectal liver metastases[J]. Br J Surg, 2016, 103(11): 1521-1529.

[228] Maupoey Ibáñez J, Montalvá Orón EM, Boscà Robledo A, et al. From conventional two-stage hepatectomy to ALPPS: fifteen years of experience in a hepatobiliary surgery unit[J]. Hepatobiliary Pancreat Dis Int, 2021, 20(6): 542-550.

[229] Schlegel A, Lesurtel M, Melloul E, et al. ALPPS: from human to mice highlighting accelerated and novel mechanisms of liver regeneration[J]. Ann Surg, 2014, 260(5): 839-846; discussion 846-847.

[230] Yao L, Li C, Ge X, et al. Establishment of a rat model of portal vein ligation combined with in situ splitting. PLoS One. (http://europepmc.org/abstract/MED/25144490, https://www.ncbi.nlm.nih.gov/pmc/articles/pmid/25144490/?tool=EBI, https://www.ncbi.nlm.nih.gov/pmc/articles/pmid/25144490/pdf/?tool=EBI, https://doi.org/10.1371/journal.pone.0105511, https://europepmc.org/articles/PMC4140771, https://europepmc.org/articles/PMC4140771?

pdf=render).

［231］Almau Trenard HM, Moulin LE, Padin JM, et al. Development of an experimental model of portal vein ligation associated with parenchymal transection (ALPPS) in rats[J]. Cir Esp, 2014, 92(10): 676-681.

［232］Budai A, Fulop A, Hahn O, et al. Animal models for associating liver partition and portal vein ligation for staged hepatectomy (ALPPS): achievements and future perspectives[J]. Eur Surg Res, 2017, 58(3-4): 140-157.

［233］Dili A, Lebrun V, Bertrand C, et al. Associating liver partition and portal vein ligation for staged hepatectomy: establishment of an animal model with insufficient liver remnant[J]. Lab Invest, 2019, 99(5): 698-707.

［234］Shi JH, Hammarstrom C, Grzyb K, et al. Experimental evaluation of liver regeneration patterns and liver function following ALPPS[J]. BJS Open, 2017, 1(3): 84-96.

［235］Zhang B, Meng F, Liu Y, et al. Inhibition of TGFβ1 accelerates regeneration of fibrotic rat liver elicited by a novel two-staged hepatectomy[J]. Theranostics, 2021, 11(10): 4743-4758.

［236］Yang X, Yang C, Qiu Y, et al. A preliminary study of associating liver partition and portal vein ligation for staged hepatectomy in a rat model of liver cirrhosis[J]. Exp Ther Med, 2019, 18(2): 1203-1211.

［237］Liao M, Zhang T, Wang H, et al. Rabbit model provides new insights in liver regeneration after transection with portal vein ligation[J]. J Surg Res, 2017, (209): 242-251.

［238］Croome KP, Mao SA, Glorioso JM, et al. Characterization of a porcine model for associating liver partition and portal vein ligation for a staged hepatectomy[J]. HPB (Oxford), 2015, 17(12): 1130-1136.

［239］Nadalin S, Capobianco I. Comment on "the contribution of the deportalized lobe to liver regeneration in tourniquet-ALPPS"[J]. Ann Surg, 2020, 271(3): e97.

［240］Abshagen K, Eipel C, Vollmar B. A critical appraisal of the hemodynamic signal driving liver regeneration[J]. Langenbecks Arch Surg, 2012, 397(4): 579-590.

［241］Michalopoulos GK. Liver regeneration after partial hepatectomy: critical analysis of mechanistic dilemmas[J]. Am J Pathol, 2010, 176(1): 2-13.

［242］Chan AC, Chok K, Dai JW, et al. Impact of split completeness on future liver remnant hypertrophy in associating liver partition and portal vein ligation for staged hepatectomy (ALPPS) in hepatocellular carcinoma: complete-ALPPS versus partial-ALPPS[J]. Surgery, 2017, 161(2): 357-364.

［243］de Santibanes M, Dietrich A, Alvarez FA, et al. Biological substrate of the rapid volumetric changes observed in the human liver during the associating liver partition and portal vein ligation for staged hepatectomy approach[J]. J Gastrointest Surg, 2016, 20(3): 546-553.

［244］Nagy P, Teramoto T, Factor VM, et al. Reconstitution of liver mass via cellular hypertrophy in the rat[J]. Hepatology, 2001, 33(2): 339-345.

［245］Miyaoka Y, Ebato K, Kato H, et al. Hypertrophy and unconventional cell division of hepatocytes underlie liver regeneration[J]. Current Biology, 2012, 22(13): 1166-1175.

［246］Minamishima YA, Nakayama K, Nakayama K-I. Recovery of liver mass without proliferation of hepatocytes after partial hepatectomy in skp2-deficient mice1[J]. Cancer Research, 2002, 62(4): 995-999.

［247］Sheng RF, Wang HQ, Jin KP, et al. Histogram analyses of diffusion kurtosis indices and apparent diffusion coefficient in assessing liver regeneration after ALPPS and a comparative study with portal vein ligation[J]. J Magn Reson Imaging, 2018, 47(3): 729-736.

［248］Matsuo K, Murakami T, Kawaguchi D, et al. Histologic features after surgery associating liver partition and portal vein ligation for staged hepatectomy versus those after hepatectomy with portal vein embolization[J]. Surgery, 2016, 159(5): 1289-1298.

［249］Tong Y, Zhu Y, Cai X. The origin of newborn hepatocytes in associating liver partition and portal vein ligation for staged hepatectomy (ALPPS)-derived regeneration[J]. Hepatobiliary Surg Nutr, 2020, 9(5): 687-690.

［250］Mao SA, Glorioso JM, Nyberg SL. Liver regeneration[J]. Transl Res, 2014, 163(4): 352-362.

［251］Lin KH, Hsu HT, Teng TH, et al. Rapidly increasing liver progenitor cell numbers in human regenerating liver after portal vein ligation and liver partition[J]. Malays J Pathol, 2017, 39(3): 289-291.

［252］Wigmore SJ. ALPPS: the argument against[J]. Eur J Surg Oncol, 2017, 43(2): 249-251.

［253］Eshmuminov D, Tschuor C, Raptis DA, et al. Rapid liver volume increase induced by associating liver partition with portal vein ligation for staged hepatectomy (ALPPS): Is it edema, steatosis, or true proliferation? [J]. Surgery, 2017, 161(6): 1549-1552.

［254］Moris D, Vernadakis S, Papalampros A, et al. Mechanistic insights of rapid liver regeneration after associating liver partition and portal vein ligation for stage hepatectomy[J]. World J Gastroenterol, 2016, 22(33): 7613-7624.

[255] Garcia-Perez R, Revilla-Nuin B, Martinez CM, et al. Associated liver partition and portal vein ligation (ALPPS) vs selective portal vein ligation (PVL) for staged hepatectomy in a rat model. Similar Regenerative Response?[J]. PLoS One, 2015, 10(12): e0144096.

[256] Shi H, Yang G, Zheng T, et al. A preliminary study of ALPPS procedure in a rat model[J]. Sci Rep, 2015, 5: 17567.

[257] Dhar DK, Mohammad GH, Vyas S, et al. A novel rat model of liver regeneration: possible role of cytokine induced neutrophil chemoattractant-1 in augmented liver regeneration[J]. Ann Surg Innov Res, 2015, (9): 11.

[258] Uribe M, Uribe-Echevarría S, Mandiola C, et al. Insight on ALPPS-Associating liver partition and portal vein ligation for staged hepatectomy-mechanisms: activation of mTOR pathway[J]. HPB (Oxford), 2018, 20(8): 729-738.

[259] Forbes SJ, Newsome PN. Liver regeneration-mechanisms and models to clinical application[J]. Nat Rev Gastroenterol Hepatol, 2016, 13(8): 473-485.

[260] Schmidt-Arras D, Rose-John S. IL-6 pathway in the liver: from physiopathology to therapy[J]. J Hepatol, 2016, 64(6): 1403-1415.

[261] Langiewicz M, Schlegel A, Saponara E, et al. Hedgehog pathway mediates early acceleration of liver regeneration induced by a novel two-staged hepatectomy in mice[J]. J Hepatol, 2017, 66(3): 560-570.

[262] Borger P, Schneider M, Frick L, et al. Exploration of the transcriptional landscape of ALPPS reveals the pathways of accelerated liver regeneration[J]. Front Oncol, 2019, (9): 1206.

[263] Andersen KJ, Knudsen AR, Jepsen BN, et al. A new technique for accelerated liver regeneration: an experimental study in rats[J]. Surgery, 2017, 162(2): 233-247.

[264] Otsuka N, Yoshioka M, Abe Y, et al. Reg3α and Reg3β expressions followed by JAK2/STAT3 activation play a pivotal role in the acceleration of liver hypertrophy in a rat ALPPS Model[J]. Int J Mol Sci, 2020, 21(11): 4077.

联合肝脏分隔和门静脉结扎的二步肝切除术

第二章　ALPPS 现状与进展

一、ALPPS 的历史背景

过去 10 年来,联合肝脏分隔和门静脉结扎的二步肝切除术(associating liver partition and portal vein ligation for staged hepatectomy, ALPPS)或原位劈离肝切除术(*in-situ* split liver resection)(在雷根斯堡医学中心仍习惯使用旧称"原位劈离肝切除术")在全球外科学界引起巨大轰动。2007 年 9 月,我们在治疗 1 例肝门胆管癌病人时第一次使用了这一新技术,该技术的诞生具有一定的偶然性[1]。当时,这位年轻病人的肿瘤从技术上似乎可以切除,但术中探查时发现病人的左外叶,也即预期的功能性剩余肝(future liver remnant, FLR)明显太小,无法满足机体所需。于是,笔者想到了一个替代方案:沿着镰状韧带进行肝实质离断,在肝圆韧带的根部将左肝管离断开,并将切缘阴性的肝总管中央部残端缝闭。然后,笔者决定结扎门静脉右支(用以替代门静脉介入栓塞诱导 FLR 增大),并对扩张的左外叶胆管进行胆管-空肠吻合术。最后,放置引流管,关腹,等待左侧肝增大。有趣的是,当笔者在手术后约 8 日进行 CT 扫描时,观察到肝左侧叶显著增大,遂决定进行第二步手术,并在第一次手术后第 10 日完成扩大右肝切除术。术后病人恢复顺利,肝功能良好。不过不幸的是,这位病人在大约 1 年后死于肿瘤腹膜播散转移(在切除标本中显微镜下观察到小网膜播散转移)。然而,就技术和功能的结果而言,手术必须被视为绝对成功。随后,平均每年 2~3 例病人接受该手术治疗。因为雷根斯堡医学中心每年行肝脏切除手术 150~180 例,我们仅对约 2% 的病人使用 ALPPS,也就是说,ALPPS 的适应证仅为 2% 的肝脏切除手术病人。

在雷根斯堡医学中心首例手术进行的同时,笔者和笔者团队在德国和其他一些中心对这一新方法进行了非正式的讨论。从 2010 年起,其他一些中心也采用了该技术。德国美因茨 Hauke Lang 医生于 2011 年在南非国际外科学会(International Society of Surgery, ISS)会议上正式报道了 1 例采用该技术的手术[2]。随后,笔者对德国多中心的病例进行汇总,研究结果发表于 2012 年的 *Annals of Surgery*[3]。Andreas Schnitzbauer(目前在德国法兰克福)和 Sven Lang(目前在德国亚琛)是共同第一作者,笔者(Hans J. Schlitt,德国雷根斯堡)是通信作者。Pierre Clavien(瑞士苏黎世)和 Eduardo de Santibañes(阿根廷布宜诺斯艾利斯)教授为该文撰写了社论,并将该手术创造性地命名为"联合肝脏分隔和门静脉结扎的二步肝切除术(ALPPS)"[4]。许多肝胆外科中心,特别是欧洲、亚洲和南美洲的肝胆外科中心,都热情地用这个新术语命名这一手术。不过,北美的热情却显然要低得多。后者的原因尚不完全清楚,可能与为了规避复杂的手术风险有关。

在我们中心,这一新技术依然被严格限制使用,就像在大多数其他德国中心一样,这导致 ALPPS 总的使用很少。然而,有些中心非常自由地使用这种方法,例如在大多数情况下,仅行右半肝切除术,这些从他们发表的数据可以看出。当然,那些没有绝对必要使用 ALPPS 的病人(有足够的功能性 FLR),非常自由地使用 ALPPS 与并发症发生率显著降低以及良好的预后相关。在亚洲,ALPPS 的数量在过去 10 年中也相当多,这是由于相关地区的肝脏肿瘤的发病率非常高。亚洲,尤其是中国上海肝癌中心(复旦大学肝癌研究所）的小组，是第一个在合并不同程度的肝纤维化或肝硬化的病人中使用 ALPPS 获得广泛经验的小组[5]。

二、ALPPS 研究和实验模型

自 2012 年正式发表以来，在过去的 10 年中，根据 PubMed® 检索结果，已经出版了大约 750 篇关于 ALPPS 的文献，其中大部分涉及该方法的临床问题。在过去 5~6 年中，每年大约有 80 篇关于该主题的文献问世，而且这一出版频率仍在持续。

迄今为止，对 ALPPS 的实验研究有限。事实上，本书的两个章节专门阐述了 ALPPS 实验模型和 ALPPS 的作用机制。总的来说，目前尚不清楚啮齿类动物模型，尤其是小鼠（大量的试剂可用以及可以进行基因改造）的研究结果，到底能提供多少对人类真正有用的信息。因此，尽管研究结果很有趣，但其价值仍然有限。在生理学上更接近人的是猪，但是猪肝脏的解剖结构与人类有很大不同，存在研究结果转化为人使用时的同样问题。尽管如此，对 ALPPS 剩余肝增生诱导机制的更多研究对于更好地理解 ALPPS 所涉及的分子机制至关重要。最终的目标是避免 ALPPS 的外科手术操作，通过分子靶向作用左侧肝叶的肝细胞，可能同时联合作用右侧肝的细胞，模拟 ALPPS 的外科手术操作来完成。例如，使用介入操作和靶向药物的组合完成肿瘤切除前的准备工作，实现一步手术（single-step surgery）。

三、ALPPS 的现状

在世界各地，许多经验丰富的肝胆外科中心，开发了为数众多的不同的"ALPPS 变体"来改进"原始的 ALPPS"手术（original ALPPS）。这些新的 ALPPS 变体是由创建他们的外科医生结合各自的经验或根据术中或术后碰到的问题而改进。事实上，ALPPS 术式改动的主要目的是为了使手术更简单、更安全、更适合特定情况。这些 ALPPS 变体包括"绕肝带 ALPPS（tourniquet ALPPS）""热消融辅助 ALPPS（thermic ablation-assisted ALPPS）""部分离断 ALPPS（partial ALPPS）""前入路 ALPPS（anterior approach ALPPS）""腹腔镜 ALPPS（laparoscopic ALPPS）""机器人 ALPPS（robotic ALPPS）""混合/迷你 ALPPS（Hybrid/Mini ALPPS）"[6-11]"反式 ALPPS（reversal ALPPS）"[12,13] 和"周氏 ALPPS（TAE-salvaged ALPPS）[14,15]"。这些术式将在本书的其他章节详细描述。当然，与其他技术相比，包括传统的"二步肝切除术（two-stage hepatectomy，TSH）"、门静脉栓塞（portal vein embolization，PVE）或 PVE+肝静脉栓塞（hepatic vein embolization，HVE），甚至肝脏肿瘤负荷巨大者采用的肝移植，相较之下，ALPPS 到底起着什么样的作用目前还是一个重要的问题。

许多 ALPPS 变体的优势在于：对于原发性肝肿瘤或转移性肝肿瘤病人，它拓宽了手术范围，使得我们在制定病人的个体最佳手术治疗方案时多了一个有力的武器。这一点非常重要，因为只有手术切除（或破坏）所有肿瘤（这里指在肝脏）时，才能为这些晚期肿瘤病人提供治愈的机会。对这些病人而言，即使是新的免疫疗法和靶向疗法，他们所带来的全身治疗通常也只能延缓肿瘤生长以及延迟肿瘤导致的最终死亡。因此，每一种有助于肿瘤切除的新方法或手术技术改进都对病人有所帮助。长期获益必须是所有外科技术努力的终极目标。

ALPPS 本身的复杂性、各种"ALPPS 变体"和其他各种相关可用技术，以及对这些技术应用的经验和技能要求，使得它基本只应用在一些高度专业化的中心。这些中心应具备上述全部方法的"工具箱"，同时具备介入放射技术[热消融和非热消融（如不可逆电穿孔）]、放射栓塞疗法（selective internal radiation therapy，SIRT）、立体定向放疗等，以及与经验丰富的肿瘤学专家密切互动，理想情况下还可以选择肝移植（来自死亡捐献者或活体捐献者）。总的来说，重要的不仅是肝胆外科经验，还有整个多学科团队的经验和技能。

因此，ALPPS 作为一种高度复杂的治疗方法，无论是技术上还是理论上，其开展都应该仅限于少数专业中心。只有这样才能使其得到恰当的使用（避免过度使用以及使用不足），并得到进一步的发展和完善。也只有这样，才能决策何时使用 ALPPS，何时使用其他技术，如 TSH、PVE（±HVE）肝切除术，甚或复杂的一步肝切除术。

四、适应证、禁忌证、变体和替代技术：理想和临床实例

特别重要的一点是决定何时适合使用 ALPPS 技术。这是最复杂的问题,需要考虑的因素包括:① 病人所患肿瘤类型。② 肿瘤在肝脏中的分布方式。③ 非肿瘤部分也即肝实质的质量(特别是在肝细胞癌病人合并有肝纤维化/肝硬化的情况下)。④ 血管解剖变异。⑤ 外科医生/专业中心在方法方面的应用经验。⑥ 现有条件下与其他可用的先进方法或切除术的优劣势比较。⑦ 与一步切除术(可能更复杂)相比,是否有必要考虑使用 ALPPS。关于最后一点,我们最常考虑使用 ALPPS 是在以下情况:残留功能性肝脏的重量(含有"正常"肝脏组织)低于病人体重的 0.5%。

ALPPS 用于肿瘤的适应证包括:结直肠癌肝转移(colorectal liver metastases, CRLM)、肝内胆管癌(intrahepatic cholangiocarcinoma, ICC)、肝细胞癌(hepatocellular carcinoma, HCC),其他一些罕见类型的肝转移,以及极少数的肝门胆管癌(perihilar cholangiocarcinoma, PHCC;Klatskin 肿瘤)。事实上,该技术在所有情况下都可能有帮助,因为该技术可将肿瘤根治切除,是具有最佳肿瘤治疗效果的治疗方式。尽管长期结果更多地取决于病人所患肿瘤及其特征,而不是技术本身。

如上所述,ALPPS 并不"优于"其他的先进技术和两步肝切除技术,但是在一些特定情况下可能比其他技术更适合病人。然而,对于不同的外科医生而言,特定情况下使用的最佳技术,选择可能会有所不同,即使是在具有同样丰富肝脏手术经验的外科医生之间也是这样。这意味着,至少目前,在个别情况下,没有绝对的标准手术(standard operating procedures, SOPs)决策支持或反对 ALPPS。然而,必须谨记的是,与血管栓塞诱导 FLR 增生相比,(两个阶段)的 ALPPS 的优势之一是可行术中超声检查,术中在开始切除前可选择进行术中超声造影(增强造影为"金标准"影像技术),评估肝脏内病灶的确切数量和位置。事实上,我们中心的研究表明,对于拟进行大范围肝切除的病人,术中超声造影(contrast-enhanced ultrasound, CEUS)使得约 1/3 的病人(或转移性肝癌,或 HCC 或 ICC)的手术方案发生改变。一些病例也得到报道,其中(标准)ALPPS 并不是最佳治疗方案,而必须对原来的方法进行修改,或者由于术中出现并发症而需要再次手术导致手术延长。我们中心如何使用(或未使用)ALPPS 的典型病例介绍如下。

(一)病例 1:(经典)二步肝切除术替代 ALPPS

1 例 63 岁男性病人,直肠中下段腺癌(无功能性狭窄),合并肝脏两叶多发、大的肝转移(图 2-1)。

起初,他接受了 8 个疗程药物治疗(FOLFIRI 化疗+帕尼单抗),肿瘤负荷明显下降(图 2-2)。随后病人被安排进行 ALPPS 手术。

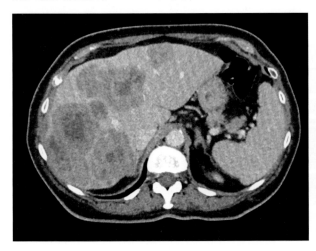

图 2-1　CT 扫描示直肠癌伴肝转移

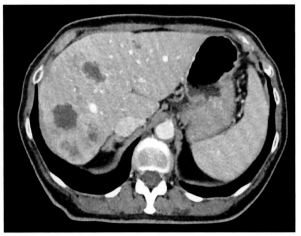

图 2-2　直肠癌肝转移病人术前新辅助治疗后 CT 影像

术中超声显示左肝叶有更多大的肿瘤结节,因此决定不进行 ALPPS,而是进行常规的二步肝切除术。在第一次手术中,在左肝叶进行了 5 次亚段切除(1×Ⅱ段、1×Ⅱ/Ⅲ段、1×Ⅲ段和 2×Ⅳb段)(图 2-3),并离断门静脉右支。

8 周后,进行了 CT 扫描,显示左肝叶中度肥大(图 2-4),第二次手术进行了略微扩大的右肝切除术(含Ⅳa段的一部分)。12 周后再次进行 CT 检查,显示剩余左肝叶明显肥大(图 2-5),将原发肿瘤直肠癌切除(直肠前切除术)。

在该例中,术中超声检查结果导致手术方案改变,从计划的 ALPPS 手术转向标准的二步肝切除术(门静脉右支离断),因为左肝叶的肿瘤负荷高于预期,需要在左侧进行更广泛的切除。

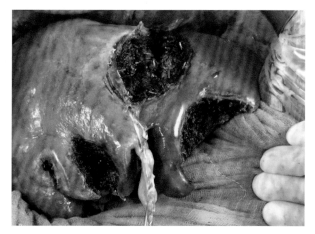

图 2-3　二步肝切除术第一次手术结束时的肝脏术中所见:左肝叶多个亚段切除

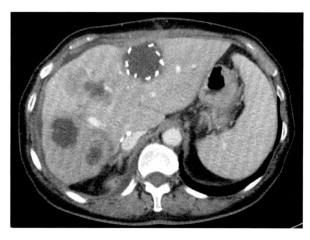

图 2-4　第二次手术前的 CT 扫描,二步肝切除术的第二次手术行扩大右肝切除术

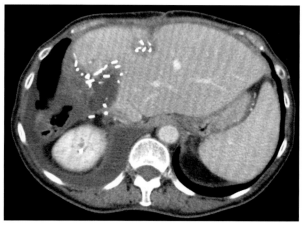

图 2-5　二步肝切除术的第二次手术后 5 日的 CT 扫描:肝脏无肿瘤残留

(二) 病例 2:左外叶充分肥大和静脉充血导致的一步肝切除术(one-stage hepatectomy)

1 例 49 岁的女性肝细粒棘球蚴病(echinococcus alveolaris)病人最初被怀疑为肝内胆管癌(ICC),在她的右肝叶有一个巨大的"肿瘤"病变,肝右静脉和肝中静脉完全闭塞,左肝静脉狭窄,肝总管分叉部闭塞并伴有黄疸(图 2-6~图 2-8)。采用内镜下逆行胆管造影术(endoscopic retrograde cholangiography,ERC)引流左胆管失败,接着采用经皮经肝胆管引流术(PTCD)行胆管减压。随后,我们讨论了是否应用 ALPPS 进行手术,以及是否应在术前对左肝静脉进行支架植入以优化肝左外叶的静脉流出。但是,最终决定不使用支架和 ALPPS,而是尝试一步切除和肝左静脉重建。

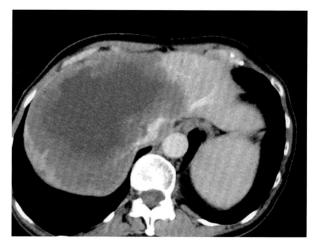

图 2-6　术前 CT 扫描示右侧广泛的肝肿瘤,左肝静脉受压

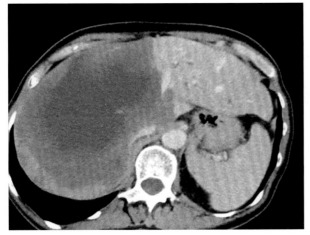

图 2-7　术前 CT 扫描示右侧广泛的肝肿瘤，右肝静脉闭塞，远端中肝静脉闭塞

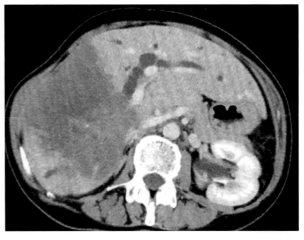

图 2-8　术前 CT 扫描示右侧广泛的肝肿瘤，胆管分叉和远端左胆管受压/浸润，继发胆汁淤积

与术前预期一致，术中发现肝左外叶明显肥大，并伴有明显的静脉充血。术中超声显示从Ⅳ段到左外叶有明显的静脉侧支。此外，超声显示肝左静脉浸润仅超过约 1 cm。因此，决定行一步肝切除术：扩大右肝切除术（包括大部分Ⅳa 段和Ⅳb 段以及闭塞的远端肝中静脉）。此外，肝总管分叉需要切除，同时计划左肝静脉远端 1.5 cm 直接吻合重建。随后进行手术，入肝血流阻断约 45 min，其中完全肝血流阻断约 20 min。最后，进行 Roux-en-Y 胆管空肠吻合重建。术后恢复顺利，肝功能一直稳定良好（图 2-9、图 2-10）。

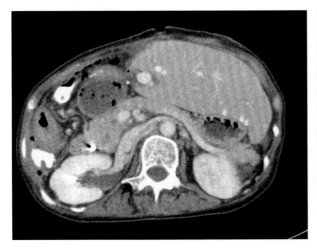

图 2-9　CT 扫描（横断位）：一步切除术后几日的 FLR（左外叶），一步肝切除行扩大右肝切除合并肝左静脉重建和胆管空肠吻合术

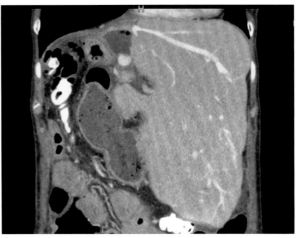

图 2-10　CT 扫描（冠状位）：一步切除术后几日的 FLR（左外叶），一步肝切除行扩大右肝切除合并肝左静脉重建和胆管空肠吻合术

在该例中，尽管最初考虑 ALPPS，但由于肝左外叶已经明显肥大，已不需要 ALPPS；同时由于肝左外叶静脉严重充血，亦不适合进行 ALPPS。

（三）病例 3：为避免肿瘤暴露，1 期行不完全 ALPPS

1 例 59 岁的女性病人，右侧肝（包括Ⅰ段和Ⅳa 段）大肝癌（图 2-11），因为残余功能性肝体积小（280 mL，0.4% 体重），计划行 ALPPS。肿瘤在Ⅳa 段延伸至肝左静脉远端（图 2-12）。如果肝实质完全离断,肿瘤表面将暴露在肝断面。因此,决定在 ALPPS 的 1 期手术中不进行完全的肝实质离断,而是保留头侧部分不离断,这样在 ALLPS 的 2 期手术之前,就不会有肿瘤长期暴露的潜在风险,也不会有肿瘤细胞扩散的风险。

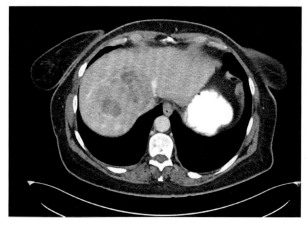

图 2-11 术前 CT 扫描:右侧肝细胞癌(HCC) 伴肝左静脉受压

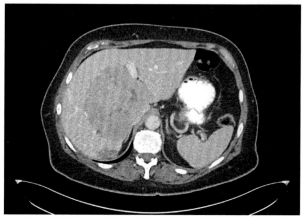

图 2-12 术前 CT 扫描:右侧肝细胞癌(HCC)可能 起源于肝脏 Ⅰ 段,无合并肝硬化

因此,在 ALPPS 的 1 期手术中,肝实质离断仅包括沿镰状韧带的肝实质尾侧部分(图 2-13a),而头侧部分未离断(图 2-13b)。但是,术后肝左外叶增生理想,2 期手术顺利完成,在 2 期(9 日后)术中完成了肝实质的全部离断,肿瘤切除最终如常完成(图 2-14)。

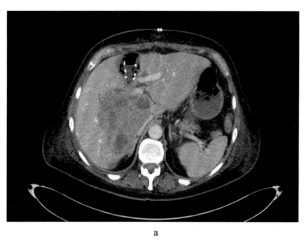

a

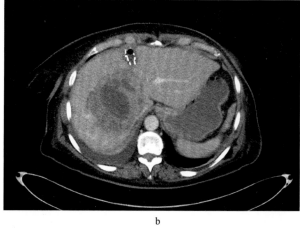

b

图 2-13 ALPPS 1 期术后 8 日 CT 扫描:尾侧部分(a)进行了完全肝实质离断, 仅在头侧部分(b)进行了部分肝实质离断而未暴露肿瘤表面

这个病例表明,当肿瘤延伸到非常接近规划的肝切除线时,出于肿瘤学原因,我们大多选择不进行完全的肝实质离断,而是保留肿瘤区域不受影响(若完全肝实质离断,则可能使肿瘤暴露在肝断面)。

(四)病例 4:因左胆管坏死而行继发性胆管空肠吻合

1 例 61 岁女性病人患有异时性结直肠癌肝转移,接受了 5 个周期的 FOLFIRI 联合贝伐单抗的新辅助治疗,随后又接受了 8 个周期的 FOLFOXIRI 联合贝伐单抗治疗。主要肿瘤位于肝右叶和Ⅳb 段,延伸靠近门静脉左支以及肝总管分叉和左肝管(图 2-15、图 2-16)。

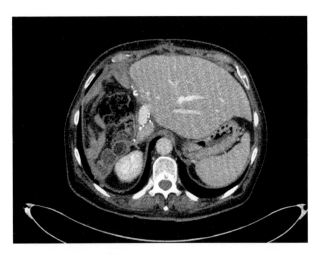

图 2‑14 ALPPS 2 期手术完成后几日 CT 扫描示肝左叶充分肥大

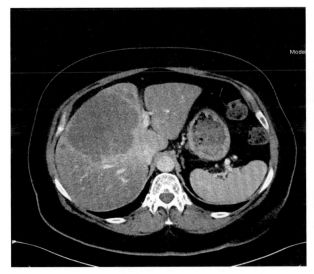

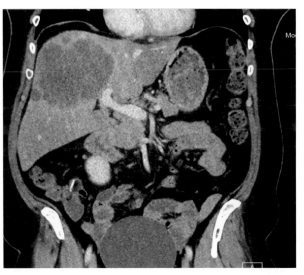

图 2‑15 术前 CT 扫描(横断位):新辅助治疗后的结肠癌肝转移。右肝叶和肝Ⅳ段的大肿瘤旁伴有多个小结节;肿瘤接近肝门分叉和左肝蒂,化疗后肝实质中度脂肪变

图 2‑16 术前 CT 扫描(冠状位):新辅助治疗后的结肠癌肝转移。右肝叶和肝Ⅳ段的大肿瘤旁伴有多个小结节;肿瘤接近肝门分叉和左肝蒂,化疗后肝实质中度脂肪变

　　ALPPS 手术的 1 期手术如常按照标准进行,但肿瘤未从左肝蒂中央部分完全离断,以避免肿瘤暴露在肝断面(图 2‑17、图 2‑18)。1 期术后 FLR 增生足够,术后 9 日进行了 2 期手术。在完成肝实质离断并完成扩大右肝切除后,在肝总管分叉上方的左肝管远端发现胆漏。在该区域,由于肿瘤位置的原因,直接沿着胆管壁进行手术是必须的。由于闭合胆漏尝试失败,决定切除左肝管远端,并进行 Roux‑en‑Y 胆管空肠吻合重建左外侧肝管(图 2‑19)。在本例中,肝脏Ⅰ段原位保留,Ⅰ段胆管仍引流至主胆管。

　　胆管空肠吻合术后发生胆漏。放置 PTCD 进行减压(图 2‑20),最终吻合口愈合。

　　在一些 ALPPS 病例中,就像在一些标准的扩大右肝切除的病例中一样,Ⅳb 段的肿瘤病变会非常接近左肝门,并超过肝圆韧带几厘米,即使没有胆管的实际压迫及随后的胆汁淤积,在这些情况下,术中切除肿瘤时(或 ALPPS 1 期手术时)肝实质离断必须紧贴着左肝蒂进行。这会导致左肝管/肝总管分叉处有剥蚀超过几厘米的风险,而这可能导致左肝管壁坏死,最后导致胆漏。当肝管壁坏死非常有限时,

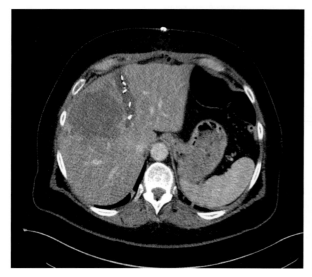

图 2 - 17   ALPPS 1 期术后 8 日的 CT 扫描

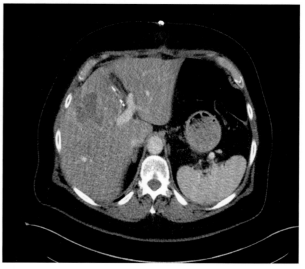

图 2 - 18   ALPPS 1 期术后 8 日的 CT 扫描，
左肝蒂部肝实质离断不完全

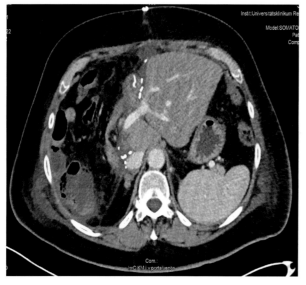

图 2 - 19   肝肿瘤切除（保留Ⅰ段）和 Roux - en - Y
肝管空肠吻合（前-左门静脉分支）完成后
几日的 CT 扫描

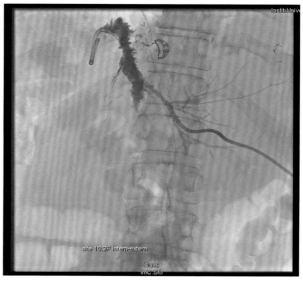

图 2 - 20   胆管空肠吻合术后吻合口发生胆漏，应用经皮
肝内胆管引流术（PTCD）治疗胆漏

通过内镜逆行胰胆管造影术（ERCP）或经皮肝穿刺胆道引流术（PTCD）（笔者认为更好）进行胆管支架置入可以覆盖胆漏，并使胆管壁再生。然而，在其他情况下，则需要通过 Roux - en - Y 胆管空肠吻合切除坏死胆管并永久性引流胆汁，以明确地修复。

在这种情况下，预防性支架置入或 PTCD 置入是否能防止胆漏仍有待研究。此外，在胆管坏死的高危情况下，何时决定在 ALPPS 的第二阶段进行胆管空肠吻合仍然是个问题。

五、"ALPPS 发展历程"的启示

ALPPS 是过去 20 年肝脏外科发展的主要外科新技术之一，或者更确切地说是"策略"之一。除了改善肝脏肿瘤病人的治疗，ALPPS 的引入还提供了更普遍的有关医疗/外科领域进展的信息。

（1）外科医生应该经常尝试新的东西,尤其是在某些看起来"不可切除"的情况下。在这些情况下,尝试新的、创新的技术通常是治愈晚期肿瘤病人的唯一选择。当然,在自主引入一项新技术时,由于缺乏替代方案,正如第一例 ALPPS 中所发生的那样,病人的正式同意并不存在。尽管如此,这被认为是伦理上可以接受的,因为病人明确表示,他希望切除晚期/临界的肿瘤,并且都不想知道手术技术的细节。当然,并不是所有的外科医生都会这样想:许多人更喜欢明确的标准化程序,尤其是在美国,如果不严格遵守标准,可能会面临法律制裁的风险。这显然需要一位经验丰富的外科医生,能够在使用新方法失败的风险与特定情况下完全切除/治愈肿瘤的潜在机会之间取得平衡。如果存在足够的平衡,则应证明(首次)使用创新方法是合理的。然而,在这种情况下总是存在一个额外的风险,即最终风险可能会大于机会,并且不应再使用特定的新方法。然而,如果没有在特定情况下"自发"应用创新技术,并且经过一位经验丰富的外科医生的仔细评估,很多外科手术的进步机会都将丧失。

（2）外科手术中的新技术可以系统地开发,即从理论和设计开始,通过动物实验逐步引入临床环境。这是一种方法,例如,可以用于引入腹腔镜手术或机器人手术的新技术或器械。这是一个结构良好、系统化的过程,通常需要相当长的时间。这些方法主要引起手术技术的适度创新和微小改进。然而,"颠覆性"新技术的发明,如 ALPPS,通常会自发地"在战场上",即在手术室,作为一个急性问题的突然创新解决方案而产生。这种创新不能在首次使用前"设计"、规划和充分准备。因此,在这种情况下仍然存在一些不可预测的因素。只有当第二次或第三次使用这种方法时,才能进行更系统的规划以优化它。尽管这种创新的方法更加"不科学",但它们可能比那些从一开始就系统开发的创新更有效和更为重要。

（3）幸运的是,与新药、创新医疗产品(innovative medical products, IMP,如细胞疗法)以及标准医疗产品相比,我们对引进和使用新手术技术的法律规定要宽松很多,至少在欧洲,以及可能在大多数非美国国家是这样。所有这些在大多数国家都受到非常严格的监管,多数需要几个机构、委员会和部门严格审查,以及采用广泛、昂贵和耗时的方法实施应用。如果新的手术技术也是如此,那么基本上所有的手术创新,至少来自外科医生自己的创新,都将被完全阻断。只有产业内的创新才能为所需的应用申报程序提供必要的支持。因此,外科医生(以及医学专业人士)应该确保治疗自由,至少在外科和介入手术中如此。否则,对许多人来说,手术将成为一项相当枯燥的工作。

六、结论和展望

总之,2012 年首次报道 ALPPS 是一次有趣的经历,讲述了一种新的外科技术如何被认可、在世界各地传播、引发大量宣传、经历了 10 年的技术变化以及适应证的变化。自 2007 年以来,ALPPS 为肝脏外科医疗装备中引入一种新的创新"工具"。未来,ALPPS 将继续存在,但仍需要对其适应证、在个体病例中使用的最佳技术以及它与其他先进肝脏外科技术的界限进行更精确的定义。最后,仍需要对其详细的作用机制进行研究。

此外,手术进行当中非筹划决定的 ALPPS 诞生的故事可能会对外科或外科技术的进一步发展产生有意义的影响。因此,此类决定必须始终对(有经验的)外科医生保持开放态度,并且不应有太多规则去约束,因为这一定会妨碍病人获益且阻碍外科的进步。

(Hans J. Schlitt 著,周　俭　彭远飞译)

参 考 文 献

[1] Schlitt HJ, Hackl C, Lang SA. "In-situ split" liver resection/ALPPS — historical development and current practice[J].

Visc Med, 2017, 33(6): 408-412.

[2] Baumgart J, Lang S, Lang H. A new method for induction of liver hypertrophy prior to right trisectionectomy: a report of three cases[J]. HPB (Oxford), 2011, 13(Suppl 2): 71-72.

[3] Schnitzbauer AA, Lang SA, Goessmann H, et al. Right portal vein ligation combined with in situ splitting induces rapid left lateral liver lobe hypertrophy enabling 2-staged extended right hepatic resection in small-for-size settings[J]. Ann Surg, 2012, 255(3): 405-114.

[4] de Santibanes E, Clavien PA. Playing play-doh to prevent postoperative liver failure: the "ALPPS" approach[J]. Ann Surg, 2012, 255(3): 415-417.

[5] Wang Z, Peng Y, Hu J, et al. Associating liver partition and portal vein ligation for staged hepatectomy for unresectable hepatitis B virus-related hepatocellular carcinoma: a single center study of 45 patients[J]. Annals of surgery, 2020, 271 (3): 534-541.

[6] Petrowsky H, Györi G, de Oliveira M, et al. Is partial-ALPPS safer than ALPPS? A single-center experience[J]. Ann Surg, 2015, 261(4): e90-e92.

[7] Robles Campos R, Parrilla Paricio P, Lopez Conesa A, et al. A new surgical technique for extended right hepatectomy: tourniquet in the umbilical fissure and right portal vein occlusion (ALTPS)[J]. Clinical case. Cir Esp, 2013, 91(10): 633-637.

[8] Cai X, Peng S, Duan L, et al. Completely laparoscopic ALPPS using round-the-liver ligation to replace parenchymal transection for a patient with multiple right liver cancers complicated with liver cirrhosis[J]. J Laparoendosc Adv Surg Tech A, 2014, 24(12): 883-886.

[9] Gall TM, Sodergren MH, Frampton AE, et al. Radio-frequency-assisted liver partition with portal vein ligation (RALPP) for liver regeneration[J]. Ann Surg, 2015, 261(2): e45-e46.

[10] Wang Q, Yan J, Feng X, et al. Safety and efficacy of radiofrequency-assisted ALPPS (RALPPS) in patients with cirrhosis-related hepatocellular carcinoma[J]. Int J Hyperthermia, 2017, 33(7): 846-852.

[11] Gringeri E, Boetto R, D'Amico FE, et al. Laparoscopic microwave ablation and portal vein ligation for staged hepatectomy (LAPS): a minimally invasive first-step approach[J]. Ann Surg, 2015, 261(2): e42-e43.

[12] Obed A, Jarrad A, Bashir A. First left hepatic trisectionectomy including segment one with new associated liver partition and portal vein ligation with staged hepatectomy (ALPPS) modification: how to do it? [J]. Am J Case Rep, 2016, (17): 759-765.

[13] Machado MA, Surjan R, Basseres T, et al. Total laparoscopic reversal ALPPS[J]. Ann Surg Oncol, 2017, 24 (4): 1048-1049.

[14] Wang Z, Peng Y, Sun Q, et al. Salvage transhepatic arterial embolization after failed stage I ALPPS in a patient with a huge HCC with chronic liver disease: a case report[J]. Int J Surg Case Rep, 2017, (39): 131-135.

[15] Peng Y, Wang Z, Qu X, et al. Transcatheter arterial embolization-salvaged ALPPS, a novel ALPPS procedure especially for patients with hepatocellular carcinoma and severe fibrosis/cirrhosis[J]. Hepatobiliary Surgery and Nutrition, 2022, 11 (4): 504-514.

第三章

ALPPS 应用解剖

ALPPS 是近 10 年来肝胆外科突破性的技术创新,其关键步骤为 1 期手术仅行肝实质离断或分隔以及切除侧的门静脉结扎,2 期手术切除肿瘤病灶。通过这样的手术方式可以诱导剩余肝脏的快速增大,从而使切除更大范围的肝脏成为可能。ALPPS 为既往被认为无法切除的肝脏肿瘤病人带来了治愈的希望[1]。

ALPPS 成功的基础是对肝脏解剖的深刻认识,从而在操作过程中避免胆道或血管并发症,同时最大限度地保留有活力的肝组织,并最低限度地减少失血。对于需行 ALPPS 的肝脏巨大肿瘤或多发肿瘤,肿瘤往往占据半肝或超过半肝范围(左三叶或右三叶)(图 3 - 1),并且压迫第一和第二肝门导致原有解剖结构发生变化,术前如果对这些变化评估不足,术中极易意外损伤导致出现不必要的并发症。

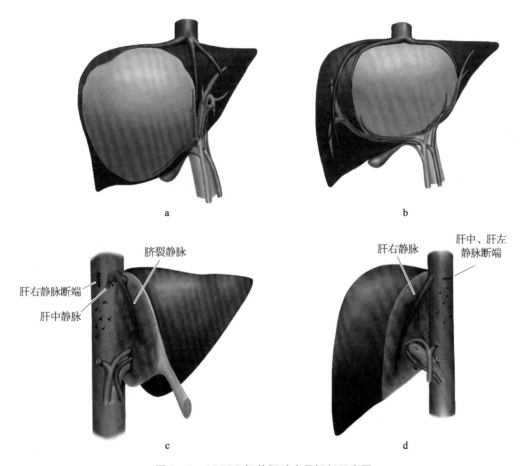

图 3 - 1 ALPPS 相关肝脏应用解剖示意图

a. 右叶巨大肿瘤;b. 左叶巨大肿瘤;c. 右三叶切除;d. 左三叶切除

一、肝脏的解剖学划分

日前国际通用的肝内解剖学划分是由 Couinaud 建立[2],并于 1954 年创建了有关门静脉系统的解剖学描述。根据门静脉在肝内的分布将肝脏分成 8 段(图 3-2),每一段接受包括 1 条门静脉分支、肝动脉分支以及 1 条胆管在内的 1 个"肝蒂",血液回流则通过各自的肝静脉回流至下腔静脉。

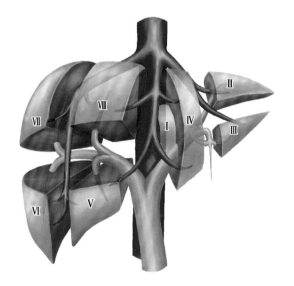

图 3-2　Couinaud 关于肝段的解剖。每一个肝段(罗马数字)接受包括 1 条门静脉分支、肝动脉分支以及 1 条胆管在内的 1 个"肝蒂",通过各自的肝静脉引流至下腔静脉

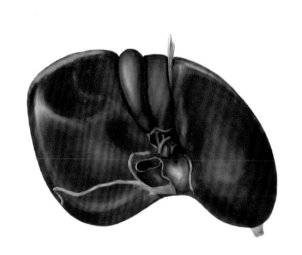

图 3-3　肝脏的脏面观

在肝段的基础上,又有肝叶的划分。Ⅱ、Ⅲ、Ⅳ段共同构成左半肝,Ⅴ、Ⅵ、Ⅶ、Ⅷ段构成右半肝,左右半肝以胆囊床和下腔静脉连接而成的 Rex-Cantlie 线为界,其间有肝中静脉穿行。左半肝由脐静脉窝(umbilical fissure)分成左内叶(Ⅳ段)和左外叶(Ⅱ、Ⅲ段),其间有脐裂静脉穿行。右半肝又分成右前叶(Ⅴ、Ⅷ段)和右后叶(Ⅵ、Ⅶ段),以肝右静脉为界。尾状叶(Ⅰ段)根据脉管支配分为左尾状叶(Spiegel叶),右尾状叶[腔静脉旁部(paracaval portion)和尾状突(caudate process)](图 3-3)。

关于肝段的解剖学的认识是肝脏外科的一个重要进步,是解剖性肝切除的基础[3]。肝脏切除时可以沿着"段"的分界进行,以最低限度地减少术中失血以及失活组织的术后坏死。门静脉结扎是 ALPPS的关键步骤,因此对肝段以及解剖性肝切除的理解也是 ALPPS 的基础。

二、第一肝门

ALPPS 绝大多数是不保留肝中静脉的扩大右半肝切除(少部分为左三叶切除)(图 3-4),1 期手术时均需行半肝门静脉的结扎,解剖第一肝门是 ALPPS 手术的关键步骤,因此对肝门解剖需要熟练掌握。

进出肝门的管道结构并不直观地呈现,它们都包裹在 Glisson 鞘的结缔组织或其融合层内,形成肝门的三板系结构,即肝门板、胆囊板、脐静脉板。其中,肝门板位于中间,其上界为肝脏Ⅳb 段,下方延续为肝十二指肠韧带;肝门板向右上方移行为胆囊板,左侧移行为脐静脉板,并在左上方与 Arantius 管相连,向第二肝门方向走行于左肝静脉根部。熟悉并巧妙利用这些门板结构与肝蒂的解剖关系,有助于快速解剖出肝蒂。

门静脉、肝动脉和胆管到达肝门处,分成相应的分支,通过肝门处的三板系结构分别进入左、右半肝内。其中肝门板因其内包裹着胆管、门静脉分叉部等结构,尤其重要。因此,在肝门板的左侧至脐板处可以分离出通向左半肝的所有血管和胆管分支,左肝管在前上方,门静脉左干在后下方,肝左动脉在门静脉左干前下方进入肝内(图 3‐4a);从肝门板的右侧至右切迹内可以分离出通向右半肝的所有血管和胆管分支,右肝管在前上方,门静脉右干在后下方,肝右动脉在肝总管后面到达肝门右切迹(图 3‐4b)。

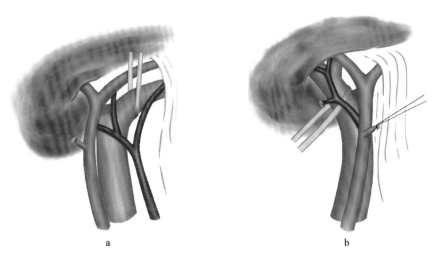

a　　　　　　　　　　　　　　　b

图 3‐4　左半肝(a)及右半肝(b)ALPPS 的肝门解剖示意图

ALPPS 均需要切除胆囊,因此对胆囊三角(Calot 三角)的处理也非常重要。胆囊三角由胆囊管、肝总管和肝脏下缘三者构成,内有淋巴结、肝右动脉和胆囊动脉,有时还有副右肝管或迷走肝右动脉在此三角内经过。当肝脏肿瘤巨大时,往往会推挤胆囊,胆囊三角也会被挤压变形,三角内管道不易辨认。这种情况下切除胆囊时,需尽量靠近胆囊,不能贴近肝面,以免损伤肝右动脉,或导致肿瘤破裂。如遇意外出血,不能盲目电灼止血以免误伤,应立即将手指插入网膜孔,肝蒂内的结构可被提于拇指和示指之间,利用完全阻断入肝血流(Pringle 法)暂时止血,待出血减少后仔细辨认出血点,并用血管缝线缝合止血。

1. 门静脉　肝脏的血液供应 70%~75% 来自门静脉,由脾静脉与肠系膜上静脉在胰颈处会合组成,收集肠道血液,供给肝脏营养,同时提供肝脏需氧量的 50% 左右。门静脉主干长度平均为 6.73 cm,经肝十二指肠韧带内上升至肝门,大多比较规则地分成左右干入肝。左右干之间所形成的角度为 90°~120°,左干长约 2 cm(1.1~3.3 cm),在横沟内先向左横行,到达左矢状沟时转向前下方,称矢状段。门静脉右干比左干短,长约 1.05 cm(0.6~1.8 cm)。

肝门静脉主干到分支的角度及分支类型在 ALPPS 中具有十分重要的应用价值。门静脉右支的变异相对较多,国际分类多是根据右支的变异。目前国际通用的是 Nakamura 分型(图 3‐5)[4],不同的分支类型手术难易度差别很大,且容易误伤,术前应仔细评估。如 Nakamura B 型(三支型),右前右后支需分别结扎,如一并结扎,会导致主干狭窄。对 C 型(右后支由门静脉主干发出)、D 型(右前支在肝内由门静脉左支发出),需意识到右前支的存在,如漏扎,将导致 1 期门静脉结扎不全。特别是 D 型,由于右前支在肝内由左支发出,分离难度较大。在对 D 型行左半肝切除手术时,需注意保护右前支分支。

2. 肝动脉　肝脏的血液供应 25%~30% 来自肝动脉,肝动脉血含氧量高,但由于血流量少,只能供给肝脏所需氧量的 50%。肝动脉从腹腔动脉发出后,称肝总动脉(common hepatic artery,CHA),沿胰腺上缘向右行走,随即转向前上方,到达十二指肠球部的上方,分为肝固有动脉(proper hepatic artery)和胃

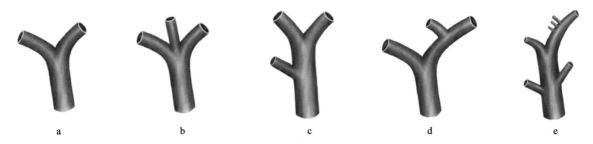

图 3-5 门静脉分支的 Nakamura 分型

a. 典型的门静脉分支(占 92.5%);b. 三支型(2.5%);c. 右后支由门静脉主干发出(约 2.5%);d. 右前支在肝内由门静脉左支发出(约 1.7%);e. 门静脉右支由多支分支组成(0.8%)

十二指肠动脉(gastroduodenal artery),肝固有动脉在肝十二指肠韧带内与门静脉、胆总管共同上行,最后分为肝左动脉和肝右动脉入肝。在肝门区,肝动脉是在最浅层,手术时最易显露。另外,肝动脉越接近肝门,侧支循环途径越少,代偿功能也越差。由于 ALPPS 1 期需要保留动脉血供,因此对肝动脉的解剖需要非常熟悉,避免术中损伤。

肝动脉的变异相当多,典型的走行(由肝固有动脉发出左右肝动脉)仅占 2/3,其余 1/3 存在各种各样的走行异常,术前需仔细确认有无变异存在。笔者经常遇到的一些变异包括:① 肝总动脉、肝右动脉或动脉右后支起自肠系膜上动脉。② 肝左动脉起自胃左动脉。③ 左内叶动脉起自肝门外,即肝中动脉(图 3-6)。

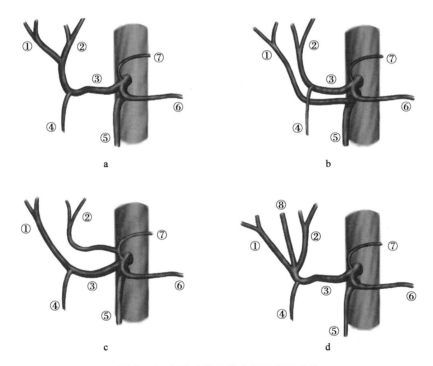

图 3-6 肝动脉的经典走行及常见变异

a. 肝动脉的经典走行;b. 肝右动脉起自肠系膜上动脉;c. 肝左动脉起自胃左动脉;d. 左内叶动脉起自肝门外。① 肝右动脉;② 肝左动脉;③ 肝总动脉;④ 胃十二指肠动脉;⑤ 肠系膜上动脉;⑥ 脾动脉;⑦ 胃左动脉;⑧ 肝中动脉

3. 胆管 肝门部胆管分叉在 Glisson 脉管群中位置最高,在门静脉分叉的前上方走行。左右肝管主干的长度分别是:右侧为(0.7±0.4)cm,左侧为(1.3±0.5)cm。由于肝内胆管与肝门静脉伴行,1 期处理门静脉时需注意保护肝管,损伤或误扎胆管会造成胆漏或淤胆,影响术后恢复。另外,肝管的汇合方式

也有诸多变异,最常见的变异为右后支肝管汇入左肝管内,约占 22%,在行左半肝手术时需特别注意。除左右肝管外,其他还有从肝内发出的直接汇入肝总管、胆总管或胆囊管的副肝管(图 3 - 7)。因此,ALPPS 前应常规行磁共振胆胰管成像(MRCP)了解胆管走行。

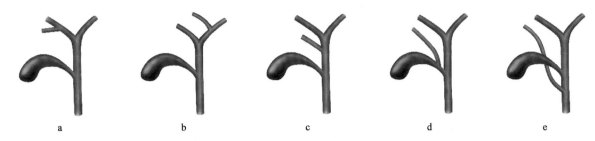

图 3 - 7　胆管的经典走行及常见变异
a. 胆管的经典走行;b. 右后支肝管汇入左肝管;c. 副肝管汇入肝总管;d. 副肝管汇入胆囊管;e. 副肝管汇入胆总管

三、肝静脉

肝静脉包括左、中、右三条肝静脉和肝后方直接注入下腔静脉的肝短静脉。肝静脉没有静脉瓣,壁薄,且固定于肝实质内,若不注意被撕破出血,会发生空气栓塞。某些需行 ALPPS 手术的肝脏巨大肿瘤,往往压迫第二肝门,游离肝脏及肝实质离断时肝静脉显露困难,手术难度增加。当判断肝内肿瘤的部位、与脉管等的位置关系或是有无可能切除时,不仅需要弄清楚其与 Glisson 鞘内系统的关系,还要掌握肿瘤与肝静脉的关系。

在影像诊断,肝脏体积测定,决定肝切除范围以及术中确定离断平面时,肝静脉作为解剖标志有着重要的意义。而且,为了预防因肝静脉淤血造成的肝功能低下,在肝实质离断时要避免损伤保留侧肝脏的静脉回流。

肝右静脉在膈下 1~1.5 cm 处汇入下腔静脉的右壁,可作为右前叶和右后叶的分界,主要引流右后叶和Ⅷ段背侧;肝中静脉和肝左静脉往往形成共干汇入下腔静脉。肝中静脉一般引流Ⅳ、Ⅴ段和Ⅷ段腹侧,可作为左右半肝的分界。在行 ALPPS 1 期半肝实质离断时,一般沿着胆囊床和下腔静脉连接而成的 Rex - Cantlie 线的左侧进行。然而,Rex - Cantlie 线并不是一条直线,而是一个不规则的面,沿该面可以最大限度地保留有活力的肝组织。明确该面常用的方法是暂时阻断半肝门静脉后,通过门静脉主干注入色素(亚甲蓝或荧光染色);同时,肝中静脉一般沿 Rex - Cantlie 线走行,也可以作为半肝实质离断的指引线。

四、肝小叶结构

肝脏的显微结构表现为肝小叶(图 3 - 8)。小叶中央是中央静脉,围绕该静脉为放射状排列的单层细胞索,肝细胞索之间为肝窦,肝窦的壁上附有肝巨噬细胞(Kupffer 细胞),它有吞噬能力,属单核吞噬细胞系统。在几个肝小叶之间是结缔组织组成的门管区,其中有肝动脉、门静脉和胆管。肝窦实际上是肝脏的毛细血管网,它的一端与肝动脉和门静脉的小分支相通,另一端与中央静脉连接,从而达到入肝血流和出肝血流相通。当半肝门静脉被结扎,健侧的门静脉血流会通过左右半肝之间的肝血窦进行交通,输送营养。因此,ALPPS 1 期需行肝实质离断或分隔,尽可能切断拟切除侧肝脏的营养供应。

五、肝周韧带

肝的浆膜移行至膈肌及邻近器官时,形成许多韧带,主要包括:镰状韧带及其游离缘的肝圆韧带,冠状韧带,左右三角韧带,肝肾韧带,肝胃韧带和肝十二指肠韧带。当肿瘤巨大时,肝周韧带中往往有粗大的血管直接供应肿瘤。因此在游离肝脏时,对于这些韧带要仔细止血。肝脏右叶膈顶的巨大肿瘤,往往与右侧膈肌粘连致密,而且有些右膈下动脉粗大并供应右叶肿瘤,游离右叶膈顶时不小心就会引起大出血。此时只要结扎右膈下动脉即可减少游离时的出血,具体方法是:将胃的小网膜切开,用拉钩将左侧尾状叶向头侧牵引,可以看到在右膈肌脚和下腔静脉之间斜行的条状物,右膈下动脉就在其间。不管该动脉的起始位置如何,其必定在该位置走向右上方。

六、淋巴管

肝内的淋巴管存在于门管的结缔组织内,与小叶间动静脉及小叶间胆管并行,淋巴管可互相吻合,逐渐合成大的淋巴管,经

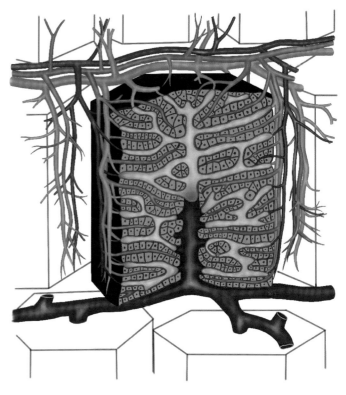

图 3-8 肝小叶

肝门而出。肝外的淋巴流向也符合脉管系统的近距离分布的原则。肝上部的淋巴经腔静脉孔进入胸腔,注入膈上淋巴结和后纵隔淋巴结,肝下部的淋巴注入肝门淋巴结。肝周韧带内存在大量的淋巴管,术中遇到较粗的淋巴管应仔细结扎,以防止术后淋巴瘘而导致的大量腹水,影响术后恢复。

(王 征 朱 凯)

参 考 文 献

[1] Wang Z, Peng Y, Hu J, et al. Associating liver partition and portal vein ligation for staged hepatectomy for unresectable hepatitis B virus-related hepatocellular carcinoma: a single center study of 45 patients[J]. Ann Surg, 2020, 271(3): 534-541.

[2] Couinaud C. Les enveloppes vasculobiliares de foie ou capsule de Glisson. Leur interet dans la chirurgie vesiculaire, les resections hepatiques et l'abord du hile du foie[J]. Lyon Chir, 1954, (49): 589-615.

[3] Bismuth H. Surgical anatomy and anatomical surgery of the liver[J]. World J Surg, 1982, 6(1): 3-9.

[4] Nakamura T, Tanaka K, Kiuchi T, et al. Anatomical variations and surgical strategies in right lobe living donor liver transplantation: lessons from 120 cases[J]. Transplantation, 2002, 73(12): 1896-1903.

第四章　ALPPS 适应证、禁忌证及术前评估

在 ALPPS 全球注册登记系统的报告中(https://ALPPS.net)，ALPPS 的适应人群包括结直肠癌肝转移(colorectal liver metastases，CRLM)、肝细胞癌(hepatocellular carcinoma，HCC)、肝内胆管癌(intrahepatic cholangiocarcinoma，ICC)、肝门周围胆管癌(perihilar cholangiocarcinoma，PHC)、胆囊癌、恶性上皮样血管内皮瘤、非结直肠癌肝转移等病人。从 ALPPS 的注册登记情况来看，尽管 ALPPS 在理论上可以用于几乎所有原发性和继发性肝肿瘤的治疗，CRLM、HCC、PHC 和 ICC 仍是目前为止最常见的 ALPPS 适应证(图 4－1)。ALPPS 在成人病人中的应用占绝大多数，在儿童病人中亦有应用[1]。

对于每一个手术方式，特别是对于 ALPPS，最重要的是决定什么样的病人适合行 ALPPS，也就是 ALPPS 的最佳适应证是什么。ALPPS 当然不能完全替代其他技术，如门静脉栓塞(portal vein embolization，PVE)或二步肝切除术(two staged hepatectomy，TSH)，但对部分病人，如果没

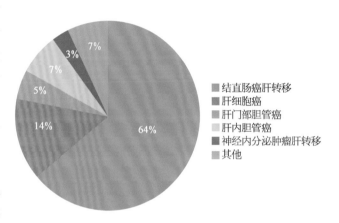

图 4－1　ALPPS 适应证

数据来源于 ALPPS 全球注册登记网(数据截至 2019 年 5 月；https://ALPPS.net)

有其他常规手术方式能够选择的情况下，在有经验的肝胆外科医生手中，ALPPS 是一种受欢迎的治疗选择。

一、ALPPS 适应证

(一) ALPPS 治疗结直肠癌肝转移

CLRM 是目前 ALPPS 的主要适应证(图 4－2，在 ALPPS 登记的病人中约占有 2/3)[2]，ALPPS 的出现增加了 CRLM 病人获得根治性治疗的机会。虽然 ALPPS 治疗后肿瘤复发率可能高于常规肝切除术后的病人，主要还是因为行 ALPPS 病人肿瘤负荷更高，但 ALPPS 为那些本来没有任何手术机会的中晚期 CRLM 病人提供了治疗的机会和希望。但如何避免潜在的过度使用，目前似乎仍缺乏严格的统一标准[3]。目前关于 ALPPS 治疗 CRLM 的长期预后的研究仍然无法充分支持这一标准。在一份关于 ALPPS 治疗 CRLM 的早期报告中，CRLM 的 1 年和 2 年总体生存率分别为 76% 和 63%[4]。这些生存数据需要考虑到刚开展 ALPPS 时，围手术期存在较高的病死率(8%)以及肝脏肿瘤负荷较大条件下的选择偏倚。在后续较大样本的系列研究中，58 例 ALPPS 治疗 CRLM 病人 3 年总生存率为 50%、无瘤生存率为 13%[5]。在不同的系列研究中，新辅助化疗对 FLR 的增长和 ALPPS 后的围手术期转归均无负面影响[6]。

最近一项来自 ALPPS 注册中心的病例匹配研究，对于无法常规手术切除的 CRLM 病例，接受

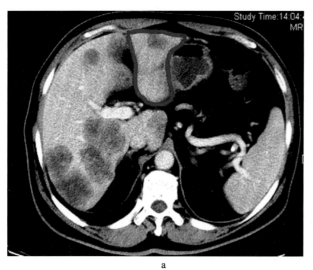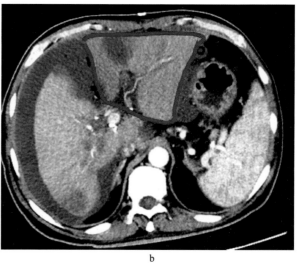

图 4-2 ALPPS 治疗结直肠癌肝转移

a. ALPPS 1 期术前影像,肝内多发病灶(左外叶病灶于 ALPPS 1 期术中切除);b. ALPPS 2 期术前影像

ALPPS 治疗与接受姑息性化疗历史对照组进行比较,ALPPS 组在早期肿瘤预后方面优势不明显[7]。需要指出的是,ALPPS 组的病例肿瘤负荷更高(肿瘤侵犯的肝脏范围中位数 7 个肝段,残留肝脏中的病灶中位数有 4 个)。因此,不良的预后结果可能与病人的选择偏倚有关,而不是 ALPPS 本身治疗的失败。

到目前为止,仅发表了少数比较 ALPPS 和 TSH 的系列文章,总体而言 ALPPS 可提供比传统 TSH 更高的切除率,两种方法生存差异不明显。Adam R.等[8]报道 ALPPS 治疗后的中位 OS 较低(20 个月比 37 个月)。而 Ratti F.[9]、Kambakamba P.[10]等的系列研究发现,ALPPS 和 TSH 的 1 年 OS、1 年 DFS 没有差异。当然,上述所有的研究都是非随机和非配对的方式进行的[11]。最近,Roble-Campos R.[12]等发表了几乎相同的数据,在一项倾向配对分析中,止血带 ALPPS 和常规 TSH 的 1 年、3 年和 5 年总生存率分别为 81%、67%、24% 和 76%、57%、23%。然而肿瘤的长期预后数据在既往各个研究中几乎都缺失(表 4-1)。我们期待进一步的数据,特别是进一步的随机对照试验来评估 ALPPS 治疗 CRLM 的预后。

表 4-1 ALPPS 治疗结直肠肝转移的生存率文献回顾

作　者	年份	病例数	1 年生存率 (%)	2 年生存率 (%)	3 年生存率 (%)	5 年生存率 (%)	中位 OS (月)
Schadde et al.	2014	141	76	63	—	—	—
Oldhafer et al.	2014	7	57	—	—	—	—
Lang et al.	2015	7	—	—	64	—	—
Ratti et al.	2015	12	92	—	—	—	—
Adam et al.	2016	17	—	42	—	—	—
Björnsson et al.	2016	23	83	59	—	—	—
Kambakamba et al.	2016	41	—	—	—	—	24.7±2.3
Olthof et al.	2017	70	—	62	—	—	—

作 者	年份	病例数	1年生存率（%）	2年生存率（%）	3年生存率（%）	5年生存率（%）	中位 OS（月）
Wanis et al.	2018	58	93	66	50	—	—
Robles-Campos et al.	2019	21	76	—	57	23	36
Baumgart et al.	2019	8	75	—	40	—	36.2

（二）ALPPS 治疗肝细胞癌

由于 HCC 常合并有不同程度的肝纤维化/肝硬化和（或）门静脉高压、肝功能受损,所以 HCC 病人的肿瘤切除手术常更有挑战性。ALPPS 可以增加 HCC 的手术切除率（图 4-3、图 4-4）。然而,来自 ALPPS 注册网的早期报道显示,35 例中期 HCC 病人接受 ALPPS 术后 90 日病死率达 31%[5]。但随着经验的积累、病例选择的进一步严格,ALPPS 已经被广泛地纳入标准或指南中,用于无法 1 期手术切除

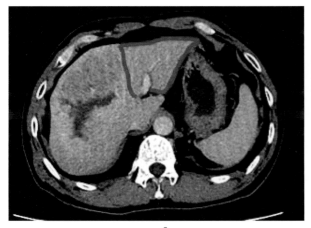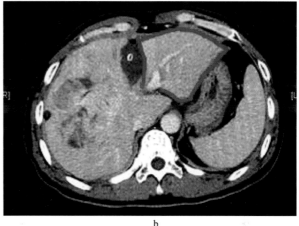

图 4-3 ALPPS 治疗肝细胞癌合并门静脉右支癌栓

a. ALPPS 1 期术前影像;b. ALPPS 2 期术前影像

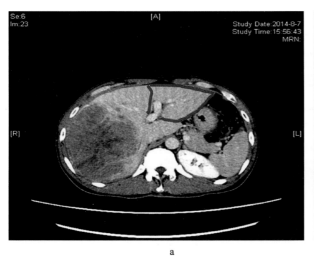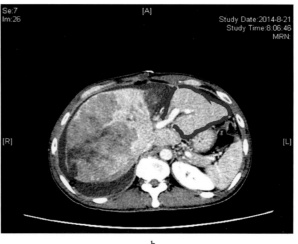

图 4-4 ALPPS 治疗肝细胞癌合并轻度肝硬化

a. ALPPS 1 期术前影像;b. ALPPS 2 期术前影像

HCC 的治疗。中国香港大学的 Chan AC 团队[13]制定了 HCC 病人接受 ALPPS 的入组标准[FLR<30% 标准肝脏体积、Child A、15 分钟吲哚菁绿清除率(ICG‐R15)<20%、血小板计数>100×10⁹/L,无门静脉右支血栓形成],手术预后得到了明显改善,90 日病死率降至 7.1%。罗马 Vennarecci G.等也得出类似结果[14]。值得注意的是,在慢性肝病中,完全肝实质横断似乎比部分 ALPPS 的术后 FLR 增生更加迅速[15]。

近期,在笔者所在的复旦大学附属中山医院的一项单中心的倾向评分匹配研究中[16],分析了 45 例 HCC 合并乙型病毒性肝炎病人接受 ALPPS 的治疗结果。研究发现,肝硬化的程度与肝脏增生的程度和速度呈负相关。接受 ALPPS 治疗中晚期 HCC 病人 1 年和 3 年生存率分别为 64% 和 60%,明显优于无法手术而接受经导管动脉栓塞化疗(TACE)治疗的 HCC 病人。

上述经验均表明,在特定的病人中,ALPPS 可以提高 1 期无法手术切除 HCC 的手术切除率,当然不符合条件的病例只能选择姑息性治疗[15-17]。

(三) ALPPS 治疗肝门周围胆管癌

ALPPS 注册网报道了 ALPPS 治疗 PHC 病人的初步研究[4],11 例 PHC 病人 ALPPS 术后 90 日病死率为 27%。2017 年,Olthof PB 等[18]将 ALPPS 注册网的 ALPPS 结果与 PVE 和行肝右三叶切除术治疗 PHC 的结果进行了配对比较。ALPPS 组的术后病死率是对照组的两倍(48% 对 24%),ALPPS 组的中位 OS 仅为 6 个月,而对照组的中位 OS 为 29 个月(P=0.048)。来自该登记网的其他报道也确认了胆道肿瘤与 ALPPS 术后死亡密切相关[4,19,20]。ALPPS 应用于 PHC 等胆道肿瘤术后胆漏、肝功能不全、严重感染以及脓毒血症等并发症发生率和病死率相对较高(特别是需要行胆道重建者[20])。PHC 是否应被视为 ALPPS 的相对禁忌证还存在争议。分析发现,ALPPS 治疗 PHC 的许多结果都是通过传统的 ALPPS 获得的,可能也因为最初手术经验的缺乏,处于 ALPPS 学习曲线的低端,所以结果比较差。为了降低 ALPPS 治疗 PHC 并发症发生率和病死率,对手术操作进行了若干实质性改进,同时进一步减少了手术的创伤。Sakamoto Y.等[21]改进了 Mini ALPPS 的概念,使用经回结肠门静脉栓塞而不是经肠系膜 PVE。在 3 名病人中,这项技术已显示令人鼓舞的结果。同样,Balci D.等[22]报道了另外 2 例腹腔镜 1 期经回结肠门静脉栓塞的成功应用。经过手术病人的选择优化,2 期手术时机的及时把握和手术技术的改进,ALPPS 可以成为一种治疗替代方案,允许切除其他方法不可切除的 PHC。

(四) 其他适应证

ICC 病人行 ALPPS 亦见报道,但相关研究尚缺乏[23](图 4-5)。另外,传统的 PVE 失败、无法实施

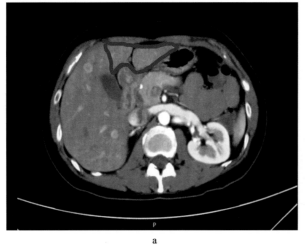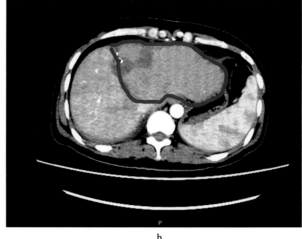

图 4-5 ALPPS 治疗肝内多发胆管癌

a. ALPPS 1 期术前影像;b. ALPPS 2 期术前影像

或不便实施 PVE 二步切除术的病人（如肿瘤侧门静脉主要分支有癌栓）也是 ALPPS 的适应证之一（图 4-6）。越来越多的研究结果显示，ALPPS 正成为门静脉栓塞失败后的重要挽救性治疗措施，治疗成功率高（92.3%~100%），并发症发生率和病死率与常规 ALPPS 类似[24,25]。ALPPS 亦可用于神经内分泌肿瘤、血管瘤等其他肿瘤病人（图 4-7、图 4-8）。

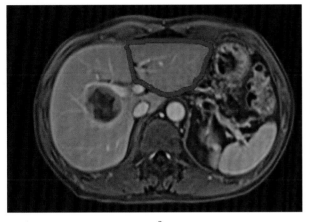
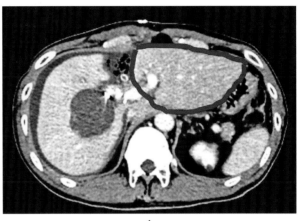

a　　　　　　　　　　　　　　　　　b

图 4-6　ALPPS 治疗 PVE 失败后的肝细胞癌
a. ALPPS 1 期术前影像；b. ALPPS 2 期术前影像

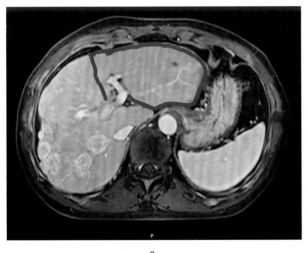
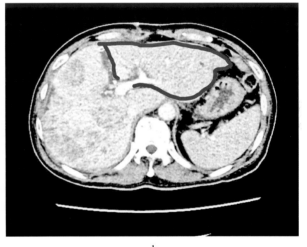

a　　　　　　　　　　　　　　　　　b

图 4-7　ALPPS 治疗神经内分泌肿瘤肝转移
a. ALPPS 1 期术前影像；b. ALPPS 2 期术前影像

综上所述，ALPPS 的适应证：FLR 体积不足的原发性或转移性肝恶性肿瘤，即术前影像学评估正常肝脏的 FLR<30%；或病变肝脏（如梗阻性黄疸、肝纤维化、中重度脂肪肝或化疗导致的肝脏病变等）的 FLR<40%。适用的病理类型通常包括原发性肝癌或为肝门胆管恶性肿瘤潜在可切除但 FLR 不足，无肝外转移；转移性肝癌原发灶已切除或同期可根治切除，无肝外或剩余肝脏残留病灶；肝功能正常或轻度可逆性受损；全身状况良好，能耐受大手术。除肝肿瘤情况外，肝实质状态是 ALPPS 适应证的一个重要考量因素。肝脏恶性肿瘤病人常合并基础肝病或肝损伤（包括病毒性肝炎、肝纤维化、肝硬化、胆汁淤积、化疗±靶向治疗肝损伤等），其实际功能性肝细胞总量（功能性肝细胞群）低于同等体积的正常肝脏。

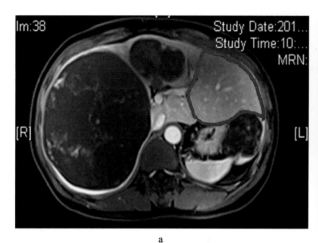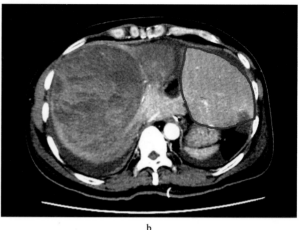

图 4-8　ALPPS 治疗巨大、多发血管瘤

a. ALPPS 1 期术前影像；b. ALPPS 2 期术前影像

同时，以上基础性病变影响 FLR 增生，病人需要更多时间获得足够 FLR。虽然肝硬化等并非 ALPPS 的绝对禁忌证，但在术前仍需要谨慎评估应用。对于门静脉栓塞或结扎后诱导肝组织增生未达到预期效果的肝脏，ALPPS 可作为其挽救性治疗措施。

二、ALPPS 禁忌证

麻醉风险高，不能达到 R0 切除的肝肿瘤，肝功能不佳（Child 分级为 B 级或 C 级，ICG - R 15>20%），合并严重门静脉高压症和（或）腹水，严重肝纤维化或肝硬化以及超过 50% 的大泡脂肪肝，存在不可切除肝外转移灶，肝动脉灌注不良，一般状况较差不能耐受大手术者禁忌应用 ALPPS。对 65 岁以上者实施 ALPPS 要慎重考虑。

三、ALPPS 术前评估及病例筛选

2007 年，德国雷根斯堡的 Hans J. Schlitt 进行了世界上第一例 ALPPS 手术。2012 年，作为一种快速诱导肝脏增生的新型外科技术，最先 25 例所谓的"原位分割"的研究报告发表。然而，早期的热情被最初的围手术期较高的并发症发生率和病死率以及早期的疾病复发所阻碍。ALPPS 需要不断努力完善病人的选择，改进技术以尽量减少与第一阶段手术相关的创伤，优化第二阶段的时机，从而进一步降低 ALPPS 并发症发生率和病死率，切实提高 ALPPS 预后。

ALPPS 的手术对象多数肿瘤较大，常合并肝炎、肝纤维化或硬化，手术治疗前常经受化疗、介入、射频等辅助治疗，且 ALPPS 二步手术的创伤，临床病理表现复杂和肝脏解剖变异较多，所以术前精确的评估剩余肝脏体积、功能，精确规划肝脏断离位置，确定合适的手术时机等就显得格外重要。随着术前评估方式的不断改进，临床拥有的评估手段也越来越精准，手术的安全性也能得到更好的保障。

1. 肝切除后肝功能衰竭（post-hepatectomy liver failure，PHLF）的评判标准　PHLF 的评判标准包括：① 50 - 50 阳性标准：凝血酶原时间指数<50%（INR≥1.7），血清胆红素在术后第 5 日>50 μmol/L，预测病死率为 50%。② 术后第 5 日胆红素浓度>7 阳性标准：术后第 5 日的非肝硬化、非淤胆型病人中血清胆红素>70 μmol/L。③ 国际肝脏外科学研究组阳性标准：INR 和胆红素浓度高于其正常临界值（由当地实验室定义的肝切除术后第 5 日的数值）。PHLF 的存在大大增加了病人术后对重大并发症的易感性，可能导致病人术后早期死亡。较为量化的评判标准可作为 PHLF 的早期识别方法，同时可预测术后病死率。

2. 剩余肝脏(future liver remnant, FLR)体积的评估　多数病人的肝功能衰竭发生在 ALPPS 第二阶段手术后,因此,第一阶段手术后进行剩余肝脏体积的评估非常关键。余肝体积(future liver volume, FLV)的标准化:标准化余肝体积参照 Urata 的计算方法[26],即先计算病人的体表面积(body surface area, BSA),即体重$(kg)^{0.425}$×身高$(cm)^{0.725}$×0.007 184(m^2),然后采用公式$[706.2×BSA(m^2)+2.4](mL)$计算标准化肝体积(standardized liver volume, SLV),最后计算余肝体积占标准化全肝体积的比例(standardized future liver volume ration, SFLVR,即 FLV/SLV%)和标准化余肝体积(standardized future liver volume, SFLV,即 FLV/SLV)。最小 SFLVR 及 SFLV 的界值基本上取决于肝硬化程度和肝脏储备功能。目前对于安全切除所需的肝储备功能的判定标准国内外各中心基本相同:肝功能正常者(Child-Pugh A 级,ICG-R15<10%),正常肝脏为 SFLVR>20% ~ 30%;伴有慢性肝病或肝实质损伤病人(包括肝硬化、重度脂肪肝和化疗相关肝损伤),为 SFLVR>40%;肝功能损害者,则需保留更多的 SFLV(如 ICG-R15=10% ~ 20%),慢性肝病和肝硬化病人须 SFLVR>50%。不达标者即为 FLV 不足,需考虑行相应治疗。本中心研究报道肝癌合并肝纤维化的程度与 SFLVR 再生密切相关,不伴肝纤维化的病毒性肝炎病人 1 期手术后 SFLVR 增长的速度为 50.1 mL/d,Ⅰ、Ⅱ、Ⅲ级肝纤维化病人分别为 19.8 mL/d、19.0 mL/d、16.8 mL/d,而伴有肝硬化的病人肝再生速度进一步降低,为 9.6 mL/d[16]。该研究数据为精准计算剩余肝脏体积的增生速度和时间提供了科学依据,对指导 ALPPS 术式的适应证至关重要。Kambakamba P. 等[27]通过 1 期手术后的肝体积动态增长率(kinetic growth rate, KGR)来评估术后每日剩余肝脏的再生情况,得出 KGR≥6%/d 可显著地减少 2 期手术后的肝衰竭发生率。建议使用薄层 CT 扫描图像/MRI 行肝脏三维重建并通过虚拟手术软件进行虚拟切除以实现精确的剩余肝脏体积的测量。

3. 肝脏硬度(liver stiffness, LS)测定　测定 LS 的超声成像技术从最初一维的瞬时弹性成像技术(transient elastography, TE)技术,到二维的声辐射力脉冲成像技术(acoustic radiation force impulse, ARFI),发展至当今的二维实时剪切波弹性成像技术(shear wave elastograghy, SWE),也称为 E-成像;SWE 在测定 LS 方面具备直观定量、实时、无创、操作简便、准确率高、适用全部人群的特点,并且有直观的图像指导。此外,MR 弹性成像也被用于测定 LS[28]。有关 SWE 技术测量 LS 评估 PHLF 的报道显示,LS>10.1 kPa 时对肝硬化(S4)的诊断敏感度为 87.2%,特异度为 64%;LS 与 PHLF 的发生率密切相关,预测 PHLF 和 B 级以上的 PHLF 的 cut-off 值分别为 11.75 kPa 和 11.90 kPa,当 LS<11.9 kPa 时无 B 级以上 PHLF 发生,且其预测准确率优于门静脉高压(PHT)、Child-Pugh 分级及肝纤维血清学指标[29]。

4. 剩余肝脏功能的评估　经过 ALPPS 1 期手术后病人剩余肝脏快速增长,从而在短期内获得足够的 FLR,但众多学者也提出,宏观上的肝体积增大并不能代表肝脏功能相应幅度的改善。一些学者通过动物实验发现这些快速增长的肝细胞大多为不成熟的畸形细胞,很难像正常肝细胞一样提供应有的功能。除了评估 FLR 外,剩余肝脏功能也是非常重要的影响因素。肝功能的常用检测方法包括:

(1)肝功能血清生化指标检测:肝功能血清生化指标检查是利用各种生化试验的手段检测与肝脏摄取、合成、代谢和分泌等功能相关的各项指标。由于肝脏功能极为复杂,所以肝功能检查的项目繁多,通常临床医生会结合病人的病史和查体获得的体征选取其中的一组或者多项不同类别的检查。目前肝功能生化检查已经是入院病人常规检查,项目包括总胆红素、直接胆红素、凝血酶原时间、凝血酶原时间的国际标准化比值、血清白蛋白、清蛋白、胆碱酯酶、碱性磷酸酶、γ 谷氨酰转移酶和转氨酶[谷丙转氨酶(ALT)、谷草转氨酶(AST)]、透明质酸等以从肝脏的摄取、合成、分泌、代谢等多个方面反映肝脏功能的基本状况。血样采集时间:第一阶段,术前 1 日,术后第 1 日和第 7 日,第二阶段,术前即刻,术后第 1、第 7、第 14、第 30 日。有研究表明,胆碱酯酶是肝功能最可靠的定性检测指标,与肝体积再生密切相关。

(2)特殊检测手段:包括 Child-Pugh 评分、MELD 评分、ICG-R15、呼气试验、利多卡因代谢实验、动脉血酮体比检测、口服葡萄糖耐量试验、色氨酸耐量试验等。上述检测可对肝脏的整体储备功能进行评估,但可能无法精准地评估未来剩余肝脏的功能。整体肝脏的储备功能,并不等同于剩余肝脏的储备功能,但可以作为参考。

1)Child-Pugh评分:Child-Pugh评分由白蛋白、胆红素、凝血酶原时间、腹腔积液和肝性脑病等易于获得的指标构成,按5~6分、7~9分、10~15分划分为A、B、C 3个等级,在评估肝硬化病人的预后中,3个等级的肝脏功能衰竭相关病死率分别为<5%、20%、55%。在判断和选择适合肝切除病人中,Child-Pugh评分系统仍在广泛使用。Child-Pugh A级病人的手术并发症发生率和病死率明显低于B、C级肝硬化病人,B级病人肝切除耐受性差,须慎重选择;而C级是肝切除手术的禁忌证。但Child-Pugh评分并不适用于评估非肝硬化病人。Child-Pugh评分存在着诸多局限性:首先,腹腔积液、肝性脑病等因素的界定较为主观,导致Child-Pugh评分的结果不符合临床实际;其次,Child-Pugh评分将病人分为A、B、C 3级,同一级别中异质性很大。此外,客观指标如白蛋白、凝血酶原时间在各实验室间差异较大,可能造成混淆。虽然有研究发现在Child-Pugh评分为B级的病人出现PHLF的发生率明显高于A级病人(25%比5%),但Child-Pugh评分为A级的病人在术后仍有较高的肝功能失代偿率和一定的病死率[30]。因此,需要进一步细化评估Child-Pugh评分为A级病人的肝功能储备情况。

2)MELD评分:MELD评分主要用于评估终末期肝病病人的短期及中期病死率,在外科主要用于评估等待肝移植病人的肝病严重程度,以合理分配供肝。有研究显示,MELD评分可用于预测肝部分切除病人的手术风险,评分≤10分被认为可安全施行肝切除术[31]。但近期也有报道提出,MELD评分对PHLF的评估缺少精确性,在≤11分的病人中PHLF的发生率和病死率仍较高;因为评分体系中的肌酐可能因病人血容量不足或过度使用利尿剂而升高,胆汁淤积会使维生素K吸收不良,造成凝血酶原时间国际标准化比值升高,这些肝病外因会造成MELD评分系统受到肝病病情的影响,而肌酐水平与PHLF的发生缺少相关性。因此,目前该方法主要用以筛选准备接受肝移植的终末期肝病病人。但ALPPS协作组320例ALPPS病人的分析显示,MELD>10分是术后90日死亡的显著高危因素,2期术前MELD>10分者建议推迟第二步手术[32],MELD评分亦可有助于ALPPS风险的评估。

3)ICG-R15:吲哚菁绿(ICG)完全由肝清除,并在没有肝内结合的情况下直接排泄到胆汁中。在入肝之后,血液中的ICG水平大约会有持续20 min的指数级下降,20 min后在肝脏功能正常的情况下大约97%的染料被排出。ICG清除率可以由血清取样或用置于手指上的光学传感器无创的测定脉冲染料浓度而获得,操作简便。ICG-R15是反映肝脏储备功能的灵敏指标,可以用于对肝脏切除的安全范围进行评估,同时对肝脏实质细胞体积的预测与CT测定结果相似。但ICG-R15与取样时间关系密切、易受干扰。任何原因引起的胆汁排泄障碍,如胆道淤滞等也会影响试验结果。中国香港范上达等[33]认为ICG-R15是肝切除术后死亡的唯一预测指标,并认为ICG-R15<14%即可行大肝癌切除术,ICG-R15<23%可行小肝癌切除术。Van Thiel等[34]认为肝癌病人术前ICG-R15<10%,可切除2个肝段或30%的肝组织;ICG-R15为10%~20%,仅能切除1个肝段或最多15%的肝组织;ICG-R15>20%时,即使切除1个肝段,手术风险亦较大。2011版中国《肝切除术前肝脏储备功能评估的专家共识》[35]认为,Child-Pugh分级为A级的病人若其ICG-R15在10%以内时,则可以耐受多至4个肝段的肝大部切除;当其ICG-R15在10%~19%时,可以耐受2~3个肝段的肝大部切除;当其ICG-R15在20%~29%时,则只能接受单个肝段的切除;当其ICG-R15在30%~39%时,只能接受局限性小量的肝切除;当其ICG-R15≥40%时,只能接受肿瘤剜除术。

(3)其他检测手段技术:功能显像技术、最大肝功能容量试验等功能性测定。研究较多的功能显像技术主要分为两种:核医学显像结合单光子发射计算机断层成像(SPECT)/CT检测和肝脏特异性增强磁共振检测,有研究发现此两种检测技术能安全、有效地精准评估肝功能。

锝-99m(^{99m}Tc)-DTPA-半乳糖人类血清白蛋白(galactosyl human serum albumin, GSA)显像法和^{99m}Tc 标记亚氨基二乙酸(iminodiacetic acid, IDA)衍生物肝显像是核素肝脏检查最常见的代表。这两种方法虽然基于不同的原理,但都能提供肝脏总体和局部的定量和直观图像信息。肝脏是^{99m}Tc-GSA 的唯一摄取部位,因此它是肝脏功能评估的理想药物,可以用来评估肝脏功能性体积。此外,肝脏对^{99m}Tc-GSA 的摄取不受高血清胆红素水平的影响,即使在胆汁淤积病人中也能正常使用^{99m}Tc-GSA 显像。在亚洲地区,该方法作为 ICG 排泄试验的补充已得到相对广泛的使用。Tomassini F. 等[36]通过静脉注射后 10 min 内的含^{99m}Tc 标记的二甲基亚胺二乙酸的肝脏摄取情况来定量评估未来剩余肝脏的功能,以评估处于临界值的 SFLVR 的病人的最佳二步手术时机。

^{99m}Tc-IDA 是一类利多卡因类似物,主要由肝细胞摄取后直接排泄到胆管中而不发生任何生物转化,其特点与 ICG 相似,适合于肝胆系统的成像,并用于诊断不同的胆道疾病。在所有可用的 IDA 制剂中,^{99m}Tc-甲溴苯宁(mebrofenin)与胆红素置换率最低,成为最适合肝功能评估的 IDA。^{99m}Tc-甲溴苯宁的肝吸收的计算方法与 ICG 相同,其摄取率与 ICG 清除测试也有密切关系,同时可以有效规避肝内软组织分布不均匀的问题[37]。

使用 Gd-EOB-DTPA 增强 MRI 也可以应用于人体评估肝脏储备功能。Motosugi U. 等[38]通过对比接受 Gd-EOB-DTPA 增强 MRI 的病人的肝脾信号强度,发现结果与 ICG 清除率显著相关。然而,Gd-EOB-DTPA 增强 MRI 对肝功能评估的使用存在争议,仍需开展更多的研究评估。

5. 门静脉高压的评估[39] 门静脉高压分为肝前性、肝性和肝后性。其中,肝性门静脉高压还可分为窦前型、窦型和窦后型。肝炎后肝硬化导致的门静脉高压往往是窦型和窦后型,而血吸虫性肝病导致的门静脉高压往往是窦前型。门静脉压力测量的方法包括测量肝静脉压力梯度(HVPG)和门静脉置管测量的压力(PVP)。前者较后者更易测量,故应用广泛。一般认为,HVPG > 10 mmHg(1 mmHg = 0.133 kPa)即可诊断门静脉高压;接受手术的肝癌病人的 PVP 均值为 11.9 mmHg。由于获取 HVPG 也需行有创检查,故一些学者提倡采用无创的方法,即食管静脉曲张,或脾脏肿大且伴有血小板减少,即可诊断为临床显著的门静脉高压(clinical significant portalhypertension, CSPH)。研究发现,HVPG > 10 mmHg 的肝癌病人手术后出现肝功能不全的风险较高,而且长期生存较差,故此类病人不建议行 ALPPS。

6. 三维可视化技术 三维可视化技术可以对肝脏进行三维可视化重建,全方位展示肿瘤的部位、大小、形态、数量,清晰直观地显示门静脉、肝静脉、肝动脉、胆管的主干及分支,且准确性可达三级分支,重建效果较二维影像更为直观,对病灶及其周围组织三维空间关系有了更为直观、逼真、清晰的显示,极大地拓宽了手术医生的三维空间视野,有助于术前准确有效地评估肿瘤的可切除性,避免术中脉管系统损伤或过度切除。

总之,目前经过外科学者的不断努力和发展,ALPPS 的安全性已经有了很大改善。同其他任何外科新技术一样,ALPPS 同样存在学习曲线问题。在开展早期,通常并发症和死亡都较高,但是随着技术的成熟和经验的累积,ALPPS 的安全性会得到进一步改善和提高。近期,ALPPS 协助组的数据分析显示,ALPPS 开展逾 9 例的中心其严重并发症发生率将显著降低[40]。基于此,ALPPS 目前建议在富有肝脏外科经验的肝胆中心开展,特别是在开展的初期应严格把握 ALPPS 的适应证。

(周 俭 王 征)

参 考 文 献

[1] Hong JC, Kim J, Browning M, et al. Modified associating liver partition and portal vein ligation for staged hepatectomy for hepatoblastoma in a small infant: how far can we push the envelope? [J]. Ann Surg, 2017, 266(2): e16 – e17.

［ 2 ］ Lang H, Baumgart J, Mittler J. Associating liver partition and portal vein ligation for staged hepatectomy in the treatment of colorectal liver metastases: current scenario［J］. Dig Surg, 2018, 35(4): 294 - 302.

［ 3 ］ Schnitzbauer AA, Schadde E, Linecker M, et al. Indicating ALPPS for colorectal liver metastases: a critical analysis of patients in the international ALPPS registry［J］. Surgery, 2018, 164(3): 387 - 394.

［ 4 ］ Schadde E, Ardiles V, Robles-Campos R, et al. Early survival and safety of ALPPS: first report of the International ALPPS Registry［J］. Ann Surg, 2014, 260(5): 829 - 836; discussion 836 - 838.

［ 5 ］ Wanis KN, Ardiles V, Alvarez FA, et al. Intermediate-term survival and quality of life outcomes in patients with advanced colorectal liver metastases undergoing associating liver partition and portal vein ligation for staged hepatectomy［J］. Surgery, 2018, 163(4): 691 - 697.

［ 6 ］ Hasselgren K, Malagò M, Vyas S, et al. Neoadjuvant chemotherapy does not affect future liver remnant growth and outcomes of associating liver partition and portal vein ligation for staged hepatectomy［J］. Surgery, 2017, 161(5): 1255 - 1265.

［ 7 ］ Olthof PB, Huiskens J, Wicherts DA, et al. Survival after associating liver partition and portal vein ligation for staged hepatectomy (ALPPS) for advanced colorectal liver metastases: a case-matched comparison with palliative systemic therapy ［J］. Surgery, 2017, 161(4): 909 - 919.

［ 8 ］ Adam R, Imai K, Castro Benitez C, et al. Outcome after associating liver partition and portal vein ligation for staged hepatectomy and conventional two-stage hepatectomy for colorectal liver metastases［J］. Br J Surg, 2016, 103(11): 1521 - 1529.

［ 9 ］ Ratti F, Schadde E, Masetti M, et al. Strategies to increase the resectability of patients with colorectal liver metastases: a multi-center case-match analysis of ALPPS and conventional two-stage hepatectomy［J］. Ann Surg Oncol, 2015, 22(6): 1933 - 1942.

［10］ Kambakamba P, Linecker M, Alvarez FA, et al. Short chemotherapy-free interval improves oncological outcome in patients undergoing two-stage hepatectomy for colorectal liver metastases［J］. Ann Surg Oncol, 2016, 23(12): 3915 - 3923.

［11］ Baumgart J, Jungmann F, Bartsch F, et al. Two-stage hepatectomy and ALPPS for advanced bilateral liver metastases: a tailored approach balancing risk and outcome［J］. J Gastrointest Surg, 2019, 23(12): 2391 - 2400.

［12］ Robles-Campos R, Brusadin R, López-Conesa A, et al. Long-term outcome after conventional two-stage hepatectomy versus tourniquet-ALPPS in colorectal liver metastases: a propensity score matching analysis［J］. World J Surg, 2019, 43(9): 2281 - 2289.

［13］ Chan AC, Poon RT, Chan C, et al. Safety of ALPPS procedure by the anterior approach for hepatocellular carcinoma［J］. Ann Surg, 2016, 263(2): e14 - e16.

［14］ Vennarecci G, Grazi GL, Sperduti I, et al. ALPPS for primary and secondary liver tumors［J］. Int J Surg, 2016, (30): 38 - 44.

［15］ Chan ACY, Chok K, Dai JWC, et al. Impact of split completeness on future liver remnant hypertrophy in associating liver partition and portal vein ligation for staged hepatectomy (ALPPS) in hepatocellular carcinoma: Complete-ALPPS versus partial-ALPPS［J］. Surgery, 2017, 161(2): 357 - 364.

［16］ Wang Z, Peng Y, Hu J, et al. Associating liver partition and portal vein ligation for staged hepatectomy for unresectable hepatitis B virus-related hepatocellular carcinoma: a single center study of 45 patients［J］. Ann Surg, 2020, 271 (3): 534 - 541.

［17］ Vennarecci G, Ferraro D, Tudisco A, et al. The ALPPS procedure: hepatocellular carcinoma as a main indication. An Italian single-center experience［J］. Updates Surg, 2019, 71(1): 67 - 75.

［18］ Olthof PB, Coelen RJS, Wiggers JK, et al. High mortality after ALPPS for perihilar cholangiocarcinoma: case-control analysis including the first series from the international ALPPS registry［J］. HPB (Oxford), 2017, 19(5): 381 - 387.

［19］ Schadde E, Raptis DA, Schnitzbauer AA, et al. Prediction of mortality after ALPPS stage-1: an analysis of 320 patients from the international ALPPS registry［J］. Ann Surg, 2015, 262(5): 780 - 785; discussion 785 - 786.

［20］ Oldhafer KJ, Stavrou GA, van Gulik TM. ALPPS — Where do we stand, where do we go? Eight recommendations from the first international expert meeting［J］. Ann Surg, 2016, 263(5): 839 - 841.

［21］ Sakamoto Y, Matsumura M, Yamashita S, et al. Partial TIPE ALPPS for perihilar cancer［J］. Ann Surg, 2018, 267(2): e18 - e20.

［22］ Balci D. Pushing the envelope in perihiler cholangiocellularcarcinoma surgery: TIPE-ALPPS［J］. Ann Surg, 2018, 267 (2): e21 - e22.

［23］ Oldhafer F, Ringe KI, Timrott K, et al. Intraoperative conversion to ALPPS in a case of intrahepatic cholangiocarcinoma

［J］. Case Rep Surg, 2015: 273641.

［24］Ulmer TF, de Jong C, Andert A, et al. ALPPS procedure in insufficient hypertrophy after portal vein embolization (PVE) ［J］. World J Surg, 2017, 41(1): 250-257.

［25］Enne M, Schadde E, Bjornsson B, et al. ALPPS as a salvage procedure after insufficient future liver remnant hypertrophy following portal vein occlusion［J］. HPB (Oxford), 2017, 19(12): 1126-1129.

［26］Urata K, Kawasaki S, Matsunami H, et al. Calculation of child and adult standard liver volume for liver transplantation ［J］. Hepatology, 1995, 21(5): 1317-1321.

［27］Kambakamba P, Stocker D, Reiner CS, et al. Liver kinetic growth rate predicts postoperative liver failure after ALPPS［J］. HPB (Oxford), 2016, 18(10): 800-805.

［28］Lee DH, Lee JM, Yi NJ, et al. Hepatic stiffness measurement by using MR elastography: prognostic values after hepatic resection for hepatocellular carcinoma［J］. Eur Radiol, 2017, 27(4): 1713-1721.

［29］Shen Y, Zhou C, Zhu G, et al. Liver stiffness assessed by shear wave elastography predicts postoperative liver failure in patients with hepatocellular carcinoma［J］. J Gastrointest Surg, 2017, 21(9): 1471-1479.

［30］Zheng Y, Yang H, He L, et al. Reassessment of different criteria for diagnosing post-hepatectomy liver failure: a single-center study of 1683 hepatectomy［J］. Oncotarget, 2017, 8(51): 89269-89277.

［31］Cucchetti A, Ercolani G, Vivarelli M, et al. Impact of model for end-stage liver disease (MELD) score on prognosis after hepatectomy for hepatocellular carcinoma on cirrhosis［J］. Liver Transpl, 2006, 12(6): 966-971.

［32］Popescu GA, Alexandrescu ST, Grigorie RT, et al. Good to know: the ALPPS procedure-embracing a new technique［J］. Chirurgia (Bucur), 2017, 112(3): 332-341.

［33］Lau H, Man K, Fan ST, et al. Evaluation of preoperative hepatic function in patients with hepatocellular carcinoma undergoing hepatectomy［J］. Br J Surg, 1997, 84(9): 1255-1259.

［34］Van Thiel DH, Wright HI, Fagiuoli S, et al. Preoperative evaluation of a patient for hepatic surgery［J］. J Surg Oncol Suppl, 1993, (3): 49-51.

［35］肝切除术前肝脏储备功能评估的专家共识(2011版)［J］.中华消化外科杂志,2011,10(1): 6.

［36］Tomassini F, D'Asseler Y, Giglio MC, et al. Hemodynamic changes in ALPPS influence liver regeneration and function: results from a prospective study［J］. HPB (Oxford), 2019, 21(5): 557-565.

［37］de Graaf W, van Lienden KP, Dinant S, et al. Assessment of future remnant liver function using hepatobiliary scintigraphy in patients undergoing major liver resection［J］. J Gastrointest Surg, 2010, 14(2): 369-378.

［38］Motosugi U, Ichikawa T, Sou H, et al. Liver parenchymal enhancement of hepatocyte-phase images in Gd-EOB-DTPA-enhanced MR imaging: which biological markers of the liver function affect the enhancement? ［J］. J Magn Reson Imaging, 2009, 30(5): 1042-1046.

［39］孙惠川,沈英皓,李小龙.肝脏储备功能与肝癌术式选择［J］.中国实用外科杂志,2018,38(4): 4.

［40］Li J, Ewald F, Kantas A, et al. Learning curve effect in ALPPS — a retrospect analysis of four years' experience［J］. HPB, 2016, 18(2): e735.

第五章 ALPPS 手术操作

第一节 ALPPS 术式概述及改良术式统一命名

2007 年 Hans J. Schlitt 教授创立联合肝脏分隔和门静脉结扎的二步肝切除术(associating liver partition and portal vein ligation for staged hepatectomy，ALPPS)。2012 年 de Santibañes E 和 Pierre-Alain Clavien 教授正式将该术式命名为 ALPPS[1-3]。此后 ALPPS 获得广泛关注，并迅速得到推广应用[4-14]。ALPPS 能快速诱导肝脏增生，拥有极高的手术切除率，使诸多既往无法手术切除的病人获得手术切除的机会。ALPPS 的原理是通过结扎或栓塞肿瘤侧肝脏的门静脉分支，同时通过肝实质离断等方式在肿瘤侧肝与剩余肝(future liver remnant，FLR)之间形成分隔，诱导 FLR 增生，在 FLR 增生足够后行再次手术切除肿瘤。早期的经典 ALPPS 为右三叶或扩大右半肝切除的 ALPPS，包括 1 期手术离断肝实质和结扎门静脉右支，同时离断或不离断 IV 段 Glisson 分支，2 期手术切除肿瘤[15,16]。经典 ALPPS 诱导 FLR 增生作用确切，手术切除率高，但是手术侵袭性大，手术并发症发生率和病死率高。早年报道围手术期并发症发生率和 90 日病死率分别高达 68% 和 12%，安全性受到关注，同时也引起巨大争议[3]。此后，为减少 ALPPS 并发症和病死率，提高手术的安全性，许多学者进行了多方面改进，衍生出多种改良 ALPPS 术式，包括 1 期时只离断部分肝实质的部分离断 ALPPS(partial ALPPS)，以射频/微波或止血带作用分隔等方式替代肝实质离断分割的射频消融 ALPPS (radiofrequency-assisted ALPPS，RALPPS)、微波消融 ALPPS(associating microwave ablation and portal vein ligation for staged hepatectomy，AMAPS)和绕肝带 ALPPS(tourniquet ALPPS，也有称为 ALTPS：associating liver tourniquet and portal Ligation for staged hepatectomy)等术式，应用微创技术(腹腔镜、机器人辅助)开展 ALPPS 等[4,16-37]。随着开展的日益增多，证实对于无严重慢性肝病的肝脏，使用部分肝实质离断、射频/微波分隔，或止血带分隔等方式进行 ALPPS 1 期手术，可以达到与经典 ALPPS 类似的 FLR 诱导效果。ALPPS 的定义也因此从早年经典的肝实质离断分割而扩大变为肝脏分隔，其应用也因此变得更加灵活，肿瘤的部位、FLR 部位、残留肝段的数量等也不再受限。反式 ALPPS(reversal ALPPS)、中叶 ALPPS (mesohepatectomy ALPPS)、极限的单段 ALPPS(monosegment ALPPS)等术式将 ALPPS 向前大大地推进，将 ALPPS 的手术原理进行新的诠释，同时也将其核心要义发挥得淋漓尽致：FLR 不再局限于肝左外叶或左半肝，任何一个肝叶或肝段，乃至任何一个具备独立完整脉管结构和功能的肝区域，都可以作为 FLR 进行分割、诱导增生，然后进行肿瘤切除[21,38,39]。ALPPS 的适应范围也大大拓宽。这些新的术式也从一个侧面充分证实了这一手术的正确性以及该手术的两大核心要素：肿瘤侧肝/FLR 分隔以及肿瘤侧门静脉结扎。总的来说，得益于全球肝脏外科学家的不断探索和共同努力，以及对 ALPPS 的不断创新、总结和改进，目前对 ALPPS 的手术原理的把握已更为熟练，新的术式层出不穷，手术方式已变得灵活多样。ALPPS 协作组的 10 年回顾报告显示,各种改良 ALPPS 日益增多,已占到所有 ALPPS 的一半[15]。

但是,ALPPS 的快速发展和传播以及许多 ALPPS 变体(ALPPS variants)的出现[40],产生了许多新名词,导致比较各种 ALPPS 应用经验的混乱和困难,交流和比较分析也因之变得困难。因为许多改良术式,特别是后期出现的改良术式,多为联合改良(常综合手术入路、肝脏分隔方式、门静脉闭塞等联合改良,如 Mini ALPPS),很难通过术式简称迅速了解。ALPPS 相关手术的术语的一致性和清晰度对于确保沟通和报告至关重要。2015 年 2 月在德国汉堡举行的第一次专家会议得出结论认为,需要制定一个通用的手术命名系统,以充分比较和进一步推动 ALPPS 的发展。为此,2015 年国际 ALPPS 协作组回顾当时已有的关于 ALPPS 的文献,以及对 ALPPS 登记注册的 209 个中心的调查,涵盖 600 多例 ALPPS 病例,提出了一个逻辑命名系统,对当时已知的 ALPPS 术式进行分类,并按照定义的顺序以字段形式放置在 ALPPS 之前:策略、手术阶段、入路、门静脉栓塞(如果有使用)、肝实质分隔类型和肝切除术名称。这个 ALPPS 变体术语命名系统随后提交给在 ALPPS 注册中心注册的各个中心评论和核准,并达成一致共识[7]。

在该命名系统产生之后,ALPPS 又有很大的进展,产生了一些新的改良术式。本书综合目前已见诸报道的所有 ALPPS,同时结合中文表达习惯,提出统一命名系统,以更好地实现 ALPPS 的交流。

首先是 ALPPS 的定义和命名。ALPPS 最初是 Associating Liver Partition and Portal vein ligation for Staged hepatectomy 的首字母缩写词[3,40]。原始术式和经典 ALPPS 的肿瘤侧和 FLR 侧的肝实质完全离断分隔。在许多改良手术中完全肝脏离断分隔被改进为以部分离断、射频/微波消融分隔、绕肝带绕扎分隔等方式替代,同时一些中心在改良手术中采用门静脉栓塞术(portal vein embolization,PVE)替代门静脉结扎术(portal vein ligation,PVL)。ALPPS 的原理的内涵相应拓展,因此原始的 ALPPS 命名方式已不足以涵盖,故将先前的 ALPPS 的原始含义的"肝脏分割"改为"肝脏分隔","门静脉结扎"改为"门静脉闭塞",首字母缩写词 ALPPS 现在代表"联合肝脏分隔和门静脉闭塞的二步肝切除术"。

ALPPS 术式的变化,主要相对于经典的 ALPPS 术式在几个方面变化,这些变化也构成了命名的基本变量/字段,包括:入路方式(微创/前入路等替代开腹常规入路);肝实质分隔方式(部分离断、绕肝带、射频/微波消融等替代肝实质离断);门静脉闭塞方式(PVE 等替代 PVL);肿瘤部位及肝切除范围(右半肝、扩大右半肝、中叶、左三叶切除补充最初的右三叶切除);FLR 及肝段数量(右后叶,左右两叶,单个肝段替代左外叶两个肝段),其他的少数一些特殊性质的 ALPPS[PVE 失败后的挽救性 ALPPS(rescue ALPPS)等]。除去少部分特殊手术方式需要额外特别命名以外,绝大多数均可以通过综合变量字段定义方式加以规范命名,做到一目了然,方便交流。

本章为 ALPPS 的各种改良方式建立一个简单易懂的术语命名规则。以更好地比较 ALPPS 的改良术式,推动 ALPPS 的交流和发展。必须指出的是,命名系统是一个开放的系统,旨在更好的交流和推动 ALPPS 的发展,有新的术式需要随时更新。如有重大创新术式,必要时命名法则可以随着新术式进行相应修订。不同于国际 ALPPS 命名规则要求的"不再添加新的首字母缩略词和新词",我们不反对甚至鼓励创立新的 ALPPS 术式的学者建立自己的新词。因为,一则这是他们的创新工作,可以拥有属于个人的名称;二则很多学者的命名简称常常简洁生动,易于理解记忆(正如肝移植的 Piggyback 式一样)。但是,我们同时建议作者对新词做出备注,备注使用术语命名法则,以方便读者能对 ALPPS 术式的变化一目了然。对于已有的许多学者建立的缩略命名,我们建议尊重各改良术式的创立者的卓越贡献,保留他们的命名。这些术式命名通常简洁明了,朗朗上口,而且在实际工作中,这些简洁的名称依然被广泛使用,且在亚专业领域有更广泛的使用。我们建议保留这些名称,在使用的时候采用备注的方式,也即:创立者的命名+备注。例如:Mini ALPPS(前入路+部分离断+PVE+肝切除范围)。在变异式式的变量字段排列方面,我们命名顺序与国际的基本保持一致[在 ALPPS 之前顺序放置分期、入路、PVE(如果有使用替代 PVL)、横断方式和肝切除范围类型][7],术语命名中的肝切除术命名同样基于肝脏解剖学的布里斯班解剖和手术分类[42],以保证国际交流畅通,更好地推动 ALPPS 的发展。

一、入路(access)

ALPPS 入路主要包括前入路、微创入路。门静脉闭塞的操作入路如果使用 PVE 也有不同的入路,包括经典的经皮经肝 PVE、经回结肠静脉 PVE、经肠系膜下静脉 PVE 等。前入路 ALPPS 由中国香港大学陈智仁(Albert Chan)提出,微创入路 ALPPS 包括腹腔镜 ALPPS(laparoscopic ALPPS)、机器人辅助 ALPPS(robotic ALPPS)和手助 ALPPS(hand-assisted ALPPS)[43-46]。在肿瘤较大或情况复杂时,微创入路更多的时候是用于 1 期手术,为了区分,我们建议在命名时指明操作的阶段[即 1 期和(或)2 期]。例如:腹腔镜 ALPPS 1 期应用腹腔镜完成,而 2 期开腹完成,命名为"1 期腹腔镜 ALPPS";1 期和 2 期均腹腔镜完成,命名为"全腹腔镜 ALPPS"。使用诸如达芬奇机器人外科手术系统完成的机器人辅助手术,既往常简称为机器人 ALPPS,不能充分体现外科医生的主导作用,且易于令病人及家属误以为是机器人替代人手术,造成误会,现统一命名为机器人辅助 ALPPS。按照不同阶段命名如下:1 期机器人辅助完成而 2 期开腹完成,命名为"1 期机器人辅助 ALPPS",1 期和 2 期均由机器人辅助完成,命名为"全机器人辅助 ALPPS"。

二、肝实质分隔方式(type of parenchyma separation)

肝实质分隔方式包括经典的完全肝实质离断 ALPPS(complete/total ALPPS)、部分离断 ALPPS(partial ALPPS,p-ALPPS)、射频 ALPPS(radiofrequency-assisted ALPPS,RALPP)、微波 ALPPS(microwave-assisted ALPPS)和绕肝带 ALPPS(tourniquet ALPPS)[20,23,25,26,31,36]。对于部分离断 ALPPS,为了避免中文表达引起上下文的误会,不使用直译"部分 ALPPS",使用"部分离断 ALPPS"。部分离断为针对经典 ALPPS 完全离断的相对概念和定义,对于不伴有慢性肝病的肝脏,部分离断通常需要 50%~80%,离断过少往往造成 FLR 增生效能不足,部分离断的程度各家差异较大,离断程度常取决于外科医生的术中估计。1 期手术术中执行时常缺乏很好的评估定量方法,如使用定量,需在文献报道中详细说明估计的方法。笔者所在中心使用方法如下:术前使用三维重建和虚拟手术切割,并在三维重建软件中计算离断面的多少,术中按照规划进行肝实质离断,以获得相对精确的数值。再在 2 期手术离断面完全获得后根据 1 期离断线再次确认修正。实际操作如不易定量估计时,也可直接取显露至肝中静脉。射频 ALPPS 和微波 ALPPS 有经皮操作和经腹操作两种,两者差别较大。射频 ALPPS 或微波 ALPPS 如联合经皮经肝 PVE,可以避免 1 期入腹操作,也即所谓的"避免 1 期手术";在目前命名时建议修正为:经皮射频 ALPPS 和经皮微波 ALPPS,如无经皮标识,则默认为入腹(开腹或腹腔镜)进行操作。

三、门静脉闭塞(portal vein occlusion,PVO)方式

PVO 方式包括经典 ALPPS 的 PVL,以及采用 PVE 替代 PVL。所有在 ALPPS 1 期术中使用 PVE 的 ALPPS 均称为 PVE-ALPPS,以区分常规 ALPPS,无 PVE 前缀的 ALPPS 则默认手术方式是 PVL。PVE 替代 PVL 常联合其他改良方式同时进行,形成多种 ALPPS 改良术式,包括混合 ALPPS(Hybrid ALPPS)、Mini ALPPS、术前 PVE ALPPS(pre-ALPPS PVE)、序贯 ALTPS(sequential ALTPS)等[47-51]。PVE 应用时间不一,术中同时使用和术后使用均有。PVE 施行方式有多种,如无特别,默认为超声或 CT 引导下经皮经肝穿刺进行,自对侧门静脉或同侧门静脉进行穿刺栓塞;术中施行时,除术中超声引导经肝穿刺进行外,尚可经回结肠静脉穿刺进行(经回结肠静脉门静脉栓塞术 transileocecal portal vein embolization,TIPE),或经肠系膜下静脉进行(经肠系膜下静脉门静脉栓塞术 transmesenteric portal vein embolization,TMPE)[49,50,52]。这些术式存在较大的差别。国际命名是统一将所有的 1 期涉及 PVE 的手术统称为 PVE－ALPPS。我们建议采用更加具体细化的方式:将时间和施行方式简称同时置入,以示区别。包括:同期 PVE(术中同时行肝实质分隔和 PVE)、同期 TIPE(术中同时行肝实质分隔和 TIPE)、同期 TMPE(术中同时行肝实质分隔和 TMPE),对应原始文献报道作者建立的 Hybrid ALPPS,TIPE－ALPPS 等术式;分期 PVE－ALPPS(肝实质分隔术后几日 PVE,通常为术后 1~3 日),对应原始文献报道作者命名的 Mini ALPPS 等术式,PVE 的具体应用时间(术后几日行 PVE)等信息则需在文献报道时特别说明。

四、肝切除方式范围

ALPPS 起初用于右三叶切除[2],后不再受限于肿瘤部位和切除范围。目前肿瘤部位、切除范围、相应 FLR 位置和肝分隔/离断面均无特别限制,具体应用灵活多变[53]。肝切除方式范围包括:右/左三叶切除 ALPPS(right/left trisectionectomy ALPPS)、扩大右/左肝切除 ALPPS(extended right/left hepatectomy ALPPS)、右/左半肝切除 ALPPS (right/left hemihepatectomy ALPPS)、中叶切除 ALPPS(mesohepatectomy ALPPS)等[23,38,39,54,55]。肝切除术命名遵从布里斯班解剖和手术分类(Brisbane classification)、肝脏解剖和肝切除手术命名及肝切除术中控制出血方法和选择原则(2017 年第 1 次修订,第 2 版)[42,56]。单段 ALPPS 或分开的 2 肝段或 2+X 肝段是特殊的 ALPPS[57,58]。因为切除肝段多,命名冗长繁杂,因此取保留的 FLR 的肝段进行命名(X 肝段 ALPPS)。例如仅仅保留 IV 段的 ALPPS,称为 IV 段 ALPPS;如果同时保留部分相邻肝段,例如 IV 段+左尾叶,称为 IV+Ia 段 ALPPS;不相邻的分开的两肝段 ALPPS,称为 X1 肝段+X2 肝段 ALPPS。

在最终命名的时候,各种 ALPPS 改良术式根据不同的操作变量,按序进行命名:ALPPS 期别+入路+肝实质分隔方式+门静脉闭塞方式+肝切除方式范围。需要指出的是,该顺序与国际命名略有差异,肝实质分隔方式排在门静脉处理方式前面,为:肝实质分隔方式+门静脉闭塞方式,这种顺序完全对应于 ALPPS 的定义(联合肝脏分隔和门静脉结扎),而不是国际命名的将两者倒序,考虑到该顺序与 ALPPS 定义的肝实质分隔方式和门静脉处理方式的前后顺序一致,更加符合中文称呼习惯,特别是对应于 ALPPS 的中文译名(联合肝脏分隔和门静脉结扎的二步肝切除术),能够让国内肝脏外科医生更为习惯。

举例如下:男性病人,41 岁,右叶肝内胆管癌累及右肝管和 IV 段,ALPPS 1 期手术行腹腔镜肝实质部分离断,术中同时经肠系膜下静脉行 PVE(TMPE),1 周后行开腹右三叶切除术。按照命名法则:"1 期腹腔镜部分离断-同期 TMPE－右三叶切除 ALPPS"(表 5－1)。

表 5－1　ALPPS 改良术式命名规则

变　量　顺　序	示　例
ALPPS 期别	1 期
入路	腹腔镜
肝实质分隔方式	部分离断
门静脉闭塞方式	同期 TIPE－PVE
肝切除方式范围	右三叶切除

五、其他一些特殊 ALPPS 的命名

1. 挽救式 ALPPS(rescue ALPPS) 专指单纯的门静脉闭塞(包括 PVE 和 PVL)术后 FLR 增生不足,也即 PVE/PVL 诱导 FLR 增生失败后行肝实质分隔±门静脉结扎。已经报道使用的名称有 rescue ALPPS、salvage ALPPS,现国际统一命名为 rescue ALPPS,本书我们统一命名为挽救式 ALPPS。最常见的是 PVE 失败后行 ALPPS,已有很多使用,挽救成功率高,已被充分证实,目前挽救式 ALPPS 已经是 PVE 失败后的首选挽救措施。另一常见的场景是仍有一些外科医生针对结直肠癌肝转移病人,在切除结直肠原发病灶的同时,选择传统的二步肝切除术,只单纯结扎肿瘤侧门静脉分支(PVL),而不同时施行肝实质分隔,也即不联合施行 ALPPS,在 PVL 诱导 FLR 失败后,加行肝实质离断,挽救诱导 FLR 增生。在国际命名中,挽救式 ALPPS 作为策略放在所有命名字段前方,因该术式无法用命名规则系统命名,本书将该术式单列,专指 PVE/PVL 失败后的挽救性 ALPPS。

2. TAE - salvaged ALPPS 这是国内周俭教授 2017 年创立的一种适用于肝硬化或严重肝纤维化病人的一种术式[59],因慢性肝病影响 FLR 增生,研究显示 FLR 增生程度与肝纤维化严重程度成反比。肝硬化或严重肝纤维化病人在 ALPPS 1 期术后易于出现 FLR 增生不足而导致手术失败或两期间隔时间过长和肿瘤进展。该术式在 ALPPS 1 期术后 2 周 FLR 增生不足时行经肝动脉栓塞(transarterial embolization, TAE)可再次激活 FLR 快速增生,挽救濒临失败的 ALPPS,作者命名该术式为 TAE - salvaged ALPPS,因为拆分命名冗长,且难以用命名规则系统命名,我们保留基本命名为 TAE - salvaged ALPPS。

(彭远飞)

参 考 文 献

[1] Baumgart J, Lang S, Lang H. A new method for induction of liver hypertrophy prior to right trisectionectomy: a report of three cases[J]. HPB (Oxford), 2011, 13(Suppl 2): 71 - 72.

[2] Schlitt HJ, Hackl C, Lang SA. "In-Situ Split" liver resection/ALPPS-historical development and current practice[J]. Visc Med, 2017, 33(6): 408 - 412.

[3] Schnitzbauer AA, Lang SA, Goessmann H, et al. Right portal vein ligation combined with in situ splitting induces rapid left lateral liver lobe hypertrophy enabling 2-staged extended right hepatic resection in small-for-size settings[J]. Ann Surg, 2012, 255(3): 405 - 414.

[4] D'Haese JG, Neumann J, Weniger M, et al. Should ALPPS be used for liver resection in intermediate-stage HCC? [J]. Ann Surg Oncol, 2016, 23(4): 1335 - 1343.

[5] Enne M, Schadde E, Bjornsson B, et al. ALPPS as a salvage procedure after insufficient future liver remnant hypertrophy following portal vein occlusion [J]. HPB: The Official Journal of the International Hepato Pancreato Biliary Association, 2017.

[6] Eshmuminov D, Raptis DA, Linecker M, et al. Meta-analysis of associating liver partition with portal vein ligation and portal vein occlusion for two-stage hepatectomy[J]. Br J Surg, 2016, 103(13): 1768 - 1782.

[7] Linecker M, Kron P, Lang H, et al. Too many languages in the ALPPS: preventing another tower of babel? [J]. Annals of Surgery, 2016, 263(5): 837 - 838.

[8] Linecker M, Stavrou GA, Oldhafer KJ, et al. The ALPPS risk score: avoiding futile use of ALPPS[J]. Ann Surg, 2016.

[9] Olthof PB, Coelen RJ, Wiggers JK, et al. High mortality after ALPPS for perihilar cholangiocarcinoma: case-control analysis including the first series from the international ALPPS registry[J]. HPB (Oxford), 2017.

[10] Olthof PB, Huiskens J, Wicherts DA, et al. Survival after associating liver partition and portal vein ligation for staged hepatectomy (ALPPS) for advanced colorectal liver metastases: a case-matched comparison with palliative systemic therapy [J]. Surgery, 2016.

[11] Schadde E, Ardiles V, Robles-Campos R, et al. Early survival and safety of ALPPS: first report of the international ALPPS registry[J]. Ann Surg, 2014, 260(5): 829 - 836; discussion 836 - 838.

［12］Schadde E, Raptis DA, Schnitzbauer AA, et al. Prediction of mortality after ALPPS stage-1：an analysis of 320 patients from the international ALPPS registry［J］. Annals of surgery, 2015, 262(5)：780－785；discussion 785－786.

［13］Vigano L, Cimino MM, Adam R, et al. Improving the safety of ALPPS procedure：the optimal compromise between dropout and mortality risk. Comment on schadde E et al prediction of mortality after ALPPS stage-1：an analysis of 320 patients from the international ALPPS registry［J］. Ann Surg, 2015, (262)：780－786.

［14］Wanis KN, Buac S, Linecker M, et al. Patient survival after simultaneous ALPPS and colorectal resection［J］. World J Surg, 2017, 41(4)：1119－1125.

［15］周俭, 王征, 孙健, 等.联合肝脏离断和门静脉结扎的二步肝切除术［J］.中华消化外科杂志,2013,12(7)：485－489.

［16］Popescu GA, Alexandrescu ST, Grigorie RT, et al. Good to know：the ALPPS procedure-embracing a new technique［J］. Chirurgia (Bucharest, Romania：1990), 2017, 112(3)：332－341.

［17］Vennarecci G, Levi Sandri GB, Ettorre GM. Performing the ALPPS procedure by anterior approach and liver hanging maneuver［J］. Ann Surg, 2016, 263(1)：e11.

［18］Wang CC, Jawade K, Yap AQ, et al. Resection of large hepatocellular carcinoma using the combination of liver hanging maneuver and anterior approach［J］. World J Surg, 2010, 34(8)：1874－1878.

［19］Xiao L, Li JW, Zheng SG. Totally laparoscopic ALPPS in the treatment of cirrhotic hepatocellular carcinoma［J］. Surgical endoscopy, 2015, 29(9)：2800－2801.

［20］Cai X, Peng S, Duan L, et al. Completely laparoscopic ALPPS using round-the-liver ligation to replace parenchymal transection for a patient with multiple right liver cancers complicated with liver cirrhosis［J］. J Laparoendosc Adv Surg Tech A, 2014, 24(12)：883－886.

［21］Schadde E, Malago M, Hernandez-Alejandro R, et al. Monosegment ALPPS hepatectomy：extending resectability by rapid hypertrophy［J］. Surgery, 2015, 157(4)：676－689.

［22］Chen JX, Ran HQ, Sun CQ. Associating microwave ablation and portal vein ligation for staged hepatectomy for the treatment of huge hepatocellular carcinoma with cirrhosis［J］. Ann Surg Treat Res, 2016, 90(5)：287－291.

［23］Petrowsky H, Györi G, de Oliveira M, et al. Is partial-ALPPS safer than ALPPS? A single-center experience［J］. Ann Surg, 2015, 261(4)：e90－e92.

［24］de Santibanes E, Alvarez FA, Ardiles V, et al. Inverting the ALPPS paradigm by minimizing first stage impact：the Mini-ALPPS technique［J］. Langenbecks Arch Surg, 2016.

［25］Gall TM, Sodergren MH, Frampton AE, et al. Radio-frequency-assisted liver partition with portal vein ligation (RALPP) for liver regeneration［J］. Ann Surg, 2015, 261(2)：e45－e46.

［26］Gringeri E, Boetto R, D'Amico FE, et al. Laparoscopic microwave ablation and portal vein ligation for staged hepatectomy (LAPS)：a minimally invasive first-step approach［J］. Ann Surg, 2015, 261(2)：e42－e43.

［27］Hong F, Zhang YB, Peng SY, et al. Percutaneous microwave ablation liver partition and portal vein embolization for rapid liver regeneration：a minimally invasive first step of ALPPS for hepatocellular carcinoma［J］. Ann Surg, 2016.

［28］Jiao LR. Percutaneous microwave ablation liver partition and portal vein embolization for rapid liver regeneration：a minimally invasive first step of ALPPS for hepatocellular carcinoma［J］. Ann Surg, 2016.

［29］Edmondson MJ, Sodergren MH, Pucher PH, et al. Variations and adaptations of associated liver partition and portal vein ligation for staged hepatectomy (ALPPS)：many routes to the summit［J］. Surgery, 2016, 159(4)：1058－1072.

［30］Alvarez FA, Ardiles V, de Santibanes M, et al. Associating liver partition and portal vein ligation for staged hepatectomy offers high oncological feasibility with adequate patient safety：a prospective study at a single center［J］. Ann Surg, 2015, 261(4)：723－732.

［31］Robles Campos R, Parrilla Paricio P, Lopez Conesa A, et al. A new surgical technique for extended right hepatectomy：tourniquet in the umbilical fissure and right portal vein occlusion (ALTPS)［J］. Clinical case. Cirugia espanola, 2013, 91(10)：633－637.

［32］Vennarecci G, Grazi GL, Sperduti I, et al. ALPPS for primary and secondary liver tumors［J］. Int J Surg, 2016 (30)：38－44.

［33］Alvarez FA, Ardiles V, Sanchez Claria R, et al. Associating liver partition and portal vein ligation for staged hepatectomy (ALPPS)：tips and tricks［J］. J Gastrointest Surg, 2013, 17(4)：814－821.

［34］Chan AC, Chok K, Dai JW, et al. Impact of split completeness on future liver remnant hypertrophy in associating liver partition and portal vein ligation for staged hepatectomy (ALPPS) in hepatocellular carcinoma：Complete-ALPPS versus partial-ALPPS［J］. Surgery, 2017, 161(2)：357－364.

［35］Sodergren MH, Lurje G, Edmondson M, et al. Bi-institutional case-matched comparison of short-term clinical outcomes of radiofrequency-assisted liver partition and portal vein ligation（RALPP）and associating liver partition and portal vein ligation for staged hepatectomy（ALPPS）[J]. HPB, 18：e703 – e704.

[36] Wang Q, Yan J, Feng X, et al. Safety and efficacy of radiofrequency-assisted ALPPS（RALPPS）in patients with cirrhosis-related hepatocellular carcinoma[J]. Int J Hyperthermia, 2017, 33(7)：846 – 852.

[37] Obed A, Jarrad A, Bashir A. First left hepatic trisectionectomy including segment one with new associated liver partition and portal vein ligation with staged hepatectomy（ALPPS）modification：how to do it？[J]. Am J Case Rep, 2016(17)：759 – 765.

[38] Machado MA, Surjan R, Basseres T, et al. Total laparoscopic reversal ALPPS[J]. Annals of Surgical Oncology, 2017, 24(4)：1048 – 1049.

[39] Oldhafer KJ, Stavrou GA, van Gulik TM. ALPPS — Where do we stand, where do we go? Eight recommendations from the first international expert meeting[J]. Ann Surg, 2016, 263(5)：839 – 841.

[40] de Santibanes E, Clavien PA. Playing play-doh to prevent postoperative liver failure：the "ALPPS" approach[J]. Ann Surg, 2012, 255(3)：415 – 417.

[41] The brisbane 2000 terminology of liver anatomy and resections[J]. HPB, 2000, 2(3)：333 – 339.

[42] Chan AC, Pang R, Poon RT. Simplifying the ALPPS procedure by the anterior approach[J]. Ann Surg, 2014, 260(2)：e3.

[43] Machado MA, Makdissi FF, Surjan RC. Totally laparoscopic ALPPS is feasible and may be worthwhile[J]. Ann Surg, 2012, 256(3)：e13；author reply e16 – e19.

[44] Michal K, Sau M, Tamara GMH, et al. A better route to ALPPS：minimally invasive vs open ALPPS[J]. Surg Endosc, 2020, 34(6)：2379 – 2389.

[45] Solomonov E, Tzadok I, Stemmer S, et al. Case report：robotic ALPPS procedure for hepatocellular carcinoma in the right lobe of the liver[J]. Front Surg, 2021, (8)：655683.

[46] de Santibanes E, Alvarez FA, Ardiles V, et al. Inverting the ALPPS paradigm by minimizing first stage impact：the Mini-ALPPS technique[J]. Langenbecks Arch Surg, 2016, 401(4)：557 – 563.

[47] Li J, Kantas A, Ittrich H, et al. Avoid "All-Touch" by Hybrid ALPPS to achieve oncological efficacy[J]. Ann Surg, 2016, 263(1)：e6 – e7.

[48] Balci D. Pushing the envelope in perihiler cholangiocellularcarcinoma surgery：TIPE-ALPPS[J]. Annals of Surgery, 2018, 267(2)：e21 – e22.

[49] Pekolj J, Alvarez FA, Biagiola D, et al. Totally laparoscopic Mini-ALPPS using a novel approach of laparoscopic-assisted transmesenteric portal vein embolization[J]. J Laparoendosc Adv Surg Tech A, 2018, 28(10)：1229 – 1233.

[50] Sakamoto Y, Inagaki F, Omichi K, et al. Associating liver partial partition and transileocecal portal vein embolization for staged hepatectomy[J]. Ann Surg, 2016, 264(6)：e21 – e22.

[51] Sakamoto Y, Matsumura M, Yamashita S, et al. Partial TIPE ALPPS for perihilar cancer[J]. Ann Surg, 2018, 267(2)：e18 – e20.

[52] Lang H, de Santibañes E, Schlitt HJ, et al. 10th anniversary of ALPPS-lessons learned and quo vadis[J]. Ann Surg, 2019, 269(1)：114 – 119.

[53] Tsui TY, Heumann A, Vashist YK, et al. How we do it：double in situ split for staged mesohepatectomy in patients with advanced gall bladder cancer and marginal future liver remnant[J]. Langenbecks Arch Surg, 2016.

[54] Gauzolino R, Castagnet M, Blanleuil ML, et al. The ALPPS technique for bilateral colorectal metastases：three "variations on a theme"[J]. Updates Surg, 2013, 65(2)：141 – 148.

[55] 中华医学会外科学分会肝脏外科学组.肝脏解剖和肝切除手术命名及肝切除术中控制出血方法和选择原则(2017年第1次修订)[J]. 2版.腹部外科,2017,30(2)：75 – 78.

[56] Schadde E, Malagó M, Hernandez-Alejandro R, et al. Monosegment ALPPS hepatectomy：extending resectability by rapid hypertrophy[J]. Surgery, 2015, 157(4)：676 – 689.

[57] Pineda-Solís K, Paskar D, Tun-Abraham M, et al. Expanding the limits of resectability：associating liver partition and portal vein ligation for staged hepatectomy（ALPPS）using monosegment 6, facilitated by an inferior right hepatic vein[J]. J Surg Oncol, 2017, 115(8)：959 – 962.

[58] Wang Z, Peng Y, Sun Q, et al. Salvage transhepatic arterial embolization after failed stage I ALPPS in a patient with a huge HCC with chronic liver disease：a case report[J]. Int J Surg Case Rep, 2017, 39：131 – 135.

[59] Peng Y, Wang Z, Qu X, et al. Transcatheter arterial embolization-salvaged ALPPS, a novel ALPPS procedure especially for patients with hepatocellular carcinoma and severe fibrosis/cirrhosis[J]. Hepatobiliary Surgery and Nutrition, 2022, 11(4)：504 – 514.

第二节　经典 ALPPS

一、引言

联合肝脏分隔和门静脉结扎的二步肝切除术（associating liver partition and portal vein ligation for staged hepatectomy，ALPPS）于 2007 年由德国 Han J. Schlitt 教授偶然创立[1]。该术式起初被称为"门静脉右支结扎联合原位肝实质离断（right portal vein ligation combined with in situ splitting）"。2012 年 Andreas A. Schnitzbauer 和 Hans J. Schlitt 教授汇总早期应用结果正式发表于 *Annals of Surgery*[2]，同期 de Santibañes E 和 Pierre-Alain Clavien 教授正式命名该手术为"联合肝脏分隔和门静脉结扎的二步肝切除术（associating liver partition and portal vein ligation for staged hepatectomy）"，并取首字母将该术式缩写为 ALPPS[3]。该技术最初报道围手术期并发症率和 90 日病死率较高（68% 和 12%），安全性受到争议[2]。随后，ALPPS 术式被改进以降低其并发症和死亡发生率，提高手术安全性，形成"经典 ALPPS（classical ALPPS）"[4-6]。在经典 ALPPS 基础上，许多肝脏外科学者进一步应用各种方法，从多个方面进行改进，包括手术入路（微创/前入路）、肝实质分隔方式（部分离断、射频/微波消融、绕肝带等替代完全肝实质分隔）、门静脉闭塞方式（PVE 替代 PVL）等，以进一步最大程度地降低并发症率和病死率，改善其安全性，形成了为数众多的改良术式，包括腹腔镜/机器人辅助 ALPPS、部分离断 ALPPS、射频/微波消融 ALPPS、绕肝带 ALPPS、混合 ALPPS 等[4,6,7]。至 2015 年，改良 ALPPS 术式的使用占比已达 ALPPS 总量的 52%[6]。同时，ALPPS 的使用也更加灵活，肿瘤部位、FLR 部位、切除范围均不限于经典的右三叶切除 ALPPS、左三叶切除 ALPPS、扩大右/左肝切除 ALPPS、右/左半肝切除 ALPPS、中叶切除 ALPPS 等均可以[8-12]；肝段的数量也不再受限于 2 个肝段，单段 ALPPS 等极限手术也已成功开展[13,14]。随着众多改良 ALPPS 术式（modified ALPPS）的涌现，"经典 ALPPS"已经成为一种相对的概念，较之初始的术式也已经有了相当多的改进之处，针对 ALPPS 术后常见并发症如胆漏等的基本改进措施已经被整合进入，成为手术的基本元素。例如：摈弃塑料袋包裹肝脏，避免结扎右肝管，严格的胆漏检查措施等；肿瘤部位及肝切除范围也更为宽泛，不再限于右三叶切除，扩大右半肝 ALPPS，右半肝 ALPPS 等均可。事实上，扩大右半肝 ALPPS 或右半肝 ALPPS 在临床实践中所占的比例更高。

经典 ALPPS 包含如下几个要素。

1. 80%~100% 的肝实质离断　肿瘤侧/FLR 侧两者间的肝实质分隔采用肝实质离断，最常用的是使用超吸刀（Cavitron Ultrasonic Surgical Aspirator，CUSA）或超声刀（如 Harmonic 等）进行肝实质离断。应尽可能地完全离断肝实质至下腔静脉前壁，将肿瘤侧和剩余肝（FLR）完全分隔开。如果因肿瘤毗邻下腔静脉或第一肝门，或其他原因导致无法在 1 期手术完全离断者，至少需离断 80% 以上。如离断<80% 则通常归为部分离断 ALPPS（partial ALPPS）[11]。完全离断拥有最强的 FLR 诱导作用，对伴慢性肝病病人具有特别的意义。伴慢性肝病的病人行部分肝实质离断易导致 FLR 增生不足，需要完全离断[15]。Albert Chan 等[15] 的比较研究显示，对于合并慢性肝病的肝细胞癌（hepatocellular carcinoma，HCC）病人，完全离断 ALPPS 比部分离断 ALPPS 可诱导更多 FLR 增生（FLR 增生率：31.2 mL/d 比 17.5 mL/d），FLR 增生所需时间更短，完全离断 ALPPS 诱导 FLR 增生成功率显著高于部分离断 ALPPS（76.9% 比 33.3%），2 周内 2 期手术切除率更高（100% 比 58.4%），并发症更少（7.7% 比 25%），病死率更低（0 比 16.7%）[15]。

2. 肿瘤侧门静脉完全结扎　需结扎肿瘤侧所有供血门静脉,常采用线结扎或切断后缝扎,也可以使用腹腔镜手术常用的 Hem-o-lok 夹进行夹闭,彻底切断肿瘤侧门静脉血流。门静脉结扎需确切,不可有门静脉血流再通。术前规划十分重要,三维重建通常能清晰显示门静脉分型,术前必须明确门静脉分型、肿瘤侧门静脉的数量和走行。正常门静脉分型易于施行,而门静脉变异病人,特别是 Cheng 氏分型的Ⅲ、Ⅳ型门静脉[16](对应 Nakamura 分型的 C、D 型[17]),需要在术中仔细分离并全部结扎,防止遗漏;如遗漏往往造成 FLR 增生诱导缓慢甚至失败,需要补做 PVE 挽救,往往给病人增加痛苦,也增加手术难度。1 期术中如有可疑未能完全切断肿瘤侧门静脉供血者,术后短期内应复查肝 CT 血管造影(CTA/CTV)并及时行 PVE,如及时施行,通常仍能补救成功。

3. 肿瘤侧肝周韧带游离　将肿瘤侧肝周韧带完全游离或大部分游离。该操作为经典 ALPPS 与前入路 ALPPS 的主要区别之一,如伴随韧带游离操作为经典 ALPPS,如无韧带游离通常归入前入路 ALPPS。韧带游离操作有利有弊。有利之处在于可以帮助肝断面暴露和肝实质离断,并利于出血时控制。另外,肝周韧带完全游离后,理论上切断了肝与周围组织的血管和淋巴管的交通,避免了 1 期术后在等待时间内肿瘤进展导致的潜在可能的播散。弊端在于韧带游离会导致粘连,在两期等待时间较长时该问题往往较为严重。此外,巨大肿瘤在游离过程中有破裂和医源性播散的风险。ALPPS 间隔时间通常较短(1~2 周),此外伴随技术进步,胆漏、腹腔感染并发症的大大减少,以及抗粘连材料的应用等措施,粘连问题往往对手术影响较小,2 期手术通常并无障碍。肝周韧带游离完毕后无须套扎塑料袋。ALPPS 开展初期往往会套扎塑料袋包绕肿瘤侧肝,现已不再使用,因该操作会造成腹腔积液、感染等并发症,同时,在少部分 ALPPS 1 期术后因 FLR 增生不足等原因导致 ALPPS 失败时,需再次手术取出塑料袋,增加病人痛苦。

4. 开腹手术　经典 ALPPS 通过开腹手术完成肝实质离断和门静脉结扎,区别于腹腔镜和机器人辅助 ALPPS。尽管随着微创技术的进步以及经皮操作改良术式的出现,开腹手术的使用较 ALPPS 开展初期减少,但是开腹 ALPPS 依然是 ALPPS 的中坚。特别是对于复杂困难 ALPPS、巨大肿瘤的 ALPPS 等情况有着无可替代的作用。

凡符合 ALPPS 的定义,操作涵盖以上几个要素者,可归入经典 ALPPS。不过必须再次指出,经典 ALPPS 已成为一个相对的概念,是相对于其改良术式而言,这些改良术式将在本书其他章节述及。

经典 ALPPS 是 ALPPS 的主要应用术式。经典 ALPPS 应用范围宽泛,能够完成许多复杂情况下的 ALPPS 手术。作用确切,手术成功率高。经典 ALPPS 可在 1 期术后 1~2 周诱导 FLR 增生达到58%~160%,甚至200%,肿瘤切除率达到 95%~100%[18-22]。尽管改良 ALPPS 术式层出不穷,应用不断增多,但是许多改良术式有其应用局限性,经典 ALPPS 目前仍然不能完全替代,依然是 ALPPS 最主要的应用术式。例如:射频/微波辅助 ALPPS 在肿瘤临近门静脉矢状段或左侧支时难以施行,易于损伤相关管道;绕肝带 ALPPS 在肿瘤毗邻下腔静脉无法建立下腔静脉前隧道时无法应用;部分离断 ALPPS 用于合并肝纤维化/肝硬化病人易于导致 FLR 诱导不足等。经典 ALPPS 和改良术式常互有比较和争议。笔者认为,不应对立经典 ALPPS 和其他改良术式,他们各有优缺点,也各有适用之处,均属于 ALPPS"工具箱"的一员,开展 ALPPS 的外科医生应熟悉每种术式的优缺点,根据病人的个体情况,因时因地为病人选择最合适的术式。

二、手术适应证

经典 ALPPS 的适应证:年龄<67 岁[23];原发性肝癌或围肝门胆管恶性肿瘤潜在可切除,无肝外转移;转移性肝癌潜在可切除,原发灶已切除或同期可根治切除,并预期术后无肝外和 FLR 残留病灶;FLR 不足:无慢性肝病或肝损害病人的 FLR/SLV<20%~30%,合并慢性肝病(肝纤维化/肝硬化)、化疗相关

肝损伤、瘀胆、严重脂肪肝的病人的 FLR/SLV<40%；肝功能正常或轻度可逆性受损（Child‐Pugh A 级，ICG‐R15<15%）；全身情况良好，心、脑、肺、肾等脏器功能正常，能够耐受大手术，无上腹部手术的绝对禁忌证（详细见本书第四章）。

在适用疾病谱方面，结直肠癌肝转移（CRLM）是经典 ALPPS 的最佳适应证，目前应用亦最广泛成熟，术后并发症和病死率已经降至与大范围肝切除相当的水平，中期或长期生存获益良好[5,24]，较之传统 PVE 二步肝切除，切除率更高且所需时间更短，已成为 CRLM 的治疗方法之一，并已被一些指南指定作为治疗的选择[25-30]。HCC 是经典 ALPPS 的另一个主要适应证，特别是在国内。同时，随着部分离断 ALPPS 等术式在其他瘤种（如 CRLM）应用的增多，以及经典 ALPPS 在合并慢性肝病 HCC 的独特的价值（详细见上述），HCC 正越来越成为经典 ALPPS 的主要的适应证。近年来，随着研究报道的增多，ALPPS 治疗 HCC 的作用已渐趋明晰。在严格掌握适应证的前提下，ALPPS 治疗 HCC 可取得较好的临床效果，总体上安全性较早年结果已显著改善，肿瘤切除率和 R0 切除率令人满意，中长期生存良好，远优于 TACE 等非手术治疗，并与 1 期肝肿瘤切除病人术后生存相当，与 PVE 和 TACE‐PVE 相比结果超过或类似[31-36]。但是必须仔细评估合并肝病的严重程度及其潜在影响，合并严重肝硬化的需谨慎应用[37,38]。胆道肿瘤尽管是经典 ALPPS 的最初适应证，但是随后的开展效果不佳，术后并发症和病死率高[5,39,40]，在 ALPPS 中的使用比例减少。研究显示，经典 ALPPS 用于胆道肿瘤，术后胆漏等并发症发生率较高，需严格评估，谨慎使用[5,40-43]；改良术式可一定程度降低并发症发生率和病死率，酌情选用[43-50]。除肝肿瘤外，肝实质状态是经典 ALPPS 适应证的一个重要考量因素。肝恶性肿瘤病人常合并基础肝病或肝损伤（包括病毒性肝炎、肝纤维化/肝硬化、胆汁淤积、化疗±靶向治疗肝损伤等），他们的实际功能性肝细胞总量低于同等体积的正常肝脏。同时，更为重要的是这些基础肝病或肝损伤对于 FLR 的增生有很大的影响。例如：ALPPS 诱导的 FLR 增生程度和肝纤维化严重程度呈负相关[31,33,37]。对于无慢性肝病的 FLR，许多研究证实部分离断 ALPPS 可取得与经典 ALPPS 相似的 FLR 诱导成功率而并发症病死率降低，已越来越多地替代经典 ALPPS。但是对于合并慢性肝病的 FLR 则相反，部分离断 ALPPS 诱导 FLR 不足，需行经典 ALPPS 以充分诱导 FLR。同时研究也显示，经典 ALPPS 的肿瘤切除率、术后并发症发生率和病死率等均优于部分离断 ALPPS。因此对于合并慢性肝病病人，无论肝肿瘤类型（HCC 或 CRLM 等），建议采用经典 ALPPS[51]。对于严重肝纤维化、肝硬化病人，需要更多时间获得足够增生[37]，如果在术后 2 周仍增生不足，可行挽救性 ALPPS 手术（TAE‐salvaged ALPPS）[52]。传统 PVE 失败者是经典 ALPPS 的绝对适应证，ALPPS 挽救 PVE 失败后治疗成功率达 92.3%~100%，拥有和普通 ALPPS 一样的 FLR 诱导效能，并发症和病死率与常规 ALPPS 类似[53-57]。肿瘤侧门静脉主要分支合并癌栓，PVE 无法进行者也是经典 ALPPS 的适应证（常见于 HCC），使用时多用于程氏分型的Ⅰ~Ⅱ型，也有报道用于Ⅲ型甚至侵入 FLR 门静脉的[58]，但是对于这种情况（癌栓抵达或越过门静脉结扎部位），行 ALPPS 仍有争议（切开取栓潜在可能造成远端脱落播散快速进展以及腹腔播散可能）。经典 ALPPS 另一个应用是术中探查发现术前未能探及的肿瘤进展或肝脏病变（如严重脂肪变），或其他的意外情况，预估 FLR 不足，中转行 ALPPS，以防止术后肝功能衰竭（正如 ALPPS 的建立过程一样[1]）。目前，经典 ALPPS 绝大多数应用于成人，也可应用于儿童，新近已有儿童 ALPPS 的相关报道，由于儿童与成人差异较大，需要谨慎评估使用，该部分仍需更多的研究[59]。

三、手术操作步骤

经典 ALPPS 包括两期，1 期行肝实质离断分隔+右侧门静脉结扎，术后 5~7 日测 FLR 体积，如足够，行 2 期手术切除肿瘤（如 FLR 增生未达标，可再等待约 1 周复测 FLR 体积，绝大多数 2 周内 FLR 增生足够好）。ALPPS 的示意图如下（图 5-1）。

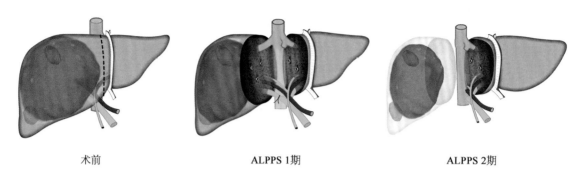

| 术前 | ALPPS 1期 | ALPPS 2期 |

图 5 - 1　经典 ALPPS 操作步骤示意图

注：图片绘制者复旦大学附属中山医院何义舟

（一）体位

通常取平卧位,如离断面偏右,亦可取左侧卧 30°位或 45°位。

（二）ALPPS 1 期手术操作

1. 手术切口　通常取右侧肋缘下切口(图 5 - 2),如肿瘤巨大、肝门推移显著或需同时行区域淋巴结清扫等操作时也可取反"L"形切口(也称为"J"形切口),Benz 切口应用相对较少。

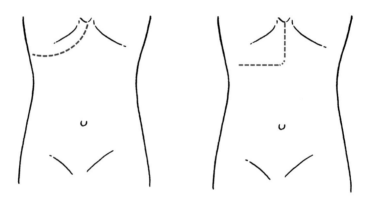

图 5 - 2　开腹 ALPPS 常用切口

右侧肋缘下切口或反"L"形切口(也称为"J"形切口)

2. 入腹探查　逐层入腹,置肝拉钩牵引暴露,探查腹腔有无术前影像学检查未检测到的肝外病灶,排除手术禁忌。

3. 游离右侧肝脏　切断肝圆韧带、镰状韧带,分离肝上下腔静脉前方,暴露肝左/中静脉共干及肝右静脉根部,显露肝静脉窝;切断右侧三角韧带、冠状韧带、肝肾韧带,翻转肝脏,将裸区和右侧肾上腺剥离,切断右侧下腔静脉韧带和肝短静脉,将右侧肝脏完全游离。

4. 术中超声　全面检查肝脏,确认术前已诊断的病灶,检查有无其他病灶,特别是 FLR 侧肝内有无术前未及病灶(图 5 - 3、图 5 - 4)。对于 CRLM,建议采用 Sonozoid 造影剂进行造影检查,以充分排查潜在细小转移灶。了解肿瘤、FLR 和主要脉管的毗邻关系,结合术前虚拟手术规划,划定肝脏离断面在肝表面的预切线,确定肝实质离断时的走行。

5. 切除胆囊　解剖 Calot 三角,分离胆囊动脉及胆囊管,顺行切除胆囊;如顺行切除胆囊困难,也可直接逆行或顺逆结合切除胆囊;胆囊管切断时靠近胆囊侧离断胆囊管,胆囊管断端预留一定长度,供肝实质离断完毕后检查肝断面胆漏时自胆囊管注射造影剂或脂肪乳等显色剂做胆漏试验;胆管走行变异

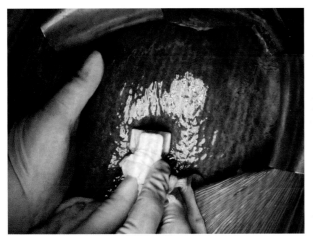

图 5-3　ALPPS 术中超声探查

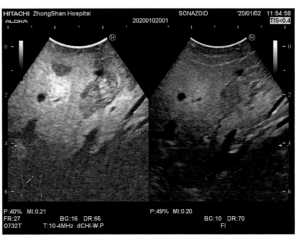

图 5-4　ALPPS 术中超声影像

术中超声检查确认肿瘤、FLR 和主要脉管的毗邻关系
本例使用 Sonozoid 造影剂排除 FLR 的潜在病灶

相对较多,如果术前怀疑有胆道变异而核磁共振等检查未明确者,可自胆囊管注入造影剂行胆道造影,也可自胆囊管注入 ICG 应用荧光技术观察胆道变异与走行。

6. 解剖第一肝门,分离肝门部脉管　分别分离出肝固有动脉及肝左(中)右动脉分支,门静脉左右分支以及肝总管;以蓝色、黄色、红色不同颜色的色带分别标记门静脉右支,肝总管和肝右动脉(图 5-5)。分离的顺序建议先动脉,后门静脉。如不慎动脉损伤,导致肿瘤侧动脉血供障碍,必要时需及时中止手术,凭借门静脉血流尚可避免肝功能衰竭;如先行门静脉后动脉,在结扎切断肿瘤侧门静脉后如动脉损伤则易于导致功能衰竭。这是因为肿瘤侧辅助肝功能(auxillary liver)在 FLR 增生等待过程中起重要辅助作用。研究显示,门静脉结扎后的肿瘤侧肝脏在 1 期后数日仍保持显著功能,在某些情况下,即使在术后 6 日后仍能提供高达 60% 的肝功能[60,61]。近年来,对 ALPPS 1 期术后肿瘤侧肝的辅助肝作用也已愈加重视,并应用于肝切除联合部分肝移植的延期全肝切除术(RAPID)等技术,在该类手术中充分证实其重要作用[62-64]。

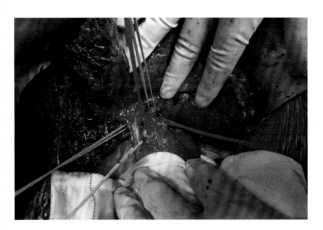

图 5-5　解剖第一肝门,分离肝固有动脉及左右分支、
门静脉左右分支以及肝总管

分离动脉时尽可能避免较大功率能量设备的使用,以避免动脉的损伤。分离时需留意对比观察肝左右动脉直径,如肝左动脉较之肝右动脉显著细弱,在右侧肝肿瘤巨大时(HCC 往往占据大量动脉血供),在右侧门静脉结扎后,因为肝动脉缓冲效应(hepatic arterial buffer response, HABR)导致肝右动脉扩张,易于造成动脉窃血,导致肝左动脉血流减少,影响 FLR 增生,有时会造成 ALPPS 失败。术后需随访观察病人的动脉情况,如术后 2 周 FLR 仍增生不足,需行 TAE 栓塞右侧肿瘤供血动脉,破除动脉窃血,恢复 FLR 动脉血供,恢复 FLR 增生(也即行 TAE-salvaged ALPPS 术,详细见本章第三节)[52]。如手术应用对象为肝内胆管癌或肝门胆管癌,需同时行肝十二指肠韧带管道骨骼化并清扫包括 12 组在内的区域淋巴结,也有于 2 期行淋巴结清扫[1],但是 2 期手术时清扫,因为腹腔炎症水肿,易于出血,难度往往增大,特别是在两期间隔时间较长者。

7. 肝实质离断 沿着预切线向着下腔静脉前壁方向离断肝实质。具体断肝处理方式可依个人习惯而不同。通常采用 CUSA 结合双极电凝精细离断肝实质(图 5-6、图 5-7),断面所遇 Glisson 分支、肝静脉分支等管道予以凝闭、丝线结扎或钛夹夹闭,必要时缝扎,离断过程中需严密止血。也可采用超声刀(如 Harmonic)等其他设备进行肝实质离断。术中常采用低中心静脉压(central vein pressure,CVP)技术减少肝实质离断出血,通过与麻醉师密切配合,限制液体输入,尽量加深麻醉并尽可能降低病人潮气量,限制呼气末正压通气(positive end-expiratory pressure,PEEP),必要时使用血管活性药物(如多巴酚丁胺、硝酸甘油等)等措施控制 CVP 在一定范围。如上述措施控制不满意,可进一步调节体位为头高脚低位,夹闭部分下腔静脉血流等方法进一步降低 CVP。如出血较多,可使用入肝血流阻断。一般使用 Pringle 法实施间断的肝门阻断(阻断 15 min,放开 5 min,如此可反复进行几次)。也可以使用选择性血流阻断,因经典 ALPPS 多应用于扩大右半肝或右三叶切除,肝离断面位于左侧半肝,选择性阻断左侧血流也可以取得良好效果。如同活体肝移植供肝切取中能够安全地常规使用 Pringle 法[65],ALPPS 术中使用 Pringle 同样是安全的。尽管早年有报道使用 Pringle 阻断会导致 FLR 体积增生减少[39],但是笔者所在中心以及国内其他一些中心未观察到该现象。肝实质离断时可采用 Belghiti 悬吊等手法辅助离断,肝实质离断前打通下腔静脉前壁隧道,打开 Laenecc 囊,置入悬吊带,悬吊肝然后快速离断肝实质直达下腔前壁,可以更好地保证肝实质离断完全彻底。

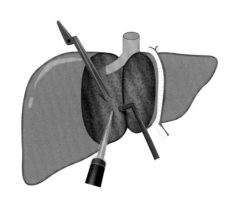

图 5-6 ALPPS 术中肝实质离断示意图
通常采用 CUSA 结合双极电凝进行肝实质离断

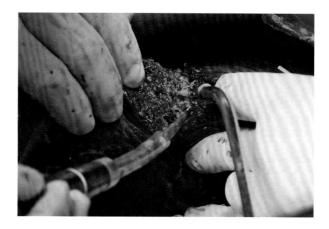

图 5-7 ALPPS 术中肝实质离断操作
采用 CUSA 结合双极电凝进行肝实质离断

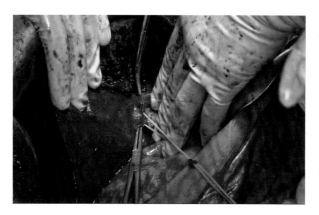

图 5-8 ALPPS 术中结扎肿瘤侧门静脉
(Type Ⅰ 型门静脉)
结扎门静脉右支(蓝色色带牵引)

8. 结扎肿瘤侧门静脉 肝实质离断结束后,用 4-0 Prolene 或丝线结扎肿瘤侧门静脉分支并留一定长度标记以方便 2 期手术分辨。门静脉结扎需确切,如结扎不全,有血流灌注入肿瘤侧,往往导致手术失败。建议采用双道结扎,或者使用腹腔镜手术用的 Hem-o-lok 夹,头端越过门静脉对侧壁确保完全、确切地夹闭,也可将肿瘤侧门静脉切断后缝扎断端。门静脉有一定的变异率(常用分型采用 Cheng YF 分型[16]或 Nakamura 分型[17],两者基本一致),Ⅰ 型右侧仅有门静脉右支易于处理(图 5-8),其他分型需注意将肿瘤侧所有门静脉分支全部结扎,如不慎遗漏,往往造成 FLR 增生不足,需及时行 PVE 栓塞相应门静脉。术后复测肝体积时需关注门静脉结扎情况,如有问题,需及时行 PVE 等补救。此外,右侧门静脉在分离时需注意小心处理右侧尾叶分支,防止出血。

9. 检查胆漏　肝实质离断后进行胆漏试验检查肝断面有无胆漏。如肝实质离断过程中管道处理确切可靠,预估不会发生胆漏者也可略过该步骤。必须指出的是,ALPPS 术后胆漏是最常见的并发症之一。早年报道胆漏发生率高达 22.2%~24%[66-68],如结扎右肝管,甚至达到 87.5%[69]。后期经过技术改进得以降低,其中最重要的改进措施是进行严格的胆漏试验排查。各中心或各外科医生采用的方法不一,包括经胆囊管加压注射,气泡测试或注射显色剂(例如亚甲蓝或异丙酚),必要时行胆管造影排查胆漏[5,70-73]。笔者所在中心常采用脂肪乳剂注射法检查胆漏[26,31],操作如下:打开胆囊管,夹闭胆囊管以下胆总管,用留置针软管自胆囊管口向胆道内注入稀释的脂肪乳剂,观察肝断面有无胆漏(如有胆漏,白色脂肪乳剂将从漏点涌出,易于发现)(图 5-9)。查无胆漏后,可用 Prolene 线缝闭胆囊管断端。

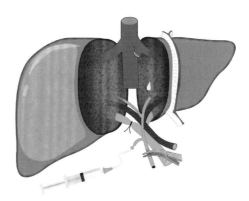

图 5-9　ALPPS 1 期手术肝断面胆漏试验
自右肝管注入脂肪乳剂,排查肝断面有无胆漏,如有胆漏,断面相应部位有白色脂肪乳溢出,可示踪胆漏

10. 色带标记　用不同色带标记肝门管道(蓝色:门静脉右支;黄色:胆总管;红色:肝固有动脉)(图 5-10、图 5-11),以便 2 期手术快速辨认处理,如无色带,也可使用 Prolene 等线留一定长度进行标记。在 2 期等待时间较长或者有胆漏及腹腔感染发生、粘连较重时,使用线、色带标记肝门管道可以有效减少粘连对结构辨认的干扰[5,71,74]。

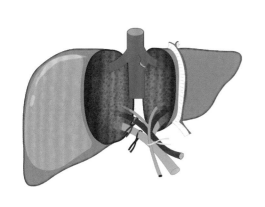

图 5-10　肝门管道分离完成后色带标记示意图
蓝色:门静脉右支;黄色:胆总管;红色:肝右动脉

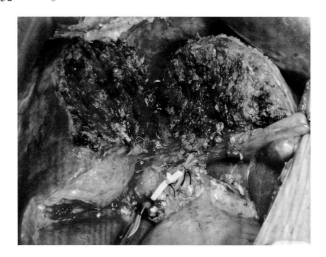

图 5-11　ALPPS 术中肝实质离断以及肝门管道分离完成后色带标记
蓝色:门静脉右支;黄色:胆总管;红色:肝右动脉

11. 肝断面处理　ALPPS 早年开展时采用的塑料袋套扎右侧肝脏的做法目前已摒弃,易于导致腹腔积液和感染(图 5-12)。此外如因 FLR 增生不足等原因导致 2 期手术无法进行,仍需要再次手术取出塑料袋,增加病人痛苦;现多数采用肝断面覆盖生物蛋白胶和可吸收止血纱布,通常可起到较好的分隔作用,1 期术后腹腔粘连通常较易分离,兼之 1 期术后许多病人常合并腹腔积液,粘连往往并不严重,对 2 期手术并不构成严重影响,只是在 2 期手术等待时间长,术后有发生腹腔感染等的病人,腹腔粘连会较为严重,分离时易于导致出血。

12. 放置引流　肝断面留置负压引流一根,必要时可在右膈下再留置一根引流管,也有在肝断面内

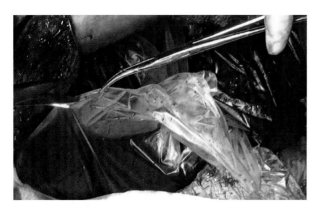

图 5-12 塑料袋套扎导致积液

放置 Foley 导管,引流同时防止两侧粘连[75]。

13. 涂覆抗粘连材料 肝周涂覆抗粘连材料可减轻腹腔粘连,有利于 2 期手术顺利进行。笔者所在中心通常采用几丁糖等涂布肝周以减轻 1 期术后腹腔粘连。

14. 逐层关腹 采用可吸收线连续缝合逐层关腹,特别是腹膜层需良好闭合,确保内侧腹膜的光滑,减少术后粘连。

(三) 1 期术后复测肝脏体积

ALPPS 1 期术后间隔一定时间后复测肝脏体积,通常取 1 周复测,具体间隔时间可根据实际情况由主刀医生决定,病人合并肝纤维化、肝硬化等慢性肝病者常需更长时间。复测 FLR 体积达标后,行 ALPPS 2 期手术。

(四) ALPPS 2 期手术

(1) 原切口逐层入腹:1 期术后腹腔通常有一定程度粘连,局部充血水肿,入腹时需注意避免切口下方的胃肠道等损伤。

(2) 分离腹腔粘连:腹腔粘连多数不难分离,偶尔有等待时间较长或 1 期术后发生腹腔感染等情况时粘连较重。粘连分离后,探查左侧 FLR,显露肝断面及肝门各管道。

(3) 术中超声再次检查 FLR:对于 CRLM 行 ALPPS 的病人尤其重要,需要检查以彻底排除 FLR 可能的残存病灶。

(4) 结扎切断肝右动脉、门静脉右支和右肝管:胆道的变异很多,通常在最后进行离断,离断后行胆道探条探查确认 FLR 的胆道完整通畅。如果 1 期手术未完全离断肝实质,有部分肝实质残留者,继续离断 FLR 实质以及肝实质与下腔静脉右侧结合部。2 期手术时由于 1 期手术导致的炎症充血水肿,肝实质变得质脆,肝实质离断时易于出血,失血较之 1 期手术离断时往往显著增多,必要时可以行 Pringle 法阻断肝门控制出血,或者使用 Bulldog 夹闭门静脉主干,亦可有良好的控制出血作用。显露肝静脉并切断,断端可用 Prolene 缝线连续缝合关闭,也可采用直线切割吻合器直接闭断,操作更为快捷。

(5) 移除肿瘤。

(6) 术野止血、排查胆漏:1 期手术行肝实质完全离断,2 期手术探查无胆漏者,肝断面可不必再次排查胆漏,对于 1 期有部分肝实质未离断者,在 2 期肿瘤切除后,需排查胆漏。笔者所在中心采用脂肪乳剂注射法排查胆漏。夹闭胆总管,留置针软管自右肝管断端开口向 FLR 胆管内注入稀释的脂肪乳剂,观察肝断面、肝门部有无胆漏,查无胆漏后,缝合关闭右肝管(图 5-13)。

(7) 肝断面喷洒生物蛋白胶,覆盖可吸收止血纱布。

(8) 肝断面放置负压引流管。

(9) 关闭镰状韧带:缝合镰状韧带,固定左侧剩余肝,防止其扭转。

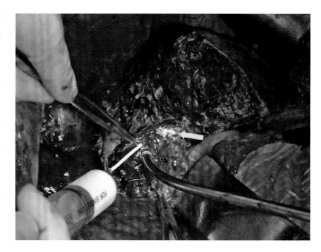

图 5-13 ALPPS 2 期手术脂肪乳注射法胆漏试验

自右肝管注入脂肪乳剂,排查肝断面有无胆漏

（10）逐层关腹。

四、手术要点及注意点

经典 ALPPS 的要点在于肿瘤侧或 FLR 之间肝实质的精确离断分隔和肿瘤侧门静脉血流的完全阻断。肝实质的离断分隔需保证 FLR 的结构、功能的完整，FLR 脉管结构的完好是保证手术成功的决定因素。同时，离断时需保证足够的切缘，实现肿瘤的 R0 切除，1 期手术时术中超声的作用十分关键。离断面肿瘤侧门静脉需结扎完全。术前规划十分重要，管道变异要在术前明确，以确保在手术时完全结扎肿瘤侧门静脉，如有遗漏则导致肿瘤侧门静脉血流不完全阻断，易引起 ALPPS 失败。术前进行肝脏三维重建和虚拟手术规划可避免这类错误的发生。术后及时复查并关注门静脉血流，如有问题需及时行 PVE 挽救。在分离肝门管道时，需要注意保护动脉血供。动脉误伤的发生率很少，但是如合并动脉严重损伤，则将会导致肝功能不全或直接导致肝功能衰竭的严重后果。术前及术中探查时需明晰动脉的走行及变异有无，手术时严格执行先动脉后门静脉的分离顺序，避免使用大功率的能量设备。如不慎损伤动脉又无法良好重建，必要时需及时终止 ALPPS。此外，还需留意左右两侧肝动脉血供情况，如 FLR 侧动脉过于纤细，术后可能发生肿瘤"窃血"导致 FLR 增生不足，合并严重肝纤维化或肝硬化的病人以及巨大 HCC 病人，该问题往往更加突出，必要时需行 TAE－salvaged ALPPS 挽救 ALPPS 免于手术失败（详细请见本书第五章第三节）。在肝实质离断后，胆漏的检查和预防十分重要。术后胆漏是 ALPPS 术后最常见的感染原因。ALPPS 侵袭性大，肝脏术后肝功能处于临界状态，病人也处于全身炎症反应较重的状态，对于感染的耐受性很差。如术后发生胆漏，无论是 1 期还是 2 期，感染控制不佳者往往后果都是严重的。胆漏的防治包括术中精确离断，管道逐根可靠处理；避免右肝管结扎；以及肝断面的严格胆漏试验检查，其中可靠的胆漏试验检查最为重要。笔者所在中心常用的方法是脂肪乳注射检查法。以稀释的脂肪乳经胆道断端注入肝内胆道（1 期手术使用胆囊管开口，2 期手术使用右肝管开口），凭借白色脂肪乳的指引寻找胆漏，应用此法，已完成 130 余例 ALPPS，几无胆漏发生。术后肝功能衰竭是经典 ALPPS 术后的最常见并发症和主要死亡原因，肝功能衰竭的发生与 FLR 功能增生不足有关[39,76-82]。如果条件允许，可行肝胆闪烁成像（HBS）功能性肝体积测定以更好地决策 2 期手术时机，减少肝功能衰竭的发生[83-86]。1 期术后的管理十分重要，1 期术后如存在风险因素，需综合考量，必要时推迟或停止 2 期手术的进行[87,88]。经典 ALPPS 侵袭性大，并发症相对较多，需严格筛选病人，谨慎实施，虽然手术成功率很高，但是相关风险术前仍需详细告知病人，并需做好中转其他治疗甚至挽救性肝移植等准备。

（彭远飞）

参 考 文 献

［1］ Schlitt HJ, Hackl C, Lang SA. "In-situ Split" liver resection/ALPPS-historical development and current practice[J]. Visc Med, 2017, 33(6)：408－412.

［2］ Schnitzbauer AA, Lang SA, Goessmann H, et al. Right portal vein ligation combined with in situ splitting induces rapid left lateral liver lobe hypertrophy enabling 2-staged extended right hepatic resection in small-for-size settings[J]. Ann Surg, 2012, 255(3)：405－414.

［3］ Baumgart J, Lang S, Lang H. A new method for induction of liver hypertrophy prior to right trisectionectomy：a report of three cases[J]. HPB (Oxford), 2011, 13(Suppl 2)：71－72.

［4］ Popescu GA, Alexandrescu ST, Grigorie RT, et al. Good to know：the ALPPS procedure-embracing a new technique[J]. Chirurgia (Bucur), 2017, 112(3)：332－341.

［5］ Oldhafer KJ, Stavrou GA, van Gulik TM. ALPPS — where do we stand, where do we go? Eight recommendations from the first international expert meeting[J]. Ann Surg, 2016, 263(5)：839－841.

［6］Linecker M, Kron P, Lang H, et al. Too many languages in the ALPPS: preventing another tower of babel? ［J］. Ann Surg, 2016, 263(5): 837 - 838.

［7］Lang H, de Santibañes E, Schlitt HJ, et al. 10th Anniversary of ALPPS — Lessons learned and quo Vadis［J］. Annals of Surgery, 2019, 269(1): 114 - 119.

［8］Tsui TY, Heumann A, Vashist YK, et al. How we do it: double in situ split for staged mesohepatectomy in patients with advanced gall bladder cancer and marginal future liver remnant［J］. Langenbecks Arch Surg, 2016, 401(4): 565 - 571.

［9］Gauzolino R, Castagnet M, Blanleuil ML, et al. The ALPPS technique for bilateral colorectal metastases: three "variations on a theme"［J］. Updates Surg, 2013, 65(2): 141 - 148.

［10］Obed A, Jarrad A, Bashir A. First left hepatic trisectionectomy including segment one with new associated liver partition and portal vein ligation with staged hepatectomy (ALPPS) modification: how to do it? ［J］. Am J Case Rep, 2016, (17): 759 - 765.

［11］Petrowsky H, Györi G, de Oliveira M, et al. Is partial-ALPPS safer than ALPPS? A single-center experience［J］. Ann Surg, 2015, 261(4): e90 - e92.

［12］Machado MA, Surjan R, Basseres T, et al. Total laparoscopic reversal ALPPS［J］. Ann Surg Oncol, 2017, 24(4): 1048 - 1049.

［13］Schadde E, Malagó M, Hernandez-Alejandro R, et al. Monosegment ALPPS hepatectomy: extending resectability by rapid hypertrophy［J］. Surgery, 2015, 157(4): 676 - 689.

［14］Pineda-Solís K, Paskar D, Tun-Abraham M, et al. Expanding the limits of resectability: associating liver partition and portal vein ligation for staged hepatectomy (ALPPS) using monosegment 6, facilitated by an inferior right hepatic vein［J］. J Surg Oncol, 2017, 115(8): 959 - 962.

［15］Chan AC, Chok K, Dai JW, et al. Impact of split completeness on future liver remnant hypertrophy in associating liver partition and portal vein ligation for staged hepatectomy (ALPPS) in hepatocellular carcinoma: complete-ALPPS versus partial-ALPPS［J］. Surgery, 2017, 161(2): 357 - 364.

［16］Cheng YF, Huang TL, Lee TY, et al. Variation of the intrahepatic portal vein; angiographic demonstration and application in living-related hepatic transplantation［J］. Transplant Proc, 1996, 28(3): 1667 - 1668.

［17］Nakamura T, Tanaka K, Kiuchi T, et al. Anatomical variations and surgical strategies in right lobe living donor liver transplantation: lessons from 120 cases［J］. Transplantation, 2002, 73(12): 1896 - 1903.

［18］Alvarez FA, Ardiles V, de Santibañes E. The ALPPS approach for the management of colorectal carcinoma liver metastases ［J］. Current Colorectal Cancer Reports, 2013, 9(2): 168 - 177.

［19］Sala S, Ardiles V, Ulla M, et al. Our initial experience with ALPPS technique: encouraging results［J］. Updates Surg, 2012, 64(3): 167 - 172.

［20］Linecker M, Stavrou GA, Oldhafer KJ, et al. The ALPPS risk score: avoiding futile use of ALPPS［J］. Ann Surg, 2016.

［21］Truant S, Scatton O, Dokmak S, et al. Associating liver partition and portal vein ligation for staged hepatectomy (ALPPS): impact of the inter-stages course on morbi-mortality and implications for management［J］. Eur J Surg Oncol, 2015, 41(5): 674 - 682.

［22］Eshmuminov D, Raptis DA, Linecker M, et al. Meta-analysis of associating liver partition with portal vein ligation and portal vein occlusion for two-stage hepatectomy［J］. Br J Surg, 2016, 103(13): 1768 - 1782.

［23］Raptis DA, Linecker M, Kambakamba P, et al. Defining benchmark outcomes for ALPPS［J］. Ann Surg, 2019, 270(5): 835 - 841.

［24］Petrowsky H, Linecker M, Raptis DA, et al. First long-term oncologic results of the ALPPS procedure in a large cohort of patients with colorectal liver metastases［J］. Ann Surg, 2020, 272(5): 793 - 800.

［25］Sandstrom P, Rosok BI, Sparrelid E, et al. ALPPS improves resectability compared with conventional two-stage hepatectomy in patients with advanced colorectal liver metastasis: results from a scandinavian multicenter randomized controlled trial (LIGRO Trial)［J］. Ann Surg, 2018, 267(5): 833 - 840.

［26］周俭,王征,孙健,等.联合肝脏离断和门静脉结扎的二步肝切除术［J］.中华消化外科杂志,2013,12(7):485 - 489.

［27］Moris D, Ronnekleiv-Kelly S, Kostakis ID, et al. Operative results and oncologic outcomes of associating liver partition and portal vein ligation for staged hepatectomy (ALPPS) versus two-stage hepatectomy (TSH) in patients with unresectable colorectal liver metastases: a systematic review and meta-analysis［J］. World J Surg, 2018, 42(3): 806 - 815.

［28］Zhou J, Sun HC, Wang Z, et al. Guidelines for diagnosis and treatment of primary liver cancer in China (2017 Edition) ［J］. Liver Cancer, 2018, 7(3): 235 - 260.

［29］中华人民共和国卫生和计划生育委员会医政医管局.原发性肝癌诊疗规范(2017年版)［J］.中华消化外科杂志,

2017,16(7):635-647.

[30] Zhou J, Sun H, Wang Z, et al. Guidelines for the diagnosis and treatment of hepatocellular Carcinoma (2019 Edition)[J]. Liver Cancer, 2020, 9(6):682-720.

[31] Wang Z, Peng Y, Hu J, et al. Associating liver partition and portal vein ligation for staged hepatectomy for unresectable hepatitis B virus-related hepatocellular carcinoma: a single center study of 45 patients[J]. Ann Surg, 2020, 271 (3):534-541.

[32] Chan A, Zhang WY, Chok K, et al. ALPPS versus portal vein embolization for hepatitis-related hepatocellular carcinoma: a changing paradigm in modulation of future liver remnant before major hepatectomy[J]. Ann Surg, 2021, 273(5): 957-965.

[33] Li PP, Huang G, Jia NY, et al. Associating liver partition and portal vein ligation for staged hepatectomy versus sequential transarterial chemoembolization and portal vein embolization in staged hepatectomy for HBV-related hepatocellular carcinoma: a randomized comparative study[J]. Hepatobiliary Surg Nutr, 2022, 11(1):38-51.

[34] Zhang J, Xu Y, Yang H, et al. Application of associating liver partition and portal vein ligation for staged hepatectomy for hepatocellular carcinoma related to hepatitis B virus: comparison with traditional one-stage right hepatectomy[J]. Translational Cancer Research, 2020, 9(9):5371-5379.

[35] Deng Z, Jin Z, Qin Y, et al. Efficacy of the association liver partition and portal vein ligation for staged hepatectomy for the treatment of solitary huge hepatocellular carcinoma: a retrospective single-center study[J]. World Journal of Surgical Oncology, 2021, 19(1):95.

[36] Peng C, Li C, Liu C, et al. The outcome of the HCC patients underwent ALPPS: retrospective study[J]. Medicine (Baltimore), 2019, 98(38):e17182.

[37] D'Haese JG, Neumann J, Weniger M, et al. Should ALPPS be used for liver resection in intermediate-stage HCC? [J]. Ann Surg Oncol, 2016, 23(4):1335-1343.

[38] Wang Z, Peng Y, Hu J, et al. Associating liver partition and portal vein ligation for staged hepatectomy for unresectable hepatitis B virus-related hepatocellular carcinoma: a single center study of 45 patients[J]. Annals of Surgery, 2018.

[39] Schadde E, Ardiles V, Robles-Campos R, et al. Early survival and safety of ALPPS: first report of the International ALPPS Registry[J]. Ann Surg, 2014, 260(5):829-836; discussion 836-838.

[40] Serenari M, Zanello M, Schadde E, et al. Importance of primary indication and liver function between stages: results of a multicenter Italian audit of ALPPS, 2012-2014[J]. HPB (Oxford), 2016, 18(5):419-427.

[41] Linecker M, Bjornsson B, Stavrou GA, et al. Risk adjustment in ALPPS is associated with a dramatic decrease in early mortality and morbidity[J]. Ann Surg, 2017, 266(5):779-786.

[42] Olthof PB, Coelen RJ, Wiggers JK, et al. High mortality after ALPPS for perihilar cholangiocarcinoma: case-control analysis including the first series from the international ALPPS registry[J]. HPB (Oxford), 2017.

[43] Lang H, de Santibanes E, Clavien PA. Outcome of ALPPS for perihilar cholangiocarcinoma: case-control analysis including the first series from the international ALPPS registry[J]. HPB (Oxford), 2017.

[44] Balci D, Kirimker EO, Üstüner E, et al. Stage I-laparoscopy partial ALPPS procedure for perihilar cholangiocarcinoma [J]. J Surg Oncol, 2020, 121(6):1022-1026.

[45] Boggi U, Napoli N, Kauffmann EF, et al. Laparoscopic microwave liver ablation and portal vein ligation: an alternative approach to the conventional ALPPS procedure in hilar cholangiocarcinoma[J]. Ann Surg Oncol, 2016, 23(Suppl 5):884.

[46] Sakamoto Y, Inagaki F, Omichi K, et al. Associating liver partial partition and transileocecal portal vein embolization for staged hepatectomy[J]. Ann Surg, 2016, 264(6):e21-e22.

[47] Li J, Kantas A, Ittrich H, et al. Avoid "All-Touch" by Hybrid ALPPS to achieve oncological efficacy[J]. Ann Surg, 2016, 263(1):e6-e7.

[48] Lai Q, Melandro F, Rossi M. Hybrid partial ALPPS: a feasible approach in case of right trisegmentectomy and macrovascular invasion[J]. Ann Surg, 2017.

[49] Hong de F, Zhang YB, Peng SY, et al. Percutaneous microwave ablation liver partition and portal vein embolization for rapid liver regeneration: a minimally invasive first step of ALPPS for hepatocellular carcinoma[J]. Ann Surg, 2016, 264 (1):e1-e2.

[50] Lunardi A, Cervelli R, Volterrani D, et al. Feasibility of percutaneous intrahepatic split by microwave ablation (PISA) after portal vein embolization for hypertrophy of future liver remnant: the radiological stage-1 ALPPS[J]. Cardiovasc Intervent Radiol, 2018, 41(5):789-798.

［51］ Chan ACY, Chok K, Dai JWC, et al. Impact of split completeness on future liver remnant hypertrophy in associating liver partition and portal vein ligation for staged hepatectomy (ALPPS) in hepatocellular carcinoma: complete-ALPPS versus partial-ALPPS［J］. Surgery, 2017, 161(2): 357 – 364.

［52］ Wang Z, Peng Y, Sun Q, et al. Salvage transhepatic arterial embolization after failed stage I ALPPS in a patient with a huge HCC with chronic liver disease: a case report［J］. Int J Surg Case Rep, 2017, (39): 131 – 135.

［53］ Tschuor C, Croome KP, Sergeant G, et al. Salvage parenchymal liver transection for patients with insufficient volume increase after portal vein occlusion — an extension of the ALPPS approach［J］. European Journal of Surgical Oncology, 2013, 39(11): 1230 – 1235.

［54］ Enne M, Schadde E, Bjornsson B, et al. ALPPS as a salvage procedure after insufficient future liver remnant hypertrophy following portal vein occlusion［J］. HPB: the Official Journal of the International Hepato Pancreato Biliary Association, 2017.

［55］ Sandstrom P, Rosok BI, Sparrelid E, et al. ALPPS improves resectability compared with conventional two-stage hepatectomy in patients with advanced colorectal liver metastasis: results from a scandinavian multicenter randomized controlled trial (LIGRO Trial)［J］. Ann Surg, 2017.

［56］ Sparrelid E, Gilg S, Brismar TB, et al. Rescue ALPPS is efficient and safe after failed portal vein occlusion in patients with colorectal liver metastases［J］. Langenbeck's Archives of Surgery, 2017, 402(1): 69 – 75.

［57］ Ulmer TF, de Jong C, Andert A, et al. ALPPS Procedure in insufficient hypertrophy after portal vein embolization (PVE)［J］. World J Surg, 2016.

［58］ Cavaness KM, Doyle MB, Lin Y, et al. Using ALPPS to induce rapid liver hypertrophy in a patient with hepatic fibrosis and portal vein thrombosis［J］. J Gastrointest Surg, 2013, 17(1): 207 – 212.

［59］ Hong JC, Kim J, Browning M, et al. Modified associating liver partition and portal vein ligation for staged hepatectomy for hepatoblastoma in a small infant: how far can we push the envelope?［J］. Ann Surg, 2017.

［60］ de Santibanes E, Alvarez FA, Ardiles V. How to avoid postoperative liver failure: a novel method［J］. World J Surg, 2012, 36(1): 125 – 128.

［61］ de Santibanes E, Clavien PA. Playing play-doh to prevent postoperative liver failure: the "ALPPS" approach［J］. Ann Surg, 2012, 255(3): 415 – 417.

［62］ Lim C, Turco C, Balci D, et al. Auxiliary liver transplantation for cirrhosis: from APOLT to RAPID: a scoping review［J］. Ann Surg, 2022, 275(3): 551 – 559.

［63］ Königsrainer A, Templin S, Capobianco I, et al. Paradigm shift in the management of irresectable colorectal liver metastases: living donor auxiliary partial orthotopic liver transplantation in combination with two-stage hepatectomy (LD-RAPID)［J］. Ann Surg, 2019, 270(2): 327 – 332.

［64］ Balci D, Kirimker EO, Bingol Kologlu M, et al. A new approach for increasing availability of liver grafts and donor safety in living donor liver transplantation: LD-RAPID procedure in the cirrhotic setting with hepatocellular carcinoma［J］. Liver Transpl, 2021, 27(4): 590 – 594.

［65］ Imamura H, Takayama T, Sugawara Y, et al. Pringle's manoeuvre in living donors［J］. Lancet, 2002, 360(9350): 2049 – 2050.

［66］ Li J, Girotti P, Königsrainer I, et al. ALPPS in right trisectionectomy: a safe procedure to avoid postoperative liver failure?［J］. J Gastrointest Surg, 2013, 17(5): 956 – 961.

［67］ Spetzler VN, Schepers M, Pinnschmidt HO, et al. The incidence and severity of post-hepatectomy bile leaks is affected by surgical indications, preoperative chemotherapy, and surgical procedures［J］. Hepatobiliary Surg Nutr, 2019, 8(2): 101 – 110.

［68］ van den Broek MA, van Dam RM, Malagó M, et al. Feasibility of randomized controlled trials in liver surgery using surgery-related mortality or morbidity as endpoint［J］. Br J Surg, 2009, 96(9): 1005 – 1014.

［69］ Dokmak S, Belghiti J. Which limits to the "ALPPS" approach?［J］. Ann Surg, 2012, 256(3): e6; author reply e16 – e17.

［70］ Ardiles V, Schadde E, Santibanes E, et al. Commentary on "Happy marriage or 'dangerous liaison': ALPPS and the anterior approach"［J］. Ann Surg, 2014, 260(2): e4.

［71］ Alvarez FA, Ardiles V, Sanchez Claria R, et al. Associating liver partition and portal vein ligation for staged hepatectomy (ALPPS): tips and tricks［J］. J Gastrointest Surg, 2013, 17(4): 814 – 821.

［72］ de Santibanes M, Alvarez FA, Santos FR, et al. The associating liver partition and portal vein ligation for staged hepatectomy approach using only segments I and IV as future liver remnant［J］. J Am Coll Surg, 2014, 219(2): e5 – e9.

[73] Chan AC, Pang R, Poon RT. Simplifying the ALPPS procedure by the anterior approach[J]. Ann Surg, 2014, 260(2): e3.

[74] Brustia R, Scatton O, Perdigao F, et al. Vessel identifications tags for open or laparoscopic associating liver partition and portal vein ligation for staged hepatectomy[J]. J Am Coll Surg, 2013, 217(6): e51 - e55.

[75] Alexandrescu S, Stoica L, Grigorie R, et al. Primary hepatic lymphoma resected by ALPPS procedure (associating liver partition and portal vein ligation for staged hepatectomy)[J]. Journal of Translational Medicine and Research, 2016, (21): 153.

[76] Schadde E, Raptis DA, Schnitzbauer AA, et al. Prediction of mortality after ALPPS stage-1: an analysis of 320 patients from the international ALPPS registry[J]. Ann Surg, 2015, 262(5): 780 - 785; discussion 785 - 786.

[77] Kang D, Schadde E. Hypertrophy and liver function in ALPPS: correlation with morbidity and mortality[J]. Visc Med, 2017, 33(6): 426 - 433.

[78] Sparrelid E, Jonas E, Tzortzakakis A, et al. Dynamic evaluation of liver volume and function in associating liver partition and portal vein ligation for staged hepatectomy[J]. Journal of Gastrointestinal Surgery, 2017, 21(6): 967 - 974.

[79] Deshayes E, Schadde E, Piron L, et al. Extended liver venous deprivation leads to a higher increase in liver function that ALPPS in Early Assessment[J]. Journal of Gastrointestinal Surgery, 2017, 21(10): 1754 - 1755.

[80] Olthof PB, Schadde E, van Lienden KP, et al. Hepatic parenchymal transection increases liver volume but not function after portal vein embolization in rabbits[J]. Surgery, 2017, 162(4): 732 - 741.

[81] Truant S, Baillet C, Deshorgue AC, et al. Drop of total liver function in the interstages of the new associating liver partition and portal vein ligation for staged hepatectomy technique: analysis of the "auxiliary liver" by HIDA scintigraphy[J]. Ann Surg, 2016, 263(3): e33 - e34.

[82] Cieslak KP, Olthof PB, van Lienden KP, et al. Assessment of liver function using ^{99m}Tc-mebrofenin hepatobiliary scintigraphy in ALPPS (associating liver partition and portal vein ligation for staged hepatectomy)[J]. Case Rep Gastroenterol, 2015, 9(3): 353 - 360.

[83] Rassam F, Olthof PB, van Lienden KP, et al. Comparison of functional and volumetric increase of the future remnant liver and postoperative outcomes after portal vein embolization and complete or partial associating liver partition and portal vein ligation for staged hepatectomy (ALPPS)[J]. Ann Transl Med, 2020, 8(7): 436.

[84] Truant S, Baillet C, Deshorgue AC, et al. Contribution of hepatobiliary scintigraphy in assessing ALPPS most suited timing[J]. Updates Surg, 2017, 69(3): 411 - 419.

[85] de Graaf W, van Lienden KP, Dinant S, et al. Assessment of future remnant liver function using hepatobiliary scintigraphy in patients undergoing major liver resection[J]. J Gastrointest Surg, 2010, 14(2): 369 - 378.

[86] Tomassini F, D'Asseler Y, Linecker M, et al. Hepatobiliary scintigraphy and kinetic growth rate predict liver failure after ALPPS: a multi-institutional study[J]. HPB (Oxford), 2020, 22(10): 1420 - 1428.

[87] Linecker M, Stavrou GA, Oldhafer KJ, et al. The ALPPS risk score: avoiding futile use of ALPPS[J]. Ann Surg, 2016, 264(5): 763 - 771.

[88] Linecker M, Kuemmerli C, Kambakamba P, et al. Performance validation of the ALPPS risk model[J]. HPB (Oxford), 2019, 21(6): 711 - 721.

第三节　ALPPS 改良术式

绕肝带法 ALPPS(蔡氏 ALPPS)

一、引言

　　ALPPS 被誉为 21 世纪肝胆外科的突破性、创新性术式,它融合了门静脉栓塞术和传统二步肝切除的精髓,可在较短时间内实现剩余肝(future liver remnant, FLR)的快速增长。该术式在 2007 年由德国雷根斯堡的 Hans J. Schlitt 教授无意间创立,他在为一位肝门部胆管癌病人实施手术时发现肿瘤侵犯了肝脏右三叶胆管属支,需要行扩大右半肝切除及左肝外侧叶胆管空肠吻合术,但因病人左肝外侧叶体积过小无法耐受手术,因此实施了一种非常规手术方式:沿肝镰状韧带离断肝实质,并且结扎了门静脉右支。术后第8日行CT检查,惊奇地发现病人的左肝外叶显著增大,随后成功实施了扩大右半肝切除术,该术式也被命名为"原位劈肝切除术"[1]。2012年,德国Andreas A. Schnitzbauer教授在《外科学年鉴》(*Annals of Surgery*)杂志上报道了来自德国5个中心共25例门静脉结扎联合肝实质离断的二步肝切除术,病人平均增生间隔时间为9日,平均剩余肝体积从术前的310 mL增加到536 mL,平均增长率为74%[2]。同年,《外科学年鉴》主编Pierre-Alain Clavien和阿根廷Eduardo de Santibañes教授将这一术式以首字母缩写正式命名为ALPPS[3]。

此后,ALPPS迅速在国际上掀起了探索尝试的热潮,并成立了国际ALPPS协作组织(www.alpps.net)。然而,ALPPS在开展之初,其安全性和可靠性并不十分令人满意,伴随着的高并发症发生率和高致死率令人担忧,手术并发症发生率高达22%~87.5%,病死率为12%~28.7%[2,4,5]。如何提高ALPPS的可行性和安全性一直困扰着学术界,同时也推动着ALPPS技术的发展与创新,现已形成经典ALPPS(详细见本书第五章第二节)及许多改良ALPPS术式[6]。出血、感染、胆漏以及术后肝功能衰竭是早年ALPPS的主要并发症,改良ALPPS的出现主要是为了减少手术创伤,减少并发症的发生,提高手术的安全性。目前,改良ALPPS术式的发展与创新主要是对肝脏分隔技术的创新,包括绕肝带捆扎技术、射频消融、微波固化、部分肝实质离断等,手术方式也由传统的开腹手术发展到腹腔镜手术和达芬奇机器人手术。2013年,Machado等[7]首次报道对1例结直肠癌转移性肝癌病人实施全腹腔镜下ALPPS 1期手术,较小的手术创伤和较轻的腹腔粘连既降低了2期手术难度,又提高了手术安全性,并建议弃用生物活性胶袋包裹残肝,以免增加异物感染的发生。精妙的手术方式使更多的肝胆外科医生开始探索采用完全腹腔镜下ALPPS治疗肝脏肿瘤的临床价值。腹腔镜的应用可使ALPPS获得清晰的手术视野、细致的肝门解剖以及精确的肝脏离断,可以减少术后粘连,降低二期手术操作难度,具有创伤小、恢复快等优势,但对手术医生的经验和技术提出了更高的要求。

浙江大学医学院附属邵逸夫医院蔡秀军教授结合腹腔镜技术和传统绕肝提拉法的优势,对全腹腔镜下ALPPS进行了新的改进,解决了ALPPS 1期手术肝实质离断后易发生胆漏和感染的难题[8]。该术式的1、2期均在全腹腔镜下进行,对肝硬化肝癌病人用带导丝的鼻饲管在预切线处对左右肝实质行捆绑取代原位分离,同时阻断两侧肝叶内管道和彻底防止胆漏的发生,病人1期手术后恢复较快且短期内剩余肝体积迅速增大,2期手术时粘连较轻,在肝实质离断过程中因外套管的绝缘作用可减少肝周组织损伤,有效解决了肝实质离断并发症发生率高、术后恢复慢的弊端。该改良术式被命名为绕肝带法ALPPS(蔡氏ALPPS)。

二、适应证

蔡氏ALPPS的病例选择与传统腹腔镜ALPPS无明显差异,术前对病人的一般情况、肝功能分级、剩余肝脏体积及肝脏储备功能的评估等都有严格的标准。本中心对标准肝体积的计算采用现有通用公式,即标准肝脏体积=706.2×BSA(m^2)+2.4,BSA(m^2)=体重(kg)$^{0.425}$×身高(cm)$^{0.725}$×0.007 184。根据国内外的经验,公认的肝切除安全线为:对于无肝脏实质性疾病、无肝硬化的病人,预计剩余肝体积不小于标准肝体积的25%~30%;对于合并肝硬化或者肝脏实质性疾病的病人,预计剩余肝体积不小于标准肝体积的40%。ALPPS适用于肿瘤潜在可切除但评估显示剩余肝不足,无法达到肝切除安全线而完成肿瘤一期切除的病人。此外,对肝脏储备功能的评估也是一个重要方面,需要满足Child-Pugh A级,ICG-R15<10%。

在病种选择上,针对原发或转移性肝肿瘤,且无肝外远处转移。目前ALPPS的主要适应证为CRLM,ALPPS已逐渐成为CRLM的可选治疗方法之一。对于HCC,已有的数据显示,HCC行ALPPS是可行的,但是必须仔细评估其有无合并慢性肝病、肝病的严重程度及其潜在影响,合并严重肝硬化的需谨慎应用[9,10]。ICC 病人 FLR 体积不足时,ALPPS 同样可作为治疗选择之一,但术后胆漏、肝功能不全、严重感染以及脓毒血症等并发症发生率和病死率很高,需谨慎择用,特别是需行胆道重建者[6]。

此外,既往无法实施或不便实施 PVE 二步切除者(合并肿瘤侧门静脉分支癌栓、肿瘤恶性程度高,预计 PVE 等待期间可能迅速进展)也是 ALPPS 的适应证。传统 PVE 诱导 FLR 增生失败者也是 ALPPS 的适应证,可施行挽救性 ALPPS。对严重肝硬化、高龄、胆囊癌、肝门部胆管癌病人施行 ALPPS 应非常慎重。

三、手术操作步骤

绕肝带法 ALPPS(蔡氏 ALPPS)可在全腹腔镜下完成(1 期、2 期均为全腹腔镜手术)。

1. 体位　通常采用平卧,右侧抬高 35°~40°卧位,适当取头高足低位。右侧抬高 35°~40°卧位在右侧腰背部垫两层沙袋即可保持,同时需注意对肩部和髋部进行约束,避免病人不慎滑落。该体位下病人左侧肩部以及左侧髋部受压,需垫入柔软物件,防止术后出现局部压疮或疼痛。

2. ALPPS 1 期手术操作

(1) 手术切口:可选择 4 孔法布局戳孔(图 5 - 14a),观察孔位于脐上方两横指、脐右侧两横指的位置,使用 10 mm Trocar,主操作孔位于观察孔上方右侧肋缘下,使用 12 mm Trocar,辅助孔可以在腔镜下定位,尽量靠后方及上方,1 个位于右侧腋中线肋缘下,使用 5 mm Trocar,另 1 个在其内侧平面,锁骨中线位置,使用 12 mm Trocar。也可选择五孔法(图 5 - 14b),观察孔位于脐上方两横指、脐右侧两横指的位置,使用 10 mm Trocar,主操作孔位于右腹直肌外缘肋下 5 cm 处,使用 12 mm Trocar,中线从上至下分别设置 12 mm Trocar 和 5 mm Trocar 各 1 个,以及右肋缘下腋前线设置 1 个 5 mm Trocar。

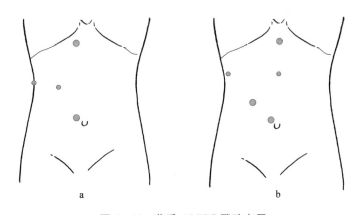

图 5 - 14　蔡氏 ALPPS 戳孔布局
a. 四孔法戳孔布局;b. 五孔法戳孔布局

(2) 腹腔镜探查:建立 CO_2 气腹,气腹压维持在 12~15 mmHg,置入腹腔镜,探查腹腔有无术前影像学检查未检测到的肝外病灶,排除手术禁忌。

(3) 切除胆囊:使用腹腔镜多功能手术解剖器(laparoscopic Peng's multifunctional operative dissector,LPMOD),解剖 Calot 三角,分离出胆囊管和胆囊动脉,夹闭后离断,顺行切除胆囊。

(4) 解剖第一肝门:采用刮吸解剖法,从肝外打开 Glisson 鞘,解剖出肝固有动脉、肝左动脉、肝右动脉(图 5 - 15),并以硅胶套带悬吊,方便牵拉(图 5 - 16)。在肝固有动脉左侧以分离钳解剖胆总管(图 5 - 17),并以硅胶套带悬吊(图 5 - 18),便于向左侧牵拉胆总管,暴露其后方的门静脉。以分离钳和 LPMOD 解剖门静脉,显露门静脉主干、左、右支及其汇合部(图 5 - 19),在分离门静脉右支的过程中,需耐心仔细使用大直角钳反复前后分离,不能用力过猛,防止门静脉撕裂造成大出血。也可使用金手指从门静脉右支后方穿出,完全分离门静脉右支(图 5 - 20),用丝线结扎门静脉右支根部(图 5 - 21),其远近端分别再以 Hem-o-lok 夹闭后离断(图 5-22)。肝右动脉上以丝线或 Prolene 线做标记,便于 2 期手术时快速找寻(图 5-23)。

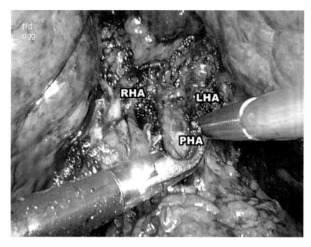

图 5-15　刮吸解剖第一肝门,分离出肝固有动脉、肝左动脉、肝右动脉

PHA:肝固有动脉;LHA:肝左动脉;RHA:肝右动脉

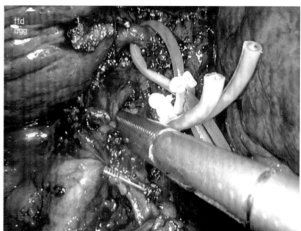

图 5-16　以硅胶套带悬吊肝固有动脉、右肝动脉

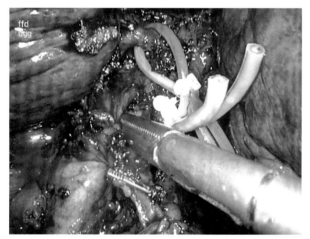

图 5-17　在肝固有动脉左侧以分离钳解剖胆总管

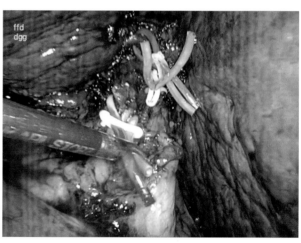

图 5-18　悬吊胆总管

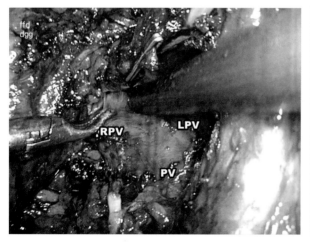

图 5-19　解剖门静脉,显露门静脉主干、左、右支及其汇合部

PV:门静脉;LPV:门静脉左支;RPV:门静脉右支

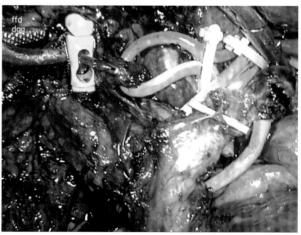

图 5-20　金手指从门静脉右支后方穿出

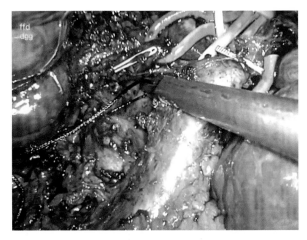

图 5-21　丝线结扎门静脉右支根部

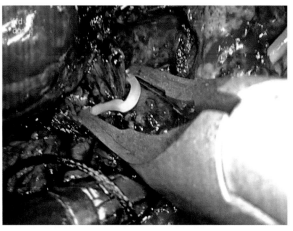

图 5-22　Hem-o-lok 夹闭门静脉右支

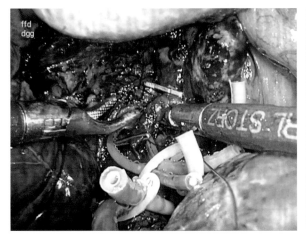

图 5-23　肝右动脉上以 Prolene 线做标记

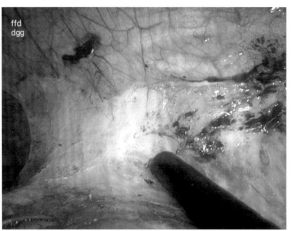

图 5-24　显露肝静脉窝

（5）游离右侧肝脏：切断肝圆韧带、镰状韧带，分离肝上下腔静脉前方，显露肝静脉窝（图 5-24）；切断右侧三角韧带、冠状韧带、肝肾韧带，将肝脏翻转，将裸区和右侧肾上腺剥离，离断肝短静脉（图 5-25）和右侧下腔静脉韧带，在肝实质后方与下腔静脉右侧无血管区域建立隧道，直至显露肝右静脉与下腔静脉汇合处（图 5-26），将右侧肝脏完全游离。

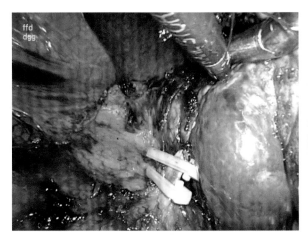

图 5-25　离断肝短静脉

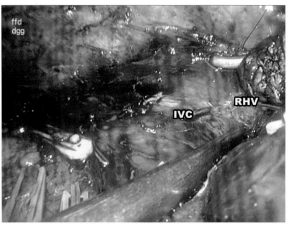

图 5-26　显露肝右静脉与下腔静脉汇合处
IVC：下腔静脉；RHV：右肝静脉

（6）留置绕肝带：右侧肝脏游离后，在第二肝门处解剖出肝右静脉（图 5 - 27），以丝线或 Prolene 线做标记（图 5 - 28），使用带导芯的鼻胃管经过右肝静脉左侧（图 5 - 29），紧贴尾状叶后方、下腔静脉前方，向后绕到肝后隧道前方，避开肝右动脉后（图 5 - 30），靠近右肝蒂根部绕到肝前面，将绕肝带两尾端并拢，自右锁骨中线腹壁戳孔拉出体外，套上 36 号胸引管，作为施压外套管，拉紧绕肝带（图 5 - 31），推入外套管后使用血管钳夹紧（图 5 - 32）。拉紧前使用术中超声明确肿瘤位于绕肝带右侧，同时确保左、右肝之间的交通血流被完全阻断。

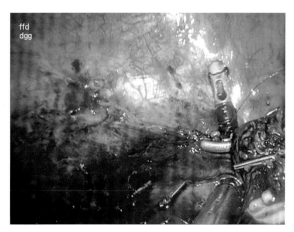

图 5 - 27　在第二肝门处解剖出右肝静脉

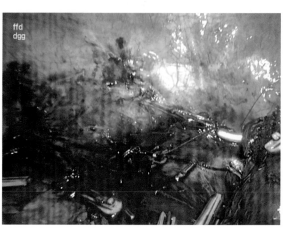

图 5 - 28　Prolene 线做标记肝右静脉

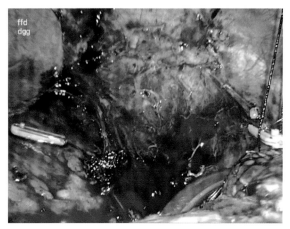

图 5 - 29　开始留置绕肝带

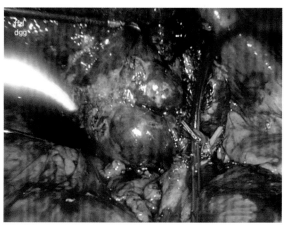

图 5 - 30　绕肝带避开肝右动脉

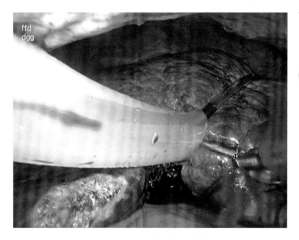

图 5 - 31　收紧绕肝带

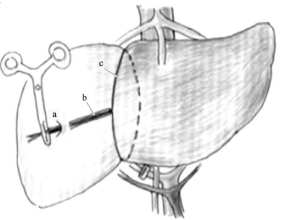

图 5 - 32　绕肝带法 ALPPS 示意图

a. 绕肝带自腹壁戳孔拉出体外；b. 胸引管作为施压外套管；c. 绕肝带

（7）放置引流：在肝门部留置腹腔引流管 1 根。

（8）关闭切口：闭合 Trocar 孔筋膜，一般使用 5/8c 弧形缝针（鱼钩针）缝合，也可使用筋膜闭合器等辅助关闭以及腔镜倒置缝合等方法关闭筋膜孔。ALPPS 1 期术后部分病人伴大量腹水，关闭 Trocar 可避免腹腔引流不畅时腹水自 Trocar 孔渗漏。

3. ALPPS 1 期术后复测体积　在增生间期，一般 1 期术后 7~10 日行肝脏影像学检查，行肝脏三维重建，计算剩余肝体积是否增生至足够行 2 期手术大小。若增生不足，则 2 期手术需顺延，每周行肝脏影像学检查 1 次，并进行体积评估。

4. ALPPS 2 期手术

（1）手术切口：经原穿刺孔进腹，建立 CO_2 气腹。

（2）探查腹腔：腹腔镜下探查，观察腹腔内有无腹水、出血、胆漏等。

（3）分离腹腔粘连：小心分离腹腔粘连，显露第一肝门和第二肝门位置。

（4）术中超声检查：术中超声检查预保留侧肝脏的血供，以及肝内有无可疑结节。

（5）离断肝右动脉：在第一肝门找到标记的肝右动脉，用丝线结扎，同时用可吸收夹或 Hem-o-lok 夹闭后离断（图 5－33）。

（6）离断肝实质：助手在腹壁外提拉绕肝带，使用 LPMOD 以刮吸断肝法离断肝实质（图 5－34），用 LPMOD 切开肝包膜，切开肝实质 3~5 mm 后开始刮扒肝组织，刮扒方向与切线平行；遇到较细的脉管结构，则予电凝处理；遇到较粗的脉管结构时，即改变刮扒方向，使其与管道平行，显露出管道的一段行程，然后予以可吸收夹或 Hem-o-lok 夹闭处理。可使用直线切割闭合器协助离断右肝蒂组织（图 5－35），至右肝静脉与下腔静脉汇合处，找到标记的肝右静脉（图 5－36），以直线切割闭合

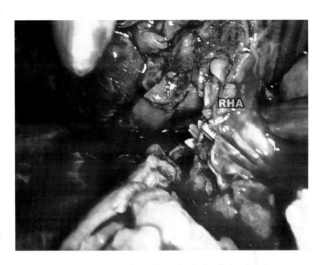

图 5－33　寻找标记的肝右动脉，夹闭后离断

器离断（图 5－37），移除标本。断肝时可直接对着绕肝带加强电凝，由于绕肝带的绝缘作用，不必担心伤及深部组织，尤其是后面的肝后下腔静脉，这样就使断肝过程安全可靠。

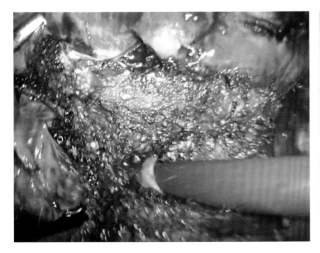

图 5－34　使用 LPMOD 以刮吸断肝法离断肝实质

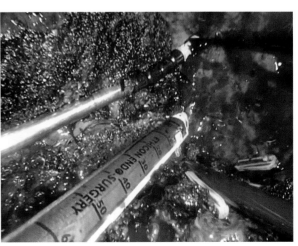

图 5－35　使用直线切割闭合器离断右肝蒂

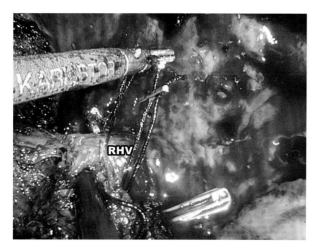

图 5－36　找到标记的肝右静脉

RHV：肝右静脉

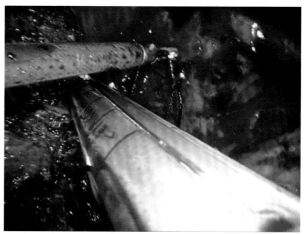

图 5－37　直线切割闭合器离断肝右静脉

（7）肝创面处理：吸尽积血，使用清水冲洗肝创面，少量出血的部位可用单极电凝或双极电凝止血，渗血不止或者有胆汁渗出的部位，则需使用打针 Prolene 线缝合。确切处理肝创面后，可根据个人习惯涂抹生物蛋白胶或者填塞其他止血材料。

（8）放置引流：肝断面放置引流管 1 根。

（9）缝合切口。

四、手术要点及注意点

由于 1 期术后绕肝止血带的牵拉造成捆扎面肝组织的缺血、萎缩、坏死，绕肝带可能松弛，可在术后 5~6 日将绕肝带向下收紧一次，以达到更好的捆扎效果。蔡氏 ALPPS 使用绕肝带法取代传统肝脏离断，避免 1 期术后胆漏的发生，同时阻断了肝实质交通血流，使得门静脉血流重新分布后，保留侧肝脏可在短期内迅速增生。

腹腔镜下绕肝止血带的使用代替肝实质离断的 ALPPS，具有以下优势：对肝脏的捆绑阻断了左右肝实质间的交通血流，有助于 FLR 的迅速增生；绕肝止血带的使用代替了肝实质离断，避免了 2 期术后胆漏的发生，可降低围手术期并发症的发生率和病死率；在 2 期手术时使用 LPMOD 断肝，由于绕肝带的牵拉作用，不必担心伤及深部组织，尤其是肝后下腔静脉，使断肝过程安全可靠；在断肝过程中，借助于绕肝带，采用 Belghiti 提拉法，对肝断面保持一定张力，有助于快速、精准断肝。

在 ALPPS 中，对于出肝血流的保护非常重要，否则会造成肝内淤血及肝细胞肿胀、坏死，尤其是肝中静脉的处理非常重要，若无禁忌证，术中应尽量保留肝中静脉。在放置绕肝止血带并向上提拉的过程中，易造成胆管牵拉过度而成角，导致术后出现梗阻性黄疸，因此建议在捆绑时以避开肝蒂为佳。最好将肝门板下降，游离出肝脏与肝门板之间的空隙，将绕肝止血带从其中间穿出，从而避免对肝蒂的挤压，也降低了术后梗阻性黄疸的发生率。

在解剖第一肝门时，结扎病灶侧门静脉，游离肝动脉并予以标记，在第二肝门处解剖出肝右静脉也应予以标记，以便第二次手术时辨认。

（蔡秀军　金仁安）

参 考 文 献

[1] Lang SA, Loss M, Schlitt HJ. "In-situ split" (ISS) liver resection: new aspects of technique and indication[J]. Zentralbl Chir, 2014, 139(2): 212－219.

［2］ Schnitzbauer AA，Lang SA，Goessmann H，et al. Right portal vein ligation combined with in situ splitting induces rapid left lateral liver lobe hypertrophy enabling 2-staged extended right hepatic resection in small-for-size settings［J］. Ann Surg，2012，255（3）：405－414.

［3］ de Santibañes E，Clavien PA. Playing Play-Doh to prevent postoperative liver failure：the "ALPPS" approach［J］. Ann Surg，2012，255（3）：415－417.

［4］ Li J，Girotti P，Königsrainer I，et al. ALPPS in right trisectionectomy：a safe procedure to avoid postoperative liver failure？［J］. J Gastrointest Surg，2013，17（5）：956－961.

［5］ Nadalin S，Capobianco I，Li J，et al. Indications and limits for associating liver partition and portal vein ligation for staged hepatectomy（ALPPS）. Lessons learned from 15 cases at a single centre［J］. Z Gastroenterol，2014，52（1）：35－42.

［6］ Oldhafer，KJ，GA.，Stavrou，T.M. van Gulik. ALPPS — Where do we stand，where do we go？Eight recommendations from the first international expert meeting［J］. Ann Surg，2016，263（5）：839－941.

［7］ Machado MA，Makdissi FF，Surjan RC. Totally laparoscopic ALPPS is feasible and may be worthwhile［J］. Ann Surg，2012，256（3）：e13；author reply e16－e19.

［8］ Cai X，Tong Y，Yu H，et al. The ALPPS in the treatment of hepatitis B-related hepatocellular carcinoma with cirrhosis：a single-center study and literature review［J］. Surg Innov，2017，24（4）：358－364.

［9］ D'Haese JG，Neumann J，Weniger M，et al. Should ALPPS be used for liver resection in intermediate-stage HCC？［J］. Ann Surg Oncol，2016，23（4）：1335－1343.

［10］ Wang Z，Peng Y，Hu J，et al. Associating liver partition and portal vein ligation for staged hepatectomy for unresectable hepatitis B virus-related hepatocellular carcinoma：a single center study of 45 patients［J］. Ann Surg，2020，271（3）：534－541.

射频/微波消融 ALPPS

一、引言

ALPPS 主要应用于余肝不足的转移性肝癌（结直肠癌、胰腺神经内分泌癌肝转移等）和肝、胆原发癌（肝细胞癌、肝内胆管癌、肝门部胆管癌）等。ALPPS 显著优点是：1 期术后 2 周左右可使剩余肝（future liver remnant，FLR）增生 47%～110%，二步肝切除率达 95% 以上。但 ALPPS 存在明显的缺点：① 由于 ALPPS 手术病人先后要在短期内接受两次大手术，术后严重并发症发生率和病死率分别高达 13.6%～44% 和 0～30%。② ALPPS 违背了 "no touch" 肿瘤治疗原则，甚至有学者称他为 "all touch technique"，理论上该手术可增加癌细胞扩散的风险；术后 1 年复发率高达 40%，长远治疗肿瘤效果有待观察。③ 70% 左右病例应用于转移性肝癌，应用于有乙型病毒性肝炎、肝纤维化或肝硬化背景的肝细胞癌（hepatocellular carcinoma，HCC）、肝门部胆管癌等原发性肝胆肿瘤的临床资料较少[1-6]。D'Haese 等根据国际 ALPPS 网站登记的数据，比较了 ALPPS 治疗 35 例原发性肝癌与 225 例转移性肝癌的临床疗效，结果表明：FLR 平均增生率分别为 47% 和 74%，90 日病死率分别为 31% 和 7%，均有显著性差异[6]。ALPPS 围手术期的严重并发症主要是胆瘘、肝功能衰竭以及由胆瘘继发的腹腔感染，胆瘘、肝功能衰竭和腹腔感染发生率分别可高达 20%、23% 和 24%。导致上述并发症的主要原因是 1 期手术中肝实质的物理离断，以及短期内二次肝手术的巨大创伤。因此，如何通过技术创新、减轻手术创伤、降低围手术期并发症和病死率，一直是 ALPPS 的研究热点。

为了避免 1 期手术产生的两个肝断面引起的并发症的发生，国内外肝胆外科专家创建了非分离式肝实质分隔技术，包括：① Robles R、蔡秀军等 2014 年先后报道的开腹和腹腔镜绕肝止血带肝实质分隔技术[7,8]。② Tamara M. H. Gall、Chen Jianxun 等 2015 年先后报道的射频/微波肝实质分隔技术[9,10]。这些技术虽然一定程度上降低了 ALPPS 的并发症和病死率，但病人仍需要短期内接受二次肝外科手术。2016 年洪德飞、彭淑牖等先后报道了经皮微波/射频消融肝实质分隔联合门静脉栓塞技术（percutaneous microwave/radio-frequency ablation liver partition and portal vein embolization，PALPP）[11,12] 和末梢门静脉栓塞术（terminal branches portal vein embolization，TBPVE）[13]，这两项技术利用介入方法实现了肝实质分隔或交通支阻断,FLR 增生效率与 ALPPS 1 期相媲美,使 ALPPS 二步肝外科手术变成一步,使 ALPPS 回归到正常肝胆外科手术。

二、适应证

近几年来,靶向、免疫系统药物治疗联合 TACE 等局部治疗为 HCC 降期或肿瘤生物学转化带来了契机,为提高 FLR 不足的中晚期 HCC 治疗的远期生存率,洪德飞等呼吁倡导以肿瘤降期或生物学转化为先、FLR 转化为后的双转化治疗策略;由于 HCC 肿瘤降期或转化需要时间"窗口期",FLR 转化首选 PVE 或其改进技术 PALPP、TBPVE,经典 ALPPS 或肝移植可作为最后的选择[14]。

三、手术操作步骤

（一）微波或射频消融肝实质分隔技术

1. 开腹微波或射频消融肝实质分隔技术　2015 年 Tamara M. H. Gall 等[9] 报道了利用开腹射频消融肝实质分隔联合门静脉结扎术(radio-frequency-assisted liver partition with portal vein ligation, RALPP) 代替 ALPPS 1 期。5 例 RALPP 与 5 例 PVE 结肠癌肝转移病人进行匹配对照研究。结果表明:RALPP 第一步术后 (21.8±9.4) 日 FLR 平均增生 62.3%(53.1%~95.4%),而 PVE 后(55.4±15.6) 日 FLR 平均增生 24.6%(8.4%~35.4%)。两组术后均没有并发胆瘘、出血、腹腔感染等严重并发症,随访 90 日内均无死亡。2016 年 Chen Jianxun 等[10] 报道了 1 例开腹微波消融肝实质分隔和门静脉结扎二步肝切除术(associating microwave ablation and portal vein ligation for staged hepatectomy, AMAPS)。病人术前诊断肝癌伴肝硬化,第一步术后 2 周、3 周 FLR 与标准肝体积(SLV) 比值(FLR/SLV) 从术前的 29.1% 增加到 40.9% 和 51.2%。第一步术后 3 周施行右半肝切除术,术中无粘连,术中出血 200 mL,手术时间 100 min。术后无并发症,术后 7 日出院。

2. 腹腔镜或机器人下微波/射频消融肝实质分隔技术　2015 年 Enrico Gringeri 等[15] 报道了 1 例腹腔镜微波消融肝实质分隔联合门静脉结扎二步肝切除术(laparoscopic microwave ablation and portal vein ligation for staged hepatectomy, LAPS)。病人为 66 岁男性,右肝 20 cm 占位(术后病理肝细胞癌,G₁ 期),肿瘤侵犯了肝右静脉和肝中静脉。第一步:术中超声确认肿瘤边缘距离消融面 3 cm,使用微波消融肝实质分隔,消融后结扎离断门静脉右支。第一步术后 9 日 FLR 从 390 mL 增生到 693 mL(增大 77.7%),术后 10 日施行了右半肝切除术,术后 12 日出院。同年,Umberto Cillo 等[16] 报道了 1 例 LAPS 治疗结肠癌肝转移病人,第一步术后 15 日 FLR 增加了 90.4%。肝切除术后无围手术期并发症和死亡。

2016 年 Long R. Jiao 等[17]、Ugo Boggi 等[18] 个案报道了腹腔镜射频消融肝实质分隔和门静脉结扎的二步肝切除术(laparoscopic radio-frequency-assisted liver partition with portal vein ligation, LRALPP) 成功治疗结肠癌肝转移病人和肝门部胆管癌病人,无并发症和死亡。据了解,Long R. Jiao 等应用 LRALPP 已成功治疗余肝不足肝癌 20 余例,效果良好。

3. 经皮微波/射频消融肝实质分隔技术　开腹或腹腔镜绕肝止血带肝实质分隔技术、开腹或腹腔镜射频/微波肝实质分隔技术的二步肝切除术,虽然一定程度上降低了 ALPPS 的并发症和病死率,但病人仍需要在短期内承受二次肝手术的风险、痛苦和医疗费用。洪德飞等经过前期动物实验的研究,于 2016 年在国际上首先报道了经皮微波/射频消融肝实质分隔联合门静脉栓塞技术(percutaneous microwave/radio-frequency ablation liver partition and portal vein embolization, PALPP) 治疗 FLR 不足的巨大或多发性肝癌、肝门胆管癌[9,10]。第一步:经皮穿刺微波或射频肝实质分隔;第二步,隔日后经皮穿刺门静脉造影,检查交通支是否已闭塞,应用弹簧圈和明胶海绵栓塞肿瘤侧门静脉。PALPP 2 周 FLR 和肝功能达标后进行肝肿瘤切除术。在成功治愈 3 例后,第一步和第二步改为同期进行,即经皮穿刺微波或射频消融肝实质分隔后,同期进行肿瘤侧门静脉栓塞(图 5 - 38~图 5 - 45)。对于肝门部胆管癌病人,术前往往合并有黄疸,对于严重黄疸者,可以经皮穿刺胆管置管引流(PTCD)减黄后再实施 PALPP。

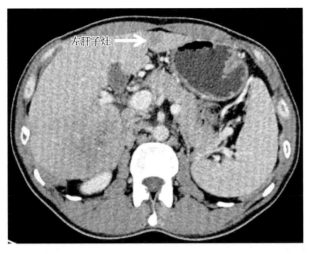

图 5 - 38　CT 增强示右肝巨大肝癌,伴左肝外叶子灶

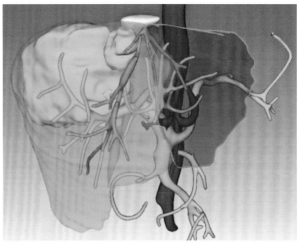

图 5 - 39　计划右三叶切除,CT 三维重建计算 SLV
　　　　　1 231.2 mL,FLR 355.6 mL,FLR/SLV
　　　　　28.9%

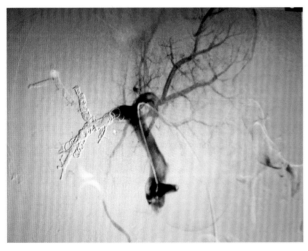

图 5 - 40　应用弹簧圈和明胶海绵栓塞门静脉右支

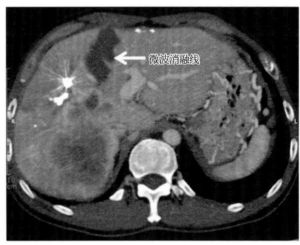

图 5 - 41　经 PALPP(同时左肝外叶子灶经皮穿刺
　　　　　局部注射无水酒精)术后 1 周 CT 检查
　　　　　FLR(左外叶)明显增大

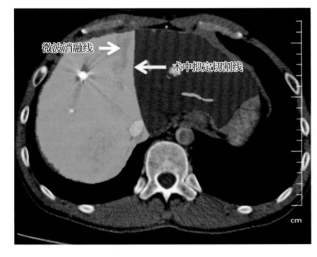

图 5 - 42　PALPP 术后 2 周 CT 三维重建计算左外叶
　　　　　(FLR)增大为 502.1 mL(蓝色区域),
　　　　　FLR/SLV 40.8%,增长率为 41.2%

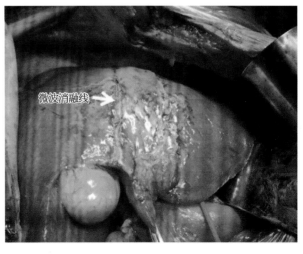

图 5 - 43　肝切除术中可见微波消融层面,
　　　　　肝周无明显粘连

PALPP 第一步经皮穿刺微波或射频消融肝实质分隔代替 ALPPS 1 期手术分隔肝实质,既避免了 ALPPS 1 期的肝周游离、翻转挤压肝肿瘤,以及肝实质物理分隔后导致的肝创面的胆瘘、出血;又避免了 ALPPS 1 期手术分离或腹腔感染导致的腹腔粘连,进而增加 2 期手术的风险。PALPP 使得 ALPPS 1 期肝实质分隔变得最大限度微创化,使 ALPPS 的两次手术变成一次肝外科手术。在有效保证短期内使 FLR 快速增生的前提下,有效化解了 ALPPS 产生严重并发症和病死率的根本原因,也有利于第二步肝切除手术;并且保证了肝肿瘤切除不接触原则,理论上有利于远期生存率的提高(图 5 - 46)。

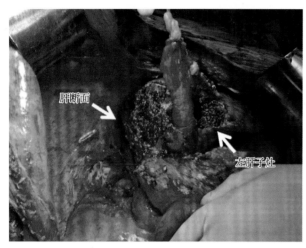

图 5 - 44　右三叶切除联合左肝子灶局部切除术后

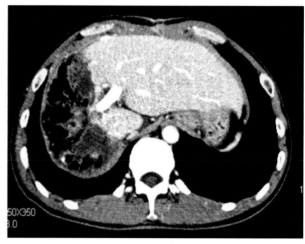

图 5 - 45　右三叶切除术后 1 周复查左肝外叶继续增大

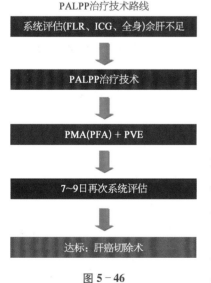

图 5 - 46
PALPP 治疗技术路线(PMA:经皮穿刺微波消融肝实质分隔,percutaneous microwave ablation liver partition;PFA:经皮穿刺射频消融肝实质分隔,percutaneous radio-frequency ablation liver partition)

2016 年 1 月至 2018 年 7 月 PALPP 治疗 FLR 不足的原发性肝癌、转移性肝癌、肝门部胆管癌病人 20 例。20 例病人平均年龄(56±5.4)岁,男女比例 9∶1。其中肝细胞癌(HCC)病人 13 例,肝门胆管癌病人 3 例,结直肠癌肝转移病人 4 例。20 例病人中,16 例病人顺利完成肝切除手术,2 例因 PALPP 术后剩余肝脏代偿体积不足,2 例因 PALPP 术后肝功能恢复不佳(白蛋白低)而未能进入肝肿瘤切除手术。完成的 16 例病人中,术前平均 FLR 为 362.53 mL,占 SLV 30.77%;PALPP 和肝切除手术平均间隔时间 9.33 日,FLR 平均增长 51.02%。16 例完成肝切除术后发生肝功能不全 2 例、胆漏 1 例、胸水 5 例,均保守治疗治愈。无术后 90 日死亡病例。术后部分病例辅助 TACE 和(或)口服索拉非尼治疗。随访 5~28 个月,72.7% 的病人肝内复发和肺转移,或同时存在,但 80.2% 的病人还带瘤生存。未完成肝切除的病人随访均存活 14 个月以上,其中 1 例接受肝移植术。

与 ALPPS 相比,PALPP 除了使 FLR 在 2 周内短期快速增生外,还具有如下优点:① PALPP 术后无肝周粘连、胆瘘等严重并发症,因此肝切除术没有严格时间限制(ALPPS 1 期肝术后为避免严重粘连,2 期肝切除术最好限制 2 周内)。② 微波或射频原位消融分隔肝实质及 PVE 原位栓塞肿瘤侧门静脉支,符合肿瘤非接触原则,可有效避免 ALPPS 1 期手术游离肝脏翻转肝肿瘤可能引起的肿瘤播散;对余肝有转移子灶可同时应用酒精注射或微波、射频等消融暂时控制。③ 由于肝分隔面交通支已被消融阻断,沿肝分隔消融面进行肝切除可显著减少出血、胆漏。④ 微波或射频消融产生的炎症介质入血,加速 FLR 的增生。⑤ 由于 PALPP 显著降低了并发症和医疗费用,变为常规性的肝切除,病人接受度高,对有些预计切缘不满意的巨大肝癌切除也可应用,以提高肝癌 R0 切除率。⑥ 由于第一步是应用介入技术,术后对肝功能无影响,也无其他严重并发症,病人体内也无异物,因此即使病人因种种原因不愿意接受肝切除术,或余肝功能不达标无法完成肝切除术,不影响病人生活质量,肿瘤侧门静脉的栓塞和肝脏微波或射频的高温分隔也有益于控制肝癌生长,避免向健侧转移。可选择靶向、免疫或联合 TACE 等治疗手段控制肿瘤,使病人获得较好的生活质量和生存获益。缺点是:经皮穿刺消融肝实质分隔技术要求相对较高,应避免余肝侧肝静脉和胆管的损伤[11,12]。

为避免下腔静脉损伤,经皮穿刺微波或射频消融肝实质分隔技术无法如 ALPPS 1 期手术一样完全分隔肝脏,距下腔静脉 1 cm 之内的肝实质无法消融分隔,但并不影响 FLR 增生效率。本组 20 例,完成肝切除手术的 16 例,术后 9 日 FLR 平均增长 51.02%。2015 年 Henrik Petrowsky 等比较了 18 例肝部分分隔的 ALPPS(p-ALPPS)与 18 例经典 ALPPS(病例均为结肠癌肝脏转移)。p-ALPPS 术中分离了肝脏实质的 50%~80%,第一步术后 7 日 FLR 分别增大 60% 和 61%。p-ALPPS 组无院内死亡,ALPPS 组病死率 22%(4/18),其中 1 例心衰,3 例肝功能衰竭后继发多脏器衰竭死亡[19]。

（二）末梢门静脉栓塞肝实质分隔技术

2016 年彭淑牖等[11]报道了末梢门静脉栓塞术(terminal branches portal vein embolization, TBPVE)治疗 FLR 不足的肝癌伴肝硬化,末梢门静脉栓塞可有效堵塞肝分隔面交通支。具体步骤:按照门静脉三维成像模型确定栓塞方案,根据门静脉栓塞不同部位选择不同肝段穿刺点。确定穿刺点后采用局部麻醉,使用 21G Chiba 肝穿针穿刺入肝,到达预定部位后注入少量对比剂,确定为门静脉分支后,引入导丝,交换经皮经肝穿刺胆管引流套管,送入门静脉主干,交换 5F 导管鞘,应用 5F 造影导管在肠系膜上静脉附近行门静脉造影并测压;再交换微导管并选择至需要栓塞的分支内,于透视下缓慢注入适量外科胶(α 氰基丙烯酸正丁酯胶)+碘化油乳化剂(按 1∶4 比例混合)进行栓塞,先漂流栓塞门静脉末梢,再逐渐往门静脉分支主干栓塞,直至靶血管血流停滞。然后视情况用钢圈栓塞门静脉右支/左支主干,结束操作。第一步施行 PVE 同时应用栓塞剂对 5、8 段(或 4 段)的门静脉末梢进行栓塞,之后用钢圈栓塞门静脉右支主干/左支,就能达到阻断左右两侧交通支的效果,从而迫使门静脉血全部流入无瘤侧门静脉(图 5-47、图 5-48)。

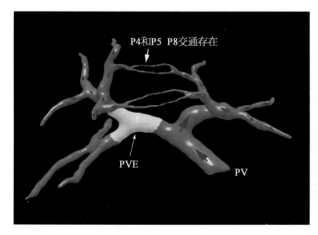

图 5-47　传统 PVE 只栓塞门静脉右/左支,
无法栓塞 P5、P8 与 P4 交通支

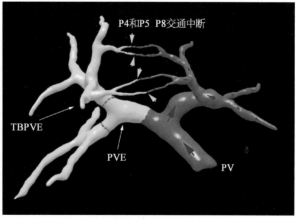

图 5-48　TBPVE 阻断 P5、P8 与 P4 交通支,
同时栓塞门静脉右支

2021 年彭淑牖等报道 TBPVE 治疗 FLR 不足的 HCC 150 例研究结果:TBPVE 后 2 周内 FLR 100% 达到了切除标准。53 例实施肝切除术,术后发生腹水等并发症率为 20.8%,术后出血继发肝功能衰竭死

亡 1 例(1.9%);术后 1 年、3 年的生存率分为 87.5% 和 64.5%,DFS 分别为 64.7% 和 40.6%。在肝切除术前是否合并 TACE 治疗的亚组分析结果显示:合并 TACE 组病人术后 1 年、3 年生存率和 DFS 分别为 87.5%、65.0% 和 75.0%、42.1%;未进行 TACE 组病人术后 1 年、3 年的生存率和无病生存率分别为 85.2%、60.0% 和 62.0%、25.7%,二组病人 3 年生存率和 1 年、3 年无病生存率的差异有统计学意义(P<0.05)。97 例 TBPVE 联合 TACE 未进行肝切除病人术后 1 年、3 年生存率分别为 80.1%、53.7%(部分联合靶向和免疫治疗)。表明 TBPVE 可以安全有效地快速促进 FLR 增生达到手术切除要求,同时联合 TACE 治疗可以进一步改善病人的预后,从而证实肝癌降期转化的重要性[20]。

TBPVE 肝实质分隔技术的优点是:避免了经典 ALPPS 1 期术后胆瘘、出血、腹腔感染等并发症;避免了经典 ALPPS 手术 1 期,最大程度减轻了病人的痛苦和经济负担。缺点是:可能发生异位栓塞;不适用于伴有门静脉右支或门静脉左支癌栓的病人,因为导丝可能引起癌栓脱落。笔者认为,TBPVE 是目前最微创、最安全、最经济的 FLR 转化技术。

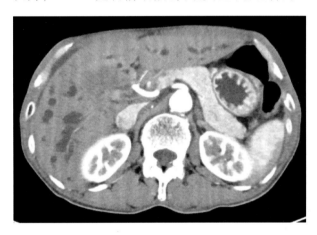

图 5-49 术前增强 CT 报告:肝门部胆管癌,计划右三叶切除

目前 ALPPS 治疗胆道肿瘤已很少应用,因为研究表明 ALPPS 治疗胆道恶性肿瘤的术后胆漏、肝功能不全、严重腹腔感染等并发症和病死率较高。国际 ALPPS 协作组等的研究结果:肝门部胆管癌、肝内胆管癌、胆囊癌行 ALPPS 90 日病死率分别为 27%、13% 和 33%。匹配比较 29 例行 ALPPS 和肝门部胆管癌根治术的临床疗效,ALPPS 组 90 日病死率是肝门部胆管癌根治组的 2 倍(48% 比 24%),中位 OS 分别为 6 个月和 27 个月[21-23]。笔者团队应用 TBPVE 治疗 FLR 不足的肝门部胆管癌、肝内胆管癌也取得较好的结果(图 5-49~图 5-51)。

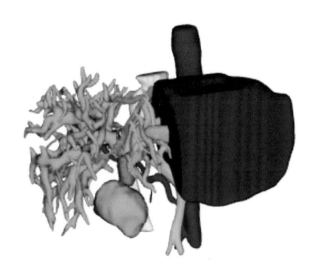

图 5-50 三维 CT 重建计算左外叶(FLR)体积 503 mL,SLV 1 702 mL,FLR/SLV 为 29.6%

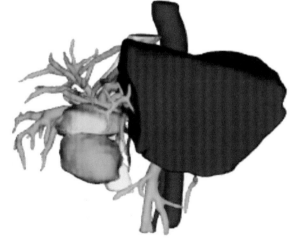

图 5-51 TBPVE 后 2 周 FLR(左外叶体积)610 mL,SLV 1 383 mL,FLR/SLV 为 44.1%

总之,ALPPS 具有革命性理念和代价性技术的双重属性,非分离式肝实质分隔创新技术应用 ALPPS 余肝快速增生的革命性理念,在取得余肝增生与 ALPPS 同样效率的前提下,显著降低了 ALPPS 过高严重并发症和病死率的沉重代价,尤其是 PALPP、TBPVE 技术仅需一次介入、一次肝外科手术就能

完成 FLR 不足的中晚期肝癌、肝门部胆管癌的手术切除,体现了以病人为核心,充分发挥多学科专家智慧、技术和团队精神的现代外科发展理念。针对不同病期(主要是门静脉有无癌栓)、不同肝胆肿瘤性质和部位、不同医院技术条件,如何应用 3D 数字化重建技术,合理选择非分离式肝实质分隔技术,使病人最大程度获益;如何优化非分离式肝实质分隔技术开展多中心研究,以及深入研究非分离式肝实质分隔技术 FLR 增生机制以及如何影响肝肿瘤的生物学行为,都值得国内外肝胆外科专家进行探讨、研究和解答。

四、倡导肿瘤生物学转化为先,FLR 转化为后的双转化治疗策略

分析 ALPPS 治疗 HCC 10 年的临床疗效,从悲观到改观,围手术期并发症和病死率仍偏高,3 年总生存率高于肝动脉栓塞化疗(transcatheter arterial chemoembolization, TACE),5 年生存率与门静脉栓塞(portal vein embolization, PVE)后的二步肝切除术相比没有提高[24-28]。究其原因,FLR 不足的 HCC 皆为中晚期,术后容易复发和转移,ALPPS 只是实现了外科技术上的切除,并没有实现生物学上的切除。既往研究表明中晚期 HCC 经 TACE,或选择性内放射治疗降期后再切除,5 年生存率与早期 HCC 切除后的生存期相当[29,30]。TACE 仅使<20%的肝癌病人降期后实现切除,但近几年靶向联合免疫治疗 HCC 取得的显著进步为 HCC 降期或转化提供了契机,必将推动以"肿瘤降期或转化"为基础的传统二步肝切除术的再次革命,而"肿瘤降期或转化"的时间窗口期并不需要 ALPPS 诱导 FLR 快速增生的优势[31-33]。因此,笔者建议对于 FLR 不足的中晚期肝癌应该倡导以肿瘤降期和生物学转化为先、FLR 转化为后的双转化治疗策略以提高远期生存率;FLR 转化首选 TBPVE、PALPP 或 PVE(图 5-52~图 5-57),经典 ALPPS 或肝移植可作为最后的选择[14]。

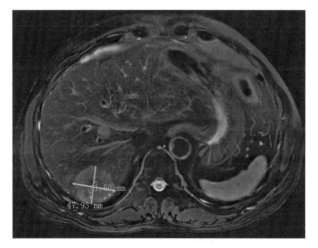

图 5-52 肝脏增强 MR:右肝多发占位(肝中静脉转移子灶),考虑肝内胆管癌。肝穿刺活检结合免疫组化报告:肝内胆管癌

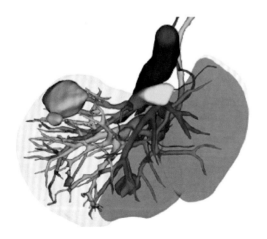

图 5-53 CT 三维重建计算体积 FLR(左半肝)427 mL,FLR/SLV 31.54%

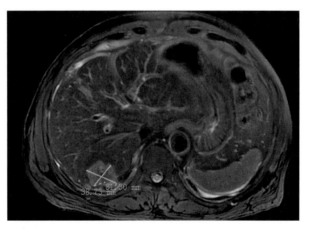

图 5-54 GEMOX 化疗联合靶向免疫治疗(卡瑞利珠单抗、阿帕替尼)2 周期后复查 MR,右肝多发恶性肿瘤病灶缩小,肝中静脉旁子灶消失,表明生物学转化有效,转为 FLR 转化

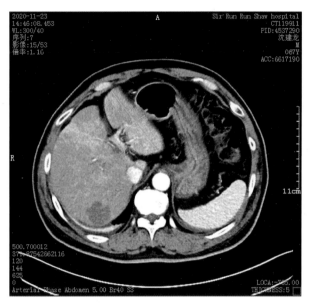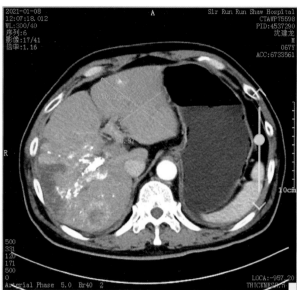

图 5 - 55　TBPVE+TACE 后 3 周 CT 复查 FLR（左肝外叶）明显增大

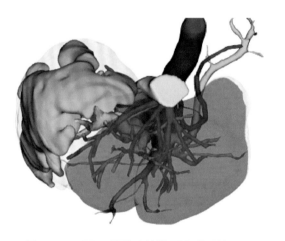

图 5 - 56　CT 三维重建计算 FLR 为 582 mL，
FLR/SLV 43.1%

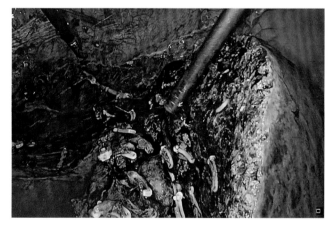

图 5 - 57　腹腔镜解剖性右半肝切除+
肝十二指肠韧带骨骼化清扫

（洪德飞　彭淑牖）

参 考 文 献

［1］刘允怡，刘晓欣.对"联合肝脏离断和门静脉结扎的二步肝切除术"的述评［J］.中华消化外科杂志，2013，12（7）：
481－484.

［2］Lau WY, Lai ECH, Lau SHY. Associating liver partition and portal vein ligation for staged hepatectomy: the current role
and development［J］. Hepatobiliary Pancreat Dis Int, 2017, 16（1）: 17－26.

［3］Schadde E, Ardiles V, Robles-Campos R, et al. Early survival and safety of ALPPS: first report of the International
ALPPS Registry［J］. Ann Surg, 2014, 260（5）: 829－836; discussion 836－828.

［4］Troja A, Khatib-Chahidi K, El-Sourani N, et al. ALPPS and similar resection procedures in treating extensive hepatic
metastases: our own experiences and critical discussion［J］. Intern J Surg, 2014, 12（9）: 1020－1022.

［5］Schadde E, Ardiles V, Slankamenac K, et al. ALPPS offers a better chance of complete resection in patients with primarily unresectable liver tumors compared with conventional-staged hepatectomies：results of a multicenter analysis［J］. World J Surg, 2014, 38(6)：1510－1519.

［6］ D'Haese JG, Neumann J, Weniger M, et al. Should ALPPS be used for liver resection in intermediate-stage HCC？［J］. Ann Surg Oncol,2016, 23(4)：1335－1343.

［7］ Robles R, Parrilla P, Lopez-Conesa A, et al. Tourniquet modification of the associating liver partition and portal ligation for staged hepatectomy procedure［J］. Brit J Surg, 2014, 101(9)：1129－1134；discussion 1134.

［8］ Cai X, Peng S, Duan L, et al. Completely laparoscopic ALPPS using round-the-liver ligation to replace parenchymal transection for a patient with multiple right liver cancers complicated with liver cirrhosis［J］. J Laparoendosc Adv Surg Tech A, 2014, 24(12)：883－886.

［9］ Gall TM, Sodergren MH, Frampton AE, et al. Radio-frequency-assisted liver partition with portal vein ligation（RALPP）for liver regeneration［J］. Ann Surg, 2015, 261(2)：e45－e46.

［10］ Chen JX, Ran HQ, Sun CQ. Associating microwave ablation and portal vein ligation for staged hepatectomy for the treatment of huge hepatocellular carcinoma with cirrhosis［J］. Ann Surg Treat Res, 2016, 90(5)：287－291.

［11］ Hong de F, Zhang YB, Peng SY, et al. Percutaneous microwave ablation liver partition and portal vein embolization for rapid liver regeneration：a minimally invasive first step of ALPPS for hepatocellular carcinoma［J］. Ann Surg, 2016, 264(1)：e1－e2.

［12］ 洪德飞,范小明,罗祖炎,等.经皮微波或射频消融肝实质分隔联合门静脉栓塞计划性肝切除术治疗余肝体积不足肝癌及胆管癌3例报道［J］.中国实用外科杂志,2016,36(1)：96－101.

［13］ 彭淑牖,黄丛云,李江涛,等.末梢门静脉栓塞术在计划性肝切除术中的应用初探［J］.中华外科杂志,2016,54(9)：664－668.

［14］ 洪德飞,彭淑牖,刘允怡.ALPPS 治疗肝细胞癌10年回望：永恒的理念,慎选的术式［J］.中华外科杂志,2022,60(2)：113－116.

［15］ Gringeri E, Boetto R, D'Amico FE, et al. Laparoscopic microwave ablation and portal vein ligation for staged hepatectomy（LAPS）：a minimally invasive first-step approach［J］. Ann Surg, 2015, 261(2)：e42－e43.

［16］ Cillo U, Gringeri E, Feltracco P, et al. Totally laparoscopic microwave ablation and portal vein ligation for staged hepatectomy：a new minimally invasive two-stage hepatectomy［J］. Ann Surg Oncol,2015, 22(8)：2787－2788.

［17］ Jiao LR, Hakim DN, Gall TM, et al. A totally laparoscopic associating liver partition and portal vein ligation for staged hepatectomy assisted with radiofrequency（radiofrequency assisted liver partition with portal vein ligation）for staged liver resection［J］. Hepatobiliary Surg Nutr, 2016, 5(4)：382－387.

［18］ Boggi U, Napoli N, Kauffmann EF, et al. Laparoscopic microwave liver ablation and portal vein ligation：an alternative approach to the conventional ALPPS procedure in hilar cholangiocarcinoma［J］. Ann Surg Oncol,2016, 23(Suppl 5)：884.

［19］ Petrowsky H, Gyori G, de Oliveira M, et al. Is partial-ALPPS safer than ALPPS？A single-center experience［J］. Ann Surg, 2015, 261(4)：e90－e92.

［20］ 彭淑牖,黄丛云,王许安,等.末梢门静脉栓塞技术在余肝体积不足肝细胞癌中的应用价值［J］.中华外科杂志,2021,59(10)：829－834.

［21］ Schadde E, Ardiles V, Robles-Campos R, et al. Early survival and safety of ALPPS：first report of the International ALPPS Registry［J］. Ann Surg, 2014, 260(5)：829－838.

［22］ Lang H, de Santibanes E, Clavien PA. Outcomes of ALPPS for perihilar cholangiocarcinoma：case-control analysis including the first series from the international ALPPS Registy［J］. HPB, 2017, 19(5)：379－380.

［23］ Olthof PB, Coelen R, Wigges JK, et al. High mortality after ALPPS for perihilar cholangiocarcinoma：case-control analysis including the first series from the international ALPPS Registy［J］. HPB, 2017, 19(5)：381－387.

［24］ Cai XJ, TongYF, Yu CH, et al. The ALPPS in the treatment of Hepatitis B － related hepatocellular carcinoma with cirrhosis：a singe － center study and literature review［J］. Surg Innov, 2017, 24(4)：358－364.

［25］ 金望迅,王兵,张云利,等.联合肝脏分割和门静脉结扎的二步肝切除术术后早期复发原因的分析［J］.中国现代医生,2019,57(16)：21－25.

［26］ Chan A, Zhang WY, Chok K, et al. ALPPS versus portal vein embolization for hepatitis related hepatocellular carcinoma：a changing paradigm in modulation of future liver remnant before major hepatectomy［J］. Ann Surg, 2021, 273(5)：957－965.

［27］ Huang G. Associating liver partition and portal vein ligation for staged hepatectomy versus portal vein embolization in staged hepatececomy for hepatocellular carcinoma：a randomized comparative study［J］. J Clin Oncol, 2020, 38(15)：suppl 4578.

[28] Wang Z, Peng Y, Hu J, et al. Associating liver partition and portal vein ligation for staged hepatectomy for unresectable hepatitis B virus-related hepatocellular carcinoma: a single center study of 45 patients[J]. Ann Surg, 2020, 271(3): 534–541.

[29] Fan J, Tang ZY, Yu YQ, et al. Improved survival with resection after tanscatheter arterial chemoembolization (TACE) for unresectable hepatocellular carcinoma[J]. Dia Surg, 1998, 15(6): 674–678.

[30] 赵海涛,桑新亭,芮静安,等.不能手术切除的晚期肝癌降期后切除疗效分析[J].中国医学科学院学报,2009, 31(4): 503–505.

[31] Kudo M, Ueshima K, Chan S, et al. Lenvatinib as an initial treatment in patients with intermediate-stage hepatocellular carcinoma beyond up-to-seven criteria and child-pugh a liver function: a proof-of-concept study[J]. Cancers(Basel), 2019, 11(8): 1084.

[32] 中国抗癌协会肝癌专业委员会转化治疗协作组.肝癌转化治疗中国专家共识(2021 版)[J].中国实用外科杂志, 2021,41(6): 618–632.

[33] Lau WY, Ho SK, Yu SC, et al. Salvage surgery following down-staging of unresectable hepatocelluar carcinoma[J]. Ann Surg, 2004, 240(2): 299–305.

部分离断 ALPPS

一、引言

ALPPS 是肝癌领域近 10 年来的革命性技术,它可以在短时间内使剩余肝脏体积迅速增大,使原本因剩余肝脏体积不足而无法手术切除的肝肿瘤(特别是巨大肝癌)病人获得手术切除的机会。给晚期不可手术切除的巨大肝癌病人带来巨大生存获益[1]。但是,该术式的手术相关病死率及并发症发生率高于普通的肝脏手术。在最初开展的时期[2],严重手术并发症的发生率(44%)和高达 12% 的手术病死率限制了该术式的推广及应用。

随着手术技术的进步和更为严格的病例入选标准,并发症发生率逐渐下降。一项包含 202 例 ALPPS 病人的回顾性研究显示在院病死率降低至 9%,而严重手术并发症(级别>3b[3])的发生率降低至 28%[4]。虽然并发症和病死率有所降低,但是仍远高于普通的肝脏切除手术。在此背景下许多改良术式应运而生。部分离断 ALPPS(partial - ALPPS,p - ALPPS)最早是由阿根廷外科医生 Fernando A. Alvarez 提出[5]。传统的 ALPPS 在离断肝实质时为了减少切除侧的门静脉血供加快 FLR 的增生,采用了肝实质的完全离断法,从肝脏的腹侧表面包膜一直离断到下腔静脉腹侧;而 p - ALPPS 是指只离断肝脏实质的 50%~80%。例如保留左半肝的 p - ALPPS 只需离断肝脏表面包膜至肝中静脉背侧的肝实质(图 5 - 58)。这样可以既达到使肝脏快速增生的目的,又避免了完全离断导致的肝脏损伤,减少了胆漏等并发症的发生。

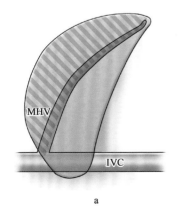
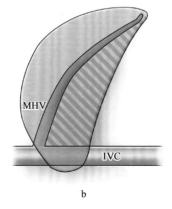

图 5 - 58 保留左半肝的 p - ALPPS 示意图
a. p - ALPPS 1 期手术自肝中静脉在肝脏表面的投影劈开肝实质,直至肝中静脉水平足侧缘(阴影部分);b. p - ALPPS 2 期手术沿着 1 期手术的切线继续完成肝中静脉至下腔静脉间平面的离断(阴影部分)直至切除右肝

二、适应证

p-ALPPS 并不适用于所有拟行 ALPPS 的病人,应该将肿瘤学因素和病人的解剖因素纳入评估范围。对于切除侧肿瘤紧靠离断面的病人,应尽量选择做传统的 ALPPS,完全离断肝实质,以防止在 1 期手术后等待 FLR 增长的过程中出现肿瘤增大侵犯保留侧肝脏,或通过肝实质内交通的门静脉系统转移到 FLR(图 5-59)。

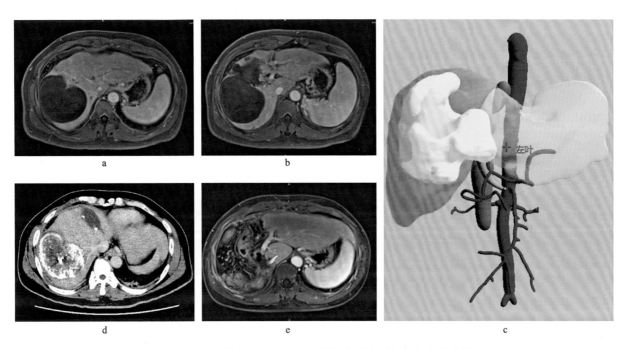

图 5-59　右叶巨大肿瘤侵犯Ⅳb 段肝脏,转化治疗后行保留左外叶的 ALPPS

a. 右叶肿瘤在Ⅶ、Ⅷ段的截面离肝中静脉尚有一定距离;b. 右叶肿瘤跨越Ⅴ段侵犯Ⅳb 段肝脏;c. 三维重建显示肿瘤与左右肝脏的关系;d. 行腹腔镜 ALPPS 以Ⅱ/Ⅲ段与Ⅳ段间的肝静脉作为标记完成肝脏的离断;e. 2 期手术切除右三叶术后的影像学表现

在术前行常规三维重建评估时若发现保留侧与切除侧存在丰富的门静脉交通血管,也应优先考虑行传统 ALPPS,完全离断肝实质,以切断肿瘤侧的门静脉血供,从而保证健侧肝脏的快速增长。例如右肝巨大肿瘤、左肝体积不足的病人,三维重建发现存在解剖变异,Ⅴ段背侧部分肝脏的门静脉血供来自Ⅳ段门静脉分支,则应考虑行完全离断肝实质的传统 ALPPS(图 5-60)。这部分病人行 p-ALPPS 可能会导致 FLR 体积增长慢,无法达到预期增长体积。

三、手术操作步骤

p-ALPPS 的操作流程与传统 ALPPS 类似。1 期手术完成门静脉结扎和肝脏部分离断,待 FLR 体积增长至安全范围后再行 2 期手术切除肿瘤侧肝脏。p-ALPPS 可采用开放法或腹腔镜法完成 1 期手术。对于既往无手术病史、无腹腔镜禁忌证的病人建议行腹腔镜 p-ALPPS 1 期手术,以减少创伤加快术后恢复。

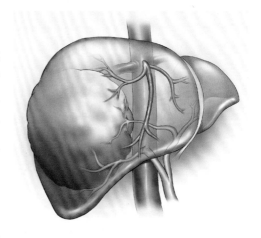

图 5-60

门静脉解剖变异,Ⅴ段部分肝实质的门静脉血供来自Ⅳ段门静脉的分支,右叶肿瘤的部分血供来自门静脉左支矢状段发出的Ⅳ段分支,该分支从肝中静脉背侧进入Ⅴ段。此类病人不宜行 p-ALPPS,因为部分离断不能有效阻断右叶肝脏门静脉的血供

对于左右肝均有肿瘤的病人,1 期手术应同时行保留侧肝脏肿瘤的切除术或消融毁损术。这样可以避免 FLR 在增长的同时其内肿瘤也持续增大或播散,避免 2 期手术时为了切除 FLR 中的肿瘤而需切除更人体积的肝脏。在保证切缘的同时 1 期手术可以行 FLR 内肿瘤局部剜除术。若评估发现 FLR 内肿瘤所在门静脉流域范围内损失正常肝脏体积不多的情况下亦可行解剖性切除。

1 期手术切除胆囊,游离门静脉右支并结扎。肝实质只需离断自肝脏表面肝中静脉投影线至肝中静脉的肝实质(图 5－61)。通过缺血线引导或荧光腹腔镜导航完成离断平面的把控,确立左右肝的切线(图 5－62a)。首先切除胆囊、解剖肝十二指肠韧带,游离门静脉主干及左右分支。可以夹闭门静脉右支及肝右动脉观察缺血线(图 5－62c),但是缺血线只能标记肝脏表面的切线,无法完成肝实质中切线的导航。为保证肝实质中的断面更精确,可以在门静脉右支注入稀释的吲哚菁绿(图 5－62b)。绿色荧光可以清楚地将左右半肝区分开来,只需要沿着荧光的走行完成肝实质的部分离断即可(图 5－62d)。肝实质离断的能量器械建议采用超声刀结合 CUSA 的模式,以更好地显露脉管系统,从而保持正确的切肝平面和减少术后并发症。离断的方向可从足侧向头侧、从腹侧向背侧行进直至离断平面到达肝中静脉水平。

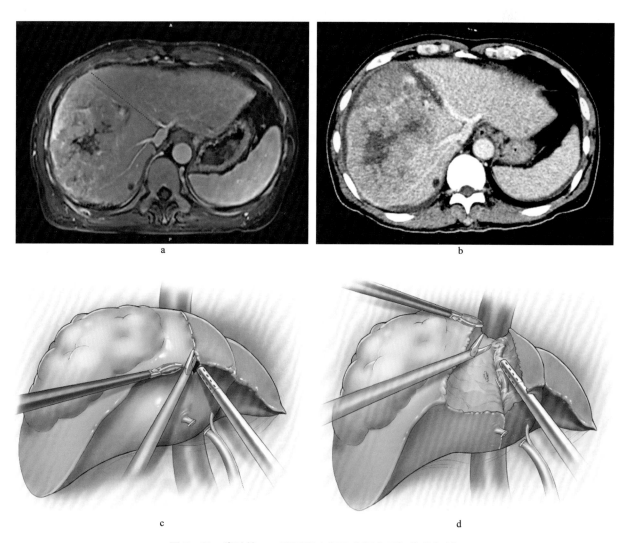

a

b

c

d

图 5－61　腹腔镜 p－ALPPS 1 期手术肝实质切线的规划

a. 右肝巨大肿瘤的术前影像,拟按照肝中静脉的走向进行肝实质的离断。图中红色虚线为肝中静脉走行的平面;b. 腹腔镜 p－ALPPS 1 期手术后 1 周的影像片,完成了肝中静脉腹侧肝实质离断。图中红色虚线为离断面;c. 采用 ICG 荧光导航确定左右半肝的切线示意图;d. p－ALPPS 1 期手术肝脏离断深度为肝脏表面支肝中静脉水平示意图

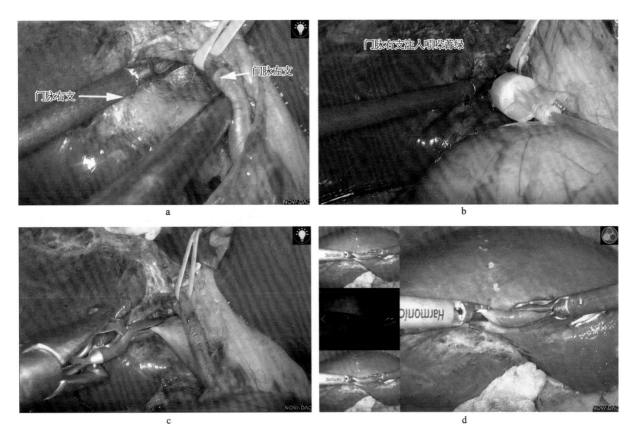

图 5-62 通过缺血线或荧光导航确定左右肝的切线

a. 在第一肝门处游离门静脉主干,显露左右分支;b. 穿刺门静脉右支,注射稀释的吲哚菁绿;c. 夹闭门静脉右支,可出现右肝的缺血线;
d. 荧光引导下进行肝实质离断(图片由复旦大学附属中山医院王晓颖教授提供)

行 ALPPS 的病人一般肿瘤巨大,导致右肝周围空间狭小,此时可以不必强行游离肝周韧带和包裹塑料袋(近年来绝大多数报道,已经摒弃使用包裹塑料袋)。1 期术后每周采用影像学测量肝脏体积评估 FLR 增长情况。FLR 体积达到安全范围后宜尽早施行 2 期手术。切除的肝脏标本较大,2 期手术一般选择开腹完成。也可采用腹腔镜完成 2 期手术,标本自下腹部切口取出,减少创伤。

对于巨大肿瘤侵犯右三叶仅保留左外叶的 p-ALPPS,因无肝中静脉作为离断平面的指引,可采用 Ⅱ/Ⅲ 段与Ⅳ段间的肝静脉作为切面的定位标记进行部分离断。而对于因肿瘤位置特殊导致的离断面无法按照解剖肝段界限走行的 p-ALPPS,则可采用离断肝实质面积 50%~80% 作为肝实质离断深度的标准。

四、p-ALPPS 的并发症和病死率

p-ALPPS 因减少了肝脏实质的离断,术后出血及胆漏等并发症发生显著减少,病死率也较传统 ALPPS 降低。一项前瞻性单中心研究纳入了 30 例 ALPPS 病例,发现肝实质离断程度与术后并发症显著相关($P=0.049$)。部分离断肝实质的 ALPPS 病例术后并发症明显少于完全离断病人。而 FLR 体积的增长情况在部分离断和完全离断病人中没有明显差异($P=0.45$)[5]。

一项纳入 124 例 ALPPS 病例的荟萃分析发现,p-ALPPS 与传统 ALPPS 相比 FLR 的增长没有统计学差异($P=0.09$)。1 期与 2 期手术的间隔时间两种术式也没有统计学差异($P=0.57$),但是 p-ALPPS 术后并发症的发生率显著低于传统 ALPPS(OR=0.38;$P=0.03$);围手术期病死率 p-ALPPS(4.9%)虽

然也低于传统 ALPPS(18.9%),但两者差异无统计学意义[6]。也有研究发现在没有肝硬化的病人中 p‑ALPPS 比传统 ALPPS 更为安全,FLR 增长率两者相似[7]。

另一项回顾性研究对比了 PVE、传统 ALPPS 和 p‑ALPPS 3 种手术对 FLR 增长程度的影响以及术后并发症。结果发现 ALPPS 术和 PVE 均可以达到 FLR 体积的增长,但 ALPPS 增长明显快于 PVE。而 p‑ALPPS 和传统 ALPPS FLR 肝脏增长的体积及功能相当。腹腔镜 p‑ALPPS 可以显著减少手术并发症及病死率[8]。

如果采用更加有限的肝脏实质离断(30%~40%),尽量少地使用门静脉解剖,虽然比传统 ALPPS 需要更长的 FLR 生长时间,但是最终仍能获得足够的 FLR 并完成 2 期手术。但是手术并发症却显著减少,病死率降低为 0[9]。

也有研究认为在慢性肝病背景的病人中 p‑ALPPS 并不具有优势,传统 ALPPS 相较于 p‑ALPPS 可以在不增加围手术期风险的同时获得更快速的 FLR 增长[10]。

综上所述,大多数研究认为 p‑ALPPS 的 FLR 增长率与传统 ALPPS 相当,且具有更少的手术并发症和病死率。也有少数研究认为传统 ALPPS 术可以做到与 p‑ALPPS 相似的围手术期风险,但 FLR 增长更快。受限于病例数积累较少,缺乏远期肿瘤学获益的准确评估,p‑ALPPS 相较传统 ALPPS 的优势或缺点尚待大规模随机对照研究加以证实[11]。

(王 征 胡 捷)

参 考 文 献

[1] 周俭.革命性的 ALPPS 治疗传统手术不能切除的巨大肝癌[J].中华普通外科学文献(电子版),2020,14(6):420.

[2] Schnitzbauer AA, Lang SA, Goessmann H, et al. Right portal vein ligation combined with in situ splitting induces rapid left lateral liver lobe hypertrophy enabling 2-staged extended right hepatic resection in small-for-size settings[J]. Ann Surg, 2012, 255(3): 405‑414.

[3] Clavien PA, Barkun J, de Oliveira ML, et al. The clavien-dindo classification of surgical complications: five-year experience[J]. Annals of Surgery, 2009, 250(2): 187‑196.

[4] Schadde E, Ardiles V, Robles-Campos R, et al. Early survival and safety of ALPPS: first report of the international ALPPS registry[J]. Annals of Surgery, 2014, 260(5): 829‑836; discussion 836‑838.

[5] Alvarez FA, Ardiles V, de Santibanes M, et al. Associating liver partition and portal vein ligation for staged hepatectomy offers high oncological feasibility with adequate patient safety: a prospective study at a single center[J]. Ann Surg, 2015, 261(4): 723‑732.

[6] Wu X, Rao J, Zhou X, et al. Partial ALPPS versus complete ALPPS for staged hepatectomy[J]. BMC Gastroenterol, 2019, 19(1): 170.

[7] Huang HC, Bian J, Bai Y, et al. Complete or partial split in associating liver partition and portal vein ligation for staged hepatectomy: a systematic review and meta-analysis[J]. World J Gastroenterol, 2019, 25(39): 6016‑6024.

[8] Rassam F, Olthof PB, van Lienden KP, et al. Comparison of functional and volumetric increase of the future remnant liver and postoperative outcomes after portal vein embolization and complete or partial associating liver partition and portal vein ligation for staged hepatectomy (ALPPS)[J]. Ann Transl Med, 2020, 8(7): 436.

[9] Kumar N, Duncan T, O'Reilly D, et al. Partial ALPPS with a longer wait between procedures is safe and yields adequate future liver remnant hypertrophy[J]. Ann Hepatobiliary Pancreat Surg, 2019, 23(1): 13‑19.

[10] Chan ACY, Chok K, Dai JWC, et al. Impact of split completeness on future liver remnant hypertrophy in associating liver partition and portal vein ligation for staged hepatectomy (ALPPS) in hepatocellular carcinoma: Complete-ALPPS versus partial-ALPPS[J]. Surgery, 2017, 161(2): 357‑364.

[11] Petrowsky H, Györi G, de Oliveira M, et al. Is partial-ALPPS safer than ALPPS? A single-center experience[J]. Ann Surg, 2015, 261(4): e90‑e92.

前入路 ALPPS

一、引言

剩余肝(FLR)不足是阻碍病人进行大范围肝切除的常见限制因素。最近的研究表明,剩余肝<20%与术后肝功能衰竭和病死率显著相关。因此,为了提高大范围肝切除术的安全性,需要设法增大 FLR。

门静脉栓塞术(PVE)被认为是诱导肝脏增生手术的金标准。最常见的栓塞途径是在门静脉的同侧或对侧经肝入路,具体取决于门静脉的解剖结构和肿瘤位置。然而,PVE 并非没有风险。最近的研究表明,总体并发症发生率介于 5%~12%。更重要的是,门静脉主干血栓形成、门静脉栓塞不完全、栓塞物质移动等严重并发症将不可避免地导致 FLR 增生失败,从而导致无法或延迟接受手术。根据笔者所在中心过去几十年的经验,30%的 PVE 病人因肝增生不足或肿瘤进展而未能进行肝切除术。因此,需要探索新的替代方法以提高成功诱导 FLR 增生的机会。

1. ALPPS 的早期发展　起初,ALPPS 遭到了其对肝增生影响的怀疑,以及对其手术相关并发症和短期死亡高发的批评。通过建立国际 ALPPS 协作组[1]和手术改进,短期结果有所改善,术后 90 日病死率从 10%降低到 3%,并发症发生率从 17%降低到 4%[2]。尽管如此,文献中的大多数 ALPPS 研究都集中在双叶结直肠肝转移(CRLM)[3,4]或其他非肝炎相关肝肿瘤[5,6]。ALPPS 在慢性肝病和肝细胞癌(HCC)方面的应用经验非常有限。对 ALPPS 在慢性肝病病人是否能够诱导 FLR 快速增生存在质疑,并产生一些观念:所谓的"肝增生"仅是组织水肿的表象,或者再生肝组织没有功能。然而,这些论点当时没有任何高质量证据的支持,而且似乎没有合乎逻辑的理由证明 ALPPS 不能应用于肝炎相关 HCC 病人。因此,笔者从 2013 年开始研究 ALPPS 在 HCC 中的作用。

2. 笔者在香港大学的第一位成人 HCC 病人　笔者所在中心的第一次 ALPPS 体验来自 1 例患有肝母细胞瘤的 6 岁儿童。随着手术的成功,笔者于 2013 年 12 月对 1 例病人进行了第一次成人 ALPPS。这是一名患有乙型病毒性肝炎相关 HCC 的 62 岁男性病人。

在笔者开始这一既挑战又复杂的手术之前,一个主要问题是是否使用塑料袋包裹右肝以防止粘连形成并控制可能的胆漏,正如 Andreas A. Schnitzbauer 等在其报道中所描述的那样。然而,一个潜在的问题是腹腔内积液、感染可能积聚在塑料袋内,并且如果 FLR 没有足够增生,也需要进行第二次剖腹手术以取出袋子。为了解决这个问题,笔者根据本中心在大肝肿瘤切除方面的经验,采用"前入路"进行原位肝实质分割[7]。这例病人的右叶 HCC 直径 10 cm,合并有肝硬化,肝功能 Child - pugh A 级。术前的 ICG - R15 为 17.8%,左肝体积为 286.2 mL,占预估标准肝体积(estimated standard liver volume, ESLV)的 26.6%。门静脉右支结扎后使用超吸刀(CUSA)进行肝实质离断。暴露肝实质内管道,左右侧分别钛夹夹闭、结扎后离断。左肝蒂在肝实质内环绕并向尾侧牵引,以帮助肝实质向头侧和下腔静脉(IVC)离断。肝中静脉的整个走行在肝实质劈开后显露,并在其起点处离断。术中未使用 Pringle 肝门阻断,1 期手术时右肝不做游离。通过将亚甲蓝染料注入胆囊管进行胆汁渗漏试验。术毕不放置引流。

术后第 7 日(postoperative day 7, POD7)左肝体积增加了 26%,至 360 mL,相当于 ESLV 的 33.5%(图 5 - 63)。术后第 10 日行 2 期手术,探查发现腹腔内仅有一些脆弱的粘连带,肝断面无胆漏。肝右动脉、右肝管和肝右静脉离断后,扩大右肝切除术很容易即完成,只有在此时右肝才游离并移除。术后病理检查证实慢性活动性肝炎伴 2 级肝纤维化(Batts 和 Ludwig 分级)。免疫组化染色显示,左侧 FLR 中 Ki - 67 和 VEGF 阳性染色细胞的比例分别从 1%上升至 20%和从 10%上升至 100%,显著增加。这提

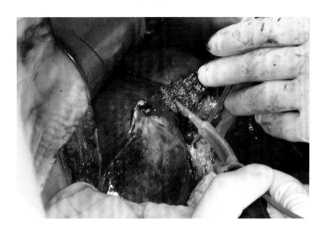

图 5－63 前入路 ALPPS 术中肝实质离断
肝实质离断从肝尾侧部分开始

示 ALPPS 1 期手术后活跃的细胞再生,否定了 ALPPS 仅诱导"组织水肿"的说法。鉴于外科界对这种新颖手术的兴趣日益浓厚,预计很快就会有更多关于该问题的数据可用。

我们的初步经验表明,ALPPS 在慢性肝病病人中是可行的。然而,腹腔内放置塑料袋仍然是腹腔感染的一个原因。前入路方法提供了一个解决方案,它允许完全肝实质分隔到 IVC,而无须事先游离右肝。因此,预计肝周围和 IVC 旁区域的粘连会少得多。另外,它还避免了右肝游离过程中的医源性肿瘤破裂,这是一种手术事故,会增加 2 期手术的难度。此外,CUSA 的良好应用有助于在分割肝实质内管道之前进行精细暴露和控制,连同使用亚甲蓝测试,所有这些措施将减少胆漏发生的机会,无须使用塑料袋。其结果就是外科医生进行 2 期手术的时长压力大大减轻。

二、适应证和选择标准

由于 ALPPS 是一种肝脏增生相关手术,对 HCC 的 ALPPS 适应证与 PVE 的适应证相同,如下所示。

(1) FLR<40%。

(2) ICG－R15<20%。

(3) 肝功能 Child－Pugh A 级。

(4) 血小板计数≥100×10^9/L。

(5) 门静脉右支通畅,无完全堵塞门静脉血流的癌栓。

排除标准为完全性门静脉右支癌栓形成、血清血小板计数<100×10^9/L、出现门静脉高压的临床体征如腹水和(或)腹腔静脉曲张,以及存在远处转移。FLR 体积评估通过增强 CT 扫描进行。使用 Urata 公式[8]估算 ESLV 作为总肝体积。

三、FLR 功能评估

FLR 功能的常规评估通过测量 ICG－R15 进行。使用 LiMON 设备(Pulsion Medical Systems,慕尼黑,德国)在术前和术中的不同时间点测量。术前和术中使用的 ICG 静脉注射剂量均为 0.5 mg/kg。在 1 期手术前 2 周内测量术前 ICG－R15。为了模拟右侧肝切除情况并评估 FLR 功能,在 1 期手术期间临时夹闭右侧门静脉和肝动脉后测量 ICG－R15。根据我们的经验,ICG－R15<40%预示着在接下来的 7～14 日有足够的增生,并具有良好的 FLR 功能改善,在此后可以进行 2 期手术。

四、前入路 ALPPS 的手术方法

1. ALPPS 1 期手术　腹部通过右侧肋缘下切口联合胸骨中线扩展进行探查。术中超声检查确定肿瘤位置、左肝血管通畅情况并排除左肝肿瘤。然后进行肝门解剖,右肝动脉用色带环绕,门静脉右支结扎并切断。肝离断面通过暂时夹闭肝右动脉的缺血线划定,肝实质原位分割的基本步骤如下所述。

(1) 首先用 CUSA(Valleylab,Boulder,CO,美国)离断肝脏尾侧部分,直至暴露肝门板和右肝管(图 5－63)。

（2）锐性分离确定 IVC 前的肝右静脉根部与肝中静脉根部之间的静脉沟（图 5 - 64，红色箭头）。

（3）离断肝脏的头侧部分以增加两个横断面间的空间，这将有助于右肝管的暴露和分离（图 5 - 65）。

（4）分离左右尾状叶，暴露肝后 IVC，确定 IVC 前方的无血管沟（图 5 - 66，黑色箭头）。

（5）通过直角器械沿着肝后无血管平面提起肝，可加速离断深部肝实质，并保护 IVC 的前表面（图 5 - 67）。

（6）右侧肝切除时，向头侧离断肝实质并与肝右静脉和肝中静脉之间的静脉沟会师。对于右三叶切除术，切断肝中静脉根部，离断线偏向肝右静脉和肝中静脉之间的静脉沟。

（7）完全离断肝实质至肝后 IVC 前表面（图 5 - 68）。

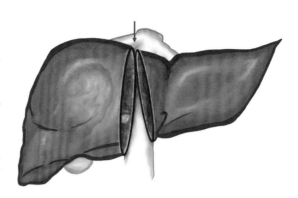

图 5 - 64　分离确定 IVC 前的肝右静脉根部与肝中静脉根部之间的静脉沟（红色箭头）

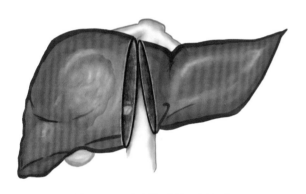

图 5 - 65　离断肝脏的头侧部分

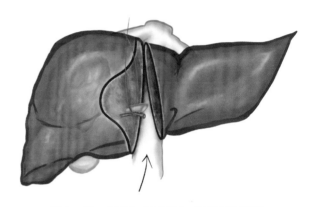

图 5 - 66　分离左右尾状叶，暴露肝后 IVC，确定 IVC 前方的无血管沟（黑色箭头）

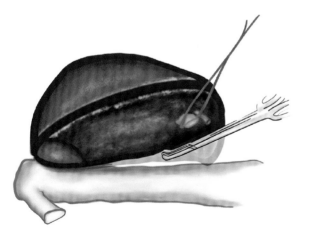

图 5 - 67　用直角钳沿着肝后无血管平面提起肝，离断深部肝实质，并保护 IVC 前表面

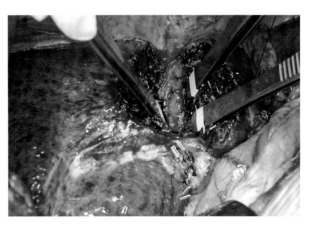

图 5 - 68　完全离断肝实质至 IVC 前壁，右胆管使用不可吸收缝线环绕标记

术中超声证实肝右动脉通畅，并进行胆漏试验。肝右动脉和胆管用彩色不可吸收缝线环绕，以便将来识别。不放置引流管、塑料袋、防粘连或止血材料。伤口在闭合前用局部麻醉剂（0.5% 左旋布比卡因溶液）浸润伤口。

2. ALPPS 2 期手术　分别结扎肝右动脉和肝管。分离肝右静脉,将右肝从膈肌和腹膜后游离,切除,取出标本。

五、前入路是 ALPPS 的更好入路吗?

ALPPS 与任何其他新的手术创新一样,一直在寻求进一步改进。前入路可最大限度地减少右侧腹膜后区域和肝周围表面的粘连形成,并避免在 1 期手术游离期间的医源性肿瘤破裂。我们之前在切除大肿瘤的“前入路”方面的经验促使我们将相同的技术应用于 ALPPS[7]。与通常的右肝切除术所采用的前入路不同,在 1 期手术中,右胆管和肝右动脉保持完整且未离断。最好避免在肝实质原位分割期间过度或频繁地夹肝右动脉,以防止血栓形成或夹层。肝内控制和暴露右肝管的技术反映了在活体肝移植的右肝供体切除术之前胆管暴露的技术。事实上,我们发现用不可吸收的单股缝合线(如 2 - 0 Prolene)完全包绕右胆管有助于在后期对其进行识别,更重要的是减少该区域的粘连形成,否则可能会成为潜在的粘连,导致 2 期手术操作问题。肝原位切开时,为避免损伤右肝蒂,保护肝后 IVC 前壁,将直角器械置入无血管肝后隧道提拉深部实质组织,加快横断速度(图 5 - 67)。事实上,Belghiti 等首先描述了这种“悬吊”操作技术[9]。一方面,与在悬吊操作中尝试将束带笔直穿过该平面相比,使用直角器械的优点是允许小距离逐渐离断肝实质,避免了在束带通过肝后 IVC 或其分支期间对深部和头侧的意外伤害,如果此时右肝仍附着在腹膜后时,出血将难以控制。另一方面,在左右尾状叶分开后,该平面的暴露将大大改善,并且随着肝实质离断继续与肝右静脉和肝中静脉之间的静脉相遇,可以实现完全离断(图 5 - 66)。

通过上述技术方法,ALPPS 的 FLR 体积增加 48%,术后 6 日 FLR/ESLV 额外增加 12.3%,两期肝切除术的间隔时间为 7 日(表 5 - 2)。

表 5 - 2　前入路 ALPPS 的 FLR 增生

参　　数	ALPPS (n=46)
ESLV (mL)	1 237.0(1 054.1~1 440.3)
1 期前或 PVE FLR (mL)	302.1(181.9~524.0)
1 期后或 PVE FLR (mL)	468.7(243.0~795.7)
1 期前或 PVE FLR/ESLV (%)	24.5(15.7~37.1)
1 期后或 PVE FLR/ESLV (%)	37.4(20.5~56.9)
FLR/ESLV 增量(%)	12.3(1.5~32.3)
FLR 体积的绝对增量(mL)	154.8(18~405)
FLR 体积的绝对增量(%)	48.0(8.0~133.2)
每日 FLR 量的增量(%)	7.3(0.5~26.6)
增生率(mL/d)	22.7(1.2~81.0)
每日 FLR/ESLV 的增量(%)	1.9(0.1~6.5)
CT 扫描的中位时间	6 日
2 期 ALPPS 的中位时间	7 日

肝硬化肝脏原位分割的完全性是否会影响 FLR 增生程度仍不确定[10]。从技术的角度来看,IVC 的完全分离保证了血流完全分流到 FLR,即使没有发生足够的肝增生,也没有任何疑问。当肝切除仍然是他们治愈的唯一希望时,这对于肝功能储备不足的病人尤为重要。

六、肝脏应该离断多少:完全离断与部分离断?

最近的证据表明,对于非肝硬化和非胆汁淤积的肝脏,部分离断(为完全横断面的 50%~80%)与完全离断的 FLR 增生相似(图 5－69),且具有较低的术后发病率和病死率[10]。然而,部分离断对慢性肝病 FLR 增生影响的数据缺乏。

根据我们的经验,与部分离断相比,完全离断(图 5－70)与更大的 FLR 增长相关。完全离断组的肝

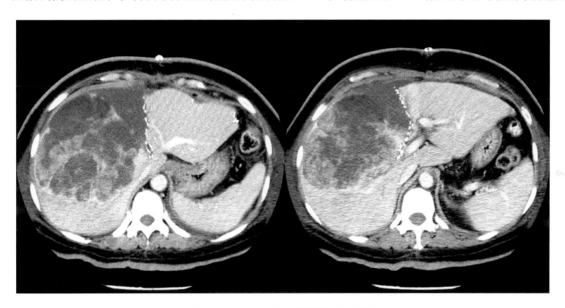

图 5－69 完全肝实质离断 CT 影像

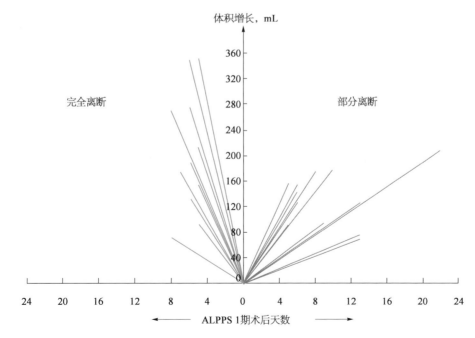

图 5－70 完全离断与部分离断 ALPPS 术后 FLR 增生效果对比

完全离断 ALPPS 与部分离断 ALPPS 相比,FLR 增生更显著

脏绝对体积增加(187.1 mL 比 132.6 mL, $P=0.022$)和每日增生率(31.2 mL/d 比 17.5 mL/d, $P=0.002$)明显更高,导致 FLR/ESLV 更高(42.1%比 33.9%, $P=0.019$)。此外,完全离断组有更好的机会在 10 日内达到肝切除术的 FLR/ESLV 截止比率(即 35%)(76.9%比 33.3%, $P=0.024$)。这使得他们更有可能在 1 期手术后不到 14 日接受 2 期手术(100.0%比 58.3%, $P=0.009$),并导致住院时间更短(17.5 日比 22 日, $P=0.016$)。

当根据肝脏状态进行分层时,我们的研究结果表明,就每日增生率和 FLR/ESLV 增加而言,完全离断比部分离断在慢性肝炎相关肝脏中诱导更显著的 FLR 增长(表 5-3)。研究结果还表明,ALPPS 可以在短时间内诱导肝硬化肝脏的 FLR 增生。尽管在肝硬化中完全离断倾向于诱导比部分离断更快的FLR 增生(增生率 32.2 mL/d 比 16.9 mL/d, $P=0.086$),但差异不太明显(FLR/ESLV%增量:14.8%比11.0%, $P=0.668$),而在慢性肝炎中,则差异明显(FLR/ESLV%增量:18.1%比 11.3%, $P=0.042$)。

表 5-3　完全离断 ALPPS 与部分离断 ALPPS 的 FLR 增生对比

参　　　数	总体($n=25$)	完全离断(C) ($n=13$)	部分离断(P) ($n=12$)	P 值 (C 比 P)
FLR				
1 期前	297.0(181.9~524.0)	292.0(181.9~524.0)	307.8(200.0~410.0)	0.870
1 期后	498.3(316.0~795.7)	519.7(360.0~795.7)	403.5(316.0~565.2)	0.073
ESLV(mL)	1 239.2 (1 080.8~1 440.3)	1 239.2 (1 080.8~1 440.3)	1 221.9 (1 084.1~1 429.2)	0.957
FLR/ESLV%				
1 期前	24.6(15.7~37.1)	24.9(16.7~37.1)	23.6(15.7~36.5)	0.828
1 期后	38.5(26.7~56.9)	42.1(32.7~56.9)	33.9(26.7~50.5)	0.019
体积增加(mL)	155.2(67.3~348.4)	187.1(73.8~348.4)	132.6(67.3~205.4)	0.022
FLR/ESLV 增益百分比	14.5(6.7~39.6)			
所有病人		18.1(6.7~30.7)	11.1(6.7~39.6)	0.064
慢性肝炎		18.1(14.5~27.5)	11.3(8.3~15.8)	0.042
肝硬化		14.8(6.7~30.7)	11.0(6.7~39.6)	0.668
增生率(mL/d)	23.4(5.2~69.7)			
所有病人		31.2(9.2~69.7)	17.5(5.2~31.0)	0.002
慢性肝炎		31.8(22.1~57.5)	18.0(9.3~22.1)	0.004
肝硬化		32.2(9.2~69.7)	16.9(5.2~31.0)	0.086
增生率(%体积增加/日)	6.0(1.6~23.4)			
所有病人		11.5(3.2~23.4)	5.5(1.6~11.7)	0.011
慢性肝炎		11.5(5.9~19.7)	5.7(3.8~6.0)	0.007
肝硬化		8.3(3.2~23.4)	5.4(1.6~11.7)	0.283
10 日内达到≥35%ESLV 的病 人数量		10(76.9%)	4(33.3%)	0.024
接受 2 期手术<14 日的病人 人数		13(100%)	7(58.3%)	0.009

七、1 期和 2 期手术后的肝功能恢复

完全离断和部分离断的 2 期手术前血清胆红素恢复到接近正常水平。然而,完全离断倾向于在 1期手术后的第 1 日至第 4 日导致更高的血清胆红素水平,但从 2 期手术后的第 2 日至第 5 日明显更快

地恢复到正常血清水平(图 5 - 71)。部分离断组观察到相反的现象,1 期术后肝功能恢复较快,但术后第 4 日和第 5 日血清胆红素水平显著升高,第 1 日至第 3 日以及 2 期手术后的第 6 日血清门冬氨酸氨基转移酶(aspartate transaminase,AST)水平更高(图 5 - 72)。

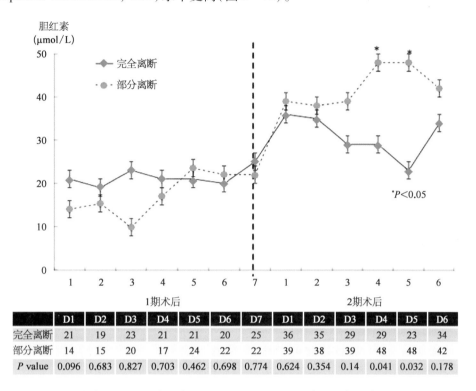

	D1	D2	D3	D4	D5	D6	D7	D1	D2	D3	D4	D5	D6
完全离断	21	19	23	21	21	20	25	36	35	29	29	23	34
部分离断	14	15	20	17	24	22	22	39	38	39	48	48	42
P value	0.096	0.683	0.827	0.703	0.462	0.698	0.774	0.624	0.354	0.14	0.041	0.032	0.178

图 5 - 71　完全离断 ALPPS 较之部分离断 ALPPS,术后血清胆红素更快恢复到正常水平

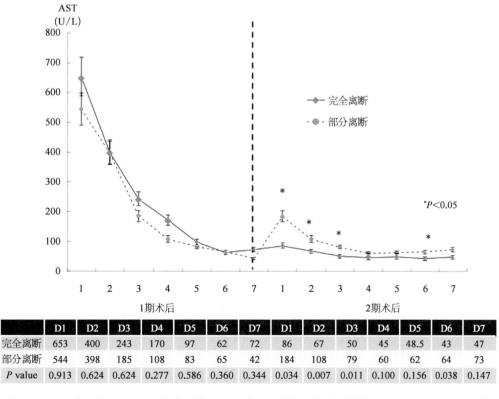

	D1	D2	D3	D4	D5	D6	D7	D1	D2	D3	D4	D5	D6	D7
完全离断	653	400	243	170	97	62	72	86	67	50	45	48.5	43	47
部分离断	544	398	185	108	83	65	42	184	108	79	60	62	64	73
P value	0.913	0.624	0.624	0.277	0.586	0.360	0.344	0.034	0.007	0.011	0.100	0.156	0.038	0.147

图 5 - 72　部分离断 ALPPS 1 期术后第 1 日至第 3 日以及 2 期术后的第 6 日血清 AST 水平更高

鉴于与非硬化肝脏相比,慢性肝炎肝脏的 FLR 组织生长程度较小,因此必须研究可能影响 FLR 增生的因素。从外科医生的角度来看,了解肝实质离断程度是否会对 FLR 增生产生影响很重要,因为它将决定手术时肝实质离断的策略和 2 期手术的时间。我们的研究结果表明,完全离断比部分离断导致更显著的 FLR 增生,倾向于更早地进行 2 期手术,并且在 2 期手术后肝功能恢复更快。尽管 FLR 显著增长,但完全离断被证明与部分离断一样安全,而不会增加并发症和病死率。

事实上,完全离断有几个优点。首先,从技术角度来看,实现了"完全"门静脉分流的目标,因此即使没有发生足够的 FLR 增生,1 期手术的有效性也没有任何不确定性。其次,它使 2 期手术变得更加安全,无须重新检查半肝断面,且在 2 期手术后肝功能更快恢复,如血清胆红素和 AST 较早恢复正常水平。更重要的是,在短时间内获得了更高的 FLR 体积,从而提高了大范围肝切除术对抗术后肝功能衰竭的安全范围,同时避免了过度延后的 2 期手术可能带来的技术挑战。

目前尚不清楚学习曲线问题是否会影响 ALPPS 的结果。在我们的 ALPPS 开展的早期阶段更频繁采用的部分离断被证明在 2 期手术和病死率方面比完全离断具有更严重的出血倾向。然而,鉴于在 ALPPS 中使用 CUSA 进行肝实质离断的手术技术与传统肝切除术没有什么不同,我们认为这是由于 1 期手术留下的创伤后的不完全离断面的离断出血,而不能用不成熟的离断技术来解释两组出血量的差异。此外,部分离断 ALPPS 的两次死亡发生在研究期间的不同时段,因此学习曲线问题影响短期结果的可能性似乎不大。在我们看来,学习曲线似乎主要影响实现完全离断的手术策略和 2 期手术时机的决定。

我们认为,2 期手术的时机是决定其技术难度的重要因素。可以想象,两期手术的间隔时间越长,粘连分离和肝实质离断的技术难度就越大。由于缓慢的 FLR 增生,在 1 期手术后 70 日进行 2 期手术时,本队列中的 1 例部分离断 ALPPS 病人,两个肝断面甚至融合在一起。另外,完全离断组中有明显高比例的病人能够获得足够的 FLR 增生,并在 1 期手术后 14 日内符合 2 期手术的条件。因此,如果需要大量 FLR 增长以确保术后肝功能的恢复,则应尽可能考虑完全离断。

尽管有潜在的好处,但在某些情况下,由于肝实质离断困难,可能无法完全离断。例如,在扩大右肝切除术的原位分割期间,右前部的一个相当大的肿瘤挤压肝中静脉可能会导致显著的静脉出血。靠近 IVC 或尾状叶的肿瘤也会导致完全离断到 IVC 是不可行的。在这些情况下,部分离断可能是首选,并且预计 FLR 缓慢增生导致 2 期手术延迟的可能性。

总之,完全离断 ALPPS 比部分离断 ALPPS 诱导更快的 FLR 增生,而慢性肝病的围手术期风险没有增加。由于慢性肝病的 FLR 增生程度低于正常肝脏,因此对于肝炎相关的 HCC 应首选完全离断 ALPPS 以达到最佳结果。

八、ALPPS 的术后结果

ALPPS 过程中门静脉血流动力学的变化及其对 FLR 功能的影响。迄今为止,ALPPS 研究主要集中在结直肠癌肝转移或其他非原发性肝肿瘤[2-4]。ALPPS 针对肝炎相关 HCC 的短期结果很少被报道,该适应证应该被视为一个单独的群体,因为慢性肝病中的肝增生在 ALPPS 后不如正常肝脏显著[11]。关于 ALPPS 过程中门静脉血流动力学潜在变化的数据缺乏。当对侧门静脉结扎和肝实质分割后 FLR 门静脉流量显著增加时,相应增加的正弦剪切应力对 FLR 是否有任何不利影响仍有待确定[12-14]。基于活体肝移植中小肝综合征的临床经验,这个问题最初是我们的主要关注点[15,16]。我们的研究结果为这个问题提供了一些启示,表明虽然门静脉压力在门静脉右支结扎后很快增加,FLR 门静脉流量增加了近 3 倍,但肝实质离断的增加与门静脉流量的大幅增加无关(图 5 - 71)。这一发现进一步巩固了这样的理解:肝实质离断的影响主要是诱导肝脏生长因子释放[17],而不仅是流动动态问题,而门静脉结扎后的

FLR 血流增加显著提高了这些生长因子的传递效率,从而导致肝脏快速再生。然而,正如我们从活体肝移植的经验中学到的,对于慢性肝炎或肝硬化来说,门静脉流量增加可能是一把双刃剑,由于正弦剪切应力导致的内皮损伤,可能会出现由增强的门静脉流量引起的"小肝"问题。为了缓解这个问题,如我们的数据所示,门静脉流量在等待 2 期手术时进行了自动调节,以将门静脉流量降低到基线水平(图 5 - 73)。整体肝功能没有受到影响,因为仅由肝动脉供血的肿瘤侧肝脏仍然提供了一些功能(如 ALPPS 前后肝脏[99m]Tc 肝闪烁显像检测所示),而 FLR 在等待期间经历了调节。另外,在门静脉压力升高的情况下未能自动调节 FLR 门静脉流量将是有害的,应被视为影响肝切除术完成的警告。在这种情况下,应考虑额外的门静脉流量调节手术,如脾动脉结扎或栓塞[18,19],或推迟 2 期手术,直到 FLR 进一步增生完成[20,21]。

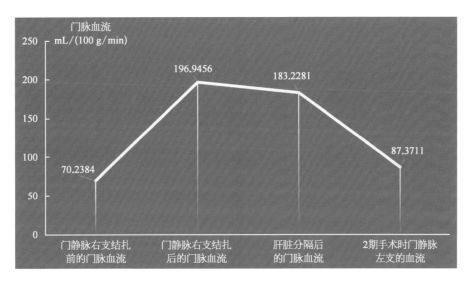

图 5 - 73　ALPPS 手术期间病人门静脉血流动力学改变

尽管 FLR 快速增生,但人们怀疑 ALPPS 是否同时改善 FLR 功能。最近,Serenari 等报道了肝闪烁显像在评估非肝硬化肝脏中 ALPPS 后 FLR 功能的功效[22],但缺乏慢性肝病方面的应用数据。我们的经验表明,虽然 ALPPS 在慢性肝炎中改善了 FLR 功能并增加了 FLR 体积,但似乎对肝硬化中的 FLR 功能没有明显影响。这与新出现的证据一致,即增生的 FLR 中这些未成熟再生肝细胞的功能恢复落后于快速的体积增加[20,21,23],并且这种功能恢复肯定会在肝硬化中延迟。其临床意义是:肝硬化需要更长的等待 2 期手术的时间,以使肝细胞有更多时间进行完全的功能恢复。

九、ALPPS 的手术并发症

ALPPS 最常报道的并发症是胆漏和败血症[1,24]。这对于肝硬化病人来说尤其危险,因为在这种情况下,脓毒症引起的胆漏因其与肝功能衰竭的关联而臭名昭著[25,26]。因此,在笔者所在中心首次开展 ALPPS 时,我们会尽一切努力将胆漏的机会降至最低。使用 CUSA 进行肝实质横断对 ALPPS 尤其有用,因为它可以清楚地识别和结扎单个胆管,而可靠肝断面的胆漏测试可以识别隐匿性胆漏并进行排查消除。因此,在我们的系列中,ALPPS 后没有发生胆漏。1 期手术后的所有并发症均为轻微并发症,不影响 2 期手术的进行。此外,前入路的使用避免了在肝下和 IVC 旁区域的大面积游离,可以避免在该区域形成严重粘连,并能避免在 1 期手术期间医源性肿瘤破裂[7,27]。这两者都归因于最大限度地保留手术未触及区域,以促进 2 期手术。

从临床角度来看,对于外科医生来说,了解哪些围手术期因素可以预测足够的 FLR 增生,以便以更精确的方式估计 2 期手术的时机,这一点实际上很重要。慢性肝炎、1 期术中 ICG 值≤39.5%、无术后并发症发生均对 FLR 增生有积极作用。特别是 2 期相关并发症的存在被证明会影响 FLR 增生。换句话说,不佳的 FLR 增生使病人易于发生 2 期的术后风险,因此应考虑停止 2 期手术,直至达到足够的 FLR 增生。当所有有利因素都存在时,2 期手术均在 7.5 日(7~19 日)内完成,无住院期间死亡。在所有这些因素中,术中 ICG - R15 测量是一种有用的临床工具,可以帮助临床医生规划 2 期手术的时间。术中 ICG 测试简单易行。它能够提供有关 FLR 功能的实时反馈,更重要的是,提供有关 FLR 是否充分增生的重要信息。此外,肝闪烁显像检测到的 FLR 功能变化与 1 期和 2 期手术之间的术中 ICG 值变化密切相关(图 5 - 74)。临床意义在于,术中 ICG 测量可用作肝闪烁显像评估 FLR 功能的替代检测方法。对于全球许多中心而言,这是一种比放射性核素闪烁显像更经济实惠且更容易获得的选择。因此,我们建议在 1 期 ALPPS 期间将其常规用于 FLR 功能评估。对于术中 ICG - R15 值<39.5% 的慢性肝炎,预计 FLR 有足够的增生,可以在 1 期手术后 1 周左右安排 2 期手术。对于肝硬化或术中 ICG - R15>39.5%,需要更长的等待时间(至少 2 周),才能进行 2 期手术。术中 ICG 测量的缺点是需要暴露流入血管的肝门,这可能由于粘连的形成而使 2 期手术更加困难。因此,我们在缝合结扎后常规切断门静脉右支以避免再次操作该区域,并用不可吸收的缝线将肝右动脉环绕,以便在 2 期手术中识别和切断。

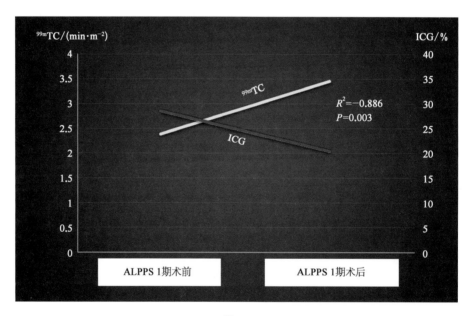

图 5 - 74　合并慢性肝病肝脏的 FLR ^{99m}Tc 摄取与术中 ICG 评估的相关性分析

十、围手术期结果

所有与 ALPPS 相关的并发症和病死率见表 5 - 4。1 期术后并发症发生率为 21.7%,2 期术后并发症发生率为 19.6%。所有与 ALPPS 1 期手术相关的并发症均为 Clavien - Dindo 1 级或 2 级。ALPPS 组病人平均住院时间为 18 日。对于 ALPPS 组的 3 例手术死亡(病人编号 10、16 和 34),中位年龄为 69(67~74)岁。10 号和 34 号病人在 1 期手术后出现腹水。3 例病人的死亡原因列于表 5 - 4。虽然在多变量分析中未发现有统计学意义的死亡风险因素,但在笔者中心,1 期术后出现严重难治性腹水被视为一个警告信号。2 期术后 2/3 的早期死亡病人在 2 期手术前出现了这种并发症。由于笔者采取了这种预防措施,1 例病人(第 48 号)没有进行 2 期手术,避免了死亡。

表 5 - 4　ALPPS 1 期和 2 期术后并发症

分　级	1　期	2　期
Ⅰ级	无须引流的胸腔积液(n=5)	
Ⅱ级	轻度腹水(<500 mL),利尿剂缓解(n=3) 大量腹水,利尿剂不能缓解(n=2)	轻度腹水,利尿剂缓解(n=5)
Ⅲ级		因粘连引起的肠梗阻,需要手术分解(n=1)
Ⅳ级		
Ⅴ级		因出血再次手术后肝功能衰竭(n=1) 由于功能不全导致的肝功能衰竭(n=1) 脓毒症伴多器官功能衰竭(n=1)

十一、肿瘤学结果

HCC 中的肿瘤血液供应主要来自肝动脉[28],因此对 ALPPS 的肿瘤学可行性的一个主要担忧是 1 期手术中门静脉血流的突然中断和由于缓冲效应而增强的肝动脉血流,以及这些会在等待期间引起肿瘤微环境的变化[29]。最近的研究表明,PD - L1 和 AFP 在肿瘤中的过表达与早期复发和较差的生存预后有关[30,31]。肿瘤表达 VEGF 也被证明与 HCC 中的肿瘤侵袭性和预后相关[32,33]。然而,我们的研究表明,与对照组相比,所有这些都不会在 ALPPS 中过表达,这意味着与 PVE 或一期肝切除术相比,ALPPS 对肿瘤生长没有明显的刺激作用。更重要的是,无论肿瘤分期如何,ALPPS 的长期无病生存率和总生存率都与 PVE 相当,并且两组间的肿瘤复发模式没有明显差异。因此,ALPPS 应被视为一种有效的肿瘤手术,应纳入 FLR 不足病人的 HCC 手术治疗标准流程中。从外科医生的角度来看,ALPPS 保证了门静脉血流完全分流到 FLR,并避免了在 PVE 中见到的手术不全的机会,如门静脉再插管或部分门静脉血流阻塞[34,35]。此外,也避免了由于 PVE 期间栓塞材料的迁移导致对侧门静脉血栓形成或主要门静脉血栓形成的风险[35]。尽管如此,ALPPS 仍然是一种大手术,涉及在全身麻醉下进行的两次独立的大手术,并且只应用于 FLR 不足且需要在固定时间内大量增加体积的病人,或有部分门静脉癌栓形成,如果 PVE 有将肿瘤癌栓推向对侧分支风险的肿瘤病人。因此,我们建议将 ALPPS 保留用于 FLR/ESLV<30% 的 HCC 病人,而 PVE 用于 FLR/ESLV 在 30%~40% 的 HCC 病人。

十二、FLR 增生效应: ALPPS 与 PVE

笔者所在中心的经验表明,在固定时间内,ALPPS 诱导的增生比 PVE 快 4~5 倍。因此,ALPPS 的肝切除时间比 PVE 早得多,常为 2~4 周(表 5 - 5)。非肝硬化、1 期术中 ICG - R15<39% 和无术后并发症有利于充分增生,FLR 可以每日 FLR/ESLV>1% 的速率增生[36]。

表 5 - 5　ALPPS 和 PVE 术后肝体积和生长动力学

指　标	ALPPS(n=46)	PVE(n=69)	P 值
ESLV(mL)	1 237.0(1 054.1~1 440.3)	1 255.8(1 025.6~1 489.4)	0.545
1 期前或 PVE FLR(mL)	302.1(181.9~524.0)	299.5(142.0~480.0)	0.76

续 表

指 标	ALPPS($n=46$)	PVE($n=69$)	P 值
1 期后或 PVE FLR(mL)	468.7(243.0~795.7)	455.1(200.0~817.8)	0.495
1 期前或 PVE FLR/ESLV(%)	24.5(15.7~37.1)	24.8(11.8~34.8)	0.788
1 期后或 PVE FLR/ESLV(%)	37.4(20.5~56.9)	36.2(15.7~67.5)	0.479
FLR/ESLV 增量(%)	12.3(1.5~32.3)	10.5(−2.5~41.4)	0.34
FLR 体积的绝对增量(mL)	154.8(18~405)	128.3(−31.5~514.9)	0.366
FLR 体积的绝对增量(%)	48.0(8.0~133.2)	46.8(−13.6~170.0)	0.536
每日 FLR 量的增量(%)	7.3(0.5~26.6)	1.6(−0.5~6.3)	<0.001
增生率(mL/d)	22.7(1.2~81.0)	4.8(−1.1~19.1)	<0.001
每日 FLR/ESLV 的增量(%)	1.9(0.1~6.5)	0.4(−0.1~1.5)	<0.001

综上所述,我们的经验证明:ALPPS 对慢性肝病病人的肝脏增生是安全有效的,其并发症和死亡风险与 PVE 相似。尽管如此,由于手术的复杂性,这种手术只能由经验丰富的肝脏外科医生进行,且最好具有肝移植经验,以确保获得最佳结果。

(Albert Chan 著,彭远飞译)

参 考 文 献

[1] Schadde E, Ardiles V, Robles-Campos R, et al. Early survival and safety of ALPPS: first report of the International ALPPS Registry[J]. Ann Surg, 2014(260): 829 − 836; discussion 836 − 828.

[2] Linecker M, Bjornsson B, Stavrou GA, et al. Risk adjustment in ALPPS is associated with a dramatic decrease in early mortality and morbidity[J]. Ann Surg, 2017, (266): 779 − 786.

[3] Alvarez FA, Ardiles V, de Santibanes M, et al. Associating liver partition and portal vein ligation for staged hepatectomy offers high oncological feasibility with adequate patient safety: a prospective study at a single center[J]. Ann Surg, 2015, (261): 723 − 732.

[4] Sandstrom P, Rosok BI, Sparrelid E, et al. ALPPS improves resectability compared with conventional two-stage hepatectomy in patients with advanced colorectal liver metastasis: results from a scandinavian multicenter randomized controlled trial (LIGRO Trial)[J]. Ann Surg, 2018, (267): 833 − 840.

[5] Schnitzbauer AA, Lang SA, Goessmann H, et al. Right portal vein ligation combined with in situ splitting induces rapid left lateral liver lobe hypertrophy enabling 2-staged extended right hepatic resection in small-for-size settings[J]. Ann Surg, 2012, (255): 405 − 414.

[6] Balci D. Pushing the envelope in perihiler cholangiocellularcarcinoma surgery: TIPE-ALPPS[J]. Ann Surg, 2018, (267): e21 − e22.

[7] Liu CL, Fan ST, Cheung ST, et al. Anterior approach versus conventional approach right hepatic resection for large hepatocellular carcinoma: a prospective randomized controlled study[J]. Ann Surg, 2006, (244): 194 − 203.

[8] Ribero D, Amisano M, Bertuzzo F, et al. Measured versus estimated total liver volume to preoperatively assess the adequacy of the future liver remnant: which method should we use? [J]. Ann Surg, 2013, (258): 801 − 806; discussion 806 − 807.

[9] Belghiti J, Guevara OA, Noun R, et al. Liver hanging maneuver: a safe approach to right hepatectomy without liver mobilization[J]. J Am Coll Surg, 2001, (193): 109 − 111.

[10] Petrowsky H, Gyori G, de Oliveira M, et al. Is partial-ALPPS safer than ALPPS? a single-center experience[J]. Ann Surg, 2015, 261(4): e90 − e92.

［11］ Chia DKA, Yeo Z, Loh SEK, et al. ALPPS for hepatocellular carcinoma is associated with decreased liver remnant growth［J］. J Gastrointest Surg, 2018,（22）: 973 - 980.

［12］ Hessheimer AJ, Fondevila C, Taura P, et al. Decompression of the portal bed and twice-baseline portal inflow are necessary for the functional recovery of a "small-for-size" graft［J］. Ann Surg, 2011,（253）: 1201 - 1210.

［13］ Fondevila C, Hessheimer AJ, Taura P, et al. Portal hyperperfusion: mechanism of injury and stimulus for regeneration in porcine small-for-size transplantation［J］. Liver Transpl, 2010,（16）: 364 - 374.

［14］ Umeda Y, Yagi T, Sadamori H, et al. Effects of prophylactic splenic artery modulation on portal overperfusion and liver regeneration in small-for-size graft［J］. Transplantation, 2008,（86）: 673 - 680.

［15］ Dahm F, Georgiev P, Clavien PA. Small-for-size syndrome after partial liver transplantation: definition, mechanisms of disease and clinical implications［J］. Am J Transplant, 2005,（5）: 2605 - 2610.

［16］ Pomposelli JJ, Goodrich NP, Emond JC, et al. Patterns of early allograft dysfunction in adult live donor liver transplantation: the A2 all experience［J］. Transplantation, 2016,（100）: 1490 - 1499.

［17］ Schlegel A, Lesurtel M, Melloul E, et al. ALPPS: from human to mice highlighting accelerated and novel mechanisms of liver regeneration［J］. Ann Surg, 2014,（260）: 839 - 846; discussion 846 - 837.

［18］ Chan SC, Lo CM, Chok KS, et al. Modulation of graft vascular inflow guided by flowmetry and manometry in liver transplantation［J］. Hepatobiliary Pancreat Dis Int, 2011,（10）: 649 - 656.

［19］ Troisi R, Cammu G, Militerno G, et al. Modulation of portal graft inflow: a necessity in adult living-donor liver transplantation?［J］. Ann Surg, 2003,（237）: 429 - 436.

［20］ Matsuo K, Murakami T, Kawaguchi D, et al. Histologic features after surgery associating liver partition and portal vein ligation for staged hepatectomy versus those after hepatectomy with portal vein embolization［J］. Surgery, 2016,（159）: 1289 - 1298.

［21］ Budai A, Horvath G, Tretter L, et al. Mitochondrial function after associating liver partition and portal vein ligation for staged hepatectomy in an experimental model［J］. Br J Surg, 2019,（106）: 120 - 131.

［22］ Biller-Andorno N, Juni P. Abolishing mammography screening programs? A view from the Swiss Medical Board［J］. N Engl J Med, 2014,（370）: 1965 - 1967.

［23］ Tong YF, Meng N, Chen MQ, et al. Maturity of associating liver partition and portal vein ligation for staged hepatectomy-derived liver regeneration in a rat model［J］. World J Gastroenterol, 2018,（24）: 1107 - 1119.

［24］ Nadalin S, Capobianco I, Li J, et al. Indications and limits for associating liver partition and portal vein ligation for staged hepatectomy (ALPPS). Lessons learned from 15 cases at a single centre［J］. Z Gastroenterol, 2014,（52）: 35 - 42.

［25］ Cauchy F, Fuks D, Nomi T, et al. Incidence, risk factors and consequences of bile leakage following laparoscopic major hepatectomy［J］. Surg Endosc, 2016,（30）: 3709 - 3719.

［26］ Martin AN, Narayanan S, Turrentine FE, et al. Clinical factors and postoperative impact of bile leak after liver resection［J］. J Gastrointest Surg, 2018,（22）: 661 - 667.

［27］ Chan AC, Poon RT, Lo CM. Modified anterior approach for the ALPPS procedure: how we do it［J］. World J Surg, 2015,（39）: 2831 - 2835.

［28］ Jakab F, Rath Z, Schmal F, et al. Changes in hepatic hemodynamics due to primary liver tumours［J］. HPB Surg, 1996, 9: 245 - 248.

［29］ Saftoiu A, Ciurea T, Gorunescu F. Hepatic arterial blood flow in large hepatocellular carcinoma with or without portal vein thrombosis: assessment by transcutaneous duplex Doppler sonography［J］. Eur J Gastroenterol Hepatol, 2002,（14）: 167 - 176.

［30］ Peng SY, Chen WJ, Lai PL, et al. High alpha-fetoprotein level correlates with high stage, early recurrence and poor prognosis of hepatocellular carcinoma: significance of hepatitis virus infection, age, p53 and beta-catenin mutations［J］. Int J Cancer, 2004,（112）: 44 - 50.

［31］ Jung HI, Jeong D, Ji S, et al. Overexpression of PD - L1 and PD - L2 is associated with poor prognosis in patients with hepatocellular carcinoma［J］. Cancer Res Treat, 2017,（49）: 246 - 254.

［32］ Pang R, Poon RT. Angiogenesis and antiangiogenic therapy in hepatocellular carcinoma［J］. Cancer Lett, 2006,（242）: 151 - 167.

［33］ Raskopf E, Vogt A, Sauerbruch T, et al. siRNA targeting VEGF inhibits hepatocellular carcinoma growth and tumor angiogenesis in vivo［J］. J Hepatol, 2008,（49）: 977 - 984.

［34］ Di Stefano DR, de Baere T, Denys A, et al. Preoperative percutaneous portal vein embolization: evaluation of adverse events in 188 patients［J］. Radiology, 2005,（234）: 625 - 630.

[35] van Gulik TM, van den Esschert JW, de Graaf W, et al. Controversies in the use of portal vein embolization[J]. Dig Surg, 2008, (25): 436 – 444.

[36] Chan A, Zhang WY, Chok K, et al. ALPPS Versus portal vein embolization for hepatitis-related hepatocellular carcinoma: a changing paradigm in modulation of future liver remnant before major hepatectomy[J]. Ann Surg, 2021, 273(5): 957 – 965.

腹腔镜 ALPPS

一、引言

ALPPS 是近年来发展的一种创新术式,其基于肝脏再生潜能并整合了门静脉栓塞术和传统二步肝切除术的精髓,被誉为肝胆外科领域里程碑式的突破[1]。ALPPS 通过改变肝脏血流分布,引发炎症反应,诱导剩余肝脏在短期内迅速增生,有效地增加极限肝切除耐受并降低肝功能衰竭发生率,使余肝体积不足的晚期巨大或多发肝癌病人获得根治性手术切除的机会,显示出广阔的应用前景[2]。2013 年 4 月,周俭等[3]率先完成亚洲首例 ALPPS。此后国内多家肝胆外科中心相继报道了 ALPPS 的手术病例,并对中国伴有肝炎肝硬化的肝癌病人实施 ALPPS 提出了指导性建议[4]。近年来,随着基础研究的开展及手术方式的改良,ALPPS 的临床应用研究日趋增多,其安全性、可行性和有效性已得到肝脏外科同道的普遍认可及肯定,并已取得引人瞩目的成果。

经典 ALPPS 第 1、2 期手术为传统开腹手术,病人在短期内需要经历 2 次开腹肝脏手术打击。1 期手术中肝脏离断分隔和门静脉右支结扎等操作可能导致严重的炎性反应、胆漏、感染和术后粘连,增加了 2 期手术的难度和风险,存在手术并发症发生率和病死率较高,临床应用受质疑和限制的困境[5,6]。腹腔镜技术具有创伤小、恢复快、切口美容、并发症发生率低、术后腹腔粘连轻、可在短期内接受后续治疗等优势,成为突破经典 ALPPS 困境的重点研究方向。

腹腔镜 ALPPS 是 ALPPS 应用及研究领域的一次进步和飞跃,腹腔镜的高清放大视野有利于精细的肝门解剖及肝脏实质离断,手术者能够在离断肝实质过程中清晰观察到其中的脉管结构,有利于术中对门静脉及胆道系统的操作,使手术更加安全,并可显著减轻 1 期术后腹腔及肝断面粘连,降低 2 期手术的难度和风险,也让外科医生可以根据病人情况灵活选择实施 2 期手术的最佳时机[7]。此外,腹腔镜下行肝脏离断和门静脉分支结扎,还可最大程度地减少开腹手术中对肿瘤组织的挤压,将术中癌细胞扩散的风险降至最低,更加符合"无瘤技术"原则。因此,腹腔镜技术与经典 ALPPS 术的结合,充分体现了微创、快速康复及精准肝切除优势的统一[8]。

将腹腔镜技术应用到分步肝切除术中,最早见于 2008 年 Chandrakanth Are 等[9]的报道,该报道中共有 9 例病人(5 例结直肠癌转移病人、3 例胆管癌病人和 1 例肝细胞癌病人),均实施腹腔镜下门静脉右支结扎术,未进行肝实质劈开及离断。由于肝功能及感染等问题,最后 5 例病人成功完成了二步肝切除术。2012 年 Marcel Autran C. Machado 等[10]在以往成功开展腹腔镜下二步肝切除术的基础上,首次报道应用全腹腔镜下 ALPPS 术成功治疗结直肠癌转移性肝癌病人,较小的手术创伤和较轻的腹腔粘连既降低了 2 期手术难度,又提高了手术安全性。2013 年,曹君等[11]在国内率先应用腹腔镜辅助 ALPPS 对 1 例肝右叶巨块型肝癌病人施行 1 期腹腔镜下门静脉右支结扎和肝实质分割及胆囊切除术,术后第 7 日病人肝体积及功能达到安全性切除标准,成功施行 2 期开腹肝右三叶切除术。中国肝癌病人多伴有肝炎肝硬化,肝脏再生能力较差,ALPPS 能否达到预期效果给医生带来了新的挑战。笔者团队首次应用全腹腔镜下 ALPPS 治疗伴乙型病毒性肝炎肝硬化的原发性肝癌病人,结果表明肝癌伴肝硬化病人在完善的术前规划下可适当延长两步手术的间隔时间,残余肝脏同样可增生至安全性切除标准[12]。

ALPPS 1 期手术尤为关键，不仅决定首次创伤打击的恢复情况、残余肝脏体积的扩增程度以及术后并发症发生率，更决定着 2 期手术的间隔时间和整个手术的成败。随着 ALPPS 临床研究的深入，围手术期胆漏合并感染的发生率较高，使病死率增高引起关注，ALPPS 1 期手术需离断分隔肝实质给术后胆漏埋下隐患。Enrico Gringeri 等[13]和 Tamara M. H. Gall 等[14]在 ALPPS 1 期术中用腹腔镜结扎癌肿侧门静脉，放弃行肝脏劈离，转为在超声引导下经腹腔镜微波固化和射频消融，在肿瘤切除侧与残余肝脏之间建立凝固性坏死隔离带，术后残肝增生程度理想，并发症发生率及病死率明显降低，无胆漏和感染发生。2 期术中术野粘连轻微，并实现了沿肝表面坏死区的"无血"病肝切除，微创效果明显。蔡秀军等[15]结合腹腔镜技术和传统肝切绕肝提拉法的优势，采用腹腔镜下绕肝止血带在预劈开线处对左、右肝实质行捆绑取代肝实质离断，短期内预留肝脏增生明显，避免了 1 期术后胆漏、出血及腹腔感染的发生。以上措施给予腹腔镜 ALPPS 新的改进，有效解决了肝实质离断并发症发生率高、术后恢复慢的弊端。

二、适应证

国外学者应用 ALPPS 主要治疗结直肠癌转移性肝癌、胆管癌、神经内分泌肿瘤以及其他转移性肝癌[16]。国内学者针对我国肝脏肿瘤的发病及治疗现状，将 ALPPS 应用于治疗原发性肝癌并获得了良好疗效，同时提出 ALPPS 在某些特殊肝脏良性占位性病变，如肝包虫病、巨大血管瘤伴卡梅综合征等，也具有潜在的应用价值。随着腹腔镜技术的进步，腹腔镜 ALPPS 应用于肝脏肿瘤的治疗已陆续报道。严格选择腹腔镜 ALPPS 的适应证是提高手术成功率、降低并发症发生率和病死率的重要措施之一。

笔者认为，现阶段腹腔镜 ALPPS 的手术适应证主要为应用传统手术无法根治的转移性肝癌和原发性肝癌，也包括其他无法根治肝脏良、恶性肿瘤，且符合以下条件：① 全身情况良好，其他重要脏器无器质性病变，能耐受 CO_2 气腹，符合开腹及腹腔镜肝脏手术的基本条件。② 年龄≤60 岁，男女性别不限。③ 传统方法不能根治切除，无肝外及其他脏器转移的证据，无肿瘤破裂出血、无门静脉主干及胆总管癌栓、无腔静脉侵犯。④ 巨大或多发肝脏肿瘤，或肿瘤位置特殊而需行大范围肝切除（半肝切除、超半肝切除）才能达到肿瘤学上的 R0 切除，且在技术上具有可行性，但术前评估肝切除后剩余肝脏体积与标准肝脏体积之比<25%的病人（如肝硬变或其他肝病背景应<35%）。⑤ 肝功能 Child－Pugh B 级以上、ICG－R15≤20%、无活动性肝炎、失代偿期肝硬变及严重门静脉高压症。⑥ 术前 6 周内最好未进行包括相关外科手术、射频消融、经肝动脉栓塞化疗等的治疗，结直肠癌肝转移病人对全身化疗完全或部分敏感，化疗停止 4 周以上。

除了以上适应证问题，还应考虑到肿瘤大小及位置对腹腔镜 ALPPS 的手术方式的影响。笔者认为，对巨块型肝癌或巨大肝脏良性肿瘤病人，由于巨大肿瘤、增生的左肝以及可能合并脾脏肿大共同产生的占位效应导致 2 期手术应用腹腔镜技术存在腹腔空间较小、游离肝脏与标本安全移除腹腔困难，我们建议采用腹腔镜辅助 ALPPS（1 期手术在腹腔镜下实施，2 期手术开腹完成）；对于肝脏中央型恶性肿瘤，体积虽不过大，但位于重要管道分叉处，或多发性肝肿瘤病人，为了达到 R0 切除必须扩大肝切除范围时，则推荐采用全腹腔镜 ALPPS，2 期手术时通过耻骨联合上方切口移除标本，更利于体现腹腔镜微创治疗优势。

三、手术操作步骤

腹腔镜 ALPPS 包括腹腔镜辅助 ALPPS 及全腹腔镜 ALPPS 两种手术方式，前者又称为半腹腔镜 ALPPS，即 1 期腹腔镜手术，2 期开腹手术；后者 1 期、2 期手术均在腹腔镜下完成。两种手术方式的 1

期手术操作步骤相同,2 期手术的入路不同,但手术核心和要点基本一致。以下以 2 期右半肝切除术为例分别介绍腹腔镜 ALPPS 1 期、2 期手术的操作流程和步骤。

(一) 腹腔镜 ALPPS 1 期手术操作

(1) 体位及操作孔布局:仰卧分腿位,采用气管插管,吸入静脉复合全身麻醉,术区常规消毒铺巾,建立 CO_2 气腹,压力 12~14 mmHg。于脐水平右侧 2 cm 处建立 10 mm 镜孔,调整体位头高足低,头侧抬高 15°~30°,根据手术需要可将右侧抬高约 30°。剑突下建立 12 mm 操作孔,剑突与脐连线中点建立 5 mm 操作孔,右锁骨中线、脐上 2~3 cm 水平建立 12 mm 主操作孔,腋前线与腋中线之间、略高于主操作孔处建立 5 mm 辅操作孔(图 5 - 75)。

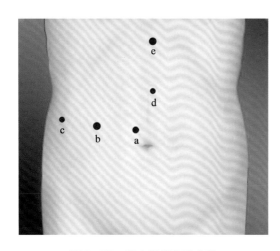

图 5 - 75　观察及操作孔布设

a. 10 mm 镜孔;b、e. 12 mm 操作孔;c、d. 5 mm 操作孔

(2) 腹腔镜及术中超声探查:腔镜探查腹腔内有无腹水,肝脏大小、质地、形态等,有无肝硬化及程度,肝脏肿瘤位置及有无破溃及出血,是否有术前未发现的新病灶,肝门区有无肿大淋巴结,网膜、腹壁、膈肌有无转移灶,并观察胃肠等腹腔内脏器表明情况。腹腔镜超声进一步明确肝脏肿瘤大小、位置,以及与周围重要管道关系,重要脉管内有无癌栓,全面探查肝脏,确认预留侧肝内有无病灶,结合术前三维可视化及虚拟手术规划,确定正确的肝实质劈开离断平面。

(3) 切除胆囊:超声刀或电凝钩解剖 Calot 三角,游离胆囊动脉和胆囊管,妥善夹闭后离断,顺逆行结合法切除胆囊,胆囊床确切止血。

(4) 解剖格利森(Glisson)蒂及门静脉右支结扎:沿肝门后方文氏孔,经左肝尾叶前方打开小网膜,预置腔镜下入肝血流阻断装置。降低肝门板,显露左右肝蒂分叉部,沿 Lannec 膜间隙鞘外解剖,游离出右侧格利森蒂,7 号丝线悬吊标记(图 5 - 76),打开右肝蒂格利森鞘,鞘内解剖游离出门静脉右支及右肝动脉,使用 4 号丝线结扎门静脉右支(图 5 - 77),肝右动脉预置可吸收缝线标记,不结扎,留作 2 期手术使用。解剖格利森鞘时尽可能避免较大功率能量设备的使用,避免动脉及胆管损伤。门静脉结扎需确切,如结扎不全,有血流灌注入肿瘤侧,往往导致手术失败。门静脉分支可能存在解剖变异,根据术前影像及三维可视化确认是否存在门静脉分支变异及类型,术中注意将支配肿瘤侧所有门静脉分支全部结扎,如不慎遗漏,往往造成未来 FLR 增生不足,需及时行门静脉栓塞(PVE)栓塞相应的门静脉分支。显露解剖肝上下腔静脉陷窝,沿腔静脉窝向足侧钝性游离。抬起右肝,解剖暴露肝后下腔静脉前壁及肝后间隙,通常使用金手指往头侧方向钝性分离,上下会师,建立肝后隧道。通过肝后隧道放置绕肝带(图 5 - 78),便于离断肝脏过程中引导断肝平面、暴露术野,以及保护腔静脉。使用血管夹暂时性阻断右肝动脉,观察肝脏表面缺血分界线,结合肿瘤位置及手术规划,确定缺血平面后,电凝钩在肝脏表面标记预劈离切线(图 5 - 79、图 5 - 80)。

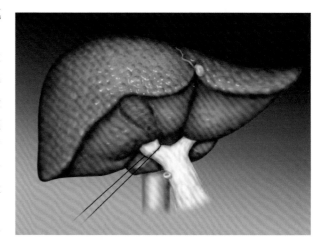

图 5 - 76　格利森鞘外解剖分离右肝蒂

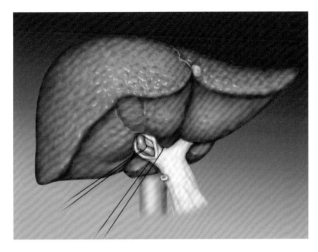

图 5-77　格利森鞘内游离门静脉右支并结扎

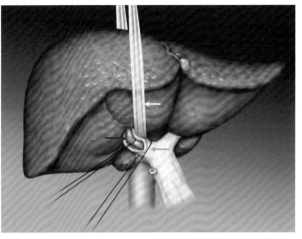

图 5-78　建立肝后隧道,放置绕肝带

白色箭头:绕肝带;绿色箭头:右肝蒂;蓝色箭头:门静脉右支

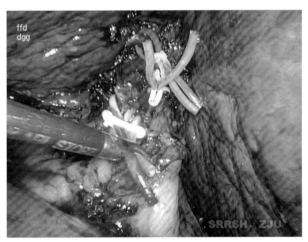

图 5-79　悬吊胆总管

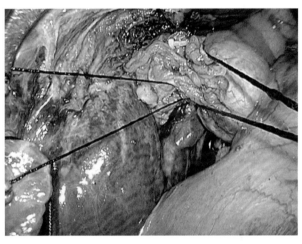

图 5-80　腹腔镜 ALPPS 1 期术中解剖游离右肝蒂及门静脉右支

(5) 腹腔镜下肝实质离断:使用超声刀/腹腔镜 CUSA 进行肝实质离断,沿肝表面缺血线朝向下腔静脉方向,由腹侧至背侧、足侧至头侧,"翻书式"离断肝实质,保持良好视野和适度张力,所遇管道结构 360°裸化后使用 Hem-o-lok 夹或连发钛夹两端夹闭后中间离断,配合双极电凝妥善处理肝断面两侧渗血,必要时使用 Prolene 线缝合止血。离断至肝组织深部时,牵拉绕肝带抬起 IVC 前方肝组织,直至完全离断肝组织(图 5-81~图 5-83)。肝实质离断过程中需采用控制性低中心静脉压技术减少出血,通过与麻醉师密切配合,限制液体输入,必要时使用血管活性药物等措施控制中心静脉压在一定范围。必要时使用 Pringle 法阻断入肝血流。

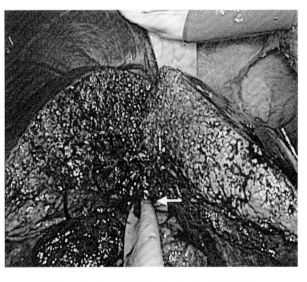

图 5-81　肝后绕肝带引导肝实质离断方向

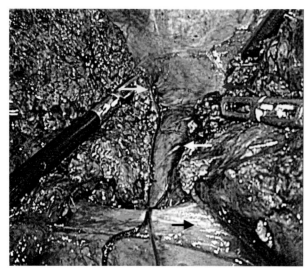

图 5-82　肝实质完全离断

黄色箭头：肝右静脉；蓝色箭头：肝中静脉；白色箭头：下腔静脉；
绿色箭头：右肝蒂；黑色箭头：左肝蒂

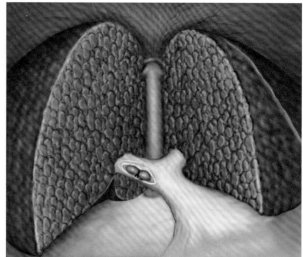

图 5-83　肝实质完全劈离示意图

（6）检查断面、放置引流：肝实质劈离完成后需常规检查两侧肝断面有无出血及胆漏，尤其是胆漏。断面渗血一般采用双极或单极电凝凝闭止血，活动性出血以 Prolene 缝线缝合止血。有中心报道采用经胆囊管残端注射脂肪乳剂方法检查肝断面有无胆漏（如有胆漏，白色脂肪乳剂将从断面漏点涌出，易于发现），该方法主要适用于传统开腹 ALPPS 1 期手术，腹腔镜下操作不便。腹腔镜的高清放大视野和转角功能可发现微小脉管渗血和胆痿，降低了出血和胆痿发生率。通常用生理盐水反复冲洗断面，再用干净纱布覆盖断面，观察纱布有无胆汁染色，寻找漏点，也可利用荧光腹腔镜下的 ICG 融合荧光模式确认有无胆汁渗漏，确切缝合处理。肝断面覆盖生物蛋白胶或止血纱布，可减轻局部粘连，起到较好的分隔作用，便于在 2 期手术时左右两侧分离。肝断面留置负压引流 1 根，右膈下再留置乳胶管 1 根。撤气腹，闭合 Trocar 孔筋膜，可使用筋膜闭合器等辅助关闭以及腔镜倒置缝合等方法关闭筋膜孔以防术后腹水渗漏。

（二）腹腔镜 ALPPS 1 期术后处理

术后给予抗炎、保肝、补液、抗病毒及对症支持治疗，早期进食、下床活动。监测血常规、凝血、肝肾功能、血气分析等指标，观察腹腔引流液情况，间断挤压引流管管壁以利引流及保持引流管通畅，引流管拔出时间根据引流量及引流效果决定，通常 3~5 日拔除。如术后肝断面出现包裹性积液，引流管引流效果不佳时，可行超声引导经皮经肝穿刺引流。如胸腔积液限制病人呼吸或肺部感染，行胸腔穿刺引流。病人饮食恢复后，嘱高蛋白饮食。

（三）FLR 增生及功能评估

所有病人常规在 1 期手术后第 7 日复查上腹部 CTA 及胸部 CT 平扫，了解剩余肝脏增生情况及肿瘤有无进展、转移，肝断面、腹腔引流效果及肺部情况。计算剩余肝脏体积/标准肝体积值，若达到 40%以上，符合肝切除安全性要求，病人一般情况恢复，复查血常规、凝血、肝肾功能趋于正常，再次经肝胆外科专家组讨论决定，具有 ALPPS 2 期手术适应证，无明确手术禁忌证，病人及家属同意手术方案，即行腹腔镜 ALPPS 2 期手术，术前准备大致同 1 期术前。合并肝纤维化、肝硬化、脂肪变等慢性肝病背景者肝脏再生慢，通常需要 2 周或更长时间。如果增生不足，则每周复查上腹部 CTA 直至 FLR 增生达到安全性切除目标，决定 2 期手术或终止手术。术后复查 CTA 及复测肝体积时需关注肿瘤侧门静脉分支阻断情况，如结扎不全，或遗漏变异的门静脉分支，需及时行 PVE 等补救。

（四）全腹腔镜 ALPPS 2 期手术操作

麻醉体位同 1 期手术,术区常规消毒铺巾,经 1 期手术 Trocar 孔再次建立操作孔,12～14 mmHg 气腹,沿原腔镜孔进腹。通常腹腔镜 ALPPS 1 期手术后腹腔粘连相对较轻,但 1 期术后等待时间较长或发生胆漏、腹腔感染的病人粘连可能较重。用引吸器钝性分离腹壁与肝脏之间、肝脏与胃肠道及网膜之间以及双侧肝脏断面之间粘连,显露肝断面及肝门区管道,探查腹腔及 FLR 增生情况（图 5 - 84）。腹腔镜超声探查明确 FLR 内有无新发病灶,这对结直肠癌肝转移行 ALPPS 的病人尤其重要。寻找游离 1 期手术中标记悬吊的右肝蒂,直线切割闭合器离断（图 5 - 85）,如断端有出血需用 4 - 0 Prolene 线缝合加固。沿下腔静脉前壁向头侧分离右侧肝脏与下腔静脉之间的联系,所遇肝短静脉使用 Hem-o-lok 或连发钛夹双重夹闭保留侧后离断,直至肝右静脉根部,直线切割闭合器离断肝右静脉（图 5 - 86）。游离右肝脏周围韧带,完整切除肿瘤及右肝后标本装袋,于耻骨联合上方 5 cm 处横切口约 15 cm,取出标本（图 5 - 87）,逐层关闭切口,再次建立气腹,反复检查确认肝断面无渗血及漏胆后,肝断面放置生物止血材料。固定圆韧带及部分镰状韧带至前腹壁,右膈下放置腹腔引流管,由主操作孔引出体外并妥善固定。撤气腹,缝合各 Trocar 孔。

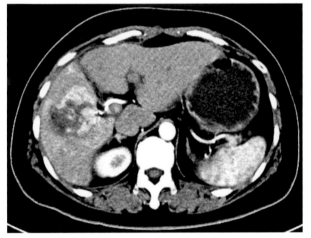

图 5 - 84　ALPPS 1 期术后左肝明显增生

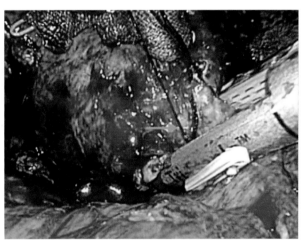

图 5 - 85　切割吻合器离断右肝蒂

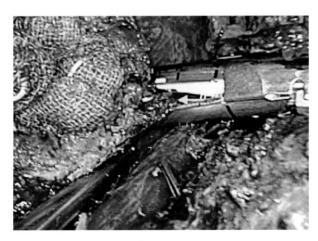

图 5 - 86　切割吻合器离断肝右静脉

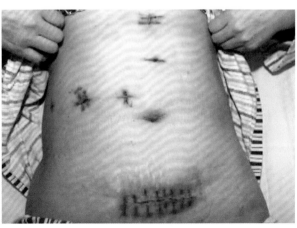

图 5 - 87　ALPPS 2 期术后

1 期手术相同 Trocar 孔再次建立操作孔,耻骨上横切口取出标本

（五）腹腔镜辅助 ALPPS 2 期手术（开腹 2 期手术）操作

病人平卧位，麻醉方式同前，连接 1 期手术各 Trocar 孔，形成右上腹部反"L"形切口（图 5-88）。仔细分离腹腔粘连，探查腹腔及 FLR（图 5-89），结合术中超声明确腹腔及 FLR 有无新发及转移病灶。解剖肝门，寻找 1 期手术中标记的右肝蒂并悬吊，分离双侧肝断面，清除局部粘连组织，如局部形成包裹性积液需彻底清创。进一步游离右肝蒂增加局部操作空间后，使用直线切割吻合器离断，必要时用 4-0 Prolene 线缝合断端加固。沿肝后下腔静脉前壁向头侧分离肝脏，所遇肝短静脉结扎或缝扎后离断，如遇粗大的右后下或右后中静脉也可使用直线切割吻合器离断。解剖游离肝右静脉，直线切割闭合器离断（图 5-90）。牵拉肝脏向下腔静脉右侧分离，游离右肝周围韧带后移出标本（图 5-91）。反复检查确认肝断面无渗血、无漏胆后，肝断面留置生物止血材料。固定圆韧带及部分镰状韧带至前腹壁适当位置，防止左肝旋转扭曲肝静脉影响血液回流。常规右膈下留置引流管，引出体外并妥善固定于皮肤。逐层缝闭切口关腹。

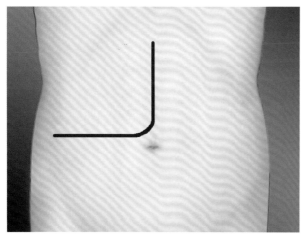

图 5-88　连接 1 期手术 Trocar 孔形成，反"L"形切口

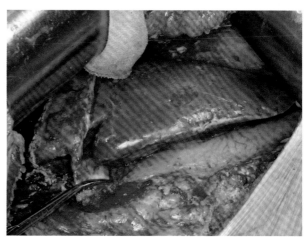

图 5-89　术中见剩余肝脏明显增生

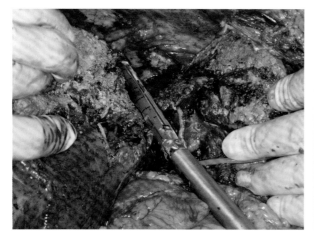

图 5-90　切割闭合器离断右肝蒂后，再离断肝右静脉

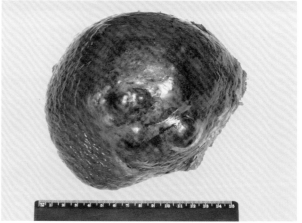

图 5-91　切除的肿瘤及肝脏标本

四、手术要点及注意点

腹腔镜 ALPPS 的手术要点及注意点主要在于以下方面。

（1）实施腹腔镜 ALPPS 术的病人多为丧失传统手术切除机会的巨大或多发肝癌病人，部分合并肝硬化,肝脏肿瘤张力高、占位效应巨大,且肝脏质地硬不易翻动。根据肿瘤手术"no touch"原则,1 期术中应尽量不游离肝脏,实施原位肝实质劈离,避免翻转、挤压,防止肿瘤破裂出血。2 期术中应在血管完全离断后再游离肝脏,移除肿瘤。

(2)在 1 期手术中,采用前入路方式原位离断肝脏实质至下腔静脉前壁,彻底隔断预切除肝脏与FLR,通过自腔静脉窝至下与肝后下腔静脉前间隙往上,上下会师,建立肝后隧道,放置绕肝带,便于在离断肝脏实质过程中指引断肝方向并保护下腔静脉前壁,降低手术操作风险;离断肝脏过程中,所遇管道结构两个断端均需要妥善处理,两侧肝断面均需要反复检查,确认无渗血及漏胆,并结合术前三维可视化及虚拟分割手术规划及术中超声,确保预切除肝脏与剩余肝脏重要管道结构的完整性;配合使用荧光腹腔镜的 ICG 融合荧光模式,观察肿瘤染色,或通过正染、反染方式术中实时确定肝实质劈开离断平面,并观察肝门区胆管及断面胆漏情况。

(3)1 期术后手术创面炎症、粘连相对传统开腹手术较轻,但仍不可完全避免,尤其是肝门部粘连、肝断面及其与腹壁及腹腔脏器粘连,以及肝断面深部与肝后下腔静脉前壁及肝静脉根部粘连。分离粘连时,动作轻柔,根据手术间隔时间与局部组织炎症水肿情况,钝性、锐性分离相结合,保护重要管道结构完整及通畅。由于组织炎症、水肿、质地较脆,采用直线切割闭合器处理肝蒂和肝静脉根部时可能会出现局部组织碎裂、钉合口裂开、大出血等并发症,使用切割吻合器时需动作轻柔,保证腔静脉侧断端安全距离,离断肝静脉根部方向应尽可能平行于腔静脉走行方向,减轻张力。一旦出现切割吻合器钉合口爆钉出血,应果断及时缝合处理。对于身材矮小、右肝巨大占位、FLR 明显增大产生较大占位效应的病人,2 期手术应用腹腔镜技术存在腹腔空间较小、游离肝脏与标本安全移除腹腔困难,选择采用开腹方式更为适合,病人仍然受益于 1 期腹腔镜手术后的微创优势。

(4)笔者所在中心在实践过程中发现:对于肝硬化肝脏,在 ALPPS 1 期手术后短期内仍具有快速增生能力,但增生速率较正常肝脏稍延长,其增生时间为 2 周左右,之后通常再无明显增生。对于右半肝巨大肿瘤及巨大脾脏占据右季肋区及左季肋区空间而导致腹腔空间不足时,ALPPS 1 期手术后可能会限制左半肝再生,待 ALPPS 2 期手术右肝切除后,FLR 可再次快速增生。

(郑树国 王保林)

参 考 文 献

[1] Schnitzbauer AA, Lang SA, Goessmann H, et al. Right portal vein ligation combined with in situ splitting induces rapid left lateral liver lobe hypertrophy enabling 2-staged extended right hepatic resection in small-for-size settings[J]. Ann Surg, 2012, (255): 405 – 414.

[2] Lang H, Baumgart J, Mittler J. Associated liver partition and portal vein ligation for staged hepatectomy (ALPPS) registry: what have we learned? [J]. Gut Liver, 2020, (15): 699 – 706.

[3] 周俭,王征,孙健,等.联合肝脏离断和门静脉结扎的二步肝切除术[J].中华消化外科杂志,2013,12(7): 485 – 489.

[4] 王哲元,阎于珂,张有成.腹腔镜在联合肝脏离断和门静脉结扎二步肝切除术中的应用现状及研究进展[J].国际消化病杂志,2017,(37): 217 – 220.

[5] Maulat C, Philis A, Charriere B, et al. Rescue associating liver partition and portal vein ligation for staged hepatectomy after portal embolization: our experience and literature review[J]. World J Clin Oncol, 2017, (10): 351 – 359.

[6] Linecker M, Björnsson B, Stavrou GA, et al. Risk adjustment in ALPPS is associated with a dramatic decrease in early mortality and morbidity[J]. Ann Surg, 2017, (266): 779 – 786.

[7] 肖瑶,龚连生,李晓莉,等.腹腔镜辅助联合肝脏离断、门静脉结扎的二步肝切除术经验报道[J].中国现代医学杂志,2020,(30): 124 – 127.

[8] 郑树国.联合肝脏分隔和门静脉结扎的二步肝切除术在结直肠癌肝转移治疗中的价值和评价[J].中国实用外科杂志,2016,(36): 403 – 407.

[9] Are C, Iacovitti S, Prete F, et al. Feasibility of laparoscopic portal vein ligation prior to major hepatectomy[J]. HPB (Oxford), 2008, (10): 229-233.

[10] Machado MA, Makdissi FF, Surjan RC, et al. Totally laparoscopic ALPPS is feasible and may be worthwhile[J]. Ann Surg, 2012, (256): e13.

[11] 曹君,张红卫,张磊,等.腹腔镜辅助联合肝脏离断和门静脉结扎二步肝切除术治疗原发性肝癌可行性研究[J].中国实用外科杂志,2014,34(1): 77-80.

[12] 郑树国,李建伟,肖乐,等.全腹腔镜联合肝脏离断和门静脉结扎的二步肝切除术治疗肝硬化肝癌[J].中华消化外科杂志,2014,13(7): 502-507.

[13] Gringeri E, Boetto RD, Amico PE, et al. Laparoscopic microwave ablation and portal vein ligation for staged hepatectomy: a minimally invasive first-step approach[J]. Ann Surg, 2015, (261): e42-e43.

[14] Gall TM, Sodergren MH, Frampton AE, et al. Radio-frequency-assisted liver partition with portal vein ligation for liver regeneration[J]. Ann Surg, 2015, (261): e45-e46.

[15] Cai X, Peng S, Duan L, et al. Completely laparoscopic ALPPS using round-the-liver ligation replace parenchymal transection for a patient with multiple right liver cancers complicated with liver cirrhosis[J]. J Laparoendosc Adv Surg Tech A, 2014, (24): 883-886.

[16] Machado MA, Makdissi FF, Surjan RC, et al. Two-stage laparoscopic liver resection for bilateral colorectal liver metastasis [J]. Surg Endosc, 2010, (24): 2044-2047.

机器人辅助 ALPPS

一、机器人辅助 ALPPS 历程

2013 年 Evgeny Solomonov 等[1]完成国际首例机器人 ALPPS 治疗肝细胞癌,并于临床机器人外科协会(CRSA)年会报道。2014 年 E. Vicente 等[2]于 CRSA 报道了机器人 ALPPS 治疗结肠癌肝转移。复旦大学附属中山医院于 2014 年 10 月完成首例机器人 ALPPS 治疗肝细胞癌,于 2015 年 CRSA 年会报道。2021、2022 年 Fabrizio Di Benedetto 等[3,4]报道机器人 ALPPS 治疗肝内胆管癌及肝门区胆管癌。

二、机器人辅助 ALPPS 优势及局限

(一) 机器人辅助 ALPPS 优势

机器人手术系统克服了传统腹腔镜技术的内在缺陷,技术上优势包括:仿真手腕器械有 7 个自由度,可以模拟人手腕的灵活操作,并可滤过人手颤动,达到甚至超越了人手的灵活度和精确度;视频成像系统提供 10 倍放大的高清三维图像;机械臂系统可以提供持续而稳定的牵拉;医生控制台符合人体工学等。因此,机器人手术系统理论上更适用于复杂肝脏手术,尤其在提高微创大范围肝切除成功率、减少中转开腹、血管及胆道重建中有一定优势。

机器人辅助 ALPPS 潜在优势包括:比传统腹腔镜学习曲线短、操控精准;对肝门及肝后下腔静脉解剖更安全、精细;由于缝合方便,控制出血更有效;机器人系统荧光成像功能有助于检测肝脏表面及切缘的微转移灶、胆道变异、胆漏、肝叶或段边界等。此外,与腹腔镜 ALPPS 一样,机器人辅助 ALPPS 比开腹 ALPPS 创伤小,腹腔镜粘连少,便于 2 期手术;避免两次大切口,减少感染的概率,术后恢复快。

(二) 机器人辅助 ALPPS 局限

由于机器人手术器械耗材费用高,ALPPS 需二次手术,手术费用明显高于腹腔镜及开腹 ALPPS。因此笔者所在中心也采用杂交方式,即 ALPPS 1 期解剖操作相对复杂,采用机器人手术方式;ALPPS 2 期仅右侧肝蒂、肝静脉及少量 FLR 实质需离断,采用腹腔镜手术方式,以减少手术费用。

由于机器人手术系统安装(docking)需要额外时间,尤其是结直肠癌肝转移同期 ALPPS,肝脏与结

直肠手术操作方向不同,需移动机器人二次手术系统安装,因此机器人手术时间可能长于腹腔镜手术。此外,由于手术床旁的操作及更换器械需助手完成,机器人辅助 ALPPS 等复杂肝切除需熟练助手配合才能完成。

三、机器人辅助 ALPPS 技术要点

(一) 机器人辅助 ALPPS 1 期手术

1. 体位　通常采用平卧位或右侧抬高 30°,头高脚低位。

2. Trocar 布孔及装机　通常镜孔置于脐孔右侧 2 cm 处。机器人 R1、R2 臂操作孔呈弧形分布于镜孔两侧,弧形顶点为肝实质离断线,R3 牵引臂孔置于左肋弓下。助手操作孔置于机器人操作孔及镜头孔连线中点偏下(图 5-92)。相邻 Trocar 间距 8~10 cm,避免机械臂相互碰撞。Trocar 位置可以依据肿瘤位置、病人体型及术者习惯相应调整。机器人从病人头侧直线进入安装(图 5-93)。助手站于病人右侧或腿间。

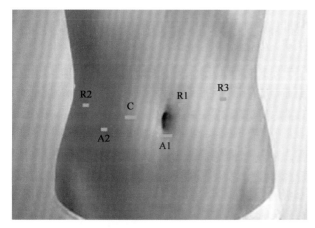

图 5-92　机器人 ALPPS Trocar 布孔

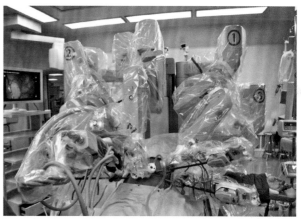

图 5-93　机器人 ALPPS 装机

3. 探查　建立 13 mmHg 气腹后,用机器人镜头探查腹腔及肝脏。术中超声探查肝脏(图 5-94)。由于机器人或腹腔镜超声探头可以直接置于肝脏表面进行扫查,对于肝脏内部病灶,能获得较术前经皮超声更清晰的图像。术中超声还可以通过彩色多普勒、超声造影、实时组织弹性成像等技术协助明确肿瘤的位置、大小、数目、性质及范围。Si、Xi 机器人系统均配有 Firefly 荧光成像功能,术前 3~7 日静脉注射吲哚菁绿,术中使用荧光成像可以提高距肝脏表面或切缘 1 cm 内的小病灶检出率。

4. 解剖肝门　离断肝圆韧带、镰状韧带,以机器人 R3 臂抬起肝脏左内叶。切除胆囊,将胆囊管

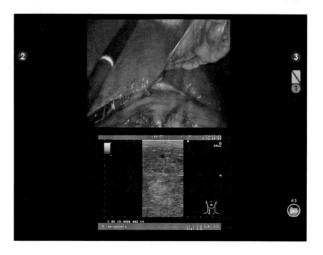

图 5-94　腹腔镜超声扫查肝脏

向左牵引,解剖门静脉右支及肝右动脉(图 5-95、图 5-96),注意保护好动脉。肝门板及胆管无须解剖,以减少胆漏概率。可吸收线标记肝右动脉、门静脉右支,以方便 2 期手术寻找相应的解剖结构。肝十二指肠韧带环绕 Pringle 阻断带备用。

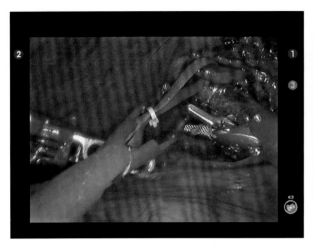

图 5-95　解剖肝右动脉

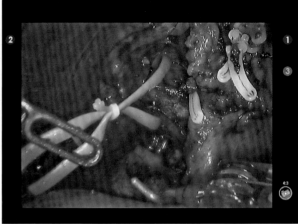

图 5-96　解剖门静脉右支

5. 肝实质离断　推荐前入路，无须游离右肝，以减少腹腔粘连，方便 2 期手术。此举亦可减少对肿瘤的挤压，减少肿瘤播散可能。如果左肝预留肝组织内有肿瘤，先切除左肝肿瘤。ALPPS 肝实质离断线根据肿瘤位置、预留肝体积等决定。右三叶切除术通常沿镰状韧带右侧缘、右半肝切除术通常沿 Cantlie's 分界线离断肝实质。机器人肝实质离断采用超声刀及 Maryland 双极电凝钳（图 5-97）。肝实质行部分还是全部离断虽有一定争议，但无论部分还是全部离断都可以触发预留肝快速增生。如果选择部分离断，需要达到肝中静脉水平以下，才能切断 S4 段的交通支。肝实质离断完成后，断面检查胆漏。Si、Xi 机器人系统均配有 Firefly 荧光成像功能，可采用 ICG 荧光胆道造影检查胆漏。

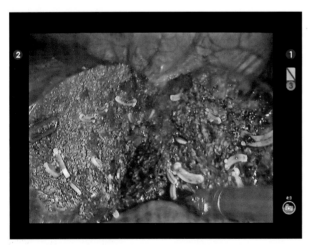

图 5-97　肝实质离断

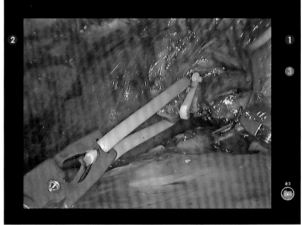

图 5-98　结扎门静脉右支

6. 结扎门静脉右支　结扎门静脉右支（图 5-98）后采用大号 Hem-o-lok 夹闭门静脉右支确保阻断完全。肝门区局部涂抹几丁糖防粘连，肝断面放置纤丝速即纱止血隔离，以便于 2 期手术分离肝离断面。于肝断面、右膈下放置引流。取出切除的胆囊或肿瘤标本（图 5-99）。

（二）机器人辅助 ALPPS 2 期手术

1. 探查　采用 1 期同样的 Trocar 孔进入腹腔、装机。由于 1 期为机器人下操作，腹腔镜粘连轻，通常轻微钝性分离即可分开肝离断面。循 1 期标记识别门静脉右支及肝右动脉（图 5-100）。

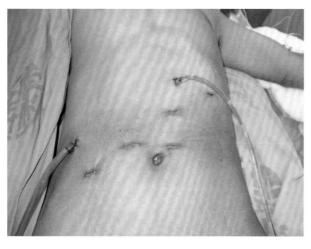

图 5－99　机器人辅助 ALPPS 1 期手术腹部切口

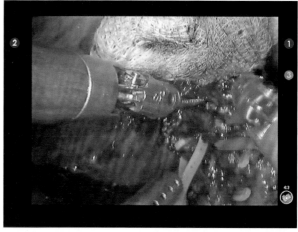

图 5－100　ALPPS 2 期术中寻找肝右动脉及门静脉右支

2. 游离肝后下腔静脉　以机器人 R3 臂抬起右肝,切开肝肾韧带,显露下腔静脉与尾状叶间隙,逐一分离肝短静脉,夹闭后用超声刀切断。粗大的肝短静脉可以借助机器人手术系统良好的缝合能力,缝闭后切断(图 5－101)。自足侧向头侧切开尾状叶静脉旁部与尾状突交界处,显露肝后下腔静脉中线,超越右侧肝蒂背面。

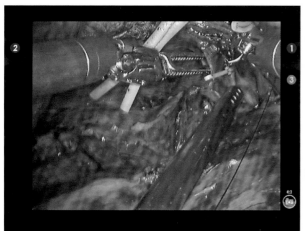

图 5－101　处理肝短静脉

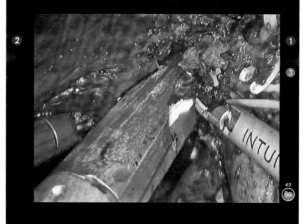

图 5－102　切断右侧肝蒂

3. 切断右侧肝蒂　以腹腔镜下直线切割吻合器切断右侧肝蒂(图 5－102),注意避免损伤左右肝管分叉处。如果肿瘤临近右肝蒂,右肝管、肝动脉、门静脉右支可以分别单独切断。

4. 离断剩余肝脏　右侧肝蒂切断后,仅剩静脉旁部少许肝组织,可以在下腔静脉前方无血管区与肝脏间做隧道,采用悬吊或抓钳抬举等方法引导肝实质离断,避免损伤下腔静脉(图 5－103)。将下腔静脉前方肝组织切断后,显露下腔静脉前壁。若为右三叶切除,需将肝中静脉根部切断才能显露下腔静脉前壁。将右肝向右侧牵引,分离下腔静脉右侧缘,显露右后下静脉、静脉韧带、肝

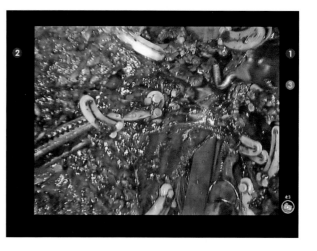

图 5－103　剩余肝实质离断

右静脉根部(图5－104、图5－105),以腔镜下直线切割吻合器切断肝右静脉。

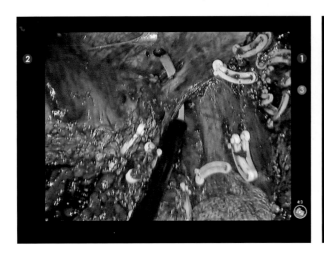

图5－104　显露肝右静脉

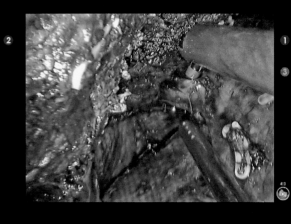

图5－105　显露右后下静脉

5.游离右肝　从内向外游离右冠状韧带、右肾上腺、裸区、右三角韧带等,完全游离右肝。

6.取标本、放置引流　将右肝套入标本袋中,下腹部耻骨上横切口取出标本。关闭取标本切口(图5－106)。再次建立气腹,清理腹腔,检查肝断面无胆漏、出血,以倒刺线固定镰状韧带、肝圆韧带。右膈下、肝断面下各放置引流管1根。

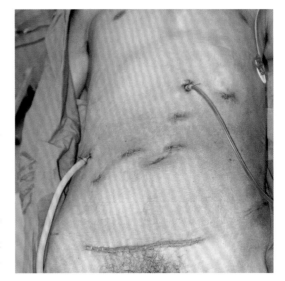

图5－106　机器人 ALPPS 2 期手术切口

四、展望

现有文献及本中心的经验均证实机器人辅助 ALPPS 技术安全可行。选择适宜病例及精细操作是成功的关键。机器人手术系统比传统腹腔镜学习曲线短、操控精准,对肝门及肝后下腔静脉解剖更安全;由于缝合方便,控制出血更有效;此外显微缝合使胆道及血管吻合重建更方便。上述技术优势有助于提高机器人辅助 ALPPS 的成功率。

机器人辅助 ALPPS 可使病人避免两次开腹大手术的痛苦,具有切口小、术后恢复快等优势。但由于机器人辅助 ALPPS 目前均为个案报道,尚无与腹腔镜或开腹 ALPPS 的比较研究,其安全性及肿瘤学疗效仍需大宗病例评价。相信随着病例数的积累及机器人手术系统的更新变革,机器人辅助 ALPPS 前景令人期待。

(王晓颖)

参 考 文 献

[1] Solomonov E, Tzadok I, Stemmer S, et al. Case report: robotic ALPPS procedure for hepatocellular carcinoma in the right lobe of the liver[J]. Front Surg, 2021, (8): 655683.

[2] Vicente E, Quijano Y, Ielpo B, et al. First ALPPS procedure using a total robotic approach[J]. Surg Oncol, 2016, 25

　（4）：457.

［3］Di Benedetto F, Magistri P. First case of full robotic ALPPS for intrahepatic cholangiocarcinoma［J］. Ann Surg Oncol, 2021, 28（2）：865.

［4］Di Benedetto F, Magistri P, Guerrini GP, et al. Robotic liver partition and portal vein embolization for staged hepatectomy for perihilar cholangiocarcinoma［J］. Updates Surg, 2022, 74（2）：773－777.

混 合 ALPPS

一、引言

2007 年,德国雷根斯堡大学医院的 Hans J. Schlitt 教授,对 1 例肝门部胆管癌的病人施行了首例联合肝脏分隔和门静脉结扎的二步肝切除术（ALPPS）;在开腹探查中,术者沿着镰状韧带分割肝脏,结扎门静脉右支以促进 FLR 增生,术后第 8 日 CT 显示 FLR 体积增加了 94%,并在隔日完成第二阶段肝切除术[1,2]。2012 年,由德国 Schnitzbauer A. A.教授等正式报道,并回顾自 2007 年 9 月至 2011 年 1 月,德国 5 家医学中心实施的二阶段肝切除术的 25 个病例,发现在第一阶段术后平均第 9 日,CT 检查发现残余肝脏体积平均增加 74%（21%～192%）,没有出现不可逆的术后肝功能衰竭（post-hepatectomy liver failure, PHLF）,住院病死率为 12%, 6 个月中位生存率为 86%[1]。ALPPS 术式随即引起肝胆外科界的关注。同年由 Santibañes E.教授及 Clavien P. A.教授在《外科学年鉴》（Annals of Surgery）发表使用缩略词"ALPPS"来命名这种新的手术方法[3],即经典 ALPPS（classical ALPPS）。

ALPPS 因为术后 FLR 体积增长快,可重复性高,且不需要介入科对肝脏第 4 段的多支门静脉进行精准栓塞,在全球迅速开展起来。复旦大学附属中山医院周俭教授等于 2013 年首先报道了 ALPPS 手术成功治疗 1 例巨大肝细胞癌（hepatocellular carcinoma, HCC）的病人[4],引起国内众多学者加入研究行列,其中大部分是在肝细胞癌外科治疗中的应用[5,6]。

随着 ALPPS 的大量开展和案例报道,问题和讨论也不断出现。主要分为两类:① ALPPS 术后的严重并发症,包括病死率,比较高[7]。② 某些肿瘤紧靠右侧肝门,在 ALPPS 的第一阶段需要在此处操作而不能切除肿瘤,有悖"肿瘤无接触"的原则[8]。

为了降低 ALPPS 的并发症和死亡发生率,多国学者从各方面进行改进,特别是对于第一阶段手术步骤,提出许多改良术式[9-13],以降低出血、胆漏、肝脏缺血、感染等并发症和相关的病死率。汉堡大学的李俊教授在 Annals of Surgery 上发表了他在 2012 年开展的 2 例混合 ALPPS（hybrid ALPPS）,解决了肿瘤外科的"无接触（no-touch）"原则在 ALPPS 术中的应用[14]。"混合 ALPPS"把手术分为两步,第一步是术中明确切除可能,并沿着预切线劈裂肝脏,断离第 4 肝段门静脉;第二步是应用介入技术,栓塞门静脉右支。这样,ALPPS 的第一阶段术式不但达到了相当的简化,减少术后并发症的发生,同时,被肿瘤侵犯的右肝门保持不动,遵循了"无接触"原则。应用介入技术栓塞门静脉右支,技术上较肝右三叶门静脉的栓塞简单,而且当血管解剖变异的情况下,更可以准确地栓塞来自门静脉左支的右前支,提高术后剩余肝脏的增生率。同时"混合 ALPPS"增加了 ALPPS 的适应证,特别是肿瘤直接侵犯门静脉右支的病例。

"混合 ALPPS"的概念提出,使外科医生们不再拘泥于手术的具体方法,而是在遵循 ALPPS 断离门静脉和劈裂两侧肝脏这两个基本概念上,进行了不同的技术组合,以降低术后并发症,并提高病人术后生存率。由此出现了一系列的术式,使之发展,包括 Mini ALPPS 和 ATLPS[10,15,16]。

2017 年,意大利 Lai Q.等报道了 2 例混合 ALPPS 的成功案例。分别是 1 例侵犯右侧门静脉的直径 18 cm 巨大肝内胆管癌病人和 1 例结肠癌多发肝脏转移（colorectal liver metastases, CRLM）伴有右侧门静脉、肝静脉、下腔静脉侵犯的病人,证明该术式在切除巨大肿瘤占位中应用的可行性及安全性[17,18]。2020年,德国 Oldhafer K. J.教授等报道使用腹腔镜混合 ALPPS 术式,配合体外循环技术,治疗1例巨大肝细胞癌伴上腔静脉及右心房侵犯、肺栓塞病人,进一步扩大了混合 ALPPS 的应用范围[19,20]。

二、适应证

ALPPS 最先应用于胆道恶性肿瘤,预计行包含肿瘤在内的大范围肝切除,评估无肝外转移,而 FLR 体积不足的病人。经过10余年的推广及探索,根据目前 ALPPS 国际协作网统计,ALPPS 应用的疾病谱常用顺序为:① 结直肠癌肝脏转移(CRLM)。② 肝细胞癌(HCC)。③ 肝内胆管癌(ICC)。④ 肝门部胆管癌(PHC)。⑤ 神经内分泌肿瘤肝转移(neuroendocrine liver metastases, NLM)。⑥ 其他肝占位[9,21-23]。

混合 ALPPS 的核心是在经典 ALPPS 基础上,结合了肿瘤外科学中"无接触"理念。R0 根治性手术切除是肿瘤外科学的治疗目标,其中有两个重要的概念,可参考由德国 Neuhaus P.教授在肝门部胆管癌外科治疗中提出的无接触(no-touch)和整体切除(en bloc resection)原则[24,25],来提高手术的长期效果。而在经典 ALPPS 的第一阶段手术中,由于需要游离右半肝脏、解剖第一肝门、分离肝门部脉管,包括肝十二指肠韧带管道骨骼化、清扫区域淋巴结、肝实质离断等步骤后,肿瘤需要等到第二步时才可切除,这被认为是有悖于肿瘤"无接触"(no-touch)的全接触(all-touch)模式,可导致肿瘤细胞播散[14,17,18]。

混合 ALPPS 与经典 ALPPS 相比,在第一阶段的不同操作为:① 采用前入路(anterior approach)行探查及原位肝实质离断。② 不常规施行右侧肝脏的游离。③ 不常规分离第一肝门,更不触碰肝十二指肠韧带的右侧方。④ 右侧门静脉的血流通过栓塞(portal vein embolization, PVE)的方式阻断,通常是在劈裂肝实质后而施行。PVE 的方法可以根据肿瘤大小和位置,通过穿刺左侧的门静脉矢状部或右侧的门静脉分支进行右侧 PVE。门静脉右支的栓塞也可在术中通过回肠结肠静脉进行造影后进入门静脉右支。这样可以完全避免可能由于穿刺左侧门静脉造成的损伤。在第二阶段手术时,为了更好地贯彻"无接触"和"整体切除"的原则及达到 R0 切除目标,应尽量切除左右门静脉分叉,行门静脉左支和主门静脉主干的端-端吻合[14,17,18,20]。

混合 ALPPS 如同经典 ALPPS 是一种创伤性大的二阶段大范围肝脏切除手术,手术前应进行全面评估,包括基本健康状况、原发病灶、转移病灶可切除与否、肝脏脉管及胆管解剖变异、肝脏功能、肝脏体积、其他重要脏器功能等。目前国际上多采用 FLR/SLV 值、FLR/BWR 值、Child - Pugh 评分、ICG - R15、终末期肝病模型评分(model for end-stage liver disease, MELD)等综合评估 FLR 体积及肝功能储备[26],最近应用 Mebrofenin 核素进行的左右侧肝功能测定,更能准确地评估有效肝功能,减小肝切除后的肝脏衰竭[27]。国内在这方面已有精准肝切除专家共识,可以结合各中心的实际情况来进行评估[28]。

综合上述,混合 ALPPS 适应证可概括为以下几方面:① 有怀疑侵犯门静脉右支的 CRLM、HCC 和 ICC,以及需要行右三叶切除的胆囊癌和肝门胆管癌。② 所有经典 ALPPS 的病例,但需要用更准确的方法,阻断右侧门静脉血供的病例,比如门静脉右前支来自门静脉左支的病人(图5-107)。这类病人,特别是当肿瘤靠近右侧肝蒂时,需要借助特殊的拉钩提起右侧胆管(图5-108),有时右前分支比较隐蔽,手术中容易遗漏,而在介入操作时,视野清晰,栓塞精准。③ 预期结合腹腔镜技术,以更微创的方法,进行肝脏断离和门静脉的准确栓塞[14,17-20,23]。

三、手术操作步骤

混合 ALPPS 最初由开腹手术完成[14],目前已有经腹腔镜辅助下或腹腔镜手术报道的成功案例[19,20,29],可预见未来,混合 ALPPS 由不同的外科技术分支完成,但其肿瘤学基本的理念及原则是一致的。

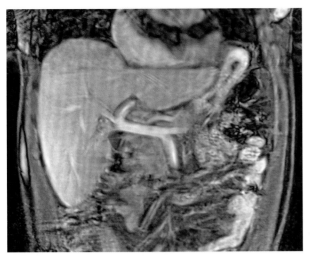

图 5-107 HCC 病人,门静脉右前支来自门静脉左支,
肿瘤已侵犯门静脉右后支

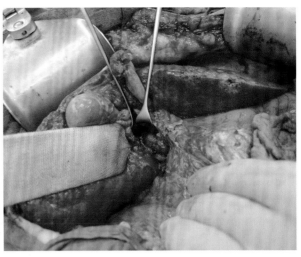

图 5-108 HCC 病人,术中需借助血管拉钩,
提起右侧胆管和第 4 段肝脏基底部,
充分显露来自门静脉左支的右前支

以下就根据混合 ALPPS 不同的适应证,选择了 2 例病人来阐述手术操作步骤。

（一）病例 1：需要行右三叶切除的肝门胆管癌或胆囊癌

病人为 52 岁女性,怀疑 Bismuth Ⅲa 型肝门胆管癌,9 个月前在外院行剖腹探查,之后接受了胆管的金属支架置入和系统性化疗（吉西他滨加顺铂）。术前评估未见肝外转移,拟行再次剖腹探查并术中评估是否可行 ALPPS 以完成包括肝脏第一段的右三叶肝切除。术前预计 FLR 体积为 329 mL（仅占肝总体积的 15.3% 和体重的 0.37%）

1. 混合 ALPPS 1 期手术

（1）探查：病人取平卧位体位,手术切口取右侧反"L"形切口逐层进入腹腔,使用适当拉钩牵引暴露视野,探查包含肿瘤主体、肝脏、肝门部、十二指肠韧带、肝胃韧带、大网膜、小网膜在内的全部腹腔,探查有无肝外病灶,以排除手术禁忌;使用术中超声检查肿瘤与肝静脉、门静脉（特别是门静脉分叉处）、胆道系统、FLR 等相邻关系,结合术前影像学数据,划定肝脏预定分隔平面。再次评估二步肝切除的适用性和可行性。因高度怀疑 Bismuth Ⅲa 型肝门胆管癌或来自胆囊管的恶性肿瘤,决定采取混合 ALPPS,不分离肝十二指肠韧带的右侧部分。

（2）解剖第一肝门、肝脏实质离断：提起肝圆韧带,在门静脉矢状部打开肝圆韧带腹膜,仔细分离肝脏第 4 段的门静脉属支,并在门静脉分支起点处进行游离扎断（注意保留 4a 段的背侧分支,以避免损伤第 4 段的胆管）,直至门静脉左支的基底部。在左侧显露发至尾状叶的门静脉分支,逐一离断。打开肝十二指肠韧带的左侧部分,分离出肝左动脉（left hepatic artery, LHA）,并用血管吊带进行标记,以便在第二阶段手术时进行保护（图 5-109）。肝

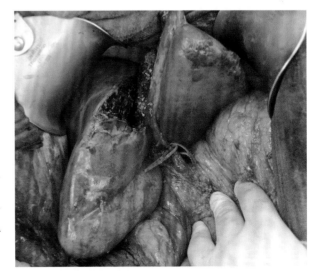

图 5-109 混合 ALPPS 中肝实质的离断

沿镰状韧带和肝圆韧带的右侧,逐渐断离肝实质和第 4 段的门静脉分支,注意保护第 4 段的胆管汇入处;肝左动脉予游离及吊带标记

十二指肠韧带的其他部分不予分离。断离肝脏时采用前侧入路(anterior approach),不进行右侧肝脏、肝肾间隙的游离,以避免肿瘤细胞扩散和分离后的粘连。使用CUSA结合双极电凝,沿预定分隔平面精细离断肝脏,离断过程中可使用肝门阻断法阻断入肝血流。肝组织断离时需要注意保留近第一肝门和近第二肝门的组织,避免损伤左外叶的肝静脉和避免损伤肝脏第4段的胆管。肝脏分隔完成后,检查确认肝脏断面无胆漏,尤其是在靠近第一肝门处。在横断面之间放置2条引流管,以分离肿瘤侧肝脏及剩余肝脏,在第一肝门处放置1条引流管,并通过右侧腹壁引出,避免使用硅胶薄膜或塑料袋来隔离肝脏与相邻脏器,防止引流不畅而带来的感染。

2. 门静脉栓塞(PVE) 门静脉的栓塞可根据各中心的条件,在术中或术后几日内进行。采用的介入方式,可根据手术中探查的情况及肿瘤大小和位置,运用以下方法:① 左侧门静脉矢状部进针穿刺后,行对侧门静脉右支PVE。② 针对右侧门静脉分支进行穿刺,行同侧PVE。③ 术中PVE:可通过回肠结肠静脉置管进行术中PVE,可避免穿刺门静脉左支而引起的潜在损伤。本例病人采取了右侧进针的同侧PVE法(图5-110)[14]。

3. 混合ALPPS 1期术后复测体积 病人术后第7日出院,第14日返院复查腹部CT测量FLR体积,可见左外叶体积为544 mL(占肝总体积的25.4%和体重的0.60%),可实行第2期手术。若病人合并慢性肝病、肝纤维化、肝硬化则需要等待更久时间,复测FLR体积、FLR/SLV值、FLR/BWR值等,达到标准后进行第2期手术。

4. 混合ALPPS 2期手术 沿着原切口逐层开腹,分离粘连,与传统ALPP或经典ALPPS相比,混合ALPPS 1期手术后的肝脏周围炎症改变较轻。解剖肝十二指肠韧带,淋巴结清扫直至腹腔干。离断肝右动脉和远端胆管,悬吊门静脉左支和门静脉主干。游离尾状叶和右肝叶,在第二肝内处离断剩余肝组织,切断肝中静脉、肝右静脉。顺行断离第一肝门处剩余肝组织,切断门静脉左支及门静脉主干,最后在门静脉矢状部左侧切断左肝管,标本送检。以5-0 Prolene线行门静脉主干与门静脉左支的端-端吻合(图5-111)。检查肝脏断面并确切止血,仔细检查肝脏断面有无胆漏,若发现胆漏使用5-0 Prolene线缝合关闭,并行Roux-en-Y肝胆管-空肠重建术,于肝脏断面、肝门处放置引流管,逐层关闭腹腔。

(二)病例2:多发性结肠癌肝转移

病人为44岁男性,因同期肠癌肝脏广泛转移伴肠梗阻,外院行姑息性横结肠造瘘和化疗后,肿瘤退缩明显,来复旦大学附属中山医院进一步治疗。多学科讨论后,拟行肝肿瘤清除后的原发灶切除。观察

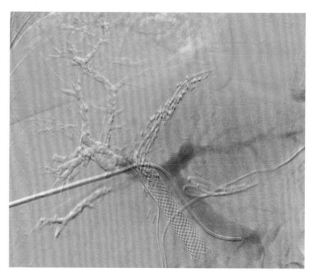

图5-110 混合ALPPS的门静脉栓塞

本例显示了右侧进针的同侧PVE法。栓塞后门静脉主干造影,可见门静脉右支虽有显影,但右三叶无显影。背景内可见金属胆道支架,肝左动脉的标记带和位于肝脏离断面和左外叶下的引流管

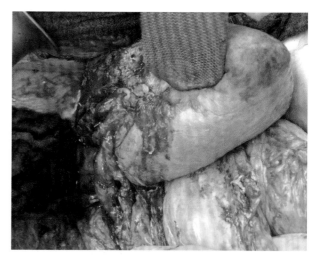

图5-111 肝脏右三叶切除术后,可见左外叶增生明显。门静脉主干和门静脉左支行端-端吻合

CT 后可见 2 枚肿瘤位于门静脉右前支和后支,第 2 段及第 4 段亦有若干转移灶,但肝左叶较大 (338 mL,占肝总体积的 21.3% 和体重的 0.5%),预计行左外叶的肿瘤局部切除后,可以通过混合 ALPPS 法,最终施行右三叶的肝切除(图 5 - 112、图 5 - 113)。鉴于病人有横结肠造瘘口,造瘘口位置与常规的 反"L"形切口有干扰(图 5 - 114),故决定采取腹腔镜切除第 2 段的转移灶,断离左外叶与第 4 段的肝实 质,门静脉右支则通过介入栓塞法阻断。

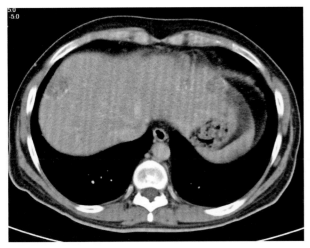

图 5 - 112　术前 CT 可见肿瘤转移灶分布于肝脏两叶　　　图 5 - 113　术前 CT 可见肿瘤转移灶分布于肝脏两叶

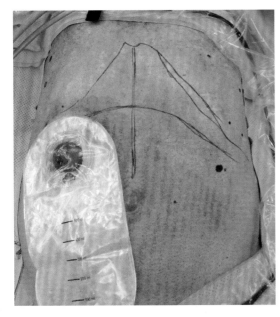

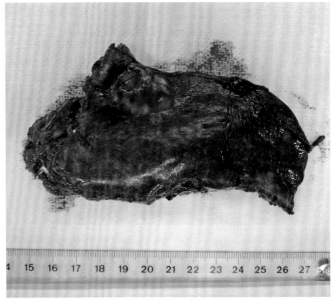

图 5 - 114　术中切口的选择:病人有横结肠造瘘口, 　　　图 5 - 115　肝第 2 段切除标本
　　　　　　造瘘口位置靠近常规的反"L"形切口

1. 混合 ALPPS 1 期手术

(1)探查:病人取仰卧分腿位,标记 2 期手术可能的开放切口后,依次置入 4 个腹腔镜卡孔。分离 粘连后,离断肝圆韧带和镰状韧带,打开肝脏的冠状韧带和左三角韧带,显示左右肝叶。行腹腔镜超声, 明确转移灶位置。

（2）切除第 2 段转移灶,行肝脏实质离断:在肝门间歇性阻断下,行肝第 2 段切除(图 5－115)。然后沿着镰状韧带的右侧,以超声刀打开肝脏第 4 段的肝实质,尾侧肝脏离断至距离第一肝门约 5 mm,以免损伤胆管,头侧肝实质断离至显露左肝静脉。在肝脏断面放置引流管。从脐上切口取出切除标本(图 5－116)。

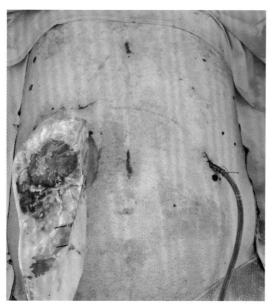

图 5－116　腹腔镜切口选择,标本
从脐上切口取出

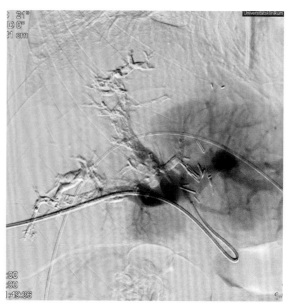

图 5－117　混合 ALPPS 的门静脉栓塞
采取的是右侧进针的同侧 PVE 法,栓塞后门静脉主干造影,
可见肝第Ⅳ段仍有部分显影,表明肝脏劈裂并不彻底

2. 门静脉栓塞(PVE)　术后第 2 日采取右侧进针的同侧 PVE 法,分别对门静脉右前支和右后支进行栓塞(图 5－117)。

3. 混合 ALPPS 1 期术后复测体积　病人术后第 10 日出院,第 21 日返院复查腹部 CT 测量剩余肝脏体积,可见左外叶体积为 542 mL(占肝总体积的 32.9%和体重的 0.73%),可实行 2 期手术。

4. 混合 ALPPS 2 期手术　病人取左侧卧位,腹腔镜下打开肝肾韧带,右三角韧带,游离右侧肝脏至腔静脉。因右侧肝脏之前未游离,所以粘连轻微。移除腹腔镜后,病人转为平卧位。沿正中切口开腹,暴露肝脏。分离粘连,解剖第一肝门,离断肝右动脉。降低肝门板后,离断残余第 4 段肝实质,断离右肝管和门静脉右支,从尾侧沿腔静脉右侧向头侧逐渐断离肝实质,分别切断肝中静脉和肝右静脉,标本送检。检查肝脏断面并确切止血,仔细检查肝脏断面有无胆漏,于肝脏断面、肝门处放置引流管,逐层关闭腹腔。

四、手术要点及注意点

混合 ALPPS 核心理念为"无接触"原则在 ALPPS 第 1 阶段的应用,核心目的是短期内增加残余肝体积以避免术后肝功能衰竭。在技术步骤上可以采用不同的肝脏断离方法和不同的门静脉栓塞方法进行组合。比如应用部分肝脏实质断离时,按照技术路线全称应为"混合-部分- ALPPS"(hybrid partial ALPPS)[17,18]。2013 年,苏黎世小组在实验研究中发现,部分(75%~80%)与完全肝脏实质离断在 FLR 的增生程度相似。在第一阶段术后平均第 7 日时,观察到部分 ALPPS 组中位增生率为 60%,而在经典 ALPPS 组为 61%。2015 年,Petrowsky H.等提出"部分 ALPPS"手术程序的标准定义为"第一阶段手术中,非全肝实质离断的 ALPPS 术式"[11]。Linecker M.等发现将肝脏离断超过总断面 50% 可取得与肝脏完全离断后同样的 FLR 增长效果。为求降低第一阶段手术后的胆漏风险,混合 ALPPS 结合了部分 ALPPS 技术,在第一期手术的肝脏实质离断步骤改良:① 保留门静脉 4a 段分支,以避免损伤第 4 段胆管。② 保留肝中静脉。上述步骤可降低第一阶段手术的胆漏风险。

断离肝实质时可采用"前入路"的手术方式,包含:① 不游离分割平面以右的右侧肝脏。② 一般不解剖第一肝门,若为必须时,则不触碰右侧肝门。③ 一般不切除胆囊,尤其是侵犯右侧肝门、胆道的肝内外恶性胆管肿瘤或胆囊癌。④ 不解剖结扎门静脉右支[14,17-20,29],以求于第 1 期手术中"无接触"式分离包含肿瘤在内的右侧肝脏,并于第 2 期手术中"整体切除",达到 R0 手术目标,提高远期肿瘤学疗效[23]。

为了遵循"无接触"原则,混合 ALPPS 采用放射介入的方式行门静脉栓塞(PVE)替代经典 ALPPS 第一阶段手术中的门静脉结扎,减少因解剖右侧肝门及右侧门静脉操作时肿瘤播散的概率。PVE 可以在第一阶段手术中或手术后进行,参照术前影像数据及术中探查的情况,决定介入时的门静脉系统穿刺介入路径。根据门静脉解剖及变异、肿瘤位置及大小、右侧肝门门静脉侵犯的情况,可选择在术中经回肠结肠静脉进行 PVE,或术后经肿瘤肝的同侧或对侧门静脉分支入路进行 PVE。在介入过程中,注意避免损伤门静脉主干及门静脉左支,减少 PVE 并发症及肿瘤播散[14,17-19,29,30]。

综上所述,混合 ALPPS 是在经典 ALPPS 的技术上,根据肿瘤学的"无接触"原则改良而来[14,31]。结合部分肝脏实质断离更可以降低手术并发症率及病死率[18]。混合 ALPPS 尤其适用于侵犯右侧肝门部、右侧门静脉,或左右胆管汇合处的肝脏及胆管的恶性肿瘤[14,17-20,29,30]。手术方式可通过开腹、腹腔镜辅助、完全腹腔镜等技术完成。

(李 俊)

参 考 文 献

[1] Schnitzbauer AA, Lang SA, Goessmann H, et al. Right portal vein ligation combined with in situ splitting induces rapid left lateral liver lobe hypertrophy enabling 2-staged extended right hepatic resection in small-for-size settings[J]. Ann Surg, 2012, 255(3): 405–414.

[2] Schlitt HJ, Hackl C, Lang SA. "In-situ split" liver resection/ALPPS-historical development and current practice[J]. Visceral Medicine, 2017, 33(6): 408–412.

[3] de Santibanes E, Clavien PA. Playing play-doh to prevent postoperative liver failure: the "ALPPS" approach[J]. Ann Surg, 2012, 255(3): 415–417.

[4] 周俭,王征,孙健.联合肝脏离断和门静脉结扎的二步肝切除术[J].中华消化外科杂志,2013,12(7): 485–489.

[5] Hong DF, Peng SY, Wanyee YY. Ten-year retrospect of ALPPS in the treatment of hepatocellular carcinoma: an eternal concept with cautious technologic choice[J]. Zhonghua Wai Ke Za Zhi, 2022, 60(2), 113–116.

[6] 辛昊扬,王征,周俭.联合肝脏分隔和门静脉结扎的二步肝切除术的研究进展[J].中华消化外科杂志,2019,18(2): 194–198.

[7] Eshmuminov D, Raptis DA, Linecker M, et al. Meta-analysis of associating liver partition with portal vein ligation and portal vein occlusion for two-stage hepatectomy[J]. Br J Surg, 2016, 103(13): 1768–1782.

[8] Aloia TA, Vauthey JN. Associating liver partition and portal vein ligation for staged hepatectomy (ALPPS): what is gained and what is lost? [J]. Ann Surg, 2012, 256(3): e9; author reply e16–e19.

[9] Lang H, Baumgart J, Mittler J. Associated liver partition and portal vein ligation for staged hepatectomy (ALPPS) registry: what have we learned? [J]. Gut and Liver, 2020, 14(6): 699–706.

[10] Robles CR, Brusadin R, Lopez Conesa A, et al. Staged liver resection for perihilar liver tumors using a tourniquet in the umbilical fissure and sequential portal vein embolization on the fourth postoperative day (a modified ALTPS)[J]. Cir Esp, 2014, 92(10): 682–686.

［11］Petrowsky H, Györi G, De Oliveira M, et al. Is partial-ALPPS safer than ALPPS? a single-center experience［J］. Annals of Surgery, 2015, 261(4): e90 - e92.

［12］Michal K, Sau M, Tamara GMH, et al. A better route to ALPPS: minimally invasive vs open ALPPS［J］. Surgical Endoscopy, 2020, 34(6): 2379 - 2389.

［13］López-López V, Robles-Campos R, Brusadin R, et al. Tourniquet-ALPPS is a promising treatment for very large hepatocellular carcinoma and intrahepatic cholangiocarcinoma［J］. Oncotarget, 2018, 9(46): 28267 - 28280.

［14］Li J, Kantas A, Ittrich H, et al. Avoid "all-touch" by Hybrid ALPPS to achieve oncological efficacy［J］. Ann Surg, 2016, 263(1): e6 - e7.

［15］Balci D. Pushing the envelope in perihiler cholangiocellularcarcinoma surgery: TIPE-ALPPS［J］. Ann Surg, 2018, 267(2): e21 - e22.

［16］de Santibanes E, Alvarez FA, Ardiles V, et al. Inverting the ALPPS paradigm by minimizing first stage impact: the Mini-ALPPS technique［J］. Langenbecks Arch Surg, 2016, 401(4): 557 - 563.

［17］Lai Q, Melandro F, Rossi M. Hybrid partial ALPPS: a feasible approach in case of right trisegmentectomy and macrovascular invasion［J］. Ann Surg, 2018, 267(4): e80 - e82.

［18］Li J, Nashan B. Reply to: "minimize the surgical damage at the stage-1 operation by combining Hybrid ALPPS and nontotal parenchymal transection"［J］. Ann Surg, 2018, 267(4): e82 - e83.

［19］Oldhafer KJ, Wagner KC, Kantas A, et al. Hybrid-ALPPS followed by ante situm with cardiopulmonary bypass: rapid liver augmentation and complex surgery［J］. Ann Surg Oncol, 2020, 27(9): 3341.

［20］Fard-Aghaie MH, Oldhafer KJ. ASO author reflections: hybrid-ALPPS followed by ante situm with cardiopulmonary bypass: pushing the boundaries for resectability by combining two controversial methods［J］. Ann Surg Oncol, 2020, 27(9): 3342 - 3343.

［21］Lang H, de Santibañes E, Schlitt HJ, et al. 10th Anniversary of ALPPS — lessons learned and quo vadis［J］. Annals of Surgery, 2019, 269(1): 114 - 119.

［22］Petrowsky H, Linecker M, Raptis DA, et al. First long-term oncologic results of the ALPPS procedure in a large cohort of patients with colorectal liver metastases［J］. Ann Surg, 2020, 272(5): 793 - 800.

［23］Li J, Moustafa M, Linecker M, et al. ALPPS for locally advanced intrahepatic cholangiocarcinoma: did aggressive surgery lead to the oncological benefit? an international multi-center study［J］. Annals of Surgical Oncology, 2020, 27(5): 1372 - 1384.

［24］Neuhaus P, Blumhardt G. Extended bile duct resection — a new oncological approach to the reatment of cental bile duct carcinoma? ［J］. Langenbecks Archiv Fur Chirurgie, 1994, (379): 123 - 128.

［25］Neuhaus P, Thelen A, Jonas S, et al. Oncological superiority of hilar en bloc resection for the treatment of hilar cholangiocarcinoma［J］. Annals of Surgical Oncology, 2012, 19(5), 1602 - 1608.

［26］Linecker M, Stavrou GA, Oldhafer KJ, et al. The ALPPS risk score［J］. Annals of Surgery, 2016, 264(5): 763 - 771.

［27］Serenari M, Collaud C, Alvarez FA, et al. Interstage assessment of remnant liver function in ALPPS using hepatobiliary scintigraphy: prediction of posthepatectomy liver failure and introduction of the HIBA index［J］. Ann Surg, 2018, 267(6): 1141 - 1147.

［28］中国研究型医院学会肝胆胰外科专业委员会.精准肝切除术专家共识［J］.中华消化外科杂志,2017,16(9): 883 - 893.

［29］Schmelzle M, Ollinger R, Gebauer B, et al. Stage 1-laparoscopy partial PVE-ALPPS followed by step 2-hand-assisted laparoscopic extended right hepatectomy in a patient with gallbladder cancer［J］. Zentralbl Chir, 2019, 144(1): 21 - 23.

［30］http://www.alpps.net/?q=Forum_Hybrid_ALPPS.

［31］Li J, Girotti P, Königsrainer I, et al. ALPPS in right trisectionectomy: a safe procedure to avoid postoperative liver failure? ［J］. J Gastrointest Surg, 2013, 17(5): 956 - 961.

反 式 ALPPS

一、引言

自从 2007 年 Hans J. Schlitt 教授等创立联合肝脏分隔和门静脉结扎的二步肝切除术（ALPPS）并于

2012 年正式报道和命名以来[1-3]，ALPPS 获得广泛关注，并迅速地得到推广应用[4-14]。该手术效果显著，能诱导肝脏快速增生，拥有极高的手术切除率，使诸多既往无法手术切除的肝肿瘤病人获得手术切除的机会。近年来，随着包括前瞻性随机对照研究（randomized controlled trial, RCT）在内的越来越多的临床对照研究的完成，以及长期随访数据的积累，ALPPS 被证实可使病人获益，较之传统的治疗方法，能显著地改善病人中长期生存[15-20]。

ALPPS 的应用灵活多样，肿瘤部位、剩余肝（FLR）部位、肝段数目、切除范围并无限制。起初，ALPPS 是用于右三叶切除，即经典的右三叶切除 ALPPS，随后很快用于扩大右肝切除和右半肝切除 ALPPS。大量的 ALPPS 实践和经验的积累，使得外科医生能够更加灵活地应用 ALPPS，ALPPS 继而被用于左三叶切除（reversal ALPPS，反式 ALPPS）、中叶切除，以及单段 ALPPS（monosegment ALPPS），FLR 不再局限于左外叶或左半肝，任何一个肝叶或肝段，乃至任何一个具备独立完整脉管结构和功能的肝区域，都可作为 FLR 进行分隔诱导增生然后进行肿瘤切除[21,22]。凡满足两大核心要素：肿瘤侧肝与 FLR 分隔和肿瘤侧门静脉结扎即可诱导肝脏相应部位增生，完成 FLR 以外区域的切除。

反式 ALPPS 是 FLR 为肝脏右后叶的左三叶切除 ALPPS[22,23]。早在 2012 年即有反式 ALPPS 应用[24]，2016 年 Obed 系统报道了反式 ALPPS[23]。1 例 36 岁女性乙状结肠癌肝转移病人，肿瘤为累及 V 段和Ⅷ段的广泛左肝转移，需行左三叶切除，术前 FLR/总肝体积（total liver volume，TLV）仅 22%，ALPPS 1 期手术离断右前、右后叶间肝实质，切断右前支肝蒂（门静脉左支未结扎，左侧肝蒂仅进行动脉门静脉分离未结扎），1 期术后肝右后叶（FLR）增生 100%。7 日后，病人接受了左三叶切除和左半结肠切除术，R0 切除。改良术式同样适用于反式 ALPPS，包括微创入路的应用，部分离断以及经回结肠门静脉栓塞术（TIPE）替代门静脉/肝蒂结扎等[22,25,26]。结直肠癌肝转移（CRLM）、肝细胞癌（HCC）及肝门胆管癌等均有应用。2016 年 Machado 教授等[22]报道了全腹腔镜反式 ALPPS，1 期手术切除右后叶 3 个表浅转移灶，然后离断分割右前叶和右后叶间肝实质，闭断右前叶肝蒂，结扎门静脉左支。术后剩余肝增生 70%，3 周后行 ALPPS 2 期手术（左三叶切除术），术后恢复顺利，无并发症；术后随访 18 个月无复发。国内方面，2017 年复旦大学附属中山医院笔者团队完成首例反式 ALPPS，成功切除左中叶巨大 HCC。

反式 ALPPS 初始定义是剩余肝为肝脏右后叶的左三叶 ALPPS[22,23]。笔者认为，从 ALPPS 的发展过程来看，与经典 ALPPS 的变化过程相同，反式 ALPPS 仅是一个相对的定义。反式 ALPPS 定义应扩大为剩余肝是右侧肝的 ALPPS，不限于右后叶。因为肝脏的变异较多，部分病人的肝左叶肥大而右叶较小，同时门静脉在右叶的支配分布较之左叶亦更为复杂多变。反式 ALPPS 较之经典 ALPPS 要复杂许多，开展难度相对较大；总体开展较少（表 5-6）。根据已有报道，反式 ALPPS 具有和常规 ALPPS 同样的 FLR 诱导效能，FLR 增生达 70%~124.3%。因多为个案报道，并发症和病死率、肿瘤长期获益等数据尚缺乏，最终结论仍有待相关研究结果明确。无论如何，反式 ALPPS 为需行左侧大范围肝切而剩余肝体积不够的病人提供了手术切除的机会。

表 5-6 文献报道的反式 ALPPS

作　　者	年份	病人年龄	肿瘤类型	FLR 增生	切除范围	并发症	生存随访
Sala 等[24]	2012	50	CRLM	108%	左三叶	无	NA
Gauzolino 等[27]	2012	NA	CRLM	10.6%	左半肝	心房颤动及胆汁瘤	NA

续 表

作 者	年份	病人年龄	肿瘤类型	FLR 增生	切除范围	并发症	生存随访
Petrowsky 等[25]	2015	61	CRLM	NA	左二叶	NA	NA
Obed 等[23]	2016	36	CRLM	100%	左三叶	败血症、肾衰竭	NA
Zattar-Ramos 等[28]	2016	58	CRLM	15%	左三叶	无	NA
Machado 等[22]	2016	42	CRLM	70%	左三叶	无	无瘤生存 18 个月
Ji 等[29]	2018	37	PNET	58%	左三叶+胰十二指肠	无	无瘤生存 4 年
Voskanyan 等[30]	2018	44	HCC	78.8%	左三叶切除	无	无瘤生存 12 个月
Sakamoto 等[26]	2018	39	PHCC	NA	左三叶切除	NA	NA

注：CRLM,结直肠癌肝转移；PNET,胰腺神经内分泌肿瘤肝转移；HCC,肝细胞癌；PHCC,肝门胆管癌；NA,无数据报道。

二、适应证

凡符合以下标准均为反式 ALPPS 的适应证：原发性或继发性肝恶性肿瘤或围肝门胆管恶性肿瘤，潜在可切除；无肝外转移或肝外病灶能够同期根治切除，预期术后无肝外残留病灶；病灶位于左侧，累及右前叶，需行左三叶切除、扩大左半肝切除或左半肝切除；右侧剩余肝不足：肝实质正常病人，FLR/SLV<25%～30%；肝实质伴有肝损害或慢性肝病（化疗后或纤维化/硬化、胆汁淤积或脂肪肝），FLR/SLV<30%～40%[3,31,32]；FLR 无病灶或病灶能够同期根治切除，预期术后无残留病灶；肝功能正常、Child-Pugh A 级或轻度可逆性受损，ICG-R15<15%～20%；全身情况良好，能够耐受大手术。

三、手术操作步骤

反式 ALPPS(图 5-118)手术操作要素基本同常规 ALPPS,包括肝脏分隔和肿瘤侧门静脉闭塞。经典的肝实质离断联合门静脉结扎，或是改良的术式均可以应用[22,23,25,26]。反式 ALPPS 手术可通过开腹，也可通过腹腔镜手术完成，要素操作基本一致。以下介绍经典的开腹反式 ALPPS(联合肝实质分隔和门静脉结扎的分期左三叶切除术)。

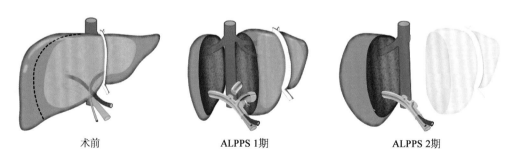

术前　　　　　　　　ALPPS 1期　　　　　　　　ALPPS 2期

图 5-118　反式 ALPPS 示意图

术前预切面；ALPPS 1 期手术离断右前叶与右后叶间肝实质，闭断右前叶肝蒂，结扎门静脉左支；ALPPS 2 期左三叶切除

(一) 体位

通常取左侧卧 30°～45°位,根据断面的偏右程度决定。

（二）ALPPS 1 期手术操作

1. 手术切口　通常取右侧肋缘下切口（图 5 - 119）。

2. 入腹探查　逐层入腹,置肝拉钩牵引暴露,探查腹腔有无术前影像学检查未检测到的肝外病灶,排除手术禁忌。

3. 游离右侧肝脏　切断肝圆韧带、镰状韧带及右侧三角韧带、冠状韧带和肝肾韧带,完全游离右侧肝,如左侧情况允许,同时将左侧肝周韧带游离,有助于肝脏的左旋和右后叶断面的暴露。因右后叶肝段位置深在,离断面通常水平甚至后倾,完全游离右肝有助于充分暴露肝断面,降低肝实质离断的难度,同时左旋肝脏后,肝右静脉转向前方有助于降低远端静脉压力,减少出血。分离肝上下腔静脉前方,显露肝左中静脉共干、肝右静脉根部和肝静脉窝,电灼标记;将肝脏翻转,廓清下腔静脉右侧,注意不要切断右侧肝短静脉,保护右后叶及右尾叶静脉回流。

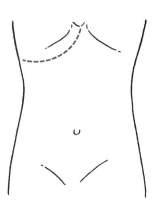

图 5 - 119
开腹反式 ALPPS 手术常用
切口：右侧肋缘下切口

4. 术中超声　全面检查肝脏,确认术前已诊断的病灶,检查有无其他病灶,特别是 FLR 肝内有无术前未及病灶。对于 CRLM,建议采用 Sonozoid 造影剂进行造影检查（图 5 - 120）,以充分排查潜在细小转移灶。超声定位肝右静脉走向并在表面进行标记（图 5 - 121）,探查了解肿瘤、剩余肝和主要脉管的毗邻关系,结合术前虚拟手术规划,划定肝脏离断面在肝表面的预切线,确定肝实质离断平面。

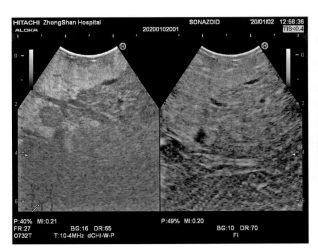

图 5 - 120　超声探查：使用 Sonozoid 排除 FLR 内肿瘤

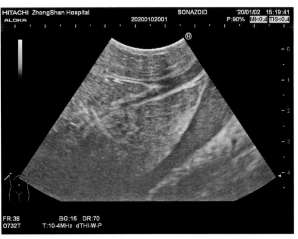

图 5 - 121　术中超声定位肝右静脉及下腔静脉

5. 切除胆囊　解剖 Calot 三角,分离胆囊动脉及胆囊管,顺行或顺逆结合切除胆囊;胆囊管切断时靠近胆囊侧离断胆囊管,胆囊管断端预留一定长度,供肝实质离断完毕后检查肝断面,做胆漏检查时使用;胆管走行变异通常较多,如果术前怀疑有胆道变异而 MRCP 等检查未明确者,可自胆囊管注入造影剂行胆道造影,也可自胆囊管注入 ICG 应用荧光技术观察胆道变异与走行。

6. 肝实质离断、结扎门静脉左支,切断右前支肝蒂　需离断右前叶、右后叶间肝实质、结扎门静脉左支以及切断右前支肝蒂。不同于常规右三叶 ALPPS,右前支肝蒂通常直接闭断,而不是分离右前支门静脉并结扎。门静脉右前支分离相对不易,右后支胆管的走行通常绕行于门静脉右前支的上后方（图 5 - 122）,分离右前支门静脉时易于损伤右后支胆管,同时右前叶占据范围较小,因此通常直接使用鞘外横断将右前支肝蒂直接闭断。右前支肝蒂闭断后也有助于肝实质的离断。具体手术操作时,根据肿瘤部位不同、管道变异、主刀手术习惯等不同,手术方法不同,操作步骤顺序不一。如果肿瘤距离第一肝门近或紧邻挤压肝蒂,不宜进行 Glisson 鞘外操作(有潜在肿瘤破裂风险),可采取肝内离断方法进行操作。先行解剖肝十二指肠韧带,分离门静脉左支及右支,并进一步循门静脉右支分离出右后支,用无损 Bulldog 夹闭门静脉右后支,根据缺血线,结合之前超声探查肝右静脉等结构共同确定的边界,划定预切线,使用 CUSA 结合双极电凝,或者直接使用超声刀将右侧剩余肝与左中部肿瘤侧肝之间的肝实质离断,从肝内劈开暴露右前支肝蒂,将右前支肝蒂闭断。因为右后支胆管的走行特殊,闭断右前肝蒂根部时需注意保持一定距离,避免过于靠近将右后支胆管损伤甚至缝闭(图 5 - 122)。可使用无损伤 Satinsky 钳夹闭右前肝蒂,于钳夹上方用 Prolene 缝闭。随后,继续将门静脉左支结扎;如果肿瘤距离第一肝门有一定距离,熟悉 Glisson 鞘外操作技术,则可以直接打开 Laennec 囊,分离右前支肝蒂、左肝蒂和右后肝蒂,并施行阻断,根据缺血线确认右后叶 FLR,然后直接套扎右前支肝蒂。结扎右前支肝蒂后会出现右前叶缺血并清晰暴露右后叶与右前叶间分界线,结合术中超声探查,标记预切线,然后将右后叶与右前叶间肝实质离断。再解剖肝十二指肠韧带,分离门静脉左支,结扎门静脉左支。值得注意的是,因为肝脏流入、流出管道常有变异,且右后叶供血相对复杂,术前及术中需要特别留意流入道和(或)流出道变异会对手术造成的影响。以下分别讲述三部分的操作(以应用最多的肝内法阐述手术步骤方法,同时会述及其他手术方法)。

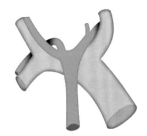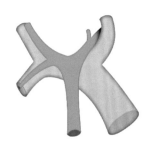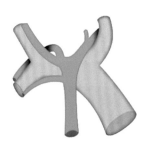

图 5 - 122 右后叶胆管常见走行及变异

7. 解剖第一肝门,分离肝门部脉管 调整拉钩牵引,将肝向上方牵开,充分暴露第一肝门(图 5 - 123);如果肿瘤距离肝门近,则先行解剖肝门,分别分离出肝固有动脉及肝左(中)右动脉分支,门静脉左右分支以及肝总管;以蓝色、黄色、红色不同颜色的色带分别标记门静脉左右分支,肝总管和肝动脉(图 5 - 124~图 5 - 126)。如手术应用对象为肝内胆管癌或肝门胆管癌,需同时行肝十二指肠韧带管道骨骼化并清扫包括 12 组在内的区域淋巴结;右前支的分离十分重要,需要凭借其确定右前叶的缺血区,但右前支相对右后支不易分离,右后支自门静脉右支右下壁循迹易于确定分离,从下方易于分离,而右前支相对不易于分离,且因为右后支胆管的走行多数为北绕型,分离易损伤胆道。因此实际操作可采用右后支确定右后叶 FLR 的界限,而不必硬性分离右前支,在分离门静脉右后支

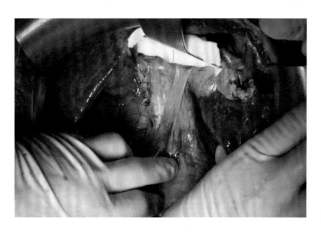

图 5 - 123 用拉钩向上方牵开肝,充分暴露第一肝门

后,用 Bulldog 夹闭门静脉右后支,根据右后叶缺血线,与术中超声探查定位肝右静脉等肝内标记,两者结合确定右后叶切线(图 5 - 127)。如果有荧光设备,则可以行正染将右后叶染色,根据流域,可更好地确定右后叶 FLR。如果肿瘤距离肝门有一定距离,则可以直接打开 Laennec 囊,分离右前支肝蒂、左肝蒂和右后肝蒂,并施行阻断,确认右后叶 FLR,操作将更为便捷。

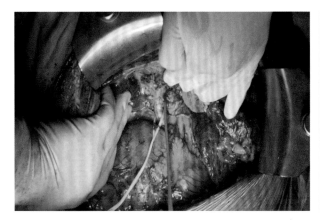

图 5-124 分离第一肝门,显露动脉、胆管

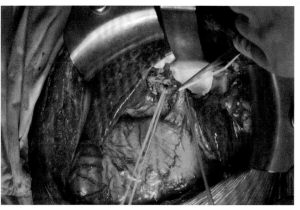

图 5-125 解剖第一肝门,分离显露门静脉
主干及门静脉右侧支

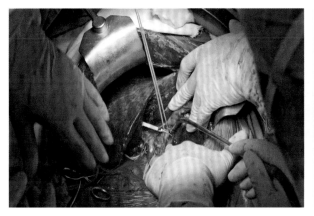

图 5-126 分离门静脉主干及门静脉左支(蓝色色带),
Bulldog 夹闭缺血确认

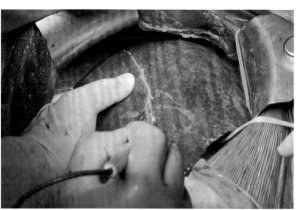

图 5-127 术中超声检查后划定预切线

8. 肝实质离断 沿着预切线向下腔静脉前壁方向离断肝实质。具体断肝处理方式可依个人习惯而不同。通常采用超吸刀(cavitron ultrasonic surgical aspirator, CUSA)结合双极/单极电凝精细离断肝实质(图 5-128),断面所遇 Glisson 分支、肝静脉分支等管道予以凝闭、丝线结扎或钛夹夹闭,必要时缝扎,离断过程中需严密止血。也可采用超声刀(Harmonic)等其他设备进行肝实质离断。术中常采用低中心静脉压(central venous pressure,CVP)技术减少肝实质离断出血,通过与麻醉师密切配合,限制液体输入,尽量加深麻醉并尽可能降低病人潮气量,限制呼气末正压,调节体位为头高脚低位,必要时使用血管活性药物(如多巴酚丁胺、硝酸甘油等)等措施,控制 CVP 在一定范围。如出血较多可使用入肝血流阻断。一般使用间断 Pringle 法实施肝门阻断(阻断 15 min,放开 5 min,如此反复进行)。也可以使用选择性血流阻断。如同活体肝移植供肝切取中能够安全地常规使用 Pringle 法[33],ALPPS 术中使用 Pringle 同样安全。肝实质离断时可采用Belghiti 悬吊等手法辅助离断。离断肝实质直至下腔静脉前壁,将肿瘤侧肝和 FLR 侧肝完全分隔。

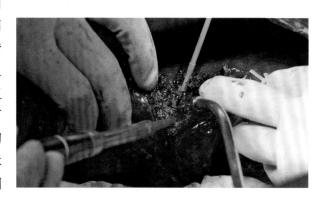

图 5-128 肝实质离断:采用 CUSA 结合双极/单极
电凝进行肝实质离断

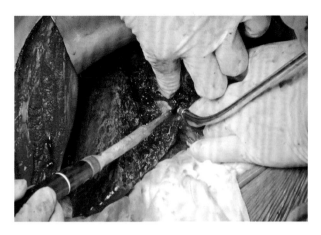

图 5 - 129　分离右前肝蒂

9. 切断右前肝蒂　右前肝蒂常经肝内劈开确认闭断(肝内法),也可以使用 Glisson 鞘外横断法分离切断。如果采用肝内法,用 CUSA 将肝实质劈开至肝门,暴露右前肝蒂,同时充分暴露右后肝蒂及左肝蒂转角区,需特别保护右后肝蒂,以 Satinsky 钳夹闭右前肝蒂根部,然后切断,断端行 Prolene 连续缝合关闭。切断右前肝蒂时需与根部保持足够距离,因为右后支胆管通常北绕门静脉右支及右前支后方(图 5 - 122、图 5 - 129),太靠近根部,则易在缝闭右前肝蒂时缝闭右后支胆管,导致灾难性后果。建议采用无损伤动脉阻断钳(图 5 - 130)与根部一定距离夹闭,然后在钳口上方连续缝合关闭右前肝蒂断端(图 5 - 130、图 5 - 131)。如果使用鞘外横断法分离切断,则在肝十二指肠韧带分离之前先行进行,Pringle 法阻断肝门,打开 Laennec 囊,分离出右前肝蒂,悬吊备后继切断。

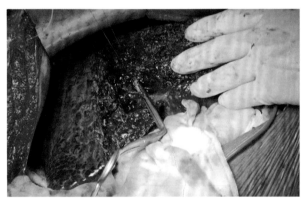

图 5 - 130　缝合闭断右前肝蒂

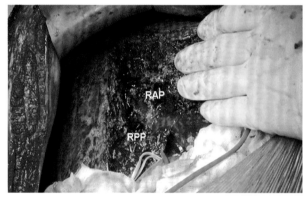

图 5 - 131　缝合闭断右前肝蒂后断端(RAP)

10. 结扎门静脉左支　肝实质离断结束以及右前肝蒂闭断后,以 4 - 0 Prolene 或丝线结扎门静脉左支并留长标记以方便 2 期手术分辨(图 5 - 132)。门静脉结扎需确切。建议采用双道结扎,腹腔镜手术时不宜使用钛夹,应采用 Hem-o-lok 夹,头端越过门静脉对侧壁确保完全、确切地夹闭,也可腔镜直视下采用线结扎或缝扎。门静脉有一定的变异率(常用分型采用 Cheng YF 分型[34] 或 Nakamura 分型[35],两者基本一致),Ⅰ、Ⅱ、Ⅲ 分型的门静脉左支易于处理,Ⅳ型变异的门静脉右前支无法从肝外分离,手术时,不再分离离断右前肝蒂,直接行门静脉右前支和门静脉左支共干结扎。其他分型难以处理时,原则上只要做到 FLR 供应的门静脉分支保留即可,其余的全部结扎,结扎完毕用超声检查血流,也可以联合介入手术,行超声引导下门静脉栓塞,将肿瘤侧门静脉全部栓塞。肝尾状叶视情况处理,如需要同时切除,将左尾

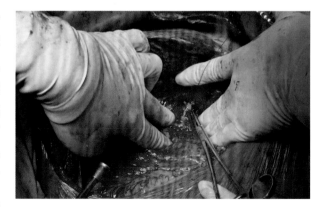

图 5 - 132　结扎门静脉左支

叶同时切除。

11. 色带标记 色带标记肝门管道(图5-133),肝断面止血(图5-134、图5-135)。

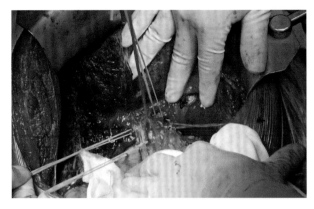

图5-133 第一肝门分离后结构:(从右向左)门静脉右支、肝总管、肝右动脉、门静脉左支、肝左动脉

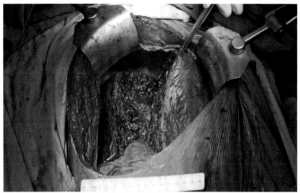

图5-134 右后叶断面(右后叶被垫起)

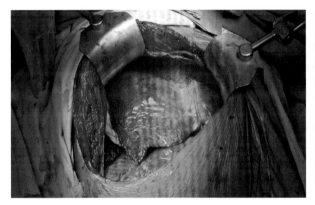

图5-135 肝脏左三叶(肝归位后)

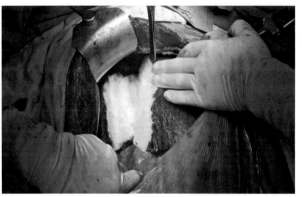

图5-136 断面覆盖止血纱布

12. 检查胆漏 肝实质离断后进行胆漏试验检查肝断面有无胆漏。如肝实质离断过程中管道处理确切可靠,预估不会发生胆漏者也可略过该步骤。笔者所在中心常采用稀释的脂肪乳剂注射法检查胆漏,操作如下:打开胆囊管,夹闭胆囊管以下胆总管,留置针软管自胆囊管口向胆道内注入稀释的脂肪乳剂,观察肝断面有无胆漏(如有胆漏,白色脂肪乳剂将从漏点涌出,易于发现)。查无胆漏后,缝闭胆囊管。

13. 肝断面处理 早年开展 ALPPS 时采用的塑料袋套扎肿瘤侧肝脏的做法目前已被摒弃,易于导致腹腔积液,如合并感染,往往导致较为严重的腹腔感染,且不易引流处理,而且一旦 FLR 不能达到 2 期 ALPPS 肝脏切除所需的要求,塑料袋将成为留置体内的异物,需要再次手术移除;现多数采用肝断面覆盖生物蛋白胶及可吸收止血纱布(图5-136),通常可起到较好的分隔作用,在 2 期手术时粘连并不严重,左右两侧不难分离。

14. 放置引流 肝断面留置负压引流 1 根,必要时可在右膈下再留置乳胶管 1 根,也有在肝断面内放置 Foley 导管,引流同时防止两侧粘连[36]。

15. 涂覆抗粘连材料 肝周涂覆抗粘连材料可减轻腹腔粘连,有利于 2 期手术顺利进行。笔者所在中心常采用几丁糖等涂布肝周以减轻 1 期术后腹腔粘连。

16. **逐层关腹** 采用可吸收线连续缝合逐层关腹,特别是腹膜层需良好闭合,确保内侧腹膜的光滑,减少术后粘连。如行腹腔镜 ALPPS 术,需闭合 Trocar 孔筋膜,可使用筋膜闭合器等辅助关闭以及腔镜倒置缝合等方法关闭筋膜孔。ALPPS 1 期术后有些病人伴大量腹水,关闭 Trocar 可避免腹腔引流不畅时腹水自 Trocar 孔渗漏。

（三）1 期术后复测体积

ALPPS 1 期术后间隔一定时间后复测肝脏体积,通常取 1 周复测,具体间隔时间可根据实际情况由主刀医生决定,病人合并药物治疗史,或肝纤维化、肝硬化等慢性肝病者常需更长时间。复测 FLR 体积达标后,行 ALPPS 2 期手术;术后行 CT 血管成像（CTA）检查时需要同时关注门静脉情况。

（四）ALPPS 2 期手术

（1）原切口逐层入腹:1 期术后腹腔通常有一定程度粘连,局部充血水肿,入腹时需避免切口下方的胃肠道等损伤;探查肝右后叶增生情况（图 5 - 137）。

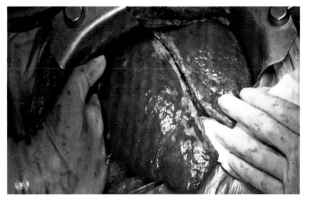

图 5 - 137 右后叶显著增生

（2）分离腹腔粘连:腹腔粘连多数不难分离,偶尔有等待时间较长或 1 期术后发生腹腔感染等情况下粘连较重。粘连分离后,探查右侧 FLR,显露肝断面及肝门各管道。

（3）术中超声再次检查 FLR:对于 CRLM 行 ALPPS 的病人尤其重要;建议使用 Sonozoid 造影剂进行造影检查,排查病灶,如有需及时射频或切除等处理。

（4）结扎切断肿瘤侧的肝动脉、门静脉和肝管:胆道的变异很多,通常在最后进行离断,离断后行胆道探条探查确认 FLR 的胆道流出通畅。如果 1 期手术未完全离断肝实质,有部分肝实质残留者,继续离断剩余肝实质以及肝实质与下腔静脉结合部。2 期手术时由于 1 期手术导致的炎症充血水肿,肝实质离断时易于出血,失血较之 1 期手术离断时往往显著增多,必要时可以行 Pringle 法阻断肝门控制出血,或者使用 Bulldog 夹闭门静脉主干,亦可有良好的控制出血作用;显露肝静脉,切断肝中静脉和肝右静脉,断端 4 - 0 Prolene 连续缝合关闭。肝静脉切断也可采用切割吻合器进行,操作更为快捷。

（5）移除肿瘤:游离肿瘤侧肝周韧带,移除肿瘤（图 5 - 138、图 5 - 139）。

（6）术野止血、排查胆漏:笔者所在中心采用脂肪乳剂注射法排查胆漏。用 Bulldog 或 Satinsky 钳夹闭胆总管,用留置针软管自左肝管断端开口向剩余肝胆管内注入稀释的脂肪乳剂,观察肝断面有无胆漏,查无胆漏后,缝合关闭左肝管（图 5 - 140）。

（7）肝断面喷洒生物蛋白胶,覆盖止血纱布。

（8）肝断面放置引流管。

（9）逐层关腹。

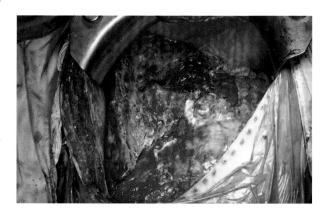

图 5 - 138 移除肿瘤后

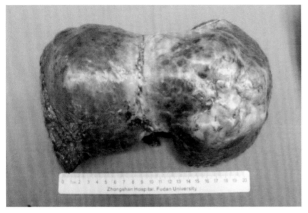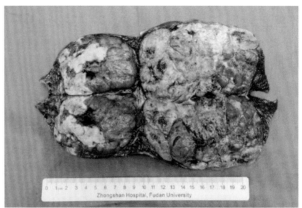

图 5-139　切除的肿瘤标本

四、手术要点及注意点

反式 ALPPS 的手术要点及注意点在于：

（1）肝断面的处理：反式 ALPPS 较之常规 ALPPS 更为复杂，右后叶断面弯曲，需要仔细操作确定断面，包括术前精确规划，虚拟切割，做到良好规划；术中需要综合肿瘤位置、边缘、切缘足够的要求、毗邻血管特别是肝右静脉的走行等确定断面，保证右后叶 FLR 的结构、功能的完整。如有荧光手术设备，可应用正染流域分析，或者结合 Glisson 鞘外技术和反染技术，充分显露右后叶 FLR，在荧光引导下进行肝实质离断，可更为精确，同时降低手术操作难度。

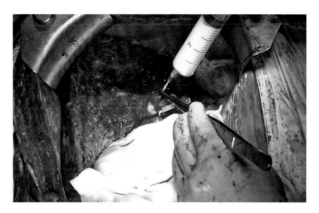

图 5-140　脂肪乳注射法胆漏排查试验：自左肝管注入脂肪乳剂，排查肝断面有无胆漏

（2）右后叶 FLR 断面通常水平并靠后，需要采用足够的左侧卧位并充分游离右肝以达到良好暴露，否则不易实现肝脏左旋和 FLR 显露。行反式 ALPPS 者，左侧肿瘤负荷往往很重，如果有巨大肝肿瘤占据左侧空间，通常难以向左侧旋转和暴露足够的右侧操作空间，给右后叶断面的暴露操作带来一定的不便。这种情况下，游离全肝以及使用强力拉钩将右侧季肋部牵开可起到良好暴露作用。

（3）右前肝蒂的处理：右前肝蒂的处理较为关键，如果情况允许（肿瘤距离肝门较远），可直接行 Glisson 鞘外操作，打开 Laennec 囊套扎右前肝蒂；如果情况不适合，应充分离断肝实质，小心从肝内暴露右前肝蒂，术者需要熟悉胆管特别是右后支胆管的走行，距离右前、右后肝蒂汇合部一定距离离断右前肝蒂，避免损伤右后叶胆管导致胆管狭窄或胆道梗阻。目前，反式 ALPPS 的右前叶肝蒂多是采用直接离断的方式，这主要是门静脉右前支分离操作相对不易并有损伤右后支胆管的风险。单纯的门静脉右前支栓塞（理论上可于术中经回结肠静脉或肠系膜下静脉行 PVE，或术后经皮经肝行 PVE 完成）也许可以取得相同的 FLR 诱导而同时减轻右前叶坏死及潜在的不良影响。不过，这些有待在今后研究明确。

（4）肝脏管道变异：管道变异对手术影响较大，门静脉变异对于反式 ALPPS 的影响较常规 ALPPS 要小，但是仍需重视，特别是 Ⅳ 型以及常见四种类型以外的变异，Glisson 鞘外技术难以施行，操作不同于 Ⅰ 型～Ⅲ 型变异的处理；胆道变异更为复杂，胆道变异仅有部分病人伴随门脉变异，且术前常常难以完全明确,术中需注意探查,必要时可在 1 期手术时通过胆囊管以细的 2 mm 胆道探条探查胆道走行;或通过胆囊管注射 ICG,借助荧光设备观察胆道;或者注射碘造影剂进行胆道造影,明确胆道走行;肝静脉也存在变异,相对前两者较少,回流Ⅵ段的副肝右静脉(inferior right hepatic vein, IRHV)常见,需在术前规划以及术中探查阶段即加以明确,并在游离肝,特别是下腔静脉右侧时避免损伤。此外,右侧的肝短静脉在游离时亦均需避免损伤,予以完整保留。

(周　俭　彭远飞)

参 考 文 献

[1] Schlitt HJ, Hackl C, Lang SA. "In-situ split" liver resection/ALPPS-historical development and current practice[J]. Visc Med, 2017, 33(6): 408 - 412.

[2] Baumgart J, Lang S, Lang H. A new method for induction of liver hypertrophy prior to right trisectionectomy: a report of three cases[J]. HPB (Oxford), 2011, 13(Suppl 2): 71 - 72.

[3] Schnitzbauer AA, Lang SA, Goessmann H, et al. Right portal vein ligation combined with in situ splitting induces rapid left lateral liver lobe hypertrophy enabling 2-staged extended right hepatic resection in small-for-size settings[J]. Ann Surg, 2012, 255(3): 405 - 414.

[4] D'Haese JG, Neumann J, Weniger M, et al. Should ALPPS be used for liver resection in intermediate-stage HCC? [J]. Ann Surg Oncol, 2016, 23(4): 1335 - 1343.

[5] Enne M, Schadde E, Bjornsson B, et al. ALPPS as a salvage procedure after insufficient future liver remnant hypertrophy following portal vein occlusion[J]. HPB, 2017.

[6] Eshmuminov D, Raptis DA, Linecker M, et al. Meta-analysis of associating liver partition with portal vein ligation and portal vein occlusion for two-stage hepatectomy[J]. Br J Surg, 2016, 103(13): 1768 - 1782.

[7] Linecker M, Kron P, Lang H, et al. Too many languages in the ALPPS: preventing another tower of babel? [J]. Annals of Surgery, 2016, 263(5): 837 - 838.

[8] Linecker M, Stavrou GA, Oldhafer KJ, et al. The ALPPS risk score: avoiding futile use of ALPPS[J]. Ann Surg, 2016.

[9] Olthof PB, Coelen RJ, Wiggers JK, et al. High mortality after ALPPS for perihilar cholangiocarcinoma: case-control analysis including the first series from the international ALPPS registry[J]. HPB (Oxford), 2017.

[10] Olthof PB, Huiskens J, Wicherts DA, et al. Survival after associating liver partition and portal vein ligation for staged hepatectomy (ALPPS) for advanced colorectal liver metastases: a case-matched comparison with palliative systemic therapy [J]. Surgery, 2016.

[11] Schadde E, Ardiles V, Robles-Campos R, et al. Early survival and safety of ALPPS: first report of the International ALPPS Registry[J]. Ann Surg, 2014, 260(5): 829 - 836. discussion 836 - 838.

[12] Schadde E, Raptis DA, Schnitzbauer AA, et al. Prediction of mortality after ALPPS stage-1: an analysis of 320 patients from the international ALPPS registry[J]. Ann Surg, 2015, 262(5): 780 - 785; discussion 785 - 786.

[13] Vigano L, Cimino MM, Adam R, et al. Improving the safety of ALPPS procedure: the optimal compromise between dropout and mortality risk. Comment on schadde E et al prediction of mortality after ALPPS stage-1: an analysis of 320 patients from the international ALPPS registry[J]. Ann Surg, 2015, (262): 780 - 786. Ann Surg, 2016.

[14] Wanis KN, Buac S, Linecker M, et al. Patient survival after simultaneous ALPPS and colorectal resection[J]. World J Surg, 2017, 41(4): 1119 - 1125.

[15] Wang Z, Peng Y, Hu J, et al. Associating liver partition and portal vein ligation for staged hepatectomy for unresectable hepatitis B virus-related hepatocellular carcinoma: a single center study of 45 patients[J]. Ann Surg, 2020, 271(3): 534 - 541.

[16] Hasselgren K, Røsok BI, Larsen PN, et al. ALPPS improves survival compared with TSH in patients affected of CRLM: survival analysis from the randomized controlled trial LIGRO[J]. Ann Surg, 2021, 273(3): 442 - 448.

[17] Sandstrom P, Rosok BI, Sparrelid E, et al. ALPPS improves resectability compared with conventional two-stage hepatectomy in patients with advanced colorectal liver metastasis: results from a scandinavian multicenter randomized controlled trial (LIGRO trial)[J]. Ann Surg, 2018, 267(5): 833 - 840.

[18] Wang Z, Peng Y, Hu J, et al. Associating liver partition and portal vein ligation for staged hepatectomy for unresectable hepatitis B virus-related hepatocellular carcinoma: a single center study of 45 patients[J]. Ann Surg, 2018.

［19］Li PP, Huang G, Jia NY, et al. Associating liver partition and portal vein ligation for staged hepatectomy versus sequential transarterial chemoembolization and portal vein embolization in staged hepatectomy for HBV-related hepatocellular carcinoma: a randomized comparative study［J］. Hepatobiliary Surg Nutr, 2022, 11(1): 38-51.

［20］Chan A, Zhang WY, Chok K, et al. ALPPS versus portal vein embolization for hepatitis-related hepatocellular carcinoma: a changing paradigm in modulation of future liver remnant before major hepatectomy［J］. Ann Surg, 2021, 273(5): 957-965.

［21］Schadde E, Malago M, Hernandez-Alejandro R, et al. Monosegment ALPPS hepatectomy: extending resectability by rapid hypertrophy［J］. Surgery, 2015, 157(4): 676-689.

［22］Machado MA, Surjan R, Basseres T, et al. Total laparoscopic reversal ALPPS［J］. Ann Surg Oncol, 2017, 24(4): 1048-1049.

［23］Obed A, Jarrad A, Bashir A. First left hepatic trisectionectomy including segment one with new associated liver partition and portal vein ligation with staged hepatectomy (ALPPS) modification: how to do it? ［J］. Am J Case Rep, 2016, (17): 759-765.

［24］Sala S, Ardiles V, Ulla M, et al. Our initial experience with ALPPS technique: encouraging results［J］. Updates Surg, 2012, 64(3): 167-172.

［25］Petrowsky H, Györi G, de Oliveira M, et al. Is partial-ALPPS safer than ALPPS? A single-center experience［J］. Ann Surg, 2015, 261(4): e90-e92.

［26］Sakamoto Y, Matsumura M, Yamashita S, et al. Partial TIPE ALPPS for perihilar cancer［J］. Ann Surg, 2018, 267(2): e18-e20.

［27］Gauzolino R, Castagnet M, Blanleuil ML, et al. The ALPPS technique for bilateral colorectal metastases: three "variations on a theme"［J］. Updates Surg, 2013, 65(2): 141-148.

［28］Zattar-Ramos LC, Bezerra RO, Siqueira LT, et al. Associating liver partition and portal vein ligation for staged hepatectomy (ALPPS) in colorectal liver metastasis: the radiologist's perspective［J］. Abdom Radiol (NY), 2016, 41(11): 2150-2160.

［29］Ji R, Zuo S, Qiu S, et al. Combined associating liver partition and portal vein ligation for staged hepatectomy (ALPPS) followed by left trisectionectomy and Whipple operation for PNET［J］. Gland Surg, 2018, 7(1): 47-53.

［30］Voskanyan S.E. RVS, Shabalin M.V., et al. "Reversal" ALPPS in patient with hepatocellular carcinoma and liver cirrhosis. First clinical case in Russia［J］. HPB Surg, 2021, 26(3): 142-148.

［31］Nadalin S, Capobianco I, Li J, et al. Indications and limits for associating liver partition and portal vein ligation for staged hepatectomy (ALPPS): lessons learned from 15 cases at a single centre［J］. Z Gastroenterol, 2014, 52(1): 35-42.

［32］Alvarez FA, Ardiles V, Sanchez CR, et al. Associating liver partition and portal vein ligation for staged hepatectomy (ALPPS): tips and tricks［J］. J Gastrointest Surg, 2013, 17(4): 814-821.

［33］Imamura H, Takayama T, Sugawara Y, et al. Pringle's manoeuvre in living donors［J］. Lancet, 2002, 360(9350): 2049-2050.

［34］Cheng YF, Huang TL, Lee TY, et al. Variation of the intrahepatic portal vein: angiographic demonstration and application in living-related hepatic transplantation［J］. Transplant Proc, 1996, 28(3): 1667-1668.

［35］Nakamura T, Tanaka K, Kiuchi T, et al. Anatomical variations and surgical strategies in right lobe living donor liver transplantation: lessons from 120 cases［J］. Transplantation, 2002, 73(12): 1896-1903.

［36］Alexandrescu S, Stoica L, Grigorie R, et al. Primary hepatic lymphoma resected by ALPPS procedure (associating liver partition and portal vein ligation for staged hepatectomy)［J］. J Transl Med, 2016, (21): 153.

TAE‐salvaged ALPPS(周氏 ALPPS)

一、引言

联合肝脏分隔和门静脉结扎的二步肝切除术（associating liver partition and portal vein ligation for staged hepatectomy, ALPPS）是肝脏外科的伟大创新,为既往不可切除的肝肿瘤病人提供了短期即可治愈性切除的机会[1,2]。尽管仍存有一些争议,ALPPS 近年来越来越多地应用于肝脏外科,并已经拓展到合并慢性肝病肝细胞癌(hepatocellular carcinoma，HCC)病人[3-8]。而在国内，HCC 则是 ALPPS 的主要适应证，HCC ALPPS 的应用经验也主要来自中国[9-15]。近年来，随着国内大型肝癌中心的报告陆续见诸报道，包括随机对照试验(randomized controlled trial，RCT)在内的临床研究的完成，ALPPS 治疗 HCC 结论渐趋明晰[10-15]。国内 ALPPS 治疗 HCC 实践结果显示，在严格掌握适应证的前提下，ALPPS 可取得较好的临床效果，总体上安全性较早年结果已显著改善，肿瘤切除率和 R0 切除率令人满意，中长期生存良好，优于 TACE 等非手术治疗，并与一期肝肿瘤切除(one-stage hepatectomy)的病人的术后生存相当，与传统二步切除(two-stage hepatectomy，TSH)，包括门静脉栓塞 TSH(portal vein embolization - TSH，PVE - TSH)以及经导管肝动脉化疗栓塞联合 PVE 的 TSH(transarterial chemoembolization PVE - TSH，TACE - PVE - TSH)相比，结果类似或超过[10-15]。对于不伴慢性肝病或伴轻度慢性肝病的 HCC 病人，ALPPS 可以有效诱导剩余肝(future liver remnant，FLR)增生，有效性、安全性等方面与结直肠癌肝转移(colorectal cancer liver metastasis，CRLM)等类似。但对于合并严重肝纤维化或肝硬化的病人，ALPPS 的应用依然是一个挑战。研究显示，FLR 增生与肝脏纤维化和肝硬化的严重程度负相关，肝纤维化越严重 FLR 增生越弱[3,4,10,11,15]。患有严重肝纤维化或肝硬化的病人常伴随着有限的 FLR 增生，易于导致 ALPPS 手术失败。国际 ALPPS 协作组的数据(35 例 HCC)显示：肝硬化病人和 METAVIR 3 级肝纤维化病人的 FLR 动态增生率(kinetic growth rate，KGR)仅为 1.52±0.40 mL/d 和 2.98±0.65 mL/d，而无肝纤维化/硬化的病人和 METAVIR 1 级肝纤维化病人的 KGR 分别为 30.94±10.95 mL/d 和 12.34±4.38 mL/d[3]。复旦大学附属中山医院的病例分析(45 例 HCC)也表明，肝硬化(METAVIR 4 级)和 METAVIR 3 级肝纤维化病人的中位 KGR 分别为 9.6 mL/d 和 19.8 mL/d。相比之下，正常肝实质(METAVIR 0 级)病人的 KGR 为 50.1 mL/d[4]。此外，还发现这些病人在 ALPPS 1 期术后第 2 周的 KGR 通常远低于第 1 周的 KGR。由于 FLR 增生受限，肝硬化/肝纤维化病人较之肝脏正常者 FLR 增生所需的时间显著延长(14 日比 7 日)[4]。在更长的等待时间内，肿瘤易于进展。此外，门静脉结扎(portal vein ligation，PVL)造成的门静脉-动脉血供重分布也会影响肿瘤，PVL 后肝动脉灌注代偿性增多，肿瘤组织可能随着动脉血供的增加而增长[16-18]。这在 ALPPS 治疗 HCC(多数为巨大 HCC)时较常见。这些因素往往导致 ALPPS 在该人群中的应用有较高的手术失败或术后肝功能衰竭(post-hepatectomy liver failure，PHLF)发生率。在笔者所在中心，在新的 TAE - salvaged ALPPS 手术方法出现之前，有 2 例 HCC 病人在 ALPPS 1 期术后 3~4 周未能达到足够的 FLR 增生，无法行 ALPPS 2 期手术，转为其他治疗。另有 1 例 HCC 病人在 ALPPS 1 期术后甚至直接发展为 PHLF[4]。而在中国，HCC 病人常合并肝纤维化、肝硬化等慢性肝病，合并肝硬化或严重纤维化病人施行 ALPPS 仍然是个挑战，迫切需要适当的解决方法。

笔者团队创立的 TAE - salvaged ALPPS(周氏 ALPPS)有望解决上述问题(图 5 - 141)[19,20]。2017 年，1 例患有巨大 HCC 和严重肝纤维化的病人施行 ALPPS，1 期术后发生 FLR 增生不足，并在等待期间肿瘤进展，行影像学检查发现 FLR 动脉窃血(动脉血主体流入右侧巨大肿瘤中)，行血管造影证实了影像学发现，对该病人立即行 TAE 栓塞肿瘤动脉血供，以控制肿瘤进展同时改善 FLR 动脉供血[19]。TAE 后 1 周复查时，意外观察到除有效控制肿瘤进展外，FLR 增生被重新激活，FLR 快速增生至 2 期手术所需大小，2 期手术遂顺利施行，濒临失败的 ALPPS 得以挽救[19]。在首例成功后，这一新的 ALPPS 术式被应用于另外 9 例类似情况病人并全部获得成功。由此，笔者建立了一种可有效诱导慢性肝病病人 FLR 增生的新的 ALPPS 术式：TAE - salvaged ALPPS[19]。2022 年，笔者回顾汇总报道了这 10 例病人的成功经验[20]。10 例病人中位年龄为 56 岁(范围为 43~66 岁)，其中 9 例病人为单个肿瘤(中位直径 14.0 cm)，另 1 例病人为多发肿瘤(1 枚肿瘤直径 14.0 cm，2 枚卫星灶直径分别为 2.0 cm、3.0 cm)。6 例病人组织病理学诊断为肝硬化(METAVIR 4 级)，1 例病人为 METAVIR 3 级严重纤维化，3 例病人为 METAVIR 2 级纤维化。术前肝脏硬度瞬时弹性成像为 13.2(5.1~16.4)kPa。所有病人(100%)均实现

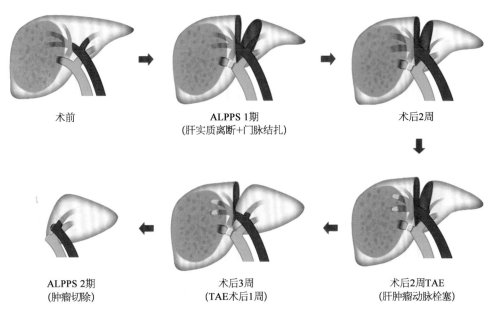

术前

ALPPS 1期
(肝实质离断+门脉结扎)

术后2周

ALPPS 2期
(肿瘤切除)

术后3周
(TAE术后1周)

术后2周TAE
(肝肿瘤动脉栓塞)

图 5-141　TAE-salvaged ALPPS 手术示意图

手术步骤包括：常规 ALPPS 1 期手术（肝脏分隔和门静脉结扎）；ALPPS 1 期术后 2 周肿瘤供血动脉栓塞（TAE）；TAE 术后 1 周常规 ALPPS 2 期手术（肿瘤切除）

R0 切除。R0 手术切除率 100%。10 例病人术前 FLR/SLV 为 24.5%（19.7%~36.3%），FLR 体积为 306.9 mL（236.6~467.0 mL）。在 ALPPS 1 期术后的第 1 周，观察到 FLR 体积快速增加。但在第 2 周，FLR 体积增加显著减弱（ALPPS 1 期后第 1 周和第 2 周的 KGR 分别为 15.7 mL/d 和 2.6 mL/d；图 5-142）。在 ALPPS 1 期术后第 2 周（postoperative week 2，POW2），所有病人 FLR 体积均未增生足够。而同时，8 例病人（80%）肿瘤体积增大。POW2 时的肿瘤体积从术前的 800.5 mL 增加到 832.6 mL。8 例甲胎蛋白（alpha-fetoprotein，AFP）阳性病人中，6 例病人具备完整的术后 AFP 随访数据，在 1 期术后一段时间后所有这 6 例病人的 AFP 水平增高，AFP 开始增加的时间的中位数为术后 10 日（范围为 8~13 日）。AFP 水平增高和肿瘤体积增大表明在 ALPPS 1 期术后约 2 周内可检测到肿瘤进展。在 TAE 栓塞肿瘤供血动脉后，FLR 体积显著增加（TAE 后绝对 KGR 和相对 KGR 分别为 19.5 mL/d 和 4.1%）。FLR 迅速增大到 2 期手术所需体积水平，随后所有这些病人均成功完成 2 期手术。同时，TAE 后 AFP 水平显著降低。两期间隔时间为 21 日（范围 18~24 日），FLR 体积的增加 69.7%（范围 34.4%~143.9%）。绝对 KGR 和相对 KGR 分别为 9.9 mL/d（范围 7.1~17.3 mL/d）和 3.4%（范围 1.9%~7.2%）。TAE 显著加速了 FLR 体积增加：ALPPS 1 期后 2 周的绝对 KGR 和相对 KGR 在 TAE 前分别为 8.9 mL/d 和 1.9%，而 TAE 后 1 周的绝对 KGR 和相对 KGR 分别为 19.5 mL/d 和 3.2%（图 5-142）。TAE-salvaged ALPPS 手术安全性和传统 ALPPS 相当，在 ALPPS 1 期、TAE 和 ALPPS 2 期后，术后总并发症发生率分别为 50%（5/10）、20%（2/10）和 70%（7/10）。术后 90 日病死率为 10%（1/10）。多数病人顺利康复。术后并发症（postoperative complication，POC）共 26 例次（ALPPS 1 期、TAE 和 ALPPS 2 期后分别发生 7、4 和 15 例次），其中 1 例病人占据了 8 例次 POC。其中，Clavien-Dindo Ⅰ级和Ⅱ级 POC 常见，而严重并发症（>Ⅲa 级）并不常见，ALPPS 1 期和 TAE 后未发生，ALPPS 2 期后仅 1 例次。PHLF 在大多数病人也不需要特殊治疗。根据国际肝脏外科学组（International Study Group of Liver Surgery，ISGLS）的定义和分级系统，2 例病人（20%）在 ALPPS 1 期术后出现 A 级 PHLF，而 1 例病人（10%）在 TAE 后发展为 A 级 PHLF；在 ALPPS 2 期后，5 例病人（50%）发展为 A 级 PHLF，2 例病人（20%）发展为

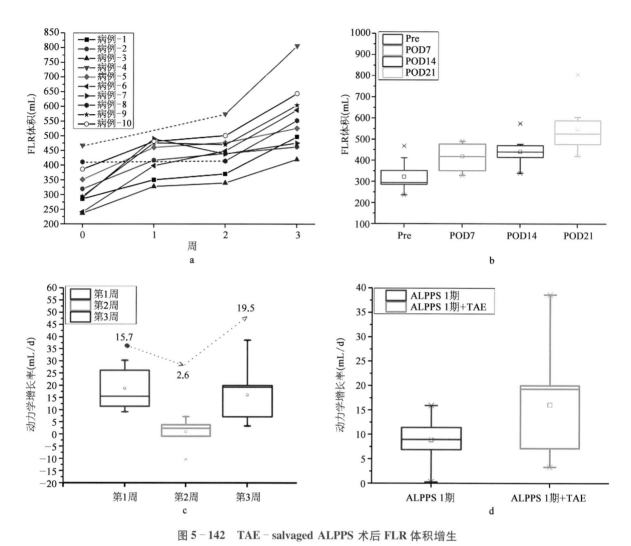

图 5 - 142　TAE - salvaged ALPPS 术后 FLR 体积增生

a. 接受 TAE - salvaged ALPPS 的 10 例病人 FLR 体积的个体增生情况;b. ALPPS 1 期术前和术后第 7 日、第 14 日和第 21 日的 FLR 体积(中位数)分别为 306.9、438.5、443.7 和 539.1 mL;c. ALPPS 1 期术后第 1 周、第 2 周和第 3 周,FLR 的 KGR(中位数)分别为 15.7、2.6、19.5 mL/d,FLR 增生在 ALPPS 1 期后的第 2 周减弱,并在 TAE 后重新激活;d. ALPPS 1 期术后(第 1 周+第 2 周)和 ALPPS 1 期术后+ TAE 后(第 3 周)的 KGR(中位数)分别为 8.9 mL/d 和 19.5 mL/d

B 级 PHLF。PHLF 在 ALPPS 2 期术后更常见。所有 PHLF 病人均在保守治疗下恢复良好,无须使用特殊药物。1 例病人(1/10,10%)在 ALPPS 1 期后出现严重的溶瘤综合征和肾功能不全,在 ALPPS 2 期术后发生多脏器功能不全并不幸死亡,其余病人均无溶瘤并发症发生。相对于经典 ALPPS,尤其是在患有 HCC 和肝纤维化/肝硬化的病人中进行的 ALPPS,TAE - salvaged ALPPS 后并发症发生率和病死率类似或更低[3,11,13,15,21]。TAE - salvaged ALPPS 病人肿瘤学生存获益良好。病人中位总生存期达 40 个月(中位随访时间为 24.1 个月),与一期切除治疗巨大肿瘤的生存期相当[22,23]。笔者的研究显示:TAE - salvaged ALPPS 使 HCC 合并严重纤维化/肝硬化病人的 R0 切除率达 100%。在使用这种新术式之前,笔者所在中心有 16 例肝硬化病人接受 ALPPS,其中 4 例未能完成 ALPPS 2 期,肿瘤切除率仅为 75%(12/16)。新的 TAE - salvaged ALPPS 使 R0 切除率达到 100%。

　　TAE - salvaged ALPPS 适用于计划接受 ALPPS 但在常规 ALPPS 1 期后未能诱导足够 FLR 增生的 HCC 合并严重纤维化/肝硬化病人。为规范操作流程,针对 HCC 合并纤维化/肝硬化病人 ALPPS,复旦大学附属中山医院肝外科团队制定了规范的临床路径(图 5 - 143)。该术式可以诱导令人满意的 FLR

增生,同时又能很好地控制肿瘤进展。其作用机制目前尚不完全明了,可能与 FLR 的动脉供血改善有关。动脉血供对肝脏再生至关重要。肝移植小肝综合征病人的研究显示,肝动脉血流不畅可导致功能性去动脉化和肝实质梗死,部分肝切除术 FLR 动脉结扎也会导致 FLR 不能再生[24,25]。肝动脉缓冲效应(hepatic arterial buffer response, HABR)在调节 FLR 肝动脉血流方面起重要作用,门静脉右支结扎会导致 HABR 诱导的右肝动脉扩张[25]。研究显示:门静脉栓塞(PVE)或 PVL 后代偿性动脉流量增加可促进肿瘤进展[26,27]。M Nagino 等[28] 报道 PVE 后栓塞肝段的动脉血流量会立即增加。多项研究还表明,在活体肝移植中,当门静脉血全部流经“小肝移植物”时,门静脉内积聚的压力可以关闭肝动脉血流,使肝脏变得“去动脉化”[24,25]。因此,肿瘤“窃取”动脉血以及门静脉右支结扎引起的 HABR 效应都会导致 FLR 动脉血供应减少,最终阻碍 FLR 增生。笔者对动脉的检测研究显示,TAE - salvaged ALPPS 术前、1 期术后 2 周以及 TAE 后 1 周的肝左动脉与肝右动脉的横截面积比分别

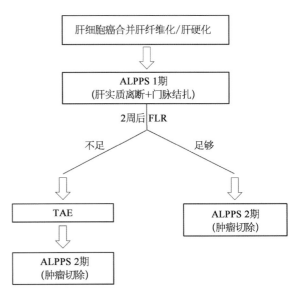

图 5 - 143　使用 ALPPS 治疗合并严重肝纤维化/肝硬化的 HCC 病人的临床路径

首先进行常规的 ALPPS 1 期手术(肝脏分隔和门静脉结扎)诱导 FLR 增生;两周后,如 FLR 诱导增生不足,行 TAE 栓塞肝肿瘤动脉以进一步诱导 FLR 增生;最后进行肿瘤切除(常规 ALPPS 2 期手术),该手术即为 TAE - salvaged ALPPS;如常规 1 期 ALPPS 术后 FLR 增加充分,则直接行常规 2 期 ALPPS 切除肿瘤,即为常规 ALPPS

为 27.16%(范围 12.81%～172.98%)、13.37%(范围 7.44%～55.15%)和 22.41%(范围 13.22%～50.36%)。表明 TAE 显著改善了 FLR 的动脉血供应,消除了肿瘤动脉“窃血”并显著降低了 HABR 效应的不良影响。

总的来说,TAE - salvaged ALPPS 可以诱导快速 FLR 增生并一定程度上控制肿瘤进展,与经典 ALPPS 相比并不显著增加手术并发症发生率和病死率。可以作为一种新策略增加合并肝硬化或严重肝纤维化 HCC 病人的可切除性,因为这些病人在常规 ALPPS 1 期后易发生 FLR 增生不足。

二、适应证

合并慢性肝病的 HCC 行常规 ALPPS 1 期手术,术后 2 周 FLR 增生不足者均可行 TAE - salvaged ALPPS(图 5 - 143)。手术适应证同常规 HCC ALPPS:年龄<67 岁[29];HCC 潜在可切除但 FLR 不足(FLR/SLV<40%);无肝外转移;肝功能正常或轻度可逆性受损;Child - Pugh 评分 A 级;吲哚菁绿 15 min 滞留率(indocyanine green retention rate at 15 minute, ICG - R15)<20%;全身状况良好,心、脑、肺、肾等脏器功能正常,能够耐受大手术。病人术前接受过介入治疗、药物治疗(如靶向联合免疫治疗)依然适用,非手术禁忌。对 FLR/SLV 过小的严重肝硬化病人需谨慎进行[13,21],合并严重的门静脉高压者禁忌手术。

三、手术操作步骤

TAE - salvaged ALPPS 包括 3 步(图 5 - 141):ALPPS 1 期手术(肝实质离断+门静脉结扎);TAE(肿瘤动脉栓塞);ALPPS 2 期手术(肿瘤切除)。ALPPS 1 期和 2 期手术入路同常规 ALPPS 手术,可通过开腹,也可通过腹腔镜/机器人辅助手术完成,由主刀医生根据具体情况决定。以下手术操作为基于经典 ALPPS 的 TAE - salvaged ALPPS 的操作步骤。

（一）体位

通常取平卧位,如离断面偏右,亦可取左侧卧 30°位。

（二）ALPPS 1 期手术操作

1. 手术切口　通常取右侧肋缘下切口（图 5 - 144a），如肿瘤巨大、肝门推移显著或需同时行区域淋巴结清扫等操作时也可取反"L"形切口（图 5 - 144b）。

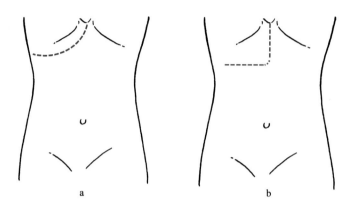

图 5 - 144　基于经典 ALPPS 的 TAE - salvaged ALPPS 手术切口
a. 常用右侧肋缘下切口；b. 必要时也可取反"L"形切口（也称为"J"形切口）

2. 入腹探查及肝脏活检　逐层入腹，置肝拉钩牵引暴露，探查腹腔有无术前影像学检查未检测到的病灶，排除手术禁忌；FLR 切取小块肝实质，送病理检查，明确肝纤维化、肝硬化程度及有无其他肝实质损害。

3. 游离右侧肝脏　切断肝圆韧带、镰状韧带，分离肝上下腔静脉前方，暴露肝静脉窝；切断右侧三角韧带、冠状韧带、肝肾韧带，将肝脏翻转，将裸区和右侧肾上腺剥离，切断右侧下腔静脉韧带和肝短静脉，将右侧肝脏完全游离；如肿瘤巨大，无法游离或不适合游离韧带，也可行前入路 ALPPS，不做韧带游离。

4. 术中超声　全面检查肝脏，确认术前已诊断的病灶，检查有无其他病灶，特别是 FLR 侧肝内有无术前未及病灶。了解肿瘤、FLR 和主要脉管的毗邻关系，结合术前虚拟手术规划或术中临时阻断肿瘤侧门静脉和肝动脉，划定肝脏离断面在肝表面的预切线，确定肝实质离断时的走行。

5. 切除胆囊　解剖 Calot 三角，分离胆囊动脉及胆囊管，顺行切除胆囊；如顺行切除胆囊困难，也可直接逆行或顺逆结合切除胆囊；胆囊管切断时靠近胆囊侧离断胆囊管，胆囊管断端预留一定长度，供肝实质离断完毕后检查肝断面胆漏时自胆囊管注射造影剂或生理盐水稀释的脂肪乳剂、亚甲蓝等显色剂使用（胆漏排查试验）；胆管变异很多，如果术前怀疑有胆道变异而磁共振等检查未明确者，可自胆囊管注入造影剂行胆道造影，也可自胆囊管注入 ICG 应用荧光技术观察胆道变异与走行。

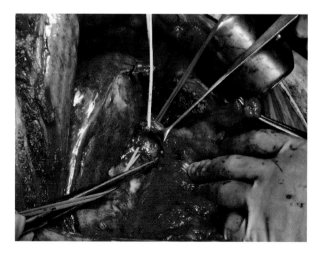

图 5 - 145　解剖第一肝门，分离肝固有动脉及左右分支，门静脉左右分支以及肝总管

6. 解剖第一肝门，分离肝门部脉管　严格遵循先动脉后门静脉的解剖分离顺序。分别分离出肝固有动脉及肝左（中）右动脉分支，门静脉左右分支以及肝总管；以蓝色、黄色、红色不同颜色的色带分别标记门静脉右支、肝总管和肝右动脉（图 5 - 145）。无论 FLR 侧或肿瘤侧动脉，均需严格保护；分离动脉时避免使用大功率能量设备，以避免动脉损伤。分离时需特别留意肝动脉变异情

况,对比观察肝左右动脉直径,如肝左动脉相对纤细,而肝肿瘤巨大,即需做好准备行 TAE - salvaged ALPPS。

7. 肝实质离断 肝实质离断采用完全肝实质离断,不使用肝实质部分离断。研究显示:对于合并慢性肝病的病人,经典完全离断 ALPPS 拥有更好的 FLR 增长,FLR 增长率要优于部分离断 ALPPS。Albert Chan 等[30]对比分析部分离断 ALPPS 和完全离断 ALPPS,发现对于合并慢性肝病的 HCC 病人,与部分离断 ALPPS 相比,完全离断 ALPPS 诱导的 FLR 增生更快、更显著(完全离断 ALPPS 比部分离断 ALPPS:64.1%/7 日比 43.1%/10.5 日),严重并发症率更低(完全离断 ALPPS 比部分离断 ALPPS:7.7%比 25%),90 日病死率更低(完全离断 ALPPS 比部分离断 ALPPS:0 比 16.7%)。结果表明完全离断 ALPPS 比部分离断 ALPPS 更显著地诱导 FLR 增生,间隔时间更短,并且在 2 期术后肝功能恢复更快,并发症发生率和病死率更低,对于合并慢性肝病的 HCC 应首选完全离断 ALPPS 以达到最佳结果[30]。笔者所在中心的 HCC 的 ALPPS 实践亦显示相同的结果,本中心合并慢性肝病的 HCC 均采用经典完全离断 ALPPS,FLR 诱导增生满意,肿瘤切除率高,术后严重并发症发生率和病死率均较低。因此,术中需采用完全离断,即离断至下腔静脉前壁,如果肿瘤毗邻下腔,无法完全彻底离断,亦至少需要离断 80%或可行的最大程度(图 5 - 146)。具体断肝处理方式可依个人习惯而不同。通常采用超吸刀(cavitron ultrasonic surgical aspirator, CUSA)结合双极电凝精细离断肝实质,断面所遇 Glisson 分支、肝静脉分支予以凝闭、丝线结扎或钛夹夹闭,必要时缝扎,离断过程中严密止血。也可采用超声刀等其他设备进行肝实质离断。术中常采用低中心静脉压(central vein pressure, CVP)技术减少肝实质离断出血。如 CVP 控制不满意,可进一步采用调节体位为头高脚低位、钳夹限制肝下下腔静脉血流等方法降低 CVP。如出血较多可使用入肝血流阻断。

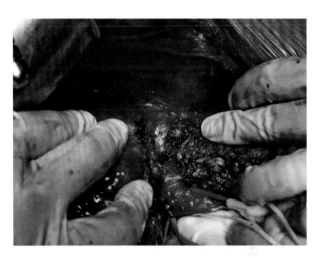

图 5 - 146 肝实质离断采用完全肝实质离断至 IVC 的前壁

一般使用间断的 Pringle 法实施肝门阻断(阻断 15 min,放开 5 min,如此反复进行)。与活体肝移植供肝切取中能够安全地常规使用 Pringle 法[31]类似,ALPPS 术中使用 Pringle 法同样安全。也可以使用选择性血流阻断。肝实质离断时采用 Belghiti 悬吊等手法辅助离断,可以更安全。

8. 结扎肿瘤侧门静脉 肝实质离断结束后,用 4 - 0 Prolene 或丝线双道结扎肿瘤侧门静脉分支并留长标记以方便 2 期手术分辨,亦可在 1 期 ALPPS 术中直接离断,离断双侧均用 Prolene 线缝合。门静脉结扎需确切,如结扎不全,有血流灌注入肿瘤侧,常导致手术失败。建议采用双道结扎,腹腔镜手术时不宜使用钛夹,应采用 Hem-o-lok 夹,头端越过门静脉对侧壁确保完全、确切地夹闭,也可腔镜直视下采用线结扎或缝扎。注意门静脉有无变异,如有变异,需将肿瘤侧所有门静脉分支全部结扎,如不慎遗漏,会造成 FLR 增生不足,需及时行 PVE 栓塞相应门静脉;门静脉结扎完成后,以色带标记肝门各管道(门静脉右支、肝总管和肝右动脉),以便 2 期快速识别处理。

9. 检查胆漏 肝实质离断以及门静脉结扎后,行胆漏试验检查肝断面有无胆漏。因 ALPPS 采用完全离断,涉及Ⅳ段操作,术后胆漏发生率相对高,建议行严格的胆漏检查。如主刀医生认为在肝实质离断过程中管道处理精准,确切可靠,预估不会发生胆漏者也可略过该步骤。笔者所在中心常采用脂肪乳剂注射法检查胆漏,操作如下:打开胆囊管,夹闭胆囊管以下胆总管,留置针软管自胆囊管口向胆道内注入生理盐水稀释的脂肪乳剂,观察肝断面有无胆漏。如有胆漏,白色脂肪乳剂将从漏点涌出,易于发现。查无胆漏后,缝闭胆囊管。

10. 肝断面处理 采用肝断面覆盖生物蛋白胶及可吸收止血纱布,常可起到较好的止血和分隔作用。虽然往往间隔3周,但在2期手术时粘连往往并不严重,左右两侧多数较易分离。

11. 放置引流 肝断面留置负压引流1根,必要时可在右膈下再留置1根引流管。

12. 涂覆抗粘连材料 建议常规使用抗粘连材料,肝周涂覆抗粘连材料可减轻腹腔粘连,有利于2期手术顺利进行。笔者所在中心常采用几丁糖等涂布肝周。

13. 逐层关腹 采用可吸收线连续缝合逐层关腹,特别是腹膜层需良好闭合,确保内侧腹膜的光滑,减少术后粘连。如行腹腔镜ALPPS术,需闭合Trocar孔筋膜,可使用筋膜闭合器等辅助关闭以及腔镜倒置缝合等可靠方法关闭筋膜孔。ALPPS 1期术后部分病人伴大量腹水,关闭Trocar可避免腹腔引流不畅时腹水自Trocar孔渗漏。

（三）1期术后复测体积、监测肿瘤进展情况

ALPPS 1期术后每隔1周复测肝脏体积,同时监测肿瘤标志物等改变,体积测定检查建议采用CT血管造影进行,并行三维重建,以更好地明确肝动脉情况并做左右肝动脉对比。如FLR增生缓慢,术后2周仍未达到所需,即需行TAE手术,栓塞肿瘤供血动脉。如复测观察到明确的FLR增生显著衰减,判断无法在既定时间获得足够FLR增生,和(或)同时观察到肿瘤进展,也可不必拘泥2周时间限制,于适当时间启动TAE,原则是控制肿瘤进展并促进FLR增生。

（四）TAE

TAE栓塞肿瘤供血动脉。采用Seldinger法行股动脉插管,插入4F RH导管,超选进入肝动脉。行肝动脉造影,然后引导导管尖端向肿瘤供血动脉推进,选择性栓塞肿瘤供血动脉(图5-147)。在造影下小心注入适量碘油、微球和明胶海绵颗粒,将肿瘤供血动脉彻底栓塞。

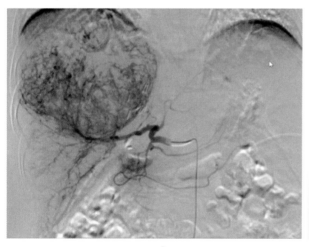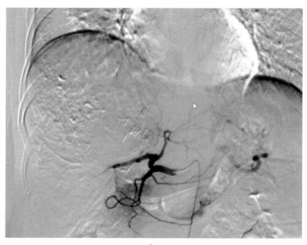

a   b

图5-147 ALPPS 1期术后2周因FLR增生不足行TAE栓塞肝肿瘤供血动脉

a. TAE前;b. TAE后

（五）TAE术后复测体积

在TAE后1周重复体积评估,行三维重建,精确计算肝体积(图5-148)。FLR增至足够后,行ALPPS 2期手术。

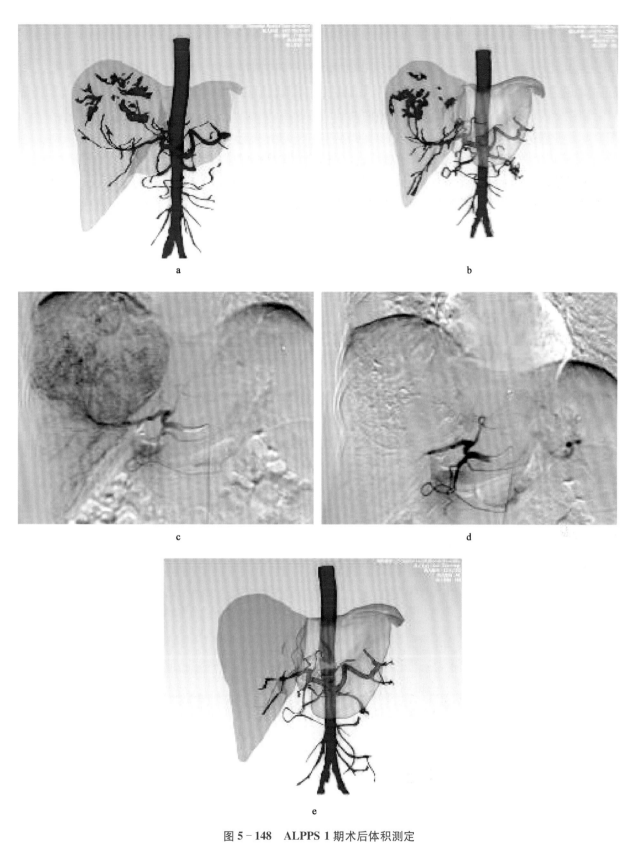

图 5-148 ALPPS 1 期术后体积测定

a. 术前;b. ALPPS 1 期术后 1 周;c. 1 期术后 2 周行 TAE;d. TAE 完成后肿瘤供血动脉栓塞;e. TAE 术后 1 周

（六）ALPPS 2 期手术

1. 原切口逐层入腹　1 期术后腹腔通常有一定程度粘连，局部充血水肿，入腹时需避免切口下方的胃肠道等损伤。

2. 分离腹腔粘连　ALPPS 1 期操作（肝实质离断+门静脉结扎）加上 TAE 以及肿瘤坏死等原因，腹腔内炎症反应较常规 ALPPS 1 期术后严重，腹腔粘连较重，但在抗粘连措施完备情况下，多数不难分离。粘连分离后，探查左侧 FLR，显露肝断面及肝门各管道，因动脉在 TAE 后有炎症，需小心操作分离。

3. 术中超声再次检查 FLR　因等待时间较传统 ALPPS 更长（传统 ALPPS 为 1 周，而本手术为 3 周），等待期间肿瘤进展可能，需要仔细检查，彻底排除 FLR 肿瘤。

4. 结扎切断肝右动脉、门静脉右支和右肝管　结扎动脉时需要小心操作，TAE 后内膜有潜在损伤可能，同时常伴炎症肿胀，结扎时需防止内膜切割、动脉夹层形成。笔者采用双道结扎法，近心端以适当力道结扎（仅闭合动脉内腔即可），远心端常规彻底结扎。胆道变异较多，常在最后进行离断，离断后行胆道探条探查确认 FLR 胆道流出通畅。如果 1 期手术未完全离断肝实质，继续离断 FLR 肝实质以及肝实质与下腔静脉右侧结合部。2 期手术时由于 1 期手术和 TAE 导致的炎症充血水肿，肝实质变得质脆，离断时易出血，失血较 1 期手术离断时增多，必要时可行 Pringle 法阻断肝门控制出血，或使用 Bulldog 夹闭门静脉主干，可发挥良好的控制出血作用；显露肝静脉，切断肝静脉，断端 4－0 Prolene 连续缝合关闭。肝静脉切断也可采用切割吻合器进行，操作更为快速简单。

5. 移除肿瘤　如 ALPPS 1 期手术采用前入路进行，需游离肿瘤侧肝周韧带，游离完毕后移除肿瘤。

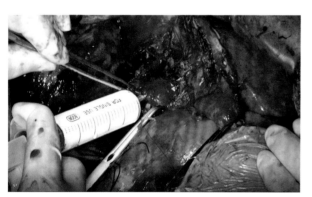

图 5－149　脂肪乳注射法胆漏试验
Satinsky 钳夹闭胆总管下段，自右肝管注入脂肪乳剂，排查肝断面有无胆漏

6. 术野止血、排查胆漏　笔者所在中心采用脂肪乳剂注射法排查胆漏。夹闭胆总管，留置针软管自右肝管断端开口向 FLR 胆管内注入稀释的脂肪乳剂，观察肝断面有无胆漏，查无胆漏后，缝合关闭右肝管（图 5－149）。

7. 肝断面处理　肝断面喷洒生物蛋白胶，覆盖止血纱布。

8. 放置引流　肝断面放置负压引流管。

9. 关闭镰状韧带　缝合镰状韧带，固定左侧 FLR，防止其绕肝左静脉扭转。

10. 逐层关腹　采用可吸收线连续缝合逐层关腹腔。

四、手术要点及注意点

TAE－salvaged ALPPS 手术要点及注意点与常规 ALPPS 手术具有共性，也具有其特殊性，具体包括如下几点。

（1）ALPPS 1 期手术：重度肝纤维化、肝硬化病人在 1 期手术时需充分离断肝实质，不同于肝实质正常病人，合并慢性肝炎、肝纤维化、肝硬化病人行部分离断 ALPPS 可导致 FLR 诱导不足，需行完全离断 ALPPS 方能获得最大程度的 FLR 增生，减少并发症和病死率[30]。因此，1 期手术时应尽量完全离断 FLR 与肿瘤间的肝实质，只要条件允许，均应完全离断至下腔静脉前壁。

（2）TAE 时机的把握：术后定期检测肝体积增生，监测肝肿瘤标志物改变，根据 FLR 体积增生情况及变化趋势（是否增生有限，是否呈现衰减），肿瘤有无进展迹象，及时果断应用 TAE 再次诱导激发 FLR 增生，同时控制肿瘤进展。

（3）TAE 由富有经验的介入医生进行操作，TAE 需充分超选，并尽可能将肝肿瘤的供血动脉全部栓塞。这类手术的病人绝大多数是大肿瘤，供血动脉通常有多条，除了肝动脉来源，甚至有膈肌动脉供血，需结合术前影像学检查，同时在 TAE 造影时转换不同角度，找到所有的供血动脉，并全部栓塞。在反复栓塞操作过程中，需防止动脉损伤，因为 ALPPS 1 期术后如动脉损伤，将导致右侧肝的辅助肝（auxillary liver）功能丧失，导致肝功能衰竭等严重不良后果。

（4）ALPPS 2 期手术原则上尽早进行，因为除门静脉结扎外，又同时进行了 TAE 将肿瘤动脉血供剥夺，肿瘤发生严重缺血甚至完全缺血。由于肿瘤往往比较大，通常坏死严重，如合并感染将更为严重，因此需尽快移除肿瘤。通常 TAE 后 1 周复测体积，如符合，即行切除。如果坏死溶瘤严重，或 TAE 术前 FLR 增生已经接近切除标准，综合判断可提前复测体积并切除肿瘤。

（5）ALPPS 1 期手术时需特别留意病人动脉、左右肝动脉比率、动脉变异有无等，做好预判。如 FLR 侧动脉过于纤细，肿瘤巨大，即需高度注意术后可能发生肿瘤"窃血"导致 FLR 增生不足[19]。

（6）在肝实质离断后，胆漏的检查和预防十分重要，建议采用脂肪乳注射等可靠方法严格排除胆漏，这对于合并肝硬化、严重肝纤维的 HCC 病人特别重要，因该部分病人的并发症耐受较差。

五、术后管理

术后处理总体同传统 ALPPS 术后处理，需要注意加强保肝及支持治疗。因本术式应用人群合并肝硬化、重度肝纤维化，肝功能的代偿功能相对较差，易于发生肝功能不全，术后需强化监测肝功能改变，常规加强保肝治疗，促进肝功能恢复。术后腹腔积液常见，注意监测出入水量及电解质，防止水、电解质和酸碱失衡，补充白蛋白，预防低蛋白血症。术后常规应用抗生素，防止腹腔感染及继发 PHLF。肾功能在术后需要特别留意。因该术式最常用于合并巨大 HCC 病人，而经典 ALPPS 用于 HCC 本身即易发生肾功能不全，而一旦发生，如果不及时正确治疗，往往结局不佳。Hanchun Huang 等[31] 报道 ALPPS 术后两例急性肾功能损伤（acute kidney injury，AKI），1 例延迟予以肾脏替代疗法（renal replacement therapy，RRT），病人最终死于多器官功能障碍综合征，一例早期行 RRT，肾功能逐渐恢复，2 期术后恢复良好。这提示 ALPPS 用于合并肝硬化的 HCC 病人易于发生 AKI，早期 RRT 治疗很重要[32]。ALPPS 协作组的汇总数据显示：两期间肾功能损害病人会出现更多的主要并发症和更高的两期间病死率（1% 比 8%）。此外，这些病人在完成 2 期手术后也出现更多、更严重的并发症。伴有期间肾功能损害的病人病死率为 38%，而没有期间肾功能损害的病人病死率为 8%，41% 的期间肾功能损害病人的肾功能在 2 期手术之前恢复，但是这些病人在 2 期后的病死率仍达到 28%，ALPPS 1 期术后 AKI 是两期间和 2 期术后并发症和围手术期死亡的预测因子。对于 TAE - salvaged ALPPS，ALPPS 1 期手术联合 TAE 治疗，理论上肿瘤更易于发生大量坏死导致 AKI。笔者报道的 10 例 TAE - salvaged ALPPS 中的唯一 1 例死亡病人即溶瘤综合征导致肾功能不全及继发多脏器功能衰竭有关。建议术后常规使用充足的水化和利尿剂，并监测肾功能及电解质（肌酐、尿素氮、尿酸、血磷和血钙），预防肿瘤溶解综合征（高尿酸血症、高磷血症和低钙血症），如有溶瘤综合征和 AKI，需要积极治疗，先行予以药物治疗（水化和利尿），必要时行肾脏替代治疗（RRT）等治疗。术后如有胸腔积液，需及时处理，量大时可行经皮穿刺置管引流，或 ALPPS 2 期术中经膈肌切开引流处理。如果术后出现肝功能衰竭，药物治疗、人工肝等治疗无效者，可以考虑施行肝移植等挽救性治疗。术后随访检查同普通 HCC 病人的 ALPPS 术后随访。合乎标准者术后 1 个月常规行预防性 TACE。因该术式多用于巨大 HCC 病人，肿瘤负荷大，肿瘤切除前的总体等待时间长于常规 ALPPS，术后需注意随访检查，积极采取防治肝癌复发转移的策略。

（周　俭　彭远飞）

参 考 文 献

［1］Sandstrom P，Rosok BI，Sparrelid E，et al. ALPPS improves resectability compared with conventional two-stage hepatectomy in patients with advanced colorectal liver metastasis：results from a scandinavian multicenter randomized controlled trial（LIGRO Trial）［J］. Ann Surg，2018，267（5）：833－840.

［2］Lang H，de Santibanes E，Schlitt HJ，et al. 10th Anniversary of ALPPS-lessons learned and quo vadis［J］. Annals of Surgery，2018.

［3］D'Haese JG，Neumann J，Weniger M，et al. Should ALPPS be used for liver resection in intermediate-stage HCC？［J］. Ann Surg Oncol，2016，23（4）：1335－1343.

［4］Wang Z，Peng Y，Hu J，et al. Associating liver partition and portal vein ligation for staged hepatectomy for unresectable hepatitis B virus-related hepatocellular carcinoma：a single center study of 45 patients［J］. Annals of Surgery，2018.

［5］van Lienden KP，van den Esschert JW，de Graaf W，et al. Portal vein embolization before liver resection：a systematic review［J］. Cardiovasc Intervent Radiol，2013，36（1）：25－34.

［6］Chan AC，Poon RT，Chan C，et al. Safety of ALPPS procedure by the anterior approach for hepatocellular carcinoma［J］. Ann Surg，2016，263（2）：e14－e16.

［7］Vennarecci G，Grazi GL，Sperduti I，et al. ALPPS for primary and secondary liver tumors［J］. Int J Surg，2016，（30）：38－44.

［8］Vennarecci G，Laurenzi A，Levi Sandri GB，et al. The ALPPS procedure for hepatocellular carcinoma［J］. Eur J Surg Oncol，2014，40（8）：982－988.

［9］周俭，王征，孙健，等.联合肝脏离断和门静脉结扎的二步肝切除术［J］.中华消化外科杂志,2013,12（7）:485－489.

［10］Chan A，Zhang WY，Chok K，et al. ALPPS versus portal vein embolization for hepatitis-related hepatocellular carcinoma：a changing paradigm in modulation of future liver remnant before major hepatectomy［J］. Ann Surg，2021，273（5）：957－965.

［11］Li PP，Huang G，Jia NY，et al. Associating liver partition and portal vein ligation for staged hepatectomy versus sequential transarterial chemoembolization and portal vein embolization in staged hepatectomy for HBV-related hepatocellular carcinoma：a randomized comparative study［J］. Hepatobiliary Surg Nutr，2022，11（1）：38－51.

［12］Deng Z，Jin Z，Qin Y，et al. Efficacy of the association liver partition and portal vein ligation for staged hepatectomy for the treatment of solitary huge hepatocellular carcinoma：a retrospective single-center study［J］. World Journal of Surgical Oncology，2021，19（1）：95.

［13］Zhang J，Xu Y，Yang H，et al. Application of associating liver partition and portal vein ligation for staged hepatectomy for hepatocellular carcinoma related to hepatitis B virus：comparison with traditional one-stage right hepatectomy［J］. Translational Cancer Research，2020，9（9）：5371－5379.

［14］Peng C，Li C，Liu C，et al. The outcome of the HCC patients underwent ALPPS：retrospective study［J］. Medicine（Baltimore），2019，98（38）：e17182.

［15］Wang Z，Peng Y，Hu J，et al. Associating liver partition and portal vein ligation for staged hepatectomy for unresectable hepatitis B virus-related hepatocellular carcinoma：a single center study of 45 patients［J］. Ann Surg，2020，271（3）：534－541.

［16］Imamura H，Seyama Y，Makuuchi M，et al. Sequential transcatheter arterial chemoembolization and portal vein embolization for hepatocellular carcinoma：the university of Tokyo experience［J］. Seminars in Interventional Radiology，2008，（25）2：146－154.

［17］Aoki T，Imamura H，Hasegawa K，et al. Sequential preoperative arterial and portal venous embolizations in patients with hepatocellular carcinoma［J］. Arch Surg，2004，139（7）：766－774.

［18］De Carlis L，Sguinzi R，De Carlis R，et al. Residual right portal branch flow after first-step ALPPS：artifact or homeostatic response？［J］. Hepatogastroenterology，2014，61（134）：1712－1716.

［19］Wang Z，Peng Y，Sun Q，et al. Salvage transhepatic arterial embolization after failed stage I ALPPS in a patient with a huge HCC with chronic liver disease：a case report［J］. International Journal of Surgery Case Reports，2017，（39）：131－135.

［20］Peng Y，Wang Z，Qu X，et al. Transcatheter arterial embolization-salvaged ALPPS，a novel ALPPS procedure especially for patients with hepatocellular carcinoma and severe fibrosis/cirrhosis［J］. Hepatobiliary Surgery and Nutrition，2022，11（4）：504－514.

［21］Shrager B，Jibara GA，Tabrizian P，et al. Resection of large hepatocellular carcinoma（≥10 cm）：a unique western perspective[J]. J Surg Oncol, 2013, 107(2): 111 – 117.

[22] Yang LY, Fang F, Ou DP, et al. Solitary large hepatocellular carcinoma: a specific subtype of hepatocellular carcinoma with good outcome after hepatic resection[J]. Ann Surg, 2009, 249(1): 118 – 123.

[23] Michalopoulos GK. Liver regeneration after partial hepatectomy: critical analysis of mechanistic dilemmas[J]. Am J Pathol, 2010, 176(1): 2 – 13.

[24] Eipel C, Abshagen K, Vollmar B. Regulation of hepatic blood flow: the hepatic arterial buffer response revisited[J]. World J Gastroenterol, 2010, 16(48): 6046 – 6057.

[25] Ribero D, Curley SA, Imamura H, et al. Selection for resection of hepatocellular carcinoma and surgical strategy: indications for resection, evaluation of liver function, portal vein embolization, and resection[J]. Ann Surg Oncol, 2008, 15(4): 986 – 992.

[26] Shindoh J, CW DT, Vauthey JN. Portal vein embolization for hepatocellular carcinoma[J]. Liver Cancer, 2012, 1(3 – 4): 159 – 167.

[27] Nagino M, Nimura Y, Kamiya J, et al. Immediate increase in arterial blood flow in embolized hepatic segments after portal vein embolization: CT demonstration[J]. AJR Am J Roentgenol, 1998, 171(4): 1037 – 1039.

[28] Raptis DA, Linecker M, Kambakamba P, et al. Defining benchmark outcomes for ALPPS[J]. Ann Surg, 2019, 270(5): 835 – 841.

[29] Chan ACY, Chok K, Dai JWC, et al. Impact of split completeness on future liver remnant hypertrophy in associating liver partition and portal vein ligation for staged hepatectomy (ALPPS) in hepatocellular carcinoma: Complete-ALPPS versus partial-ALPPS[J]. Surgery, 2017, 161(2): 357 – 364.

[30] Imamura H, Takayama T, Sugawara Y, et al. Pringle's manoeuvre in living donors[J]. Lancet, 2002, 360(9350): 2049 – 2050.

[31] Huang H, Lu X, Yang H, et al. Acute kidney injury after associating liver partition and portal vein ligation for staged hepatectomy for hepatocellular carcinoma: two case reports and a literature review[J]. Ann Transl Med, 2019, 7(23): 795.

[32] Reese T, Fard-Aghaie MH, Makridis G, et al. Renal impairment is associated with reduced outcome after associating liver partition and portal vein ligation for staged hepatectomy[J]. J Gastrointest Surg, 2019.

一、传统二步肝切除术——门静脉栓塞术

肝切除术已经成为原发性及继发性肝恶性肿瘤的有效治疗手段。临床实践表明,有条件接受肝切除的病人往往可以获得最好的肿瘤根治效果。对于无基础性肝病的肝脏,大范围的肝切除(major liver resection)术后病人的病死率为 3.2%~7%,而对于有肝纤维化背景的病人,术后病死率则高达 32%[1-3]。术后死亡大多数是由于剩余肝(future liver remnant, FLR)不足导致的术后肝功能衰竭[4]。安全的肝切除取决于留存足够的 FLR,并且保证 FLR 实质有足够的入肝血流、出肝血流及胆汁引流。术前门静脉栓塞(portal vein embolization, PVE)是一种传统的安全介入手段,通过栓塞荷瘤侧肝脏门静脉,使得肝内门静脉血流重新分布,进而促进 FLR 体积增生,增加大范围肝切除术后安全性,使得大范围肝切除术后病死率下降至 3.3%[5]。门静脉栓塞诱导剩余肝体积增生,可使得 70%~80% 的病人有机会接受大范围肝切除手术[6,7]。

(一)门静脉栓塞的机制

在肝损伤、部分肝切除及肝血管阻塞后,血流动力学和代谢通路的改变刺激了正常肝脏的再生,在这个过程中,门静脉在运输增生刺激物质的过程中起了核心作用,通过栓塞患侧门静脉,导致门静脉血流重新分布,流入未栓塞侧门静脉系统,导致健侧肝脏门静脉血流量增加,直至 PVE 术后 11 日逐渐恢复到基线水平[8-11]。肝脏再生主要是肝细胞数量的增多,而不单纯是肝细胞体积的增大[9]。细胞水平的肝再生在刺激因素开始作用后几个小时就已经开始,大多数病人通常数周可以达到增生需求,平均将近 4 周时间(采用传统明胶海绵+弹簧圈作为栓塞剂),甚至 PVE 后可以持续 1 年[12]。肝脏增生程度为 PVE 前 FLR 的 40%~62%[13]。可能增长的总体积中仅约 25% 发生在第 1 个月,50% 发生在前 3 个月,75% 发生在大约前 8 个月[12]。PVE 后 FLR 再生速度约 2 周达到高峰,大致为 12~21 cm³/d,3 周时到达平台期,1 个月时的再生速度为 6~11 cm³/d[14]。当然 PVE 后的肝脏再生速度也会受到许多因素影响,例如栓塞的范围、肝病背景(病毒肝炎性肝硬化、酒精性肝硬化、脂肪肝等)、系统性疾病(糖尿病等)。

(二)肝脏体积评估及功能性肝脏体积测定

评估病人是否需要进行术前门静脉栓塞,我们首先需要测定剩余肝体积。清晰的理解及运用合适的方法估算剩余肝体积及功能性肝体积是十分重要的。不管采用何种方法对剩余肝体积进行测算,估算肝体积与实际肝体积之间始终会存在差异。

剩余肝体积通常通过断层影像系统进行测算,包括肝脏增强三期 CT 或者 MRI。临床上更加先进的方法是对肝脏薄层 CT 或者 MRI 图像(扫描层厚要求至少为 5 mm,以 1.25 mm 为更佳)进行三维可视化重建,基于体素的原理通过三维重建算法对肝脏进行体积计算[15]。这一方法的优势在于外科医生可以自己根据术前规划的肝切除方案确定肝脏切除平面,更加直观并且个体化地计算剩余肝脏体积。因为

肝脏体积直接和人体大小相关,体积更大的病人也需要更大的剩余肝脏来支撑生理的肝功能需求[16]。所以临床上常常使用标准化剩余肝体积(standardized future liver remnant,sFLR)来评估剩余肝体积,sFLR=FLR/TLV(total liver volume),这一评估方式已经在临床中得到了广泛验证[17,18]。对于全肝体积则使用如下公式进行估计:TLV = −794.41+126.28×BSA,BSA 为体表面积(body surface area)[17,18]。

不同肝脏疾病基础的病人对于进行安全肝切除所要求的 FLR 体积各不相同。对于没有基础性肝病的病人来说,sFLR>20%就可以接受安全的肝切除手术[14,18-20];对于具有潜在肝损伤(包括化疗、脂肪肝、病毒感染或者其他医源性损伤)的病人来说,则要求 sFLR>30%[3,21-23];对于有肝病背景(包括肝硬化)的病人,sFLR 最少需要大于40%[21,22]。还有另外一种评估方式就是使用 FLR/BW(body weight),对于没有肝病背景的病人来说,FLR/BW>0.8%[24];而对于有肝纤维化背景的病人来说,则要求 FLR/BW 大于 1.4%[25]。

肝实质功能性测定通常包括吲哚菁绿(ICG)清除率测定[26]、采用⁹⁹ᵐTc-半乳糖基人血清白蛋白(⁹⁹ᵐTc-galactosyl-human serum albumin,⁹⁹ᵐTc-GSA)作为显像剂的去唾液酸糖蛋白受体闪烁成像[27]等。

吲哚菁绿清除率是一种临床中被广泛运用于定量肝功能的分析方法,特别是在肝硬化病人当中,与 FLR 联用可以很好地预测功能性剩余肝体积[28]。ICG 是一种可以结合白蛋白的无毒染料,通过胆道排泄清除出体外。排泄率可以通过血清检测或者采用指尖光学传感器进行测量。通常来说血清 ICG 的滞留量在注射 15 min 后应该低于 10%[26,29,30]。因此 ICG-R15 可以在临床中被用于评估病人肝功能储备状态,并且对可耐受的肝切除范围做粗略估计。ICG-R15<14%的病人可以耐受大范围肝切除(≥3 个肝段),而 ICG-R15 介于 14%~22%的病人可以接受小范围肝切除(≤2 个肝段)。临床实践中常常把剩余肝体积和 ICG-R15 联合,用于评估肝切除术后肝功能衰竭的风险。对于肝功能分级为 Child-Pugh A 级[31]的病人,如果 ICG-R15<10%,FLR/TLV>40%,或者 10%≤ICG-R15<20%,FLR/TLV>50%,则认为可以进行肝切除手术[32]。

(三)门静脉栓塞适应证

预期 FLR 体积不足的病人在进行肝切除术前,可考虑行患侧肝门静脉栓塞。随着所需要的 FLR 逐渐增加,肝脏在进行门静脉栓塞后增生至目标肝体积的成功概率逐渐减小;随着肝脏基础疾病的加重,门静脉栓塞后肝脏实际增大的可能性也随之降低[33]。因此,基于不同肝脏基础对 PVE 适应证进行如下分类。

(1)正常肝脏:sFLR<20%或者 FLR/BW<0.5(Truant 标准)[34]。

(2)存在明显肝脂肪变性、胆汁淤积、化疗相关脂肪肝炎、慢性肝炎:sFLR<30%或 FLR/BW<0.8。

(3)存在肝硬化(肝功能分级为 Child-Pugh A 级):sFLR<40%或者 FLR/BW<1.4%。

(四)门静脉栓塞禁忌证

具体禁忌证如下。

(1)病人无法接受大范围肝切除,包括严重心肺功能合并症、体能状态差(PS 评分>3 分)[35]、肝硬化 Child-Pugh C 级、重度门静脉高压。

(2)病人不适合接受介入治疗,包括合并无法纠正的凝血功能障碍、需要透析的肾功能衰竭等。

(3)技术上无法进行门静脉栓塞,包括门静脉解剖变异、门静脉内癌栓。

(4)肿瘤范围过大,无法接受根治性治疗,包括存在肝外转移病灶、肝内肿瘤播散无法实现 R0 切除。

(5)基线 FLR 过低,预计通过门静脉栓塞无法达到足够的 FLR。

(6)胆道梗阻。

(五)门静脉栓塞术前准备

门静脉栓塞前必须对病人进行全面评估,确定拟实施的肝切除方案,并对 FLR 体积进行测算。根据 sFLR 标准决定是否需要采用门静脉栓塞策略。并同时根据肿瘤位置,拟实施的肝切除方案,决定门静脉栓塞的部位及范围。如果病人 FLR 中同时也有病灶,那么在进行 PVE 前必须先处理 FLR 中的病灶。门静脉栓塞前进行经肝动脉化疗栓塞(transarterial chemoembolization, TACE)可能对病人有潜在益处。一方面 TACE 可以切断肿瘤的动脉供血及营养供应,防止 PVE 术后肝脏增长期内肿瘤的进展,另一方面 TACE 引起的炎症反应可能有助于促进剩余肝体积的增生[36]。许多研究表明,TACE 序贯 PVE 不仅更多更快地增加 FLR,还可以提高肿瘤坏死率,改善肝细胞癌病人的预后[37-42]。如果肝脏肿瘤存在 4 段肝动脉或者膈下动脉供血,TACE 还需要对这些血管额外进行栓塞。PVE 通常可以在 TACE 术后 1~2 周,肝功能基本恢复后进行[38]。

(1)基础性疾病及全身重要脏器功能评估:病史采集(高血压、糖尿病及其控制状态,近期脑卒中及心肌梗死病史、肾功能不全病史、肝炎病毒史、饮酒及药物使用史);血常规、肝肾功能、凝血功能、乙型病毒性肝炎五项、丙型病毒性肝炎抗体、乙型肝炎病毒 DNA 及丙型肝炎病毒 RNA(如果相关病毒筛查阳性则进一步检查)、心脏彩超(年龄≥60 岁);心电图;肺功能;胸片;胃镜。

(2)肿瘤评估:肿瘤标志物(AFP、CEA、CA199 等);肝脏薄层增强 CT 或者 MRI;对于胆管细胞癌及转移性肝癌(如结直肠癌、神经内分泌肿瘤等)存在较高其他脏器转移风险的病人,需考虑行 PET - CT 检查。

(3)肝脏相关评估:吲哚菁绿清除率测定;FibroScan 评估肝脏硬度;基于薄层 CT 或者 MRI 对肝脏进行三维可视化重建,评估肝内门静脉解剖结构、分支走行是否存在变异;基于外科医生结合肿瘤情况评估后拟采取的肝切除方案,通过三维可视化技术,计算拟切除肝体积及剩余肝体积。

CT 扫描标准及要求:所有采用术前 CT 扫描的病人必须使用三期增强扫描,扫描范围包含肝脏全部层面,扫描层厚为 1.25 mm,原始扫描数据以 DICOM(digital imaging and communications in medicine)格式保存至服务器,留备后期三维可视化处理。

MRI 扫描标准及要求:所有采用术前 MRI 扫描的病人必须使用三期增强扫描,扫描范围包含肝脏全部层面,扫描层厚为 3 mm,原始扫描数据以 DICOM 格式保存至服务器,留备后期三维可视化处理。

(六)门静脉栓塞技术及栓塞材料

门静脉栓塞通常在局部麻醉下进行,在介入手术室中采用 B 超引导下经皮经肝入路进行操作,也可以采用手术中经回结肠静脉入路。有研究表明,采用经皮经肝入路 FLR 代偿增生更明显[43]。经皮经肝入路又根据穿刺部位与拟切除侧肝脏的不同关系可以分为同侧门静脉穿刺(ipsilateral percutaneous transhepatic PVE)和对侧门静脉穿刺(contralateral percutaneous transhepatic PVE)[44]。采用同侧穿刺入路的好处是避免了 PVE 过程中意外损伤剩余肝脏,当计划实施扩大的右半肝切除时,导管更加容易进入Ⅳ段门静脉[45]。但是放置栓塞材料的时候却是逆血流方向进行,所以需要特别小心,避免栓塞材料脱落引起意外肝段的栓塞。对侧入路的优点是便于穿刺置管,并且栓塞材料放置是顺血流方向而行,但是存在损伤剩余肝脏的风险以及难以针对Ⅳ段门静脉进行栓塞操作。研究表明,同侧或对侧门静脉穿刺入路在栓塞后并发症方面并没有明显差异[20,46]。

栓塞全部目标门静脉树,包括末梢分支是很有必要的,这样可以避免门静脉分流,增加栓塞效果;另外至关重要的是门静脉栓塞需要处理所有患病肝段,以增加剩余肝脏的代偿增生,避免拟切除的肝段的代偿增生。

目前临床上可采用的栓塞材料很多,常见的有明胶海绵、微弹簧圈、氰基丙烯酸胶(n-butylcyanocrylate, NBCA)、纤维蛋白胶水、聚乙烯醇(polyvinyl alcohol, PVA)等[43]。目前尚无随机对照试验对比各种栓塞材料的优劣。

从我们自己的经验来看,明胶海绵栓塞效果不够确切,随着栓塞材料的溶解,容易出现 PVE 术后门静脉再通,并且无法栓塞末梢分支血管,不能有效阻断可能存在的左右半肝之间的门静脉交通支,因此对肝脏增生刺激作用较弱,病人通常需要较长时间才能获得 FLR 的充分再生,有近 1/3 病人无法通过 PVE 获得手术机会。

NBCA 胶在我们的临床应用中取得了良好的栓塞效果,呈现出快速可靠的促进 FLR 增生的效能。研究表明采用 NBCA 胶进行门静脉栓塞,可以产生持续 4 周的稳定栓塞效果,而采用明胶海绵和凝血酶进行栓塞则只能产生暂时性的栓塞效果,并且很容易发生门静脉再通。其可以在 30 日内诱导 90% 的初始 FLR 体积的增生,而采用明胶海绵和凝血酶作为栓塞材料仅能在 43 日内产生初始 35%FLR 体积的增生[44]。然而 NBCA 胶也会产生明显的炎症反应,包括胆道周围的纤维化和门静脉内硬化铸型,会增加后期手术难度[47]。

（七）门静脉栓塞术后病人管理

门静脉栓塞后病人随访评估间隔依据不同栓塞材料而异,通常来说采用 NBCA 胶作为栓塞剂的病人,FLR 增生速度较快,可以每隔 2 周进行 1 次剩余肝体积评估;对于采用明胶海绵+弹簧圈进行栓塞的病人,由于栓塞不够彻底,FLR 增生较慢,可以每隔 4 周进行 1 次剩余肝体积评估。通常 PVE 至肝切除的时间间隔为 3~6 周。

如果结直肠癌肝转移病人在 PVE 之前接受新辅助化疗,为避免等待间期肿瘤进展,PVE 之后可以继续新辅助化疗[48]。许多研究表明继续化疗对 PVE 后肝体积增生没有明显的负面作用[49-51]。

每次评估内容应该包括肝功能、肝炎病毒水平(如病人合并病毒性肝炎感染)、肝脏增强 CT 或者 MRI,并进行三维可视化重建,计算肝体积、肿瘤大小及数目。

如果肝体积增生满足 sFLR 标准后,可准备进行肝脏手术,术前仍需行肺部 CT 或其他肿瘤易转移部位的影像学检查,以排除 PVE 后的肝外肿瘤转移情况。

（八）门静脉栓塞并发症

病人对 PVE 总体耐受性良好,严重的并发症并不常见(2%~3%),包括门静脉血栓形成、非靶向血管栓塞、感染、胆漏、胆道出血、假性动脉瘤、动静脉瘘、动脉-门脉分流、肝脏血肿、气胸及 PVE 后门静脉压力升高导致食管胃底曲张静脉出血等[5,46,52,53]。一些轻微的并发症例如发热、腹痛不适等见于 20%~30% 的病人,通常具有自限性。氨基转移酶升高通常在 PVE 后第 3 日达到峰值,一般小于正常值的 3 倍,于第 10 日恢复至基线水平。胆红素可以轻度升高,而白蛋白和凝血酶原时间常常不受影响[14]。

（九）门静脉栓塞的收益和风险

术前 PVE 可以降低肝切除术后并发症发生率,PVE 后肝切除对肝功能的影响较小,肺部并发症较少,重症监护室及住院时间均有下降[3]。PVE 可以使因 FLR 体积不足而无法接受根治性肝切除的病人有机会接受治愈性手术。有关结直肠癌广泛肝转移切除术的研究表明,在进行术前 PVE 后,治愈性切除率从 46% 增至 79%[54]。序贯 TACE 及 PVE 可以诱导完全性肿瘤坏死[42],因此在部分病人中联合 TACE 与 PVE 可以单纯作为肿瘤治疗的手段,而不是为了刺激 FLR 增生。在 PVE 后的随访等待期内通过反复的影像学检查,可以筛选出亚临床肿瘤或者快速进展型肿瘤,从而避免不必要的手术。行 PVE 后如果 FLR 没有如预期增大,则提示病人不适合接受大范围肝切除手术。

PVE 的风险除了上述术后并发症之外,主要还有促进肿瘤增生的潜在风险,1/6~1/3 的病人在 PVE 后将出现肿瘤进展,无法进行手术[48]。这一现象可能有一部分是 PVE 造成的。一项研究表明 PVE 后肿瘤生长速度高于对照组(0.36 mL/d 比 0.05 mL/d)[55]。然而这一现象在不同肿瘤中表现不同。对于结直肠癌肝转移栓塞肝叶和非栓塞肝叶的肿瘤生长情况则类似[48,56,57]。对于肝细胞癌来说,PVE 后肿瘤生长速度增加至 2.65 倍,而胆管细胞癌则为 1.16 倍[58]。

（十）门静脉栓塞展望

PVE 联合造血干细胞术输入门静脉可以促进肝脏再生[59,60]。目前的研究发现 PVE 后早期向 FLR 内输注骨髓源性祖细胞可以使 FLR 更多更快地增生，并且不会增加并发症的发生率[61,62]。有小样本的随机对照研究表明 PVE 联合补充支链氨基酸可以明显提高肝切除后 FLR 的功能，部分提高 PVE 后 FLR 的功能[63]。

近些年出现了一种联合 PVE 和肝静脉栓塞（hepatic vein embolization，HVE）的方法，可以进一步促进 FLR 增生，称为肝静脉剥夺（liver venous deprivation，LVD）[64]。LVD 可以促进 FLR 中肝静脉的侧支形成，当单纯 PVE 失败，未能实现 FLR 充分增生时，序贯 HVE 可作为补救措施[65]。一些中心也会采用同期 PVE 与 HVE 的策略，同样获得了较好的疗效[64]。

二、ALPPS 与 PVE 的比较

ALPPS 是联合肝脏分隔和门静脉结扎的二步肝切除术[66]。首先通过第一次手术将患侧肝脏与健侧肝脏进行肝实质离断分隔，同时结扎患侧门静脉，随后在较短的时间内快速促进健侧 FLR 增生，达到肝功能要求后再进行二次手术，彻底切除患侧肝脏。相对于 PVE，ALPPS 促进 FLR 的效能明显更强，两次手术的间隔明显较短，通常为 1~2 周，接受根治性肝切除病人的比例也明显较高，虽然 ALPPS 病人需要面临较大的手术风险及较高的术后并发症发生率[67-70]，但是更高的手术切除率和总体生存率还是使 ALPPS 获得广泛应用。ALPPS 还是 PVE 失败后有效的补救措施[13]。

（一）肝脏增生及肝功能储备的增长

增生程度（degree of hypertrophy，DH）和肝动力学生长率（kinetic growth rate，KGR）是比较 ALPPS 和 PVE 肝脏体积和增生率的准确测量指标，为比较肝脏体积和增生率提供了良好的参数。有研究报道表明，ALPPS 导致 FLR 增生程度比 PVE 更大[（84.3±7.8）% 比（36.0±27.2）%，$P<0.001$][71]。2019 年进行的一项系统综述和荟萃分析中也支持了这一观点。与 PVE 相比，ALPPS 能诱导更大的 DH（RR 为 6.30，95%CI 为 3.97~8.64）[68]。这意味着 ALPPS 的二次肝切除的时间明显缩短，从而降低了肿瘤进展的发生率，增加了根治性切除率。

Kenichi Matsuo 等[72]分享了关于 ALPPS 与 PVE 后肝脏组织学特征的经验，他们认为 ALPPS 的 KGR 推算值要优于 PVE[（14.4±4.8）mL/d 比（3.6±2.2）mL/d，$P<0.001$]。2021 年 Albert Chan 等比较了 ALPPS 与 PVE 之间的 FLR 增生率。结果表明采用 ALPPS 的病人 FLR 体积增生速度较快（7.4%/日比 1.6%/日），二步肝切除术的中位等待时间更短（7 日比 48 日）和肿瘤切除率更高（97.8% 比 67.7%）[73]。与此类似，另一项研究也表明采用 ALPPS 病人的 KGR 高于采用 PVE 的病人[（10.8±4.5）%/日比（0.98±0.75）%/日，$P<0.001$][71]。上述研究证据清楚地表明采用 ALPPS 病人的 DH 和 KGR 要优于采用 PVE 的病人。

在采用 ALPPS 或者 PVE 促进 FLR 增生过程当中，术前术后测量肝功能可以避免病人因 FLR 肝功能不足而接受手术，导致术后肝功能衰竭。许多研究通过肝脏闪烁扫描成像来测量 FLR 肝功能，结果显示在 ALPPS 后 6~7 日 FLR 肝功能增加了 28%~29%[74,75]，而在 PVE 后 4~8 周，正常肝脏背景和慢性肝疾病背景病人的 FLR 肝功能平均各增加了 16% 和 9%[3]。这些结果也表明 ALPPS 在短期促进肝功能增长方面较 PVE 有明显优势。

（二）并发症发生率及病死率

采用 Clavien-Dindo 分类对 ALPPS 与 PVE 术后并发症进行分类（Ⅰ~Ⅴ级）[76]。在 2019 年一项系统综述和 Meta 分析中 Yanmo Liu 等研究者比较了两种方法的优缺点，并报道了其总体安全性。结果提

示 ALPPS 的并发症发生率高于 PVE(25% 比 21%，RR 为 1.37，95%CI 为 0.84～2.21)[68]。Junichi Shindoh 等也报道了 ALPPS 组病人的术后总并发症发病率和主要并发症发生率均高于 PVE 组(64%和 40%比 57.7%和 32.7%)。作者还指出 ALPPS 组病人术后胆漏发生率、败血症发生率和非计划再手术发生率均高于 PVE 组(分别为 24.0%、20.0%、28.0%比 5.8%、0.0%、2.9%)[13]。

与之相反，在我国香港的一项研究中，Albert Chan 等研究者报道，ALPPS 和 PVE 的术后并发症发生率相当(20.7%比 30.4%，P=0.159)[73]。Jan Bednarsch 等研究者将术后Ⅱ～Ⅴ级并发症定义为主要并发症，并提出尽管 ALPPS 的术后主要并发症发病率高于 PVE(64%比 38%)，但是两组差异没有统计学意义[77]。由此可见，关于 ALPPS 与 PVE 术后并发症发生情况的差异仍有较大争议，进一步大样本的研究对两者进行公正客观的评估显得尤为重要。

与 PVE 相比，ALPPS 的二步切除率明显提高，但关于两种方法的病死率对比仍存在争议。Albert Chan 等研究认为 ALPPS 和 PVE 的术后病死率类似(6.5%比 5.8%，P=1.000)[73]。而 Yanmo Liu 等[68]指出，在三项研究中 ALPPS 的调整后病死率高于 PVE(10%比 5%，RR 为 2.26，95%CI 为 0.88～5.80)。

上述研究的局限性是缺乏对 ALPPS 和 PVE 的随机对照试验比较，这使得笔者很难对这两种方法进行公正客观的比较。因此有必要进行更多高质量的研究。近年来通过严格的 ALPPS 适应证的选择、手术技术微创化的应用等使 ALPPS 术后并发症与病死率明显降低。

(三) 肿瘤学结果

无病生存率或者无复发生存率和总生存率是评价 PVE 和 ALPPS 肿瘤学结果的重要指标。Albert Chan 等[73]在 2021 年发表的研究显示：ALPPS 的 1、3、5 年无病生存率(63.2%、34.9%、25.0%)和 PVE 组无显著差异(61.4%、41.8%、40.7%，P=0.267)。Jan Bednarsch 等在 2020 年的研究中报道，ALPPS 组的中位 RFS 为 19 个月，而 PVE 组为 10 个月，ALPPS 组表现出更好的无复发生存率，但作者指出 ALPPS 组和 PVE 组在肿瘤学结果上没有显著差异[77]。上述研究表明 ALPPS 和 PVE 的无病生存率具有可比性。

一些研究表明 ALPPS 和 PVE 的总生存率也具有可比性。Albert Chan 等报道 ALPPS 和 PVE 组的 1、3、5 年总生存率无明显差异(84.7%、60.2%、46.8%比 88.2%、73.5%、64.1%，P=0.234)。进一步根据肿瘤分期对两组进行了分层分析，发现两组的总生存率同样具有可比性[73]。这也得到了 Jan Bednarsch 等的支持，他们报道 ALPPS 组和 PVE 组的中位 OS 分别为 28 个月和 34 个月。此外，ALPPS 组和 PVE 组的 3、5 年 OS 无显著差异(37%、37%比 44%、33%，P=0.297)[77]。以上分析均为针对 ALPPS 与 PVE 组中完成肿瘤切除病人的生存结果对比分析。

三、乙型病毒性肝炎相关肝癌病人 ALPPS 与 PVE 的比较

海军军医大学第三附属医院(东方肝胆外科医院)开展的一项随机对照研究中，周伟平教授对比了采用 ALPPS 或者 TACE+PVE 治疗因为 FLR 不足而无法一期切除的乙型病毒性肝炎相关肝癌病人[70]。研究采用 1:1 的比例，随机将病人分配至 ALPPS 组及 TACE+PVE 组。入组标准为：18～75 岁，因 FLR 体积不足无法接受肝切除手术的乙型病毒性肝炎相关肝癌病人，之前未接受过抗肿瘤治疗，BCLC 分期为 0、A、B 期，Child-Pugh A 级，血清谷丙转氨酶小于 2 倍正常上限。排除标准：存在肝内或肝外转移，存在门脉高压，美国麻醉医师协会(ASA)≥Ⅲ级。

ALPPS 组病人在 1 期术后，每周行肝脏增强 CT，并做三维可视化成像，评估 FLR 体积。如果 FLR 体积增生至足够大小，则施行二步肝切除术;如果 FLR 体积增生不足，则继续每周行肝脏增强 CT 评估，直至 FLR 体积增生至足够大小或者治疗失败。因为 PVE 术后 FLR 体积增生速度较慢，为避免等待间期肿瘤生长，TACE+PVE 组病人先接受 TACE 治疗，2 周后肝功能恢复至基线水平后，再实施 PVE[78]。

采用相同方法评估 FLR 体积增生情况,每 4 周评估 1 次,直至 FLR 体积增生至足够大小,或者治疗失败。PVE 术后肝体积增生不充分的病人可考虑行挽救性 ALPPS。治疗失败定义为:肿瘤肝内或肝外转移;KGR 在任何时候低于每周 2%;发生无法进行 2 期手术的并发症。此时病人转而接受 TACE、靶向药物或者支持治疗。

术前所有病人均行上腹部静脉造影 CT 三维重建及肝体积计算、ICG - R15、FibroTouch(评估肝纤维化程度)、胃镜及超声检查。所有病人术前均接受恩替卡韦(0.5 mg/d)或替诺福韦(300 mg/d)抗病毒治疗。抗病毒治疗持续整个治疗过程,除非有不可接受的毒性[79,80]。

KGR 的计算方法为:从基线到 2 期术前最终的每日的平均肝体积增加值,或按以下公式计算:KGR = 从基线到 2 期术前 FLR 增加的程度(%)/增生的时间(周)[81]。

所有的手术都是由一个手术团队按照先前报道的技术进行肝切除术[82,83]。对于 ALPPS 1 期手术,需结扎患侧肝脏的门静脉。肝实质离断程度包含部分离断和完全离断。1 期手术保留肝中静脉。2 期手术将患侧肝脏的门静脉、肝动脉、胆管及肝静脉离断,切除肿瘤。左或右半肝切除术中切除肝中静脉。

所有的 TACE 和 PVE 手术均由同一个介入放射科医生团队使用先前报道的技术进行[78]。通过超选择性导管进入肿瘤动脉,注射表阿霉素 40 mg、羟基喜树碱 15 mg、碘化油 16 mL、明胶海绵颗粒(直径 560~710 μm)1/3、微球(直径 1 000~1 400 μm)1/4。2 周肝功能恢复正常后,在超声引导下经皮穿刺对侧门静脉病灶,轻度镇静下行 PVE。用明胶海绵和钢圈进行栓塞。

主要研究终点为肿瘤切除率和 3 年生存率。次要研究终点为:① FLR 体积增加率。② 到达预定的 2 期切除 FLR 体积的时间。③ 术中数据。④ 术后病死率和并发症发生率。

门静脉高压定义为血小板减少(PLT<100×10⁹/L),脾肿大(脾长>12 cm)[84],或术前胃镜检查发现胃食管静脉曲张。重度肝纤维化定义为肝硬度 ≥ 12.5 kPa[85]。并发症发生率按 Clavien - Dindo 分级[76],主要并发症为 ≥ Ⅲ a 级,严重并发症 ≥ Ⅲ b。采用"ISGLS"标准对肝切除术后肝衰竭(PHLF)进行定义和分级[86]。采用 METAVIR 评分评价肝纤维化程度[87]。手术切缘定义为从肿瘤边缘到切除平面的最小距离。R0 切除术定义为显微镜检查切面无肿瘤细胞存在。

治疗后每个月随访 1 次,每 3 个月复查 1 次增强 CT 或 MRI、肝功能、AFP、HBV - DNA 及胸片。对于确诊为 HCC 复发或转移的病人,根据肿瘤复发部位、复发次数、肝功能状况及病人一般情况,给予积极治疗。

既往研究显示,超过 90% 的病人使用 ALPPS 完成了二步肝切除术,而大约 60% 的病人使用 PVE[69,83,88]。使用 α 风险为 0.05,效能为 80%,每组需要样本量为 30 例。考虑到可能的脱落和失访,最终每组入组 38 例。

由放射科医生、肿瘤科医生和肝脏外科医生组成的多学科肿瘤研究小组对病人进行 ALPPS 和 TACE+PVE 的评估,并对病人进行随机分组。使用计算机生成的随机数字表,符合条件的病人按 1∶1 的比例分配到两组。1 名未参与本研究的研究护士根据连续的数字分配治疗,这些数字被密封在信封中。由于两种处理方法不同,不采用掩蔽法进行分组分配。

连续变量用中位数(范围)表示,分类变量用计数或比率表示。采用 Mann - Whitney U 检验作为两个独立样本的非参数检验。分类变量采用 Pearson 卡方检验或 Fisher 精确检验。相关性分析采用 Pearson 检验。采用多元线性回归分析确定 FLR 体积增加率的影响因素。采用 Kaplan - Meier 法估计总生存期(OS)。OS 定义为从首次治疗到死亡(所有原因)的时间。采用 Log - rank 检验比较两组的生存结果。Cox 回归检验 OS 与人口统计学和其他协变量之间的关联。所有计算均采用标准软件(SPSS statistics v24)。双侧 P<0.05 为有统计学意义。所有数据都以意向治疗为基础进行分析。

2014 年 11 月至 2016 年 6 月,1 146 例 HCC 病人在笔者所在中心接受治疗,其中 921 例直接进行肝切除术;139 例适合分期肝切除术,其中 63 例接受了 TACE+索拉非尼治疗。最终 76 例病人进入本研究。

两组病人一般资料以及术前临床资料的差异无统计学意义(表 6-1)。ALPPS 组 38 例病人全部完成 1 期手术,37 例(97.4%)完成 2 期手术。只有 1 例门静脉高压症病人未能达到足够的 FLR 而未完成肿瘤切除。

表 6-1　两组病人基线对比

特　征	结　果	
	ALPPS 组($n=38$)	TACE+PVE 组($n=38$)
年龄(岁)	48.5(27~68)	51(32~72)
性别,男,n(%)	34(89.5%)	32(84.2%)
BMI	23.7(19.7~31.1)	23.0(20.6~28.6)
ASA 手术风险评分,n(%)		
Ⅰ	5(13.2%)	7(18.4%)
Ⅱ	33(86.8%)	31(81.6%)
Ⅲ	0	0
ECOG 评分,n(%)		
0	30(78.9%)	28(73.7%)
1	8(21.1%)	10(26.3%)
2	0	0
HBV-DNA>50IU/mL, n(%)	18(47.4%)	21(55.3%)
HCV+, n(%)	0	1(2.6%)
TB(μmol/L)	13.3(6.7~28.0)	13.2(5.4~31.0)
ALT(U/L)	33(11~123)	34(14~96)
ALB(g/L)	41.5(35.1~51.3)	40.1(33.6~48.7)
门脉高压+,n(%)	14(36.8%)	12(31.6%)
食管胃底静脉曲张,n(%)	2(5.3%)	2(5.3%)
血小板计数(10^9/L)	152(70~369)	162(65~365)
脾脏直径(mm)	101(77~140)	103(79~136)
AFP>20 μg/L, n(%)	23(60.5%)	27(71.1%)
FibroTouch(kPa)	8.4(4~21.2)	10.4(5.1~20.3)
单个肿瘤,n(%)	19(50.0)	17(44.7)
肿瘤直径(cm)	8(3~13)	8(4~13)

特　征	结　果	
	ALPPS 组($n=38$)	TACE+PVE 组($n=38$)
多发肿瘤,$n(\%)$	19(50.0)	21(55.3)
肿瘤直径之和(cm)	12(7~17)	11(5~15)
肿瘤容积之和(mL)	451(18~2 493)	397(9~1 677)
$FLR_1/BW(\%)$	0.72(0.39~0.79)	0.65(0.39~0.79)
Child-Pugh 分级(%)		
A	100	100
BCLC 分级(%)		
0	0	0
A	50	44.7
B	50	55.3
C	0	0
D	0	0

注:BMI,体质指数;TB,总胆红素;ALT,谷丙转氨酶;ALB,白蛋白;ASA,美国麻醉医师协会;ECGO,美国东部肿瘤协作组织;Fibro Touch,一种非侵入性的检测肝脏纤维化程度的系统;FLR/BW,剩余肝体积/体重;BCLC 分级,巴塞罗那临床肝癌分级。

TACE+PVE 组 38 例病人均行首次 TACE 治疗及门静脉栓塞术。25 例(65.8%)病人完成了肿瘤切除。ALPPS 组与 TACE+PVE 组 2 期手术完成率差异有统计学意义(风险比 1.48,95%CI 为 1.17~1.87,$P<0.001$)。6 例因 FLR 体积增加不足而未行 2 期手术的病人均拒绝转至 ALPPS 组,接受挽救性 ALPPS,最终接受 TACE+索拉非尼治疗。1 例 PVE 后因肿瘤坏死拒绝行肝切除术,除 3 个月随访外,未接受进一步治疗。将 TACE+PVE 组病人进一步分为门脉高压($n=12$)和非门脉高压($n=26$)两个亚组时,非门脉高压亚组二步肝切除术率高于门脉高压亚组,但差异没有统计学意义(41.7%比 76.9%,$P=0.078$),可能和样本量较少有关(表 6-2)。

表 6-2　两组病人术中和术后临床数据

指　标	结　果		P 值
	ALPPS 组	TACE+PVE 组	
1 期手术数据			
1 期手术/操作	ALPPS stage-1 ($n=38,100\%$) Rt PVL($n=32,84.2\%$) Lt PVL($n=6,15.8\%$)	TACE($n=38,100\%$) PVE($n=38,100\%$) Rt PVE($n=28,73.7\%$) Rt+Segment 4 PVE($n=8,21.1\%$) Lt+Segment 5,8 PVE($n=2,5.3\%$)	

续　表

指　　标	结　　果		P 值
	ALPPS 组	TACE+PVE 组	
术中结果			
手术时间(min)	147.5(55~255)	140(100~175)	$P=0.274$
第一肝门阻断时间(min)	15(0~22)	0	
术中出血量(mL)	200(100~800)	0	
术中输血量(units)	0(0~4)	0	
术后并发症			
Clavien Dindo≥Grade Ⅲa Grade Ⅲ	(n=6,15.8%) 腹腔积液(n=1,2.6%) 胸腔积液(n=1,2.6%) 胆道梗阻(n=1,2.6%) 胆漏(n=1,2.6%) 腹腔感染(n=2,5.3%)	(n=1,2.6%)	$P=0.108$
Grade Ⅳ	(n=0)	肝功能衰竭(n=1,2.6%)	$P=1.000$
二步手术数据			
二步手术	ALPPS 2 期(n=37,97.4%)	二步肝切除术(n=25,65.8%)	$P<0.001$
未行二步手术原因	总计:n=1(2.6%) FLR 增生不足(n=1,2.6%)	总计:n=13(34.2%) 肿瘤进展(n=5,13.2%) FLR 增生不足(n=6,15.8%) 肝功能失代偿(n=1,2.6%) 肿瘤坏死而拒绝手术(n=1,2.6%)	
二步手术时间(min)	145(105~380)	210(140~270)	$P<0.001$
术中数据			
第一肝门阻断时间(min)	12(0~22)	21(0~47)	$P<0.001$
输血例数,n(%)	18/37(48.6%)	14/25(56.0%)	$P=0.570$
术中出血量(mL)	400(100~4 700)	800(150~4 400)	$P=0.280$
肝切除类型			
右半肝	22(59.5%)	17(68.0%)	
左半肝	2(5.4%)	0	
右三叶	9(24.3%)	6(24.0%)	
左三叶	4(10.8%)	2(8.0)	
二步手术后临床数据			
并发症,n(%)	35/37(94.6%)	22/25(88%)	$P=0.385$

续 表

指 标	结 果		P 值
	ALPPS 组	TACE+PVE 组	
主要并发症(≥Ⅲa)	20/37(54.1%)	5/25(20%)	P=0.007
Grade Ⅲ	(n=18,48.6%)	(n=4,16.0%)	
胆漏±腹腔积液±胸腔积液	11(29.7%)	1(4.0%)	
肺不张+腹腔感染	1(2.7%)	0	
胸腔积液+出血	2(5.4%)	0	
胸腔积液+切口裂开	1(2.7%)	0	
胸腔积液	1(2.7%)	2(8.0%)	
出血	0	1(4.0%)	
腹腔积液	1(2.7%)	0	
胆漏	1(2.7%)	0	
Grade Ⅳ	(n=2,5.4%)	(n=1,4.0%)	
肝功能衰竭	2(5.4%)	1(4.0%)	
肿瘤切缘(cm)	1(0.5~2.0)	1(0.5~2.2)	P=0.602
术后肝功能衰竭,n(%)	13/37(35.1%)	6/25(24.0%)	P=0.351
A 级	5	3	
B 级	5	2	
C 级	3	1	
术后90日死亡,n(%)	2/38(5.3%)	2/38(5.3%)	P=1.000
死亡原因:肝功能衰竭	2	2	
肝癌复发的随访情况	19/37(51.4%)	13/25(52.0%)	
复发后治疗方式			
再手术	1(2.7%)	1(4.0%)	
肝动脉化疗栓塞	2(5.4%)	5(20.0%)	
肝动脉化疗栓塞+索拉非尼	5(13.5%)	0	
经皮微波热凝消融	2(5.4%)	1(4.0%)	
经皮微波热凝消融+肝动脉化疗栓塞	0	1(4.0%)	
经皮微波热凝消融+射频消融	2(5.4%)	0	
体外放疗	2(5.4%)	0	
索拉非尼	3(8.1%)	3(12.0%)	
支持治疗	2(5.4%)	2(8.0%)	

注:PVL,门静脉结扎;Lt,门静脉左干;Rt,门静脉右干。

ALPPS 组肝脏 FLR 的每日增生量($P<0.001$)和 2 期手术的等待时间明显优于 TACE+PVE 组($P<0.001$)。两组 FLR 的最终体积差异无统计学意义。两种治疗策略的肿瘤体积变化无显著差异(ALPPS,$P=0.408$;TACE+PVE,$P=0.433$)(表 6-3)。

表 6-3　两组剩余肝体积增生情况

指　　标	结　　果		P 值
	ALPPS Group ($n=38$)	TACE+PVE 组 ($n=38$)	
肝增生时间(日)	12(8~30)	42(28~131)	$P<0.001$
1 期术前 FLR 体积	462.5(299~666)	440(249~635)	$P=0.114$
ΔFLR,中位数(范围)(mL)	172(97~457)	158.5(3~460)	$P=0.169$
ΔFLR/FLR$_1$,中位数(范围)(%)	38(18~104)	39(1~163)	$P=0.618$
ΔFLR/日(mL/d)	15.4(4.8~43.4)	3.8(0.1~8.0)	$P<0.001$
1 期术前肿瘤体积(mL)	451(18~2 493)　　$P=0.408$	397(9~1 677)　　$P=0.433$	$P=0.728$
二步术前或最后一次检查时肿瘤体积(mL)	489(23~2 503)	480(7~2 965)	$P=0.685$

注:肝增生时间,1 期手术至 2 期手术的等待时间或 1 期手术至治疗失败的时间;ΔFLR,两次手术等待期内肝脏体积增加值;ΔFLR/FLR$_1$,两次手术等待期内肝脏体积增加值/1 期术前肝体积剩余值。

影响 FLR 体积增长率的显著因素分析显示:只有采用 ALPPS 分期肝切除策略($\beta=13.03$,95%CI 为 10.03~16.02,$P<0.001$)和低 FibroTouch 值($\beta=-0.58$,95%CI -0.92~-0.23, $P=0.001$)仍然是显著的因素。

ALPPS 组 37 例二步肝切除术病人 METAVIR 评分显示,KGR 与肝纤维化和肝硬化的严重程度呈负相关($P=0.007$)。ALPPS 组分为门脉高压组($n=14$)和非门脉高压组($n=24$),KGR 差异有统计学意义($P=0.022$),FLR 增加差异无统计学意义($P=0.126$)。

将 TACE+PVE 组病人再分为门脉高压($n=12$)和非门脉高压($n=26$)亚组,发现非门脉高压亚组 KGR 明显加快($P<0.001$),FLR 增加更多($P=0.001$)。

在两组病人中大多数病人都接受右半肝切除术或右三叶切除术,只有 ALPPS 组中 2 例的左肝比右肝大,实施了左半肝切除术。在 TACE+PVE 组中,2 期手术时间和 Pringle 阻断时间明显超过 ALPPS 组。TACE+PVE 组病人在手术中出血比 ALPPS 组病人多,但两者没有统计学意义。

两组病人二步肝切除术后主要并发症(≥Ⅲa)差异具有统计学意义(表 6-2)。ALPPS 组 37 例病人中有 20 例(54.1%)发生主要并发症,TACE+PVE 组 25 例病人中有 5 例(20.0%)发生主要并发症(风险比 2.70,95%CI 为 1.17~6.25,$P=0.007$)。术后并发症均采取积极治疗而痊愈。ALPPS 组和 TACE+PVE 组各有 2 例病人在手术后 90 日内死于肝功能衰竭。除 1 例病人血清前白蛋白和胆碱酯酶持续偏低外,其他肝功能衰竭病人的肝功能均完全恢复。所有病人无 R$_1$/R$_2$ 切除,随访过程中无病毒再激活。

中位随访时间为 42 个月(IQR 38~45)。ALPPS 组 3 年总生存率为 65.8%(95%CI 为 50.7~80.9),显著优于 TACE+PVE 组(42.1%,95%CI 26.4~57.8)(HR 0.50, 95%CI 0.26~0.98,双侧 $P=0.036$)其重要原因是 ALPPS 比 PVE 有更高的肿瘤切除率。Cox 回归分析显示,ALPPS 治疗(HR 0.34,95%CI 为 0.16~0.74,$P=0.006$)、较小肿瘤(HR 1.00,95%CI 为 1.00~1.00,$P=0.002\ 8$)、单发肿瘤(HR = 11.83,95%CI 为 3.98~35.15,$P<0.001$)和无严重肝纤维化(HR = 2.49,95%CI 为 1.22~5.10,$P=0.012$)是影响 OS 的显著危险因素。两组病人行肿瘤切除术后的总生存率无显著差异(HR = 0.80,95%CI 为 0.35~1.83,双侧 $P=0.595$)。然而 TACE+PVE 组中接受或未接受肝切除术的病人的 OS 存在显著差异(HR = 4.45, 95%CI 为 1.85~10.68,双侧 $P<0.001$)。两组病人行肿瘤切除术后的无病生存率差异无统计学意

义(HR=0.94,95%CI 为 0.47~1.91,双侧 P=0.869)。ALPPS 组 37 例病人与 TACE+PVE 组 25 例病人的 3 年无病生存率分别为 48.6%(95%CI 为 32.5~64.8)和 48%(95%CI 为 28.4~67.6),两组无显著差别(图 6-1)。

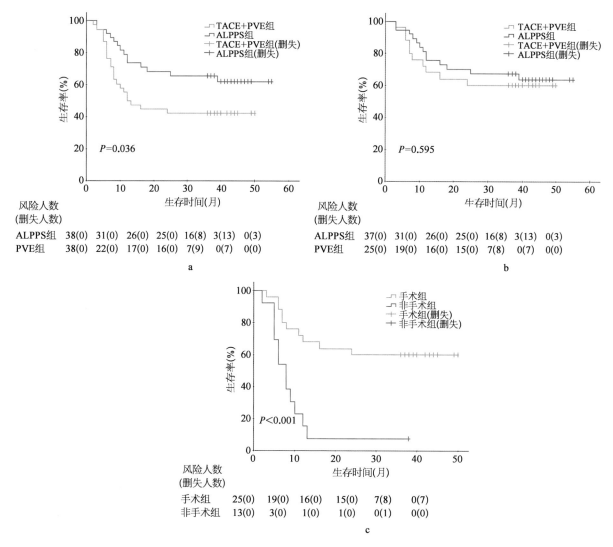

图 6-1 两组病人的肿瘤学数据

a. 两组所有病人(包括切除肿瘤和未切除肿瘤的病人)的总生存期比较;b. 两组二步肿瘤切除术病人的总生存期比较;c. PVE 组切除肿瘤与未切除肿瘤病人总生存期比较

支持 ALPPS 的外科医生认为它能显著提高肝切除术的成功率[69,73,89],而反对该手术的外科医生认为其并发症发病率和病死率过高[90]。经过十多年的发展,通过技术的改进和严格的病人选择,ALPPS 的并发症和病死率有所下降[91,92]。然而 ALPPS 的报道多用于结直肠肝转移,关于 HCC 的报道较少[93,94]。前者通常涉及正常肝脏的多个继发性肿瘤,而后者通常涉及病毒性肝炎背景下肝脏产生的较大原发肿瘤。最近的报道表明,肝硬化影响 ALPPS 后 FLR 体积的增加速度和肝功能的恢复。ALPPS 是否可以用于原发性或转移性肝癌病人,是否可以取代 PVE 尚不清楚。

我们的结果表明,即使在 HBV 相关肝纤维化的 HCC 病人中,ALPPS 也能促进 FLR 的充分增加。但对于肝硬化程度更重的病人,FLR 的生长速度和生长体积有限,研究中 ALPPS 组有 1 例病人 FLR 不能满足 2 期手术切除的标准。我们的研究也显示 ALPPS 优于 TACE+PVE:① 1 期和二步手术间隔明显缩短。② 肿瘤切除率明显高于 PVE 组。③ 两期手术等待时间明显缩短。这使得 ALPPS 组病人手术切除率明显提高，3 年总生存率也明显高于 PVE 组。但如果成功行 2 期切除术，两组病人的总生存率无显著差异。在 PVE 组中，能够接受二步肝切除术者的总体生存率明显高于非手术组，提示提高 PVE 后的肿瘤切除率是研究的重点。与其他报道的研究一样，本研究 ALPPS 组的主要并发症发生率（≥Ⅲa）明显高于 PVE 组，但两组 90 日病死率无显著差异。通过严格的病人选择和手术技术的微创化，可以显著降低术后并发症和病死率，如三维可视化技术可以在术前显示肝内主要血管的三维解剖结构和解剖变化，腹腔镜技术和微波消融技术的应用可使 ALPPS 微创化。

最近的研究表明，与大的非球形颗粒相比，用小微球颗粒作为栓塞剂的 PVE 可改善肝脏增生和切除率[45]。此外，由于 NBCA 可以完全栓塞门静脉末端分支和门静脉交通分支，促进 FLR 快速增生，使得相当比例的病人在肿瘤进展前接受 2 期肝切除术[95]。

研究结果显示，门脉高压降低了 FLR 体积的增加率和 2 期肝切除手术率。KGR 与肝纤维化、肝硬化严重程度负相关。这些结果提示，严重肝硬化和伴门脉高压的病人进行 ALPPS 或 PVE 应非常谨慎。

研究还发现，ALPPS 或 PVE 后肝体积的增加并不一定伴随着肝功能的同步恢复。研究中有 1 例病人的前白蛋白和胆碱酯酶水平较低，提示肝脏合成功能尚未完全恢复[72]。是否行 2 期手术，应结合 FLR、ICR‑R15、前白蛋白和胆碱酯酶水平及 ^{99m}Tc‑半乳糖血清白蛋白闪烁图综合判断[96,97]。

本研究结果显示，采用 ALPPS 病人的总生存率明显高于 PVE 病人，两组的术后病死率无明显差异（表 6‑4）。

表 6‑4　ALPPS 与 PVE 对比

作者、年份	研 究 题 目	研究类型、对象、样本量	并发症发生率及病死率	肿瘤学结果
Bednarsch, et al.[77]，2020，德国	ALPPS versus two-stage hepatectomy for colorectal liver metastases — a comparative retrospective cohort study	回顾性队列对照研究；2011—2017 年接受 ALPPS 或者 PVE 的结直肠癌肝转移病人；总样本量 n＝58 例（ALPPS ＝ 21，PVE＝37）	两组病人 1 期和二步术后并发症发生率及病死率没有明显差异	*ALPPS 组与 PVE 组的中位生存期分别为 28 个月和 34 个月（P＝0.297）；ALPPS 组与 PVE 组的 3、5 年无病生存率分别为 43%、43% 比 8%、8%；ALPPS 组与 PVE 组的 3、5 年总生存率分别为 37%、37% 比 44%、33%
Chan, et al.[73]，2021，中国	ALPPS versus portal vein embolization for hepatitisrelated hepatocellular carcinoma: a changing paradigm in modulation of future liver remnant before major hepatectomy	回顾性队列对照研究；2002—2018 年因 FLR 不足接受 FLR 增生的肝细胞癌病人；总样本量 n＝148 例（ALPPS ＝ 46，PVE＝102）	ALPPS 组和 PVE 组病人在并发症发生率（20.7% 比 30.4%，P＝0.159）及病死率（6.5% 比 5.8%，P＝1.000）上没有明显差异	*ALPPS 组与 PVE 组 1、3、5 年 DFS 分别为 63.2%、34.9%、25.0% 比 61.4%、41.8%、40.7%（P＝0.267）；ALPPS 组与 PVE 组 1、3、5 年 OS 分别为 84.7%、60.2%、46.8% 比 88.2%、73.5%、64.1%（P＝0.234）
Liu, et al.[68]，2019，中国	A systematic review and meta-analysis of associating liver partition and portal vein ligation for staged hepatectomy (ALPPS) versus traditional staged hepatectomy	Meta 分析；9 项对比 ALPPS 与 PVE 的研究；总样本量 n＝557 例	相较于传统的分期肝切除策略，ALPPS 策略的二步术后并发症发生率（RR 为 1.19，95%CI 为 0.96~1.47）及病死率（RR 为 2.11，95%CI 为 1.02~4.33）更高	NA

续 表

作者、年份	研 究 题 目	研究类型、对象、样本量	并发症发生率及病死率	肿瘤学结果
Shindoh, et al.[13], 2013, 美国	Analysis of the efficacy of portal vein embolization for patients with extensive liver malignancy and very low future liver remnant volume, including a comparison with the associating liver partition with portal vein ligation for staged hepatectomy approach	回顾性研究；将 PVE 后结果与文献报道的 ALPPS 结果进行对比；PVE 组病人样本量 n = 144 例，ALPPS 组病人样本量 n = 25 例	两组病人并发症发生率及病死率存在差异。ALPPS 组病人胆漏（B 级或 C 级）、败血症及非计划再手术发生率高于 PVE 组病人（24%、20%、28% 比 5.8%、0、2.9%）	NA
Li, et al.[70], 2021, 中国	Associating liver partition and portal vein ligation for staged hepatectomy versus sequential transarterial chemoembolization and portal vein embolization in staged hepatectomy for HBV-related hepatocellular carcinoma: a randomized comparative study	前瞻性随机对照研究；2014—2016 年接受 ALPPS 或者 PVE 的乙型病毒性肝炎相关肝癌病人；总样本量 n = 76 例（ALPPS = 38，PVE = 38）	ALPPS 组和 PVE 组病人在二步术后主要并发症发生率存在差异（54.1% 比 20.0%，P = 0.007）	¶ ALPPS 与 PVE 组病人的无病生存差异无统计学意义（HR 为 0.94，95% CI 为 0.47 ~ 1.91，P = 0.869）。ALPPS 组与 PVE 组病人的 3 年 DFS 分别为 48.6% 和 48%；ALPPS 组 3 年总生存率（OS）率（65.8%）显著优于 PVE 组（42.1%），（HR 为 0.50，95% CI 为 0.26 ~ 0.98，P = 0.036）

注：* 以上分析针对 ALPPS 与 PVE 组中均完成肿瘤切除病人；¶ 以上分析针对 ALPPS 与 PVE 组中所有病人，包含未完成肿瘤切除的病人。

总之，ALPPS 是近 10 年来肝外科突破性的技术，是否可以取代 PVE，常需大样本多中心随机对照研究加以验证。

（周伟平　李鹏鹏）

参 考 文 献

[1] Broering DC, Hillert C, Krupski G, et al. Portal vein embolization vs. portal vein ligation for induction of hypertrophy of the future liver remnant[J]. J Gastrointest Surg, 2002, 6(6): 905 – 913.

[2] Hemming AW, Reed AI, Howard RJ, et al. Preoperative portal vein embolization for extended hepatectomy[J]. Ann Surg, 2003, 237(5): 686 – 693.

[3] Farges O, Belghiti J, Kianmanesh R, et al. Portal vein embolization before right hepatectomy: prospective clinical trial [J]. Ann Surg, 2003, 237(2): 208 – 217.

[4] Yamanaka N, Okamoto E, Kuwata K, et al. A multiple regression equation for prediction of posthepatectomy liver failure [J]. Ann Surg, 1984, 200(5): 658 – 663.

[5] van Lienden KP, van den Esschert JW, de Graaf W, et al. Portal vein embolization before liver resection: a systematic review[J]. Cardiovasc Intervent Radiol, 2013, 36(1): 25 – 34.

[6] Yamashita S, Sakamoto Y, Yamamoto S, et al. Efficacy of preoperative portal vein embolization among patients with hepatocellular carcinoma, biliary tract cancer, and colorectal liver metastases: a comparative study based on single-center experience of 319 cases[J]. Ann Surg Oncol, 2017, 24(6): 1557 – 1568.

[7] Shindoh J, Tzeng C-WD, Aloia TA, et al. Safety and efficacy of portal vein embolization before planned major or extended hepatectomy: an institutional experience of 358 patients[J]. J Gastrointest Surg, 2014, 18(1): 45 – 51.

[8] Schweizer W, Duda P, Tanner S, et al. Experimental atrophy/hypertrophy complex (AHC) of the liver: portal vein, but

not bile duct obstruction, is the main driving force for the development of AHC in the rat[J]. J Hepatol, 1995, 23(1): 71 – 78.

[9] Fausto N, Campbell JS, Riehle KJ. Liver regeneration[J]. Hepatology, 2006, 43(2): S45 – S53.

[10] Goto Y, Nagino M, Nimura Y. Doppler estimation of portal blood flow after percutaneous transhepatic portal vein embolization[J]. Ann Surg, 1998, 228(2): 209 – 213.

[11] Taub R. Liver regeneration: from myth to mechanism[J]. Nat Rev Mol Cell Biol, 2004, 5(10): 836 – 847.

[12] Corrêa D. Kinetics of liver volume changes in the first year after portal vein embolization[J]. Arch Surg, 2010, 145 (4): 351.

[13] Shindoh J, Vauthey J-N, Zimmitti G, et al. Analysis of the efficacy of portal vein embolization for patients with extensive liver malignancy and very low future liver remnant volume, including a comparison with the associating liver partition with portal vein ligation for staged hepatectomy approach[J]. J Am Coll Surg, 2013, 217(1): 126 – 133.

[14] Abdalla EK, Hicks ME, Vauthey JN. Portal vein embolization: rationale, technique and future prospects[J]. Br J Surg, 2001, 88(2): 165 – 175.

[15] Bégin A, Martel G, Lapointe R, et al. Accuracy of preoperative automatic measurement of the liver volume by CT-scan combined to a 3D virtual surgical planning software (3DVSP)[J]. Surg Endosc, 2014, 28(2): 3408 – 3412.

[16] Johnson TN, Tucker GT, Tanner MS, et al. Changes in liver volume from birth to adulthood: a meta-analysis[J]. Liver Transpl, 2005, 11(12): 1481 – 1493.

[17] Ribero D, Chun YS, Vauthey J-N. Standardized liver volumetry for portal vein embolization[J]. Semin Intervent Radiol, 2008, 25(2): 104 – 109.

[18] Vauthey J-N, Abdalla EK, Doherty DA, et al. Body surface area and body weight predict total liver volume in Western adults[J]. Liver Transpl, 2002, 8(3): 233 – 240.

[19] Kishi Y, Abdalla EK, Chun YS, et al. Three hundred and one consecutive extended right hepatectomies: evaluation of outcome based on systematic liver volumetry[J]. Ann Surg, 2009, 250(4): 540 – 548.

[20] Ribero D, Abdalla EK, Madoff DC, et al. Portal vein embolization before major hepatectomy and its effects on regeneration, resectability and outcome[J]. Br J Surg, 2007, 94(11): 1386 – 1394.

[21] Azoulay D, Castaing D, Krissat J, et al. Percutaneous portal vein embolization increases the feasibility and safety of major liver resection for hepatocellular carcinoma in injured liver[J]. Ann Surg, 2000, 232(5): 665 – 672.

[22] Adam R, Pascal G, Castaing D, et al. Tumor progression while on chemotherapy: a contraindication to liver resection for multiple colorectal metastases?[J]. Ann Surg, 2004, 240(6): 1052 – 1061.

[23] Shindoh J, Tzeng C-WD, Aloia TA, et al. Optimal future liver remnant in patients treated with extensive preoperative chemotherapy for colorectal liver metastases[J]. Ann Surg Oncol, 2013, 20(8): 2493 – 2500.

[24] Kiuchi T, Kasahara M, Uryuhara K, et al. Impact of graft size mismatching on graft prognosis in liver transplantation from living donors[J]. Transplantation, 1999, 67(2): 321 – 327.

[25] Lin X-J, Yang J, Chen X-B, et al. The critical value of remnant liver volume-to-body weight ratio to estimate posthepatectomy liver failure in cirrhotic patients[J]. J Surg Res, 2014, 188(2): 489 – 495.

[26] Imamura H, Sano K, Sugawara Y, et al. Assessment of hepatic reserve for indication of hepatic resection: decision tree incorporating indocyanine green test[J]. J Hepatobiliary Pancreat Surg, 2005, 12(1): 16 – 22.

[27] Hirai I, Kimura W, Fuse A, et al. Evaluation of preoperative portal embolization for safe hepatectomy, with special reference to assessment of nonembolized lobe function with ^{99m}Tc-GSA SPECT scintigraphy[J]. Surgery, 2003, 133(5): 495 – 506.

[28] Lee S-G, Hwang S. How I do it: assessment of hepatic functional reserve for indication of hepatic resection[J]. J Hepatobiliary Pancreat Surg, 2005, 12(1): 38 – 43.

[29] Makuuchi M, Kosuge T, Takayama T, et al. Surgery for small liver cancers[J]. Semin Surg Oncol, 1993, 9(4): 298 – 304.

[30] Fan ST. Liver functional reserve estimation: state of the art and relevance for local treatments: the Eastern perspective[J]. J Hepatobiliary Pancreat Sci, 2010, 17(4): 380 – 384.

[31] Pugh RNH, Murray-Lyon IM, Dawson JL, et al. Transection of the oesophagus for bleeding oesophageal varices[J]. Br J Surg, 1973, 60(8): 646 – 649.

[32] Shindoh J, D. Tzeng C-W, Vauthey J-N. Portal vein embolization for hepatocellular carcinoma[J]. Liver Cancer, 2012, 1 (3 – 4): 159 – 167.

[33] Kuo SCL, Azimi-Tabrizi A, Briggs G, et al. Portal vein embolization prior to major liver resection: protal vein embolization

[J]. ANZ J Surg, 2014, 84(5): 341 – 345.

[34] Truant S, Oberlin O, Sergent G, et al. Remnant liver volume to body weight ratio ≥ 0.5%: a new cut-off to estimate postoperative risks after extended resection in noncirrhotic liver[J]. J Am Coll Surg, 2007, 204(1): 22 – 33.

[35] Oken MM, Creech RH, Tormey DC, et al. Toxicity and response criteria of the Eastern Cooperative Oncology Group[J]. Am J Clin Oncol, 1982, 5(6): 649 – 655.

[36] Michalopoulos GK. Liver regeneration[J]. J Cell Physiol, 2007, 213(2): 286 – 300.

[37] Ronot M, Cauchy F, Gregoli B, et al. Sequential transarterial chemoembolization and portal vein embolization before resection is a valid oncological strategy for unilobar hepatocellular carcinoma regardless of the tumor burden[J]. HPB, 2016, 18(8): 684 – 690.

[38] Aoki T, Imamura H, Hasegawa K, et al. Sequential preoperative arterial and portal venous embolizations in patients with hepatocellular carcinoma[J]. Arch Surg, 2004, 139(7): 766 – 774.

[39] Sugawara Y, Yamamoto J, Higashi H, et al. Preoperative portal embolization in patients with hepatocellular carcinoma[J]. World J Surg, 2002, 26(1): 105 – 110.

[40] Terasawa M, Allard M-A, Golse N, et al. Sequential transcatheter arterial chemoembolization and portal vein embolization versus portal vein embolization alone before major hepatectomy for patients with large hepatocellular carcinoma: an intent-to-treat analysis[J]. Surgery, 2020, 167(2): 425 – 431.

[41] Yoo H, Kim JH, Ko G-Y, et al. Sequential transcatheter arterial chemoembolization and portal vein embolization versus portal vein embolization only before major hepatectomy for patients with hepatocellular carcinoma[J]. Ann Surg Oncol, 2011, 18(5): 1251 – 1257.

[42] Ogata S, Belghiti J, Farges O, et al. Sequential arterial and portal vein embolizations before right hepatectomy in patients with cirrhosis and hepatocellular carcinoma[J]. Br J Surg, 2006, 93(9): 1091 – 1098.

[43] Abulkhir A, Limongelli P, Healey AJ, et al. Preoperative portal vein embolization for major liver resection: a meta-analysis[J]. Ann Surg, 2008, 247(1): 49 – 57.

[44] Baere TD, Roche A, Elias D, et al. Preoperative portal vein embolization for extension of hepatectomy indications[J]. Hepatology, 1996, 24(6): 1386 – 1391.

[45] Madoff DC, Abdalla EK, Gupta S, et al. Transhepatic ipsilateral right portal vein embolization extended to segment IV: improving hypertrophy and resection outcomes with spherical particles and coils[J]. J Vasc Interv Radiol, 2005, 16(2): 215 – 225.

[46] Di Stefano DR, de Baere T, Denys A, et al. preoperative percutaneous portal vein embolization: evaluation of adverse events in 188 patients[J]. Radiology, 2005, 234(2): 625 – 630.

[47] Imamura H, Shimada R, Kubota M, et al. Preoperative portal vein embolization: an audit of 84 patients[J]. Hepatology, 1999, 29(4): 1099 – 1105.

[48] Fischer C, Melstrom LG, Arnaoutakis D, et al. Chemotherapy after portal vein embolization to protect against tumor growth during liver hypertrophy before hepatectomy[J]. JAMA Surg, 2013, 148(12): 1103.

[49] Goere D, Farges O, Leporrier J, et al. Chemotherapy does not impair hypertrophy of the left liver after right portal vein obstruction[J]. J Gastrointest Surg, 2006, 10(3): 365 – 370.

[50] Covey AM, Brown KT, Jarnagin WR, et al. Combined portal vein embolization and neoadjuvant chemotherapy as a treatment strategy for resectable hepatic colorectal metastases[J]. Ann Surg, 2008, 247(3): 451 – 455.

[51] Zorzi D, Chun YS, Madoff DC, et al. Chemotherapy with bevacizumab does not affect liver regeneration after portal vein embolization in the treatment of colorectal liver metastases[J]. Ann Surg Oncol, 2008, 15(10): 2765 – 2772.

[52] Kodama Y, Shimizu T, Endo H, et al. Complications of percutaneous transhepatic portal vein embolization[J]. J Vasc Interv Radiol, 2002, 13(12): 1233 – 1237.

[53] Nagino M, Kamiya J, Nishio H, et al. Two hundred forty consecutive portal vein embolizations before extended hepatectomy for biliary cancer: surgical outcome and long-term follow-up[J]. Ann Surg, 2006, 243(3): 364 – 372.

[54] Shindoh J, Tzeng C-WD, Aloia TA, et al. Portal vein embolization improves rate of resection of extensive colorectal liver metastases without worsening survival[J]. Br J Surg, 2013, 100(13): 1777 – 1783.

[55] Pamecha V, Levene A, Grillo F, et al. Effect of portal vein embolisation on the growth rate of colorectal liver metastases[J]. Br J Cancer, 2009, 100(4): 617 – 622.

[56] Spelt L, Sparrelid E, Isaksson B, et al. Tumour growth after portal vein embolization with pre-procedural chemotherapy for colorectal liver metastases[J]. HPB, 2015, 17(6): 529 – 535.

[57] Pommier R, Ronot M, Cauchy F, et al. Colorectal liver metastases growth in the embolized and non-embolized liver after

portal vein embolization: influence of initial response to induction chemotherapy[J]. Ann Surg Oncol, 2014, 21(9): 3077-3083.

[58] Hayashi S, Baba Y, Ueno K, et al. Acceleration of primary liver tumor growth rate in embolized hepatic lobe after portal vein embolization[J]. Acta Radiol, 2007, 48(7): 721-727.

[59] Li T, Zhu J, Ma K, et al. Autologous bone marrow-derived mesenchymal stem cell transplantation promotes liver regeneration after portal vein embolization in cirrhotic rats[J]. J Surg Res, 2013, 184(2): 1161-1173.

[60] Kaibori M, Adachi Y, Shimo T, et al. Stimulation of liver regeneration after hepatectomy in mice by injection of bone marrow mesenchymal stem cells via the portal vein[J]. Transplant Proc, 2012, 44(4): 1107-1109.

[61] Fürst G, Schulte am Esch J, Poll LW, et al. Portal vein embolization and autologous CD133 + bone marrow stem cells for liver regeneration: initial experience[J]. Radiology, 2007, 243(1): 171-179.

[62] Esch JS am, Schmelzle M, Fürst G, et al. Infusion of CD133+ bone marrow-derived stem cells after selective portal vein embolization enhances functional hepatic reserves after extended right hepatectomy: a retrospective single-center study[J]. Ann Surg, 2012, 255(1): 79-85.

[63] Beppu T, Nitta H, Hayashi H, et al. Effect of branched-chain amino acid supplementation on functional liver regeneration in patients undergoing portal vein embolization and sequential hepatectomy: a randomized controlled trial[J]. J Gastroenterol, 2015, 50(12): 1197-1205.

[64] Guiu B, Chevallier P, Denys A, et al. Simultaneous trans-hepatic portal and hepatic vein embolization before major hepatectomy: the liver venous deprivation technique[J]. Eur Radiol, 2016, 26(12): 4259-4267.

[65] Hwang S, Lee SG, Ko GY, et al. Sequential preoperative ipsilateral hepatic vein embolization after portal vein embolization to induce further liver regeneration in patients with hepatobiliary malignancy[J]. Ann Surg, 2009, 249(4): 608-616.

[66] de Santibañes E, Clavien P-A. Playing play-doh to prevent postoperative liver failure: the "ALPPS" approach[J]. Ann Surg, 2012, 255(3): 415-417.

[67] Eshmuminov D, Raptis DA, Linecker M, et al. Meta-analysis of associating liver partition with portal vein ligation and portal vein occlusion for two-stage hepatectomy[J]. Br J Surg, 2016, 103(13): 1768-1782.

[68] Liu Y, Yang Y, Gu S, et al. A systematic review and meta-analysis of associating liver partition and portal vein ligation for staged hepatectomy (ALPPS) versus traditional staged hepatectomy[J]. Medicine, 2019, 98(15): e15229.

[69] Schadde E, Ardiles V, Slankamenac K, et al. ALPPS offers a better chance of complete resection in patients with primarily unresectable liver tumors compared with conventional-staged hepatectomies: results of a multicenter analysis[J]. World J Surg, 2014, 38(6): 1510-1519.

[70] Li PP, Huang G, Jia NY, et al. Associating liver partition and portal vein ligation for staged hepatectomy versus sequential transarterial chemoembolization and portal vein embolization in staged hepatectomy for HBV-related hepatocellular carcinoma: a randomized comparative study[J]. Hepatobiliary Surg Nutr, 2022, 11(1): 38-51.

[71] Croome KP, Hernandez-Alejandro R, Parker M, et al. Is the liver kinetic growth rate in ALPPS unprecedented when compared with PVE and living donor liver transplant? A multicentre analysis[J]. HPB, 2015, 17(6): 477-484.

[72] Matsuo K, Murakami T, Kawaguchi D, et al. Histologic features after surgery associating liver partition and portal vein ligation for staged hepatectomy versus those after hepatectomy with portal vein embolization[J]. Surgery, 2016, 159(5): 1289-1298.

[73] Chan A, Zhang WY, Chok K, et al. ALPPS versus portal vein embolization for hepatitis-related hepatocellular carcinoma: a changing paradigm in modulation of future liver remnant before major hepatectomy[J]. Ann Surg, 2021, 273(5): 957-965.

[74] Olthof PB, Tomassini F, Huespe PE, et al. Hepatobiliary scintigraphy to evaluate liver function in associating liver partition and portal vein ligation for staged hepatectomy: liver volume overestimates liver function[J]. Surgery, 2017, 162(4): 775-783.

[75] Sparrelid E, Jonas E, Tzortzakakis A, et al. Dynamic evaluation of liver volume and function in associating liver partition and portal vein ligation for staged hepatectomy[J]. J Gastrointest Surg, 2017, 21(6): 967-974.

[76] Dindo D, Demartines N, Clavien PA. Classification of surgical complications: a new proposal with evaluation in a cohort of 6336 patients and results of a survey[J]. Ann Surg, 2004, 240(2): 205-213.

[77] Bednarsch J, Czigany Z, Sharmeen S, et al. ALPPS versus two-stage hepatectomy for colorectal liver metastases — a comparative retrospective cohort study[J]. World J Surg Oncol, 2020, 18(1): 140.

[78] Aoki T. Sequential preoperative arterial and portal venous embolizations in patients with hepatocellular carcinoma[J]. Arch Surg, 2004, 139(7): 766-774.

［79］Sarin SK, Kumar M, Lau GK, et al. Asian-pacific clinical practice guidelines on the management of hepatitis B： a 2015 update［J］. Hepatol Int, 2016, 10(1)：1－98.

［80］Huang G, Li P, Lau WY, et al. Antiviral therapy reduces hepatocellular carcinoma recurrence in patients with low HBV-DNA levels： a randomized controlled trial［J］. Ann Surg, 2018, 268(6)：943－954.

［81］Shindoh J, Truty MJ, Aloia TA, et al. Kinetic growth rate after portal vein embolization predicts posthepatectomy outcomes： toward zero liver-related mortality in patients with colorectal liver metastases and small future liver remnant［J］. J Am Coll Surg, 2013, 216(2)：201－209.

［82］Schnitzbauer AA, Lang SA, Goessmann H, et al. Right portal vein ligation combined with in situ splitting induces rapid left lateral liver lobe hypertrophy enabling 2-staged extended right hepatic resection in small-for-size settings［J］. Ann Surg, 2012, 255(3)：405－414.

［83］Sandström P, Røsok BI, Sparrelid E, et al. ALPPS improves resectability compared with conventional two-stage hepatectomy in patients with advanced colorectal liver metastasis： results from a scandinavian multicenter randomized controlled trial (LIGRO Trial)［J］. Ann Surg, 2018, 267(5)：833－840.

［84］Augustin S, Millán L, González A, et al. Detection of early portal hypertension with routine data and liver stiffness in patients with asymptomatic liver disease： a prospective study［J］. J Hepatol, 2014, 60(3)：561－569.

［85］Foucher J. Diagnosis of cirrhosis by transient elastography (FibroScan)： a prospective study［J］. Gut, 2006, 55(3)：403－408.

［86］Rahbari NN, Garden OJ, Padbury R, et al. Posthepatectomy liver failure： a definition and grading by the International Study Group of Liver Surgery (ISGLS)［J］. Surgery, 2011, 149(5)：713－724.

［87］Bedossa P, Poynard T. An algorithm for the grading of activity in chronic hepatitis C［J］. Hepatology, 1996, 24(2)：289－293.

［88］Zhang GQ, Zhang ZW, Lau WY, et al. Associating liver partition and portal vein ligation for staged hepatectomy (ALPPS)： a new strategy to increase resectability in liver surgery［J］. Int J Surg, 2014, 12：437－441.

［89］Jiao L, Fajardo PA, Gall T, et al. Rapid induction of liver regeneration for major hepatectomy (REBIRTH)： a randomized controlled trial of portal vein embolisation versus ALPPS assisted with radiofrequency［J］. Cancers, 2019, 11(3)：302.

［90］Ratti F, Schadde E, Masetti M, et al. Strategies to increase the resectability of patients with colorectal liver metastases： a multi-center case-match analysis of ALPPS and conventional two-stage hepatectomy［J］. Ann Surg Oncol, 2015, 22(6)：1933－1942.

［91］Li J, Ewald F, Gulati A, et al. Associating liver partition and portal vein ligation for staged hepatectomy： from technical evolution to oncological benefit［J］. World J Gastrointest Surg, 2016, 8(2)：124－133.

［92］Linecker M, Björnsson B, Stavrou GA, et al. Risk adjustment in ALPPS is associated with a dramatic decrease in early mortality and morbidity［J］. Ann Surg, 2017, 266(5)：779－786.

［93］Chan ACY, Chok K, Dai JWC, et al. Impact of split completeness on future liver remnant hypertrophy in associating liver partition and portal vein ligation for staged hepatectomy (ALPPS) in hepatocellular carcinoma： complete-ALPPS versus partial-ALPPS［J］. Surgery, 2017, 161(2)：357－364.

［94］Wang Z, Peng Y, Hu J, et al. Associating liver partition and portal vein ligation for staged hepatectomy for unresectable hepatitis B virus-related hepatocellular carcinoma： a single center study of 45 patients［J］. Ann Surg, 2020, 271(3)：534－541.

［95］Luz JHM, Luz PM, Bilhim T, et al. Portal vein embolization with n-butyl-cyanoacrylate through an ipsilateral approach before major hepatectomy： single center analysis of 50 consecutive patients［J］. Cancer Imaging, 2017, 17(1)：25.

［96］Truant S, Baillet C, Deshorgue AC, et al. Drop of total liver function in the interstages of the new associating liver partition and portal vein ligation for staged hepatectomy technique： analysis of the "auxiliary liver" by HIDA scintigraphy［J］. Ann Surg, 2016, 263(3)：e33－e34.

［97］Kwon AH, Matsui Y, Ha-Kawa SK, et al. Functional hepatic volume measured by technetium-99m-galactosyl-human serum albumin liver scintigraphy： comparison between hepatocyte volume and liver volume by computed tomography［J］. Am J Gastroenterol, 2001, 96(2)：541－546.

第七章 ALPPS 时代的肝脏外科

ALPPS 被认为是过去 10 年肝脏外科最显著的突破之一。该技术无疑已彻底改变了剩余肝（future liver remnant，FLR）不足的大范围肝切除术病人的治疗。ALPPS 创立早期，在肝切除术前诱导 FLR 快速增生确实引起了对这种技术安全性的一些批评，以及它是否会提高之后大范围肝切除术的安全范围。在 Andreas A. Schnitzbauer 等报道的初始系列病例中，手术病死率为 12%[1]。国际登记处报道的主要并发症发生率（Clavien‑Dindo Ⅲa 或以上）为 40%，手术病死率为 9%[2]。了解术后并发症和死亡的风险因素有助于更好地选择病人以获得更好的结果。

一、肝切除术后肝功能衰竭

肝切除术后肝功能衰竭（posthepatectomy liver failure，PHLF）占 ALPPS 相关死亡的 75%[2,3]。使用 50‑50 标准判定[4]，ALPPS 协作组报道了 9% 的 PHLF 发生率。尽管在 2 期之前 FLR 中位体积快速增加了 80%，但 80% 的 PHLF 病人在 2 期之前的 FLR 超过了总肝体积的 30%。批评者认为，ALPPS 的快速 FLR 增生是组织水肿的结果，而不是单纯的肥大[5]。还有人担心体积的增加是否伴随着功能的相应增加[6,7]。使用肝胆闪烁显像（hepatobiliary scintigraphy，HBS）进行功能体积检测证实 FLR 体积增加和功能增加两者不一致，^{99m}Tc‑甲溴苯宁（mebrofenin）HBS 检测显示功能增加仅达到体积增加的一半[8]。这可能部分解释了为什么尽管 FLR 体积增生令人满意，但 ALPPS 2 期后 PHLF 依然显著高发。

ALPPS 协作组登记的 320 例病人分析显示，90 日病死率的最重要风险因素是病人年龄>60 岁（OR=14.3，P=0.001）[3]。两期手术间的生化参数也可预测病死率。ALPPS 2 期前终末期肝病模型（model for end-stage liver disease，MELD）评分>10（OR=4.9，P=0.006）和 1 期术后 PHLF[按照国际肝外科研究组（ISGLS）定义术后第 5 日 INR 延长和血清胆红素升高]（OR=3.9，P=0.011）是 ALPPS 术后 PHLF 的独立危险因素[9]。这些是简单、客观和可重复的实验室参数，使临床医生能够评估进行 2 期手术的风险。

另一项基于 ALPPS 协作组数据的研究形成了 ALPPS 术后病死率风险预测模型。ALPPS 1 期风险指标包括高龄（>67 岁，OR=5.7）和胆道恶性肿瘤（OR=3.8）。2 期预测因子包括 1 期风险累积评分（OR=1.9）、严重的 1 期并发症（>Ⅲb，OR=3.4）和血清胆红素（OR=4.4）和肌酐水平增高（OR=5.4）。结果提示 1 期之前选择病人最重要。高龄的风险评分为 3，而胆道肿瘤和非结直肠癌肝转移/非胆道肿瘤的评分分别为 2 和 1。总分 0、1、2、3、4、5 分的手术相关病死率分别对应为 3%、5%、9%、15%、24% 和 37%[10]。风险模型提供了对病死率的客观预测。该评分系统为推迟或取消 2 期手术的决策提供了指导。血清胆红素和肌酐水平的纳入表明需要将 2 期推迟到肝肾功能改善为止，与 Erik Schadde 等观察结果一致，在 2 期术前高 MELD 评分（>10，OR=4.9）进行手术时病死率更高（P=0.006）[3]。尽管如此，值得强调的是，1 期累积评分（即年龄和适应证）以及 1 期并发症的加入意味着尽管肝肾功能正常，这些不良危险因素的存在仍会导致 2 期手术风险。

门静脉栓塞术(PVE)的经验表明 FLR 生长速度与肝再生潜能有关[11,12]。动力学增长率(KGR)>2%/周的病人肝切除术后 PHLF 更少。Patryk Kambakamba 等研究了它在 ALPPS 中的意义,38 例 ALPPS 的回顾性分析显示,它比单独的 FLR 体积更可靠地预测 PHLF[13]。ALPPS 1 期术后 1 周 KGR≥6%/日和 FLR>30%与术后没有 PHLF 发生相关。它与 ALPPS 协作组的 7%/日的中位 KGR 非常接近[2]。另一方面,Matteo Serenari 等[14]使用[99m]Tc-甲溴苯宁 HBS 检测评估两期间 FLR 功能并开发了一个称为"HIBA 指数"的模型来预测 PHLF。在 20 例 ALPPS 病人队列中,小于 15%的临界值预测 PHLF 的敏感性为 100%,特异性为 94%。这些结果表明,HBS 可作为生化测试和肝体积测定的辅助手段来评估 FLR 功能,FLR 功能欠佳的病人需要更多时间进一步增生以安全切除肿瘤。

二、胆漏

早期与 ALPPS 相关的最常见手术并发症之一是胆漏。根据 ALPPS 协作组数据,17%的 ALPPS 手术发生胆漏[2]。最常见的渗漏部位发生在肿瘤侧肝断面,这是由于结扎门静脉导致Ⅳ段缺血以及肝实质离断在肝左内叶和左外叶间进行所致,右三叶切除 ALPPS 的风险特别高[15]。Ⅳ段门静脉和动脉灌注被切断时,会导致坏死。胆漏和败血症,这在右三叶切除 ALPPS 是一个重要问题。

胆管癌是胆漏的另一个危险因素[16]。由于肿瘤浸润,肝门解剖分离在技术上很困难。门静脉淋巴结清扫进一步剥夺了横断面的血液供应[17]。ALPPS 相关的并发症与手术复杂性密切相关。事实上,从 ALPPS 协作组数据来看,严重并发症(Clavien-Dindo Ⅲb 或以上)的独立危险因素为 1 期手术时间延长(超过 300 min)(OR=4.42,P=0.004)、输血(OR=5.26,P=0.001)和非 CRLM(OR=2.73,P=0.049)[2]。肝门胆管癌 ALPPS 与 PHLF 和手术病死率增高相关[16,18]。

三、改善结果的策略

许多创新手术在首次推出时都面临着不利的结果。随着经验的积累,通过更谨慎的病人选择和更复杂的技术改进可以实现更好的结果。完善的国际注册机构可以系统地收集有关 ALPPS 的信息[2]。通过对手术的更好理解和洞察,肝胆外科医生可以更好地选择合适的候选病人并进一步改进他们的技术以实现更理想的结果。

1. 病人选择 老年病人不适合 ALPPS。根据 ALPPS 国际协作组数据,60 岁以上的病人易于出现更严重的并发症(Clavien-Dindo Ⅲb 或以上)(OR=3.76,P=0.007)和更高的病死率(OR=14.3,P=0.001)[2,3]。高龄的 CRLM 和肝细胞癌(HCC)亦生存不佳[2,19]。ALPPS 是一项具有生理挑战性的手术。虽然按时间顺序截止值可能不切实际,但在生理年龄高的病人中避免 ALPPS 是合理的。他们在发生重大并发症时,生存储备有限,而这些并发症并不少见。从肿瘤的角度来看,门静脉右支完全受侵且对侧剩余肝小是 ALPPS 的另一个相对禁忌证。考虑到荷瘤肝段已经自动栓塞,添加原位肝离断几乎不能诱导进一步肝增生。在这种情况下,降低肿瘤分期以提高切除机会的替代治疗将是一种更明智的方法。

2. FLR 对于大范围肝切除,FLR 与预估标准肝体积(estimated standard liver volume,ESLV)的比率必须达 25%,以确保无基础肝癌的肝肿瘤病人术后肝功能足够[20-22]。对于患有潜在肝病(如肝硬化、胆汁淤积等)的病人,要求>30%[21]。当 FLR 认为不足时,采用 PVE 或门静脉结扎(portal vein ligation,PVL)的两步切除(two-stage hepatectomy,TSH)是一种既定策略,可在 4~6 周内诱导 10%~30% 的 FLR 增生[23]。即便如此,仍有 10%~40%的病人因为 FLR 增生不足和肿瘤进展无法进行 2 期肝切除术[24-29]。

ALPPS 能够快速诱导显著的 FLR 增生,但代价是更高的并发症发生率和病死率。在 7~10 日可诱导 40%~80%的 FLR 增生[24-29]。理论上,当 FLR 极低时,或者两期间肿瘤进展的风险很高,即侵袭性和广泛性肿瘤转移机会增多,若 PVE/PVL 不太可能有效,ALPPS 将是最有益的治疗措施。前瞻性研究 LIGRO 试验中将 ALPPS 与 PVE/PVL 进行了头对头比较,当时纳入的 FLR/ESLV 定义为 <30%[30]。ALPPS 普遍接受较低的 FLR/ESLV。Francesca Ratti 等[31]建议对 FLR 低于 20% 的病人进行 ALPPS,这些病人使用常规 TSH 无法达到足够的 FLR 体积。关于 ALPPS 的理想 FLR 尚未达成共识。当传统 TSH 不太可能产生足够的 FLR 生长时,接受更高的手术风险也许是合理的。根据国际 ALPPS 协作组目前的经验,1 期术前 FLR/ESLV 的中位数为 21%(IQR 17%～27%),FLR 在 7 日的时间间隔内增生 80%,FLR/ESLV 增至 40%(IQR 31%～47%)[2]。极其临界的 FLR 的高风险病人接受 ALPPS 预期会增加手术并发症和病死率,应保留给经验丰富的中心。

四、ALPPS 比 TSH 更好吗?

肝肿瘤切除的原则是完全清除肿瘤,同时保留足够的功能性 FLR。广泛的双叶肿瘤和 FLR 不足是根治性切除的常见禁忌证。在 ALPPS 建立之前,PVE 或 PVL 被证实可在大范围肝切除之前增大 FLR。PVE 在 3～8 周将 FLR 提高 12%～62%[24-26,32-34]。对于双叶均累及的肿瘤病人中,采用 TSH 可以实现完全切除。在 1 期手术中,切除 FLR 中的肿瘤,在等待 2 期手术彻底清除所有肿瘤过程中,FLR 增生,同时通过全身治疗控制肿瘤进展。2 期肝切除术可以与 PVL 相结合增强 FLR 体积的增长。新近有一些研究对 ALPPS 与 TSH(PVE 或 PVL)在手术和肿瘤学结果方面进行了比较。

1. 手术结果　ALPPS 与 TSH 的病例对照比较研究显示:ALPPS 在较短的时间间隔内(7～11 日比 20～103 日)拥有更为显著的 FLR 增生(50%～80% 比 10%～40%),ALPPS 肿瘤切除率更高(80%～100% 比 60%～90%)[24-26,32-35]。就主要并发症(Clavien－Dindo Ⅲa 级或以上)而言,结果不太一致,但两种方法的主要并发症发生率通常为 20%～40%[24-26,28,33-35]。胆漏、腹腔积液和胸腔积液是常见的并发症[34]。荟萃分析的汇总数据未显示总体并发症发生率差异有统计学意义,但尚未对主要并发症发生率进行比较[36]。两者的 PHLF 的发生率(10% 比 14%,OR=0.86)和 90 日病死率(9% 比 5%,OR=1.44)相似[36]。

在一项前瞻性随机试验中[30],所有病人(100 例 FLR/ESLV<30% 的 CRLM 病人)都接受了术前化疗,肿瘤缓解或至少病情稳定。ALPPS 和 TSH 组的平均 FLR/ESLV 值分别为 22% 和 21%。在 ALPPS 组的 48 例病人中,44 例(92%)达到满意的 FLR/ESLV 增长(30%),并在 14 日内完成 2 期肝切除术。相比之下,TSH 组(n=49)中的 13 例(27%)病人未获得足够的 FLR 增生,8 例病人(16%)因肿瘤进展而无法进行 2 期肝切除术。值得注意的是,其中 12 例(TSH 组的 24%)成功接受了挽救式 ALPPS(rescue ALPPS)治疗。前瞻性试验证实 ALPPS 的切除率更高(92% 比 57%,P<0.001),主要并发症发生率(43% 比 43%,P=0.99)和 90 日病死率(8% 比 6%,P=0.68)与 TSH 相似。

2. 肿瘤学结果　ALPPS 被认为是一种在肿瘤学方面可行的手术,因为它具有卓越的 FLR 诱导增生效果,能够对具有临界 FLR 体积的病人进行肿瘤切除。快速的 FLR 诱导增生缩短了两期间隔,并最大限度地减少了因肿瘤进展而导致的治疗失败。在免疫抑制和应激环境中将高负荷肿瘤留在体内仍然令人担忧,并且在刺激 FLR 增生同时可能引发残留肿瘤进展[37,38]。在 CRLM 的 TSH 手术中,影像学检查以及病理学检查(Ki－67 指数等)显示会导致肿瘤进展[39-42]。然而,在 ALPPS 病人中未观察到类似结果。K. Tanaka 等[33]比较两种方法中的 Ki－67 表达,显示 Ki－67 指数在 PVE 而不是 ALPPS 病人中显著增高。Katharina Joechle 等[43]研究发现肿瘤增殖和血管生成标志物在接受 ALPPS 和标准肝切除术的病人中相似。

ALPPS 协作组数据显示 CRLM 的 1 年和 2 年总生存率分别为 76% 和 62%[2],与 TSH 的大型系列研究结果相似[44]。大多数病例对照研究的适应证都存在肿瘤混杂,存在异质性,单纯的 CRLM 病人的比较研究仅限于两个小型回顾性系列研究。Francesca Ratti 等[26]比较了 12 例接受 ALPPS 的病人与 36 例

TSH,根据局部分期和肝肿瘤状态方面进行匹配。在 TSH 组脱落率最低(6%)的情况下,两者的一年总体生存率(92%比 94%)和无瘤生存率(67%比 80%)具有可比性,两组完成肿瘤切除的病人的 R0 切除率为 100%。

在 Rene Adam 等[34]报道的研究系列中,尽管肿瘤切除率较高(100%比 63%,*P*<0.001),但 ALPPS 组病人 2 年中位总体生存率较低(42%比 77%,*P*=0.006)。这一结果与 ALPPS 协作组数据(2 年总体生存率 62%)相比差别较大,因此必须谨慎解释。两组的 R0 切除率均较低(17.6%比 19.5%,*P*=0.67)。该系列中的大多数病人都早期复发(1 年 DFS:0 比 10%,*P*=0.21)。术前肿瘤处于晚期状态可能是主要原因。ALPPS 和 TSH 组分别有 6 例(35%)和 12 例(29%)病人有肝外转移,肝外转移的中位数为 10(Francesca Ratti 等系列中的 5 例)[26]。较差的肿瘤学结果可能是肿瘤侵袭性的结果,并非手术方法选择的结局。

最近,Per Sandstrom 等[30]报道的前瞻性随机对照试验结果显示:ALPPS 和 TSH 的 R0 切除率相当(77%比 57%,*P*=0.11),但尚未获得长期生存数据。由于 ALPPS 引入应用的时间不长,目前长期肿瘤学结果很少。ALPPS 的概念优势是否会转化为相对于 TSH 的实际优势仍未得到解答。

五、ALPPS 及“超”ALPPS:RAPID

对于 ALPPS 及其潜在的临床生理变化的更好理解,已经催生发明了更多新颖的手术并将其纳入肝移植领域。2015 年,来自挪威的外科医生描述了一种新的手术,称其为“肝切除联合 Ⅱ/Ⅲ 段部分肝移植的延期全肝切除术 (resection and partial segment 2/3 transplantation followed by delayed total hepatectomy,RAPID)”,用于治疗不可切除的双叶结直肠癌肝转移[45]。手术时,先切除肝脏的第 Ⅱ、Ⅲ 段,然后植入移植物(左外叶),同时结扎门静脉右支。2~3 周后,肝移植物获得足够的增生,将荷瘤肝脏完整切除。RAPID 是辅助肝移植与 ALPPS(门静脉结扎联合肝脏分隔)的结合。目前已报道了进一步的改良术式,包括使用部分活体供肝移植物[46],以及扩展应用到肝硬化肝脏[47]。尽管如此,该手术在很大程度上仍处于试验阶段,尤其是对于肝硬化肝脏,需要积累更多数据才能成为标准治疗。

六、结论

ALPPS 对肝切除术中不可切除的概念提出了挑战。它为 FLR 不足的病人提供了治愈的机会。这项新技术延伸了肝脏手术的极限,但是又因其高并发症发生率和病死率而饱受争议。ALPPS 手术死亡通常是肝切除术后肝功能衰竭的结果,可以通过仔细选择病人将其降至最低。老年病人承受重大手术的储备有限,CRLM 病人肝脏正常,是理想的 ALPPS 候选病人。胆管癌的 ALPPS 在技术上具有挑战,并且与术后结果较差相关。两期间血清胆红素和肌酐水平增高以及合并手术并发症可预测 2 期术后的病死率。FLR 的 KGR 和 HBS 检测也可指导 2 期手术决策,决定是否推迟或停止 2 期手术。与传统的 PVE 或 PVL TSH 相比,ALPPS 为 CRLM 提供了更高的切除率,而不会增加并发症或病死率。而在肿瘤获益方面,ALPPS 肿瘤切除率更高,具有比 TSH 明显的理论优势,不过仍需要进一步的前瞻性研究来确定长期结果。

(Albert Chan 著,彭远飞译)

参 考 文 献

[1] Schnitzbauer AA,Lang SA,Goessmann H,et al. Right portal vein ligation combined with in situ splitting induces rapid left lateral liver lobe hypertrophy enabling 2-staged extended right hepatic resection in small-for-size settings[J]. Ann Surg,

2012, 255(3): 405 − 414.

［ 2 ］ Schadde E, Ardiles V, Robles-Campos R, et al. Early survival and safety of ALPPS: first report of the International ALPPS Registry［J］. Ann Surg, 2014, 260(5): 829 − 836; discussion 836 − 838.

［ 3 ］ Schadde E, Raptis DA, Schnitzbauer AA, et al. Prediction of mortality after ALPPS stage-1: an analysis of 320 patients from the international ALPPS registry［J］. Ann Surg, 2015, 262(5): 780 − 785; discussion 785 − 786.

［ 4 ］ Balzan S, Belghiti J, Farges O, et al. The "50 − 50 criteria" on postoperative day 5: an accurate predictor of liver failure and death after hepatectomy［J］. Ann Surg, 2005, 242(6): 824 − 828, discussion 828 − 829.

［ 5 ］ Aloia TA. Insights into ALPPS［J］. Eur J Surg Oncol, 2015, 41(5): 610 − 611.

［ 6 ］ Cieslak KP, Olthof PB, van Lienden KP, et al. Assessment of liver function using ^{99m}Tc-mebrofenin hepatobiliary scintigraphy in ALPPS (associating liver partition and portal vein ligation for staged hepatectomy) ［ J ］. Case Rep Gastroenterol, 2015, 9(3): 353 − 360.

［ 7 ］ Truant S, Baillet C, Deshorgue AC, et al. Drop of total liver function in the interstages of the new associating liver partition and portal vein ligation for staged hepatectomy technique: analysis of the "auxiliary liver" by HIDA scintigraphy［J］. Ann Surg, 2016, 263(3): e33 − e34.

［ 8 ］ Sparrelid E, Jonas E, Tzortzakakis A, et al. Dynamic evaluation of liver volume and function in associating liver partition and portal vein ligation for staged hepatectomy［J］. J Gastrointest Surg, 2017, 21(6): 967 − 974.

［ 9 ］ Rahbari NN, Garden OJ, Padbury R, et al. Posthepatectomy liver failure: a definition and grading by the International Study Group of Liver Surgery (ISGLS)［J］. Surgery, 2011, 149(5): 713 − 724.

［10］ Linecker M, Stavrou GA, Oldhafer KJ, et al. The ALPPS risk score: avoiding futile use of ALPPS［J］. Ann Surg, 2016, 264(5): 763 − 771.

［11］ Shindoh J, Truty MJ, Aloia TA, et al. Kinetic growth rate after portal vein embolization predicts posthepatectomy outcomes: toward zero liver-related mortality in patients with colorectal liver metastases and small future liver remnant［J］. J Am Coll Surg, 2013, 216(2): 201 − 209.

［12］ Leung U, Simpson AL, Araujo RL, et al. Remnant growth rate after portal vein embolization is a good early predictor of post-hepatectomy liver failure［J］. J Am Coll Surg, 2014, 219(4): 620 − 630.

［13］ Kambakamba P, Stocker D, Reiner CS, et al. Liver kinetic growth rate predicts postoperative liver failure after ALPPS［J］. HPB (Oxford), 2016, 18(10): 800 − 805.

［14］ Serenari M, Collaud C, Alvarez FA, et al. Interstage assessment of remnant liver function in ALPPS using hepatobiliary scintigraphy: prediction of posthepatectomy liver failure and introduction of the HIBA index［J］. Ann Surg, 2018, 267(6): 1141 − 1147.

［15］ Alghamdi T, Viebahn C, Justinger C, et al. Arterial blood supply of liver segment IV and its possible surgical consequences［J］. Am J Transplant, 2017, 17(4): 1064 − 1070.

［16］ Li J, Girotti P, Königsrainer I, et al. ALPPS in right trisectionectomy: a safe procedure to avoid postoperative liver failure? ［J］. J Gastrointest Surg, 2013, 17(5): 956 − 961.

［17］ Hernandez-Alejandro R, Bertens KA, Pineda-Solis K, et al. Can we improve the morbidity and mortality associated with the associating liver partition with portal vein ligation for staged hepatectomy (ALPPS) procedure in the management of colorectal liver metastases? ［J］. Surgery, 2015, 157(2): 194 − 201.

［18］ Olthof PB, Coelen RJS, Wiggers JK, et al. High mortality after ALPPS for perihilar cholangiocarcinoma: case-control analysis including the first series from the international ALPPS registry［J］. HPB (Oxford), 2017, 19(5): 381 − 387.

［19］ D'Haese JG, Neumann J, Weniger M, et al. Should ALPPS be used for liver resection in intermediate-stage HCC? ［J］. Ann Surg Oncol, 2016, 23(4): 1335 − 1343.

［20］ Shoup M, Gonen M, D'Angelica M, et al. Volumetric analysis predicts hepatic dysfunction in patients undergoing major liver resection［J］. J Gastrointest Surg, 2003, 7(3): 325 − 330.

［21］ Ferrero A, Vigano L, Polastri R, et al. Postoperative liver dysfunction and future remnant liver: where is the limit? Results of a prospective study［J］. World J Surg, 2007, 31(8): 1643 − 1651.

［22］ Guglielmi A, Ruzzenente A, Conci S, et al. How much remnant is enough in liver resection? ［J］. Dig Surg, 2012, 29(1): 6 − 17.

［23］ Abulkhir A, Limongelli P, Healey AJ, et al. Preoperative portal vein embolization for major liver resection: a meta-analysis［J］. Ann Surg, 2008, 247(1): 49 − 57.

［24］ Shindoh J, Vauthey JN, Zimmitti G, et al. Analysis of the efficacy of portal vein embolization for patients with extensive liver malignancy and very low future liver remnant volume, including a comparison with the associating liver partition with portal vein ligation for staged hepatectomy approach[J]. J Am Coll Surg, 2013, 217(1): 126 – 133; discussion 133 – 134.

[25] Croome KP, Hernandez-Alejandro R, Parker M, et al. Is the liver kinetic growth rate in ALPPS unprecedented when compared with PVE and living donor liver transplant? A multicentre analysis [J]. HPB (Oxford), 2015, 17(6): 477 – 484.

[26] Ratti F, Schadde E, Masetti M, et al. Strategies to increase the resectability of patients with colorectal liver metastases: a multi-center case-match analysis of ALPPS and conventional two-stage hepatectomy[J]. Ann Surg Oncol, 2015, 22(6): 1933 – 1942.

[27] Chia DKA, Yeo Z, Loh SEK, et al. Greater hypertrophy can be achieved with associating liver partition with portal vein ligation for staged hepatectomy compared to conventional staged hepatectomy, but with a higher price to pay? [J]. Am J Surg, 2018, 215(1): 131 – 137.

[28] Matsuo K, Murakami T, Kawaguchi D, et al. Histologic features after surgery associating liver partition and portal vein ligation for staged hepatectomy versus those after hepatectomy with portal vein embolization[J]. Surgery, 2016, 159(5): 1289 – 1298.

[29] Rosok BI, Bjornsson B, Sparrelid E, et al. Scandinavian multicenter study on the safety and feasibility of the associating liver partition and portal vein ligation for staged hepatectomy procedure[J]. Surgery, 2016, 159(5): 1279 – 1286.

[30] Sandstrom P, Rosok BI, Sparrelid E, et al. ALPPS improves resectability compared with conventional two-stage hepatectomy in patients with advanced colorectal liver metastasis: results from a scandinavian multicenter randomized controlled trial (LIGRO Trial)[J]. Ann Surg, 2018, 267(5): 833 – 840.

[31] Ratti F, Cipriani F, Gagliano A, et al. Defining indications to ALPPS procedure: technical aspects and open issues[J]. Updates Surg, 2014, 66(1): 41 – 49.

[32] Chia DKA, Yeo Z, Loh SEK, et al. ALPPS for hepatocellular carcinoma is associated with decreased liver remnant growth [J]. J Gastrointest Surg, 2018, 22(6): 973 – 980.

[33] Tanaka K, Matsuo K, Murakami T, et al. Associating liver partition and portal vein ligation for staged hepatectomy (ALPPS): short-term outcome, functional changes in the future liver remnant, and tumor growth activity[J]. Eur J Surg Oncol, 2015, 41(4): 506 – 512.

[34] Adam R, Imai K, Castro Benitez C, et al. Outcome after associating liver partition and portal vein ligation for staged hepatectomy and conventional two-stage hepatectomy for colorectal liver metastases[J]. Br J Surg, 2016, 103(11): 1521 – 1529.

[35] Schadde E, Ardiles V, Slankamenac K, et al. ALPPS offers a better chance of complete resection in patients with primarily unresectable liver tumors compared with conventional-staged hepatectomies: results of a multicenter analysis[J]. World J Surg, 2014, 38(6): 1510 – 1519.

[36] Zhou Z, Xu M, Lin N, et al. Associating liver partition and portal vein ligation for staged hepatectomy versus conventional two-stage hepatectomy: a systematic review and meta-analysis[J]. World J Surg Oncol, 2017, 15(1): 227.

[37] Fernando A, Alvarez VA, Eduardo de Santibañes. The ALPPS approach for the management of colorectal carcinoma liver metastases[J]. Current Colorectal Cancer Reports, 2013, 9(2): 168 – 177.

[38] Aloia TA, Vauthey JN. Associating liver partition and portal vein ligation for staged hepatectomy (ALPPS): what is gained and what is lost? [J]. Ann Surg, 2012, 256(3): e9; author reply e16 – e19.

[39] de Graaf W, van den Esschert JW, van Lienden KP, et al. Induction of tumor growth after preoperative portal vein embolization: is it a real problem? [J]. Ann Surg Oncol, 2009, 16(2): 423 – 430.

[40] Kokudo N, Tada K, Seki M, et al. Proliferative activity of intrahepatic colorectal metastases after preoperative hemihepatic portal vein embolization[J]. Hepatology, 2001, 34(2): 267 – 272.

[41] Hoekstra LT, van Lienden KP, Doets A, et al. Tumor progression after preoperative portal vein embolization[J]. Ann Surg, 2012, 256(5): 812 – 817; discussion 817 – 818.

[42] Pamecha V, Levene A, Grillo F, et al. Effect of portal vein embolisation on the growth rate of colorectal liver metastases [J]. Br J Cancer, 2009, 100(4): 617 – 622.

[43] Joechle K, Moser C, Ruemmele P, et al. ALPPS (associating liver partition and portal vein ligation for staged hepatectomy) does not affect proliferation, apoptosis, or angiogenesis as compared to standard liver resection for colorectal liver metastases[J]. World J Surg Oncol, 2017, 15(1): 57.

[44] Brouquet A, Abdalla EK, Kopetz S, et al. High survival rate after two-stage resection of advanced colorectal liver metastases: response-based selection and complete resection define outcome [J]. J Clin Oncol, 2011, 29(8): 1083 – 1090.

［45］ Lim C, Turco C, Balci D, et al. Auxiliary liver transplantation for cirrhosis：from APOLT to RAPID：a scoping review［J］. Ann Surg, 2022, 275(3)：551－559.

［46］ Königsrainer A, Templin S, Capobianco I, et al. Paradigm shift in the management of irresectable colorectal liver metastases：living donor auxiliary partial orthotopic liver transplantation in combination with two-stage hepatectomy（LD-RAPID）［J］. Ann Surg, 2019, 270(2)：327－332.

［47］ Balci D, Kirimker EO, Bingol KM, et al. A new approach for increasing availability of liver grafts and donor safety in living donor liver transplantation：LD-RAPID procedure in the cirrhotic setting with hepatocellular carcinoma［J］. Liver Transpl, 2021, 27(4)：590－594.

第八章 基于 ALPPS 肝脏分隔技术的肝癌"双转化"治疗理念与技术

以手术为主的综合治疗是肝细胞癌(hepatocellular carcinoma，HCC)治疗的主要模式，但由于 HCC 早期诊断率低，导致大多数病人就诊时已是中晚期，丧失手术根治机会。据文献报道，仅 20%～30% HCC 病人在初诊时具有手术切除机会。不能切除的主要原因首先是由于肿瘤分期太晚，手术切除不能获益或疗效劣于其他综合治疗，其次是剩余肝(future liver remnant，FLR)不足和肝功能失代偿。目前指南推荐无基础肝病者 FLR/SLV(standard liver volume，标准肝体积)需大于 20%，而合并基础肝病者 FLR/SLV 需大于 30%[1,2]。为解决 FLR 不足所致的肝癌不可切除问题，早期通常采用患侧门静脉栓塞(portal vein embolization，PVE)技术来增加 FLR 体积，但是需要等待肝增生的时间较长，增生幅度也较小。2007 年 Hans J. Schlitt 等率先施行了联合肝脏分隔和门静脉结扎的分期肝切除术，2012 年该术式被命名为 ALPPS(associating liver partition and portal vein ligation for staged hepatectomy)[3]。该术式联合患侧肝脏的门静脉结扎和肝实质分隔，能快速促进 FLR 生长，提高了切除率。一项系统回顾[5]发现，对于 HCC 病人，行 ALPPS，平均 11.1 日 FLR 的增长率可达 54.9%，98% 病人可完成第二步肝切除术，总并发症 38% 左右，3 年总生存率(OS)高达 60.2%[6]，5 年 OS 达到 46.8%[7]。

尽管 ALPPS 提高了部分中晚期肝癌的切除率和生存率，但是 2 期手术时肿瘤负荷仍然很大，手术切除后复发率仍然较高，这就需要结合其他综合治疗的措施来降低复发率和进一步提高生存率。因此，我们设计基于 ALPPS 1 期的肝脏分隔技术，在门静脉结扎和肝实质离断后，联合靶向治疗、免疫治疗和局部介入治疗(如肝动脉化疗栓塞 transarterial chemoembolisation，TACE/肝动脉灌注化疗 hepatic arterial infusion chemotherapy，HAIC)降低肿瘤负荷，待 FLR 体积充分增生及功能完善后再择期实施 2 期切除，初步的探索表明，在 1 期手术后联合系统及局部治疗的相对择期的 ALPPS，可以实现肿瘤负荷降低及 FLR 充分增生的"双转化"目标，获得更安全的围手术期结果、更高的手术切除率和更长的生存期。

一、双转化的理念

不论是以提高 FLR 体积进而提高切除率的传统 ALPPS/PVE 技术，还是近几年来随着系统治疗进步而发展起来的肝癌转化/降期治疗，都存在一定的局限。一方面，传统 ALPPS 需要在短期内实施两期手术，创伤大，尽管提高了手术切除率，对于肿瘤负荷大，特别是合并肉眼癌栓的病人，复发率高。而以靶免治疗为主的肝癌转化治疗平均转化切除率也只有 15%～30%。《肝癌转化治疗中国专家共识(2021版)》[9]明确指出：初始不可切除的肝癌的转化治疗需要进行外科学的转化和肿瘤学的转化。尤其是中国肝癌分期(China liver cancer staging，CNLC)Ⅱb 和Ⅲa 期且合并 FLR 不足的病人，同时进行 FLR 体积的提升和降低肿瘤负荷的双转化治疗模式有望提高手术切除率的同时提高中长期生存率。

二、双转化的技术

根据双转化的理念，其技术应该包括两个方面，一方面是增加 FLR 体积的技术，主要基于 ALPPS 1

期的肝脏分隔技术;另一方面是肿瘤降期转化技术,主要基于靶免联合 TACE/HAIC 的综合治疗模式,在双转化治疗的实践中需要把以上两种技术有机结合起来,从而获得最低的肿瘤负荷,最优的功能性肝体积,实现围手术期安全和中长期获益。

1. 基于 ALPPS 1 期手术的门脉结扎和肝脏分隔技术 传统的 ALPPS 的肝脏分隔技术有两大主要优势,其一是经过门静脉分支结扎和肝实质分隔后健侧肝脏短时间内迅速增生,相比于 PVE,其肝增生效率更高,切除率也更高;其二是经过了门静脉分支结扎和肝实质分隔,理论上阻断了患侧肝脏肿瘤沿门静脉播散到健侧的途径,保证了健侧肝脏的相对无瘤状态。我们的实践发现,经过门静脉分支结扎和肝实质分隔后,健侧肝脏即使在患侧肝肿瘤进展的情况下依然能够在相当长的时间保持相对的无瘤状态,最长的可延续到 ALPPS 1 期术后 7 年(图 8-1)。

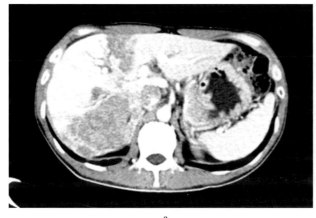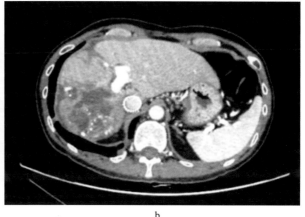

a	b

图 8-1 ALPPS 1 期术后健侧肝脏长时间保持无瘤状态

a. 左右半肝多发肝细胞癌伴下腔静脉及门静脉右支癌栓(2014 年初诊时);b. 门静脉右支结扎+左外叶肝实质分隔+下腔静脉支架植入后 7 年(2021 年),左外叶增生并保持无瘤状态

传统 ALPPS 一般在 1 期术后 2~3 周时行 2 期手术,同样面临两个主要风险:一个是外科学方面的风险,即短期内 2 次手术所带来的创伤[4],此外由于肝硬化的原因,肝脏增生能力受到影响,部分病人健侧肝脏并不能如期增生从而达到理想的 FLR,即使是短期内快速增生的肝脏其功能未必完善,这也导致部分病人在完成 1 期手术后没有机会完成 2 期手术;其二是肿瘤学的风险,两次手术的创伤造成免疫功能低下可能促进肿瘤的播散和转移,同时,即使能够完成 2 期手术,由于巨大的肿瘤负荷和脉管癌栓的存在,术后的复发率较高,影响了病人的长期生存。

因此,如何发挥 ALPPS 的优势并规避其风险,是我们在双转化技术探索中所必须考虑的问题。

2. 基于靶免联合 TACE/HAIC 治疗模式的肿瘤降期转化治疗 近年来,肝癌的综合治疗理念及药物得到了长足发展。尤其是仑伐替尼等新一代抗血管生成药物的问世、免疫治疗的应用以及多种治疗手段的序贯联合,使得晚期 HCC 生存期明显延长,如单独免疫治疗也可获得 56.6% 的疾病控制率(disease control rate, DCR)和 17.3% 的客观反应率(objective response rate, ORR)[10],常见的"靶免"组合(靶向治疗+免疫治疗)其 ORR 高达 45.5%,DCR 达到 81.8%[11],破解了以往晚期 HCC 治疗的困境,创造了更多治疗组合。又如 HAIC 联合靶向、免疫方案(三联疗法)取得 15.9~18 个月的中位 OS,DCR 高达 77.6%~92.6%,ORR 达到 40%~63%[12,13]。多维度联合,多模式序贯,多学科协作是肝癌转化治疗的主流模式,使得一部分初始不可切除的中晚期肝癌转化为可切除的肝癌,并且降低了复发率,提高了长期生存率。

同样,单纯肿瘤转化治疗也面临一些困境,其一是获益人群的筛选缺乏明确的指引,而且高客观缓解率的方案并不能带来更高的长期生存率。其二,目前转化切除率并不高,仅15%~30%左右,除了肿瘤学的因素,还有相当一部分是由于外科学的因素导致无法切除,如FLR不足和肝储备功能。其三是转化治疗过程中药物也会带来肝损害、耐药和肿瘤转移进展导致无法切除。

为了获得更安全的围手术期结局和更长的OS,对ALPPS 1期门静脉分支结扎和肝实质分隔术后2~3周FLR不足的病人给予靶免治疗(若FLR足够,则行经典ALPPS 2期肝切除),4周后根据病人肝功能及全身情况再实施患肝的TACE/HAIC治疗,如此3~6个周期,每两个周期评估一次,待肿瘤明显缓解,FLR体积和功能足够完善,再行2期手术切除患侧肝(图8-2),使传统ALPPS 1期后FLR增长不足的病人有机会过渡到低肿瘤负荷和充足FLR的状态并顺利完成2期手术切除肿瘤,实现从外科学到肿瘤学的双转化目标。

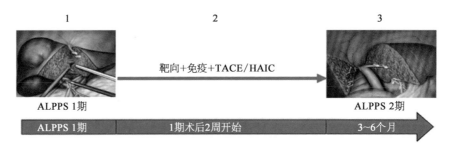

图8-2 肝癌双转化治疗的技术路线

三、肝癌双转化治疗中需要关注的问题

(一)双转化的目标人群选择

双转化的肝肿瘤病人目标人群为ALPPS 1期门静脉分支结扎和肝实质分隔术后2~3周FLR不足的病人(图8-3)。如图8-3的病人是一例双转化成功的典型病例。

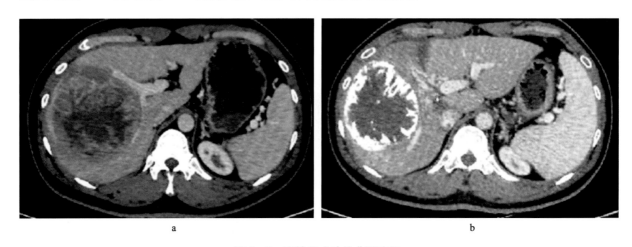

图8-3 双转化成功的典型病例

a. HCC病人初诊时HCC肿瘤巨大,FLR/SLV:24%;b. 1期ALPPS后2周FLR仍然未达到切除的安全范围,经过双转化治疗后20周,肿瘤缩小,活性降低,FLR/SLV:48%

图8-4的肝癌病人合并门静脉右支癌栓(CNLC-Ⅲa期)同时FLR不足。病人合并大血管侵犯,预后不良,中位生存期仅6.9个月左右,1年生存期仅12%[14],这类病人控制癌栓向主干和对侧进展,是保障综合治疗顺利进行的关键。ALPPS 1期手术对门静脉结扎并分隔肝脏,物理阻断这类病人癌栓向健侧生长,再结合综合治疗降期以提高切除率和生存率。

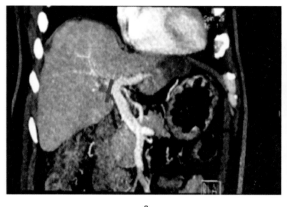
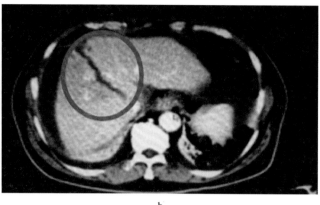

a   b

图 8-4 门脉右支癌栓伴左肝体积不足,行门静脉右支结扎(a)+肝实质分隔(b)

图 8-5 的 HCC 病人多发肿瘤病灶(CNLC-Ⅱa 期),右侧主瘤合并左肝寡转移子灶。在同时施行肝肿瘤切除而 FLR 不足的情况下,可以采用双转化治疗模式,先行主瘤侧门静脉结扎和左右肝实质离断分隔,同时切除左侧子灶,1 期手术 2 周后 FLR 增生仍未达到切除要求,遂开始靶免联合 TACE/HAIC 治疗,待主瘤缩小,左侧肝脏增生且没有新的子灶出现再实施主瘤侧的肝脏切除。

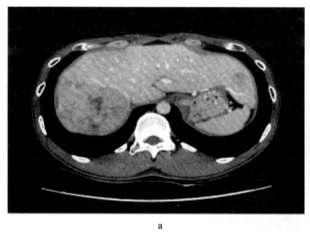
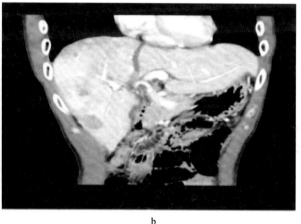

a   b

图 8-5 合并肝脏保留侧 HCC 寡转移灶的双转化病例
a. 肝右叶巨块型 HCC 合并左侧寡转移;b. 行门静脉右支结扎+肝实质分隔+左叶病灶切除

(二)手术时机的选择

双转化治疗过程中手术时机的选择需要从外科学和肿瘤学两方面同时进行评估。

如果 ALPPS 1 期手术后,FLR 增长到 40% 以上,吲哚菁绿试验 R15 下降到 10% 以下者,是较安全的外科学条件,需尽快行 2 期手术,以避免靶免治疗影响肝功能以及肿瘤进展导致失去手术切除的机会。

1 期手术 2~3 周后 FLR 未增长达到安全范围的病人,可进行肿瘤综合治疗,再定期行外科学及肿瘤学双重评估,如果外科学条件满足,需尽快手术,以免贻误手术时机。如果肿瘤达到 mRECIST 标准[15]的完全缓解\部分缓解\明显病理学缓解、癌栓退缩失活、转移灶消失、无远处转移,可认为达到较理想肿瘤学降期要求,手术切除后可能获得更长的生存时间。较为理想的是,外科学条件与肿瘤学条件同时具备,如此施行手术将有望获得更好的中远期生存期。如外科学条件不满足,即使肿瘤学获得缓解,则无法进行 2 期手术,需继续进行系统治疗,直到外科学条件达到为止。

（三）双转化治疗的初步临床结果

本中心从 2013—2021 年共完成 56 例 HCC 病人的 ALPPS,根据是否应用双转化技术而分为双转化组和单纯 ALPPS 组,结果提示双转化组 2 期切除率 97%,优于单纯 ALPPS 组,1、3 年生存率可高达 91.7%、73.3%,亦优于单纯 ALPPS(分别为 77.1%、47.5%),提示双转化可提高转化切除率及短期、中期生存率,但仍需多中心大样本量进一步验证。

（四）安全性及改善策略

ALPPS 围手术期安全性一直是本领域关注的焦点问题。传统开腹 ALPPS 两期手术间隔较短,2~3 周即对病人产生 2 次手术打击,健侧肝脏体积虽获得快速增生,但可能存在炎症及损伤造成的病理性增生,而功能性肝脏单位增长缓慢,故而该术式开展初期导致了较高的并发症发生率及病死率,如何提高全流程安全性也是临床实践中的关注焦点。随着 ALPPS 技术的进步和病人适应证的把握改善,ALPPS 的围手术期并发症发生率和病死率已经大大降低。

1. ALPPS 1 期/2 期手术微创化　随着外科技术及理念的发展,微创手术已经成为某些术式的主流选择。微创手术具有创伤小、恢复快、并发症发生率低等优势。然而针对 ALPPS 的两期手术均行微创者鲜有大宗病例报道。本中心自 2013 年 8 月 15 日施行第一例腹腔镜 ALPPS 治疗肝癌病人后,截至 2022 年底共完成 45 例腹腔镜 ALPPS 1 期及 25 例腹腔镜 ALPPS 2 期,1 期术后仅 3 例发生严重并发症,2 期术后仅 2 例发生严重并发症。发生并发症的病例主要发生在腔镜 ALPPS 开展初期,后期均无严重并发症发生及围手术期死亡病例。这与意大利多中心研究结果类似,该研究分析 12 家医院 ALPPS 病例,发现微创手术与开放手术相比,术后住院时间更短、并发症发生率及病死率更低[17]。建议经验丰富的腹腔镜中心可常规开展。

2. 损伤控制　对于明显肝硬化及肝功能较差者,围手术期并发症发生率较高,控制手术创伤是获得术后良好恢复的关键。采用微创技术分隔左右肝脏较为彻底,但是也存在出血和胆漏的风险,如果病人条件不允许,则可采用射频消融或微波消融技术分隔肝脏以控制损伤(图 8-6),联合门静脉分次结扎以减少肝功能受到剧烈打击,尤其是患侧肝脏门静脉分支较粗者,可术中采用 7#丝线结扎门静脉 50%~70% 血流,术后采用 X 线引导下补充门静脉栓塞,既可减少门静脉复通,也可更好保护肝功能,减少患侧肝脏缺血、坏死、感染等。

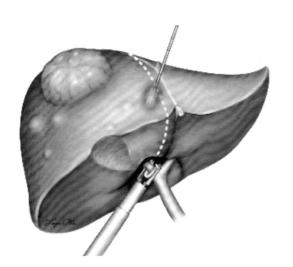
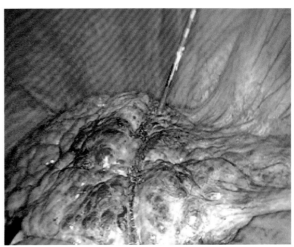

图 8-6　肝硬化病人行腹腔镜门静脉右支结扎+左右半肝肝实质微波消融分隔

对于 ALPPS 1 期术后经历了 TACE/HAIC 联合靶免治疗的病人,2 期手术中最大的风险是离断患侧肝蒂时左右肝管汇合部损伤狭窄。在 1 期手术和 TACE/HAIC 的作用下,肝门区会出现炎症增厚,离断右侧肝蒂时应尽量对右前、右后肝蒂分别进行离断,或借助 ICG 荧光显像的方法,确保胆管汇合部的安全。

3. 严重不良事件(severe adverse event, SAE)的监测和处理　严重不良事件主要包括肝功能不全、免疫相关性肝炎、免疫相关性肺炎、免疫相关性心肌炎等可能威胁病人生命的并发症,主要与多重系统及局部治疗方案对肝功能损伤、患侧入肝血流的减少、免疫应答等有关。虽然 SAE 发生率较低,但发生后病情严重且随时可能危及生命、影响后续治疗,因而在综合治疗期间,需严密监视病人症状、体征、心肝肺肾功能等,根据不良反应发生程度及时调整治疗方案,反应较轻者及时降低药物使用剂量并联合护肝药物等,反应较重(3 级以上),需及时停药,并进行护肝、血液净化、免疫调节、激素等治疗,待功能恢复正常后再决定下一步治疗方案。

(五) 先分隔肝脏还是先行降低肿瘤负荷的转化治疗?

随着肝癌系统治疗的进步,肝癌转化治疗逐渐成为初始不可切除肝癌的重要治疗手段。研究发现,靶免治疗的转化切除率可达 42.4%[11],靶免治疗联合 HAIC/TACE 后(三联疗法)取得 15.9～18 个月的中位 OS,DCR 高达 83%～92.6%[13,18]。因而,采用"双转化"治疗还是单纯转化治疗也是当前关注的焦点之一。

笔者认为,从目前研究结果可知,单纯转化切除成功率并不高,肿瘤应答率也在 30%～50% 之间,因而大量病例无法预测疗效且合并一定的 SAE。对于无应答病例,肿瘤将面临局部进展、向健侧转移、全身转移等情况,同时综合治疗会损伤肝功能。而双转化治疗中的 1 期肝脏分隔联合门静脉结扎技术将产生物理性的阻挡效应,特别是对于合并门静脉分支癌栓的病人,可以阻止肿瘤及癌栓沿门静脉血流持续向门脉主干和健侧侵犯转移,即使肿瘤在患侧出现进展,也很好地保护健侧肝脏(图 8-7),并在 FLR 增长的等待期,逐渐进行多维度联合、多模式序贯的综合治疗措施,在理论及实践中均提示其具有更安全、转化率更高、生存期更长等优势,当然,需要更大范围应用并进一步分析长期效果来证实双转化的临床意义。

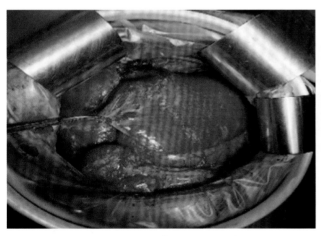
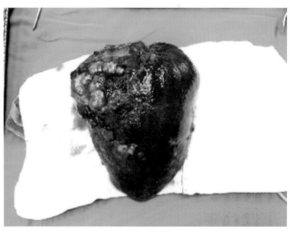

a　　　　　　　　　　　　　　　　　　　　b

图 8-7　ALPPS 1 期术后 5 个月行 2 期切除(a),右肝肿瘤(b)出现进展,
但分隔的左肝一直保持无瘤状态,至今无瘤生存 7 年

四、展望

双转化治疗是以 ALPPS 为中心的综合治疗模式。对于 ALPPS 1 期手术后 2 周 FLR 增生不足之 HCC 病人,提供了根治性切除的希望。未来还需前瞻性、多中心大样本研究以更好地评估其安全性、有效性。同时还需重视系统治疗的疗效及超进展、SAE 的预测。开发新的血清学标志物或免疫应答预测

分子以更好地指导双转化治疗方案或药物选择,同时对基于肝脏的分隔效应展开基础研究,探索肝脏分隔对肿瘤免疫微环境甚至肿瘤微生态的影响,为双转化的理念与技术提供更加科学的证据支持。

(陈亚进　谢智钦　商昌珍)

参 考 文 献

[1] Benson AB, D'Angelica MI, Abbott DE, et al. Hepatobiliary cancers, version 2.2021, NCCN clinical practice guidelines in oncology[J]. J Natl Compr Canc Netw, 2021, 19(5): 541 – 565.

[2] 中华人民共和国国家卫生健康委员会医政医管局. 原发性肝癌诊疗指南(2022 年版)[J]. 中华消化外科杂志, 2022, 21(2): 143 – 168.

[3] Schlitt HJ, Hackl C, Lang SA. 'In-situ split' liver resection/ALPPS — historical development and current practice[J]. Visc Med, 2017, 33(6): 408 – 412.

[4] Schnitzbauer AA, Lang SA, Goessmann H, et al. Right portal vein ligation combined with in situ splitting induces rapid left lateral liver lobe hypertrophy enabling 2-staged extended right hepatic resection in small-for-size settings[J]. Ann Surg, 2012, 255(3): 405 – 414.

[5] Charalel RA, Sung J, Askin G, et al. Systematic reviews and meta-analyses of portal vein embolization, associated liver partition and portal vein ligation, and radiation lobectomy outcomes in hepatocellular carcinoma patients[J]. Curr Oncol Rep, 2021, 23(11): 135.

[6] Wang Z, Peng YF, Hu JW, et al. Associating liver partition and portal vein ligation for staged hepatectomy for unresectable hepatitis B virus-related hepatocellular carcinoma: a single center study of 45 patients[J]. Ann Surg, 2020, 271(3): 534 – 541.

[7] Chan A, Zhang WY, Chok K, et al. ALPPS versus portal vein embolization for hepatitis-related hepatocellular carcinoma: a changing paradigm in modulation of future liver remnant before major hepatectomy[J]. Ann Surg, 2021, 273(5): 957 – 965.

[8] Li SH, Zhong C, Li Q, et al. Neoadjuvant transarterial infusion chemotherapy with FOLFOX could improve outcomes of resectable BCLC stage A/B hepatocellular carcinoma patients beyond Milan criteria: an interim analysis of a multi-center, phase 3, randomized, controlled clinical trial[J]. Journal of Clinical Oncology, 2021, 39(15_suppl): 4008.

[9] 中国抗癌协会肝癌专业委员会转化治疗协作组.肝癌转化治疗中国专家共识(2021 版)[J].中华消化外科杂志, 2021,20(6): 600 – 616.

[10] Voutsadakis IA. PD – 1 inhibitors monotherapy in hepatocellular carcinoma: meta-analysis and systematic review[J]. Hepatobiliary Pancreat Dis Int, 2019, 18(6): 505 – 510.

[11] 张雯雯,胡丙洋,韩骏,等.PD – 1 抑制剂与多靶点酪氨酸激酶抑制剂联合方案用于进展期肝癌转化治疗研究的初步报告[J].中华肝胆外科杂志,2020,26(12): 947 – 948.

[12] Mei J, Tang YH, Wei W, et al. Hepatic arterial infusion chemotherapy combined with PD – 1 inhibitors plus lenvatinib versus PD – 1 inhibitors plus lenvatinib for advanced hepatocellular carcinoma[J]. Front Oncol, 2021, 11: 618206.

[13] Liu BJ, Gao S, Zhu X, et al. Real-world study of hepatic artery infusion chemotherapy combined with anti – PD – 1 immunotherapy and tyrosine kinase inhibitors for advanced hepatocellular carcinoma[J]. Immunotherapy, 2021, 13(17): 1395 – 1405.

[14] Cabibbo G, Maida M, Genco C, et al. Natural history of untreatable hepatocellular carcinoma: a retrospective cohort study[J]. World J Hepatol, 2012, 4(9): 256 – 261.

[15] Eisenhauer EA, Therasse P, Bogaerts J, et al. New response evaluation criteria in solid tumours: revised RECIST guideline (version 1.1)[J]. Eur J Cancer, 2009, 45(2): 228 – 247.

[16] Lv JH, Chen WZ, Li YN, et al. Should associating liver partition and portal vein ligation for staged hepatectomy be applied to hepatitis B virus-related hepatocellular carcinoma patients with cirrhosis? A multi-center study[J]. HPB, 2022, 24(12): 2175 – 2184.

[17] Serenari M, Ratti F, Zanello M, et al. Minimally invasive stage 1 to protect against the risk of liver failure: results from the hepatocellular carcinoma series of the associating liver partition and portal vein ligation for staged hepatectomy Italian registry[J]. J Laparoendosc Adv Surg Tech A, 2020, 30(10): 1082 – 1089.

[18] Mei J, Li SH, Li QJ, et al. Anti – PD – 1 immunotherapy improves the efficacy of hepatic artery infusion chemotherapy in advanced hepatocellular carcinoma[J]. J Hepatocell Carcinoma, 2021, 8: 167 – 176.

第九章 ALPPS 术后并发症的预防和处理

联合肝脏分隔和门静脉结扎的二步肝切除术(ALPPS)通过离断肝脏组织和结扎患侧门静脉的方法,使得健侧剩余肝脏能够迅速生长至所需体积,而后进行二步切除患侧病灶和肝脏,从而尽可能避免剩余肝(FLR)体积不足引起术后肝功能不全乃至衰竭等情况发生。传统外科手术需要保留足够的 FLR以确保术后安全,因此当肿瘤散在多发、肿瘤巨大等原因导致 FLR 不足时无法进行传统肝脏切除。而ALPPS 凭借其自身特点,突破了部分传统肝脏手术的限制,进而扩大了外科手术治疗肝脏肿瘤的适应证。但 ALPPS 由于相对激进的手术干预,导致其围手术期并发症和病死率也相对较高,有早期的多中心研究报道 ALPPS 围手术期并发症发生率达到了 68%[1]。在 ALPPS 不断应用于临床的过程中,各大中心也积累了更多的经验,在诸如适应证选择、手术式式的改进(包括 1 期肝脏离断技术的改进、微创技术的引入等)、2 期手术的时机选择等方面都有了观念的改进和技术的进步。这些宝贵的经验和进步为降低 ALPPS 围手术期并发症率提供了重要的基础。各大中心的研究者对 ALPPS 的应用也更加成熟。

近 30 年前 Pierre Alain Clavien 等总结了大宗($n=650$)胆囊切除术病人的数据,提出了手术并发症分级系统,将手术并发症分为 Ⅰ ~ Ⅳ 级,严重程度逐级加重,Ⅳ 级并发症相当于临床死亡[2]。而后Daniel Dindo 等[3]基于 Clavien 的术后并发症分级系统,作了进一步的分级改良,将术后并发症分为 Ⅴ级,共分为 Ⅰ、Ⅱ、Ⅲa、Ⅲb、Ⅳa、Ⅳb、Ⅴ,共 5 个等级,并发症的严重程度和所需要治疗的强度依次提升,Ⅴ 级相当于临床死亡。该研究[3]前瞻性地设计了 6 336 例在该中心手术的病人进行验证,发现该分级标准能对超过 90% 的手术病人术后并发症进行正确有效分级[3]。由此 Clavien‒Dindo 外科术后并发症分级系统基本成型。由于具有概念简单易于掌握、可重复性好的特点,外科术后并发症分级多引用该系统(表 9‒1、表 9‒2)。Clavien‒Dindo 术后并发症分级系统同样适用于 ALPPS 术后并发症的分级。

表 9‒1 Clavien‒Dindo 手术并发症分级

分　级	手术并发症
Ⅰ	不需要药物治疗或手术、内镜和放射治疗的异常情况 镇吐、解热、镇痛、利尿剂、电解质等药物治疗和物理治疗 在床边开放感染的伤口
Ⅱ	需要使用上述治疗 Ⅰ 级并发症以外的其他药物治疗的并发症 输血、全肠外营养
Ⅲ	需要外科、内镜或放射治疗的并发症
Ⅲa	不需要全身麻醉

分　　级	手 术 并 发 症
Ⅲb	需要全身麻醉
Ⅳ	危及生命的并发症(包括中枢神经系统并发症,如脑出血、缺血性脑卒中、蛛网膜下腔出血,但不包括短暂性脑缺血发作),需要 IC/ICU 管理
Ⅳa	单器官功能障碍(包括透析)
Ⅳb	多器官功能损伤
Ⅴ	死亡

注：后缀"d",如果病人在出院时有并发症(见表9-2中的例子),相应的并发症等级应加上后缀"d";这个标签表明需要随访以充分评估并发症。

表 9 - 2　Clavien - Dindo 分级系统的主要临床参数

分　　级	累 及 脏 器	主 要 临 床 参 数
Ⅰ	心脏	房颤需要纠正血钾水平
	呼吸系统	需要物理治疗的肺不张
	神经系统	不需要治疗的暂时的精神错乱
	胃肠道	非感染性腹泻
	肾脏	短暂性血清肌酐升高
	其他	需要在床边切开治疗的伤口感染
Ⅱ	心脏	心动过速需要 β 受体阻滞剂
	呼吸系统	需要用抗生素治疗的肺炎
	神经系统	需要抗凝治疗的短暂性脑缺血发作(TIA)
	胃肠道	需要用抗生素的感染性腹泻
	肾脏	需要用抗生素的尿路感染
	其他	与Ⅰ级相同,但随后因为额外的蜂窝织炎感染需要抗生素治疗
Ⅲa	心脏	需要在局部麻醉下植入起搏器的慢速心律失常
	胃肠道	肝切除术后需要经皮穿刺引流
	肾脏	肾移植术后输尿管狭窄需要支架植入术治疗
	其他	在开放房间局部麻醉闭合开裂的未感染伤口
Ⅲb	心脏	需要开窗的胸外科手术后的心包填塞
	呼吸系统	需要手术封闭的胸部手术后支气管胸膜瘘
	胃肠道	下行直肠吻合术(descendorectostomy)后吻合口漏,需重新切开
	肾脏	需手术治疗的肾移植术后输尿管狭窄
	其他	伤口感染导致小肠外翻
Ⅳa	心脏	心力衰竭导致低输出综合征
	呼吸系统	肺衰竭需要插管
	神经系统	缺血性卒中/脑出血
	胃肠道	坏死性胰腺炎
	肾脏	肾功能不全需要透析

分　级	累 及 脏 器	主要临床参数
IVb	心脏	与IVa 级相同,但合并肾功能衰竭
	呼吸系统	与IVa 级相同,但合并肾功能衰竭
	神经系统	缺血性卒中/脑出血伴呼吸衰竭
	胃肠道	与IVa 级相同,但合并血流动力学不稳定
	肾脏	与IVa 级相同,但合并血流动力学不稳定

注:后缀"d",心脏,心肌梗死后心功能不全(Ia-d);呼吸系统,胸管放置后大出血行全肺切除术后呼吸困难(III-d)。

ALPPS 与传统肝脏切除手术虽在术式上有所不同,但仍然是针对肝脏器官的手术,术后并发症的类型与传统肝脏手术大致相同,但在不同并发症发生率上有其自身特点。

一、胆漏

国际肝脏外科研究组将肝脏术后胆漏定义为肝脏术后 3 日以后,腹腔引流液胆红素浓度与同期血清水平相比较超过 3 倍以上或因胆汁性腹膜炎需要介入或二次手术治疗。胆漏分为 A、B、C 共 3 级:A 级,是指可能仅在影像学检查中发现,不需要临床干预,腹腔引流时间不超过 1 周的胆漏。这一程度的胆漏往往表现为腹腔引流液的量及胆红素浓度持续降低,但也可能因此增加住院天数。B 级,是指需要临床干预但不需要再次开腹手术处理的胆漏。此类胆漏病人往往伴发热、腹部不适等临床症状,一般都需要临床干预措施,如抗生素使用、内镜或影像学引导下的引流措施等。有些病人可能需要带管出院,且住院天数也会延长。C 级,是最严重的术后胆漏,病人需要再次行开腹手术进行胆漏外科缝合和腹腔积液清除,术后可能仍需腹腔冲洗。此类病人往往伴随严重的临床症状,如腹部剧烈疼痛、发热及胆汁性腹膜炎的体征,并伴随多器官功能衰竭,需要进入 ICU 治疗[4]。

就 ALPPS 而言,胆漏最主要来自肝脏创面,其他包括近肝门肝管漏、胆囊管残端漏、T 管处胆漏等。早期的一些研究显示,胆漏是 ALPPS 术后最常见的并发症之一,尽管不同的中心术后胆漏发生率有所差异,平均发生率在 20% 左右[5]。一项大宗(n = 501)的临床回顾性研究显示,ALPPS、肝脏大部切除以及胆肠吻合术这三种术式与肝脏术后发生胆漏显著相关,且术后胆漏与手术部位感染、术后肝功能衰竭、术后出血以及术后 90 日病死率显著相关[6]。ALPPS 术后出现胆漏主要是来自肝脏创面,术者通常可以使用脂肪乳、亚甲蓝等从胆道残端注入,术中检查创面是否存在胆漏,并予以修补(图 9-1~图 9-4)。另外,经典的 ALPPS,其肝脏离断的位置在肝圆韧带附近,导致IV段肝脏实质缺血,继而发生坏死,出现胆漏、出血等情况,因此有学者主张实行经典 ALPPS 时,将IV段肝脏切除[7]。临近肝门的大胆道或胆囊管残端等发生胆漏,则需要术者做到解剖清晰,操作仔细严谨,以避免胆漏发生。大胆道的胆漏通常可以通过内镜逆行性胆管胰管造影术(endoscopic retrograde cholangiao-pancreatography, ERCP)进行诊断。有些病人术后胆漏(A 级)可以无症状,仅在留置的腹腔引流中(图 9-5、图 9-6)或胆道造影时发现,这些胆漏无须治疗。部分大胆道引起的胆漏(B 级)可通过内镜行鼻胆管引流,腹腔内的胆汁可经皮穿刺置管引流[8]。对于 ALPPS 1 期术后出现胆漏的情况,一些改良的手术方式如部分肝组织离断法、绕肝止血带法、射频消融或微波消融替代肝组织离断法等,通过减少或避免肝实质组织的离断,减少了 1 期术后手术创面面积,从而降低术后胆漏的发生。

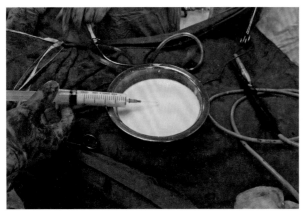

图 9－1　术中脂肪乳准备检查肝创面胆漏

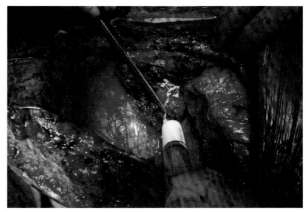

图 9－2　术中通过脂肪乳注入发现胆漏

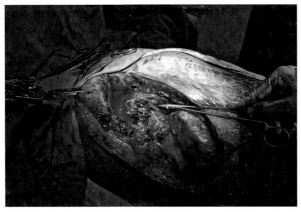

图 9－3　缝扎胆漏点

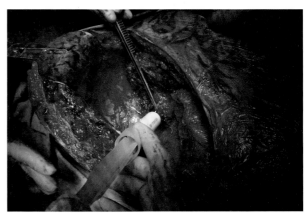

图 9－4　再次脂肪乳检查肝创面胆漏消失

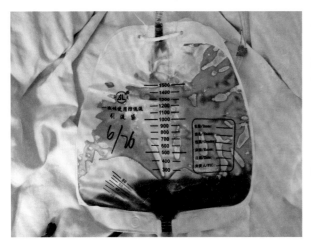

图 9－5　术后胆漏引流

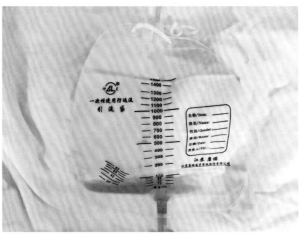

图 9－6　术后腹水引流（无胆漏）

二、术后肝功能不全

ALPPS 术后肝功能不全甚至肝功能衰竭是肝外科医生最为关注的并发症,也是导致病人肝切除术后近期死亡的重要因素之一。国际肝脏外科研究组定义术后肝功能不全(衰竭)为术后肝脏合成、分泌以及解毒功能的持续恶化,表现为术后第 5 日仍然伴随国际凝血比值升高和高胆红素血症[9]。具体可以使用"50‑50"标准来进行评判:病人术后 5 日凝血酶原活动度<50%以及血清胆红素>50 μmol/L[10]。术后肝功能不全也可以分为 A、B、C 共 3 个等级。A 级是指只在术后常规检查中发现,无临床症状,无需临床特殊处理的术后肝功能不全;B 级是指有一定临床表现如腹水、体重增加、轻度呼吸功能受限等术后肝功能不全病人,临床往往需要非侵袭性的治疗措施如补充白蛋白、补充凝血因子、利尿、无创呼吸支持等进行处理才能恢复,且具有进入重症监护室(intensive care unit, ICU)治疗的可能性;C 级是指有明显临床症状如大量腹水、全身水肿、血流动力学不稳定、呼吸功能进一步受损等情况的术后肝功能不全病人,需要侵袭性操作或手术如血透、气管插管与机械通气、人工肝支持、挽救性肝切除或肝移植等临床措施才能进行救治,病人病情危重,需要在 ICU 进行监护和治疗[9]。

ALPPS 病人因直接切除病肝后 FLR 不够,需要第一次手术后使健侧肝脏生长增大,以此增加 FLR,从而达到病人术后肝功能恢复、身体康复的目的。预防 ALPPS 术后肝功能不全,需从术前、术中、术后多个方面给进行预防和治疗。

（一）术前评估及准备

肝脏切除术保留剩余足够的功能肝脏体积一直是预防术后发生肝功能不全或衰竭的核心问题。增大 FLR、缩小病灶体积、精准制定切除范围等策略被不断提出,并得以发展以增加肝脏切除的安全性。ALPPS 能短时间内使剩余肝脏增生,因而大大扩展了肝脏切除的适应证范围。但有报道显示,ALPPS 的围手术期病死率达到 9%,Clavien‑Dindo Ⅲa 级以上的并发症发生率更是达到了 40%[11]。而门静脉栓塞后二步肝切除的方法有报道显示术后病死率为 3%[12],明显低于 ALPPS。因此对拟行 ALPPS 的病人,进行充分的术前评估和准备是十分必要的。ALPPS 1 期术后,需要病人肝脏增长到足够的体积才能进行 2 期手术。一般说来,对于正常肝脏 FLR 不应低于 25%,而对于肝脏有基础疾病的病人 FLR 不应低于 40%[13]。ALPPS 能在短时间内使 FLR 迅速增加,有报道称 1 期手术后 1 周 FLR 可增长 74%。笔者所在中心具有乙型病毒性肝炎背景的肝癌病人,两次手术平均间隔时间 12 日,平均 FLR 增长56.8%[14]。但有研究显示,相对行 PVE 的病人,ALPPS 虽使 FLR 增长更快,但其增生的肝细胞形态相对不成熟[15]。因此除了 FLR 增长速度以外,还需要观察 FLR 增长的质量。肝病病人大多合并有不同类型的损害,如原发性肝癌病人多数合并慢性乙型病毒性肝炎或丙型病毒性肝炎以及在此基础上发展起来的肝硬化背景,肠癌肝转移病人往往因为化疗而造成肝脏损害,肝门部胆管癌病人多数合并梗阻性黄疸。术前肝脏损伤越重,肝脏再生能力越弱,手术耐受性越差,术后出现肝功能不全或衰竭的概率越高。因此,在手术前除了进行肝脏体积的精准评估之外,充分的肝功能评估以及术前准备,对于预防手术后肝功能不全或衰竭是非常必要的。

（二）剩余肝脏体积的测算

术前肝脏体积的精准测量和 FLR 的正确预估是 ALPPS 术前准备的重要内容。临床上常规使用彩超、CT、MRI 等手段进行影像学评估。这些检查都是二维平面的检查,提供切面或断层的图像信息,需要临床医师凭借经验和想象在头脑中重新构建器官以及病变的立体形态,具有较强的主观性,可能存在较大的误差。随着计算机技术的进步,三维可视化技术已经被广泛地应用于临床,在肝脏手术术前三维成像、肝脏体积计算、FLR 预估、手术规划等方面,都已发挥重要的作用,尤其是针对一些复杂手术或者切除范围大的手术,作用更甚。三维可视化技术基于客观的影像学数据进行数据重建,避免了不同临床医生之间的经验差异导致的误差,因此在规范化、精确化以及个体化方面有长足的提高。具体操作上,通过 CT 或 MRI 及相关软件对当前肝脏各叶体积、血管走行、拟切除后剩余肝脏体积 FLR 可进行精确测算,这已是笔者所在中心行 ALPPS 术前的常规检查。此项技术可定量评估肝切除术前后肝体积的变化,结合后续提及的肝脏储备功能评估,可在术前进行较为详细、有效的评估。除了立体显示解剖结构,还能够根据病灶位置、血管毗邻关系等进行手术有效规划,大幅提高手术的安全性。笔者所在中心目前把剩余标准肝体积的测算作为 ALPPS 术前的一项常规检查。国内有中心在 ALPPS 术前利用三维可视化技术进行手术规划,取得了较好的效果,相对于二维成像,在保护功能性大血管、胆管、剩余肝脏血管方面,有更积极的指导意义[16,17]。另外由于肝脏切除后,可能离断剩余肝脏的供血血管或回流血管,或因损伤剩余肝脏周围胆管等原因,导致有功能的肝脏体积小于实际肝脏体积,因此在二步切除前,利用锝 99 核素显影测量剩余肝脏功能性体积具有一定的指导意义[18],但其价值仍需要进一步评价。

（三）肝脏储备功能的测定

ALPPS 通过短期内使健侧肝脏快速生长,使原来无切除机会的病人获得手术机会。行 ALPPS 的肝癌病人肿瘤体积较大或为多发肿瘤,剩余肝脏体积不足,无法耐受肝肿瘤切除术。原发性肝癌病人往往伴随严重的肝脏基础疾病,如肝硬化或肝严重纤维化等,转移性肝癌病人往往经过反复多次化疗。这些情况都大大增加了 ALPPS 的风险。因此,在精确评价 FLR 的同时,对肝脏储备功能也需要重点关注。Child - Pugh 评分是临床上最常用的肝脏储备功能评价系统,包含的临床常用的检测指标如胆红素、白蛋白、凝血酶原时间等都反映了即时肝功能情况,对 ALPPS 手术量化指导意义较为局限。另一个肝脏手术经常使用的评分系统是终末期肝病模型评分（model for end-stage liver disease, MELD）,MELD 评分包含了胆红素、国际凝血比值、肌酐、病因等因素,反映了肝脏和全身功能的情况,被用来进行肝脏术后的预后评估[19]。有研究提示,术前 MELD 评分大于 10 分是 2 期手术延迟甚至取消的主要预后因素[11]。除了术前评分和肝脏体积测定,目前我们常用的肝脏储备功能检测手段为吲哚菁绿（ICG）排泄试验,其他如单乙基甘氨酸二甲苯胺（MEGX）试验、动脉血酮体比测定（AKBR）在肝脏储备功能中的评估价值虽然有所报道,但临床常规应用不多。ICG - R15 是衡量肝脏储备功能的常用指标,近期一项研究认为,包括 ALPPS 等二步切肝手术,1 期手术后半肝 ICG - R15≤10% 是安全进行 2 期手术的一项重要参考指标[20]。一般认为当术前 ICG - R15 超过 20% 时,需要避免进行较大的肝脏切除术以免引起术后肝功能不全或衰竭[21]。需要注意的是黄疸明显升高者可能影响吲哚菁绿排泄试验的准确性,需慎用或退黄后再进行检测。

（四）术前黄疸的处理

病人术前黄疸主要可分为梗阻性或者非梗阻性黄疸。梗阻性黄疸常由于肿瘤巨大压迫肝门,或者肝门部胆管癌阻塞胆道,以及转移或炎症增大的淋巴结压迫胆道引起。胆道梗阻可引起黄疸显著升高、肝功能不全等情况。有研究证实术前总胆红素超过 2.9 mg/mL 增加肝脏切除术后病死率[22]。术前总胆红素高是否行胆道引流一直存在争议,有随机对照研究认为对胰腺肿瘤病人常规行胆道引流增加术后并发症的风险[23]。目前术前行胆道引流的指征有：① 治疗胆管炎。② 纠正严重营养不良和低蛋白血症。③ 治疗黄疸引起的肝功能衰竭或肾功能衰竭。④ 在外科手术因故延后时,防止黄疸进一步恶化。⑤ 对于肿瘤临界可切除的病人经行胆道引流,待恢复可行新辅助治疗。对于胆道引流的病人,引流时间不超过 14 日为最佳引流时间[24]。对于非梗阻性黄疸的病人,若术前胆红素>40 μmol/L 者应谨慎施行大范围的肝切除手术,这部分病人术后发生肝功能不全的概率较高,待药物治疗后,胆红素降至基本正常范围再实施手术。在 ALPPS 相关的研究中发现,对有黄疸的肝门部胆管癌病人进行胆道引流,可以使更多的病人符合 ALPPS 的适应证,并提高术后的安全性[25]。

（五）术中保护肝脏功能的策略

ALPPS 通过结扎患侧门静脉及离断肝脏组织使得健侧肝脏得以生长。健侧肝脏的生长是否能达到足够体积是 2 期是否能够进行的前提,且在肝脏体积达标的情况下,肝脏功能可能不能同步增长[26],导致术后出现肝功能不全(衰竭)的风险增加。对于这种情况,首先可以考虑的是 2 期手术延迟,让肝脏有更长的生长修复时间,早期的研究显示 2 期手术前 FLV 为 30%和 40%术后肝功能衰竭的发生率分别为 31%和 16%[11],另有研究提示 1 期手术后 1 周 FLR 超过 30%,且动态增长率(KGR)>6%,术后发生肝功能不全(衰竭)的风险很低[27]。目前一般认为 FLV>40%是行 ALPPS 2 期手术的必要条件,如果 FLV<30%且 KGR<6%,则需要等待肝脏进一步生长再行 2 期手术。如果有条件可进行肝脏功能影像学评估以作参考。面对 1 期术后肝脏体积增长不足,笔者所在中心积累了一些经验,即在 1 期术后肝脏增长不足时行经导管肝动脉栓塞术(transarterial embolization, TAE)选择性地对供应肿瘤的肝右动脉分支进行栓塞,可使健侧肝脏进一步增长[28]。

对于经典 ALPPS 术来说,Ⅳ段肝脏组织功能的保护对降低术后肝功能衰竭的发生十分重要。有学者认为避免Ⅳ段肝脏损伤,重视维持该段肝脏的血供通道、血液回流通道以及胆道的通畅,能显著降低术后肝功能不全(衰竭)的发生率[29]。有时因为肝脏组织劈离位置或门静脉、肝静脉等血管解剖位置变异等因素,无法避免血管损伤的时候,有学者主张切除Ⅳ段肝脏以避免肝脏坏死引起严重的肝功能不全(衰竭)[30]。

ALPPS 由于在较短时间内要实行两次手术,对病人带来的创伤较大。降低手术创伤,但不影响肝脏的增长从而保证术后肝功能平稳恢复是手术改良的初衷,这些改良的术式主要包括部分 ALPPS(partial ALPPS)、绕肝止血带法 ALPPS(tourniquet ALPPS)、射频/微波消融辅助的 ALPPS(radiofrequency assistant ALPPS)、杂交 ALPPS(hybrid ALPPS)等。部分 ALPPS 是在尽可能保留肝中静脉的基础上对肝实质进行部分离断,并在 1 期术中结扎患侧门静脉分支。Fernando A Alvarez 等[31]报道部分 ALPPS 相比传统 ALPPS 1 期手术后肝脏体积增长相当的情况下,大幅降低术后并发症,并能达到接近于零的病死率。另有中心认为部分 ALPPS 在离断 50%~80%肝实质组织的情况下,在 1 期术后至少能够达到 50%的肝脏体积增长,而且因Ⅳ段肝脏组织的门静脉、肝静脉和胆管系统得以尽可能地保留,术后发生肝功能不全(衰竭)等并发症的风险显著降低[32]。虽然仍有学者认为传统 ALPPS 能够更快地使肝脏体积增长[33],目前部分 ALPPS 仍然是十分受欢迎的改良手术方式,并被认为肝脏再生不亚于传统 ALPPS,但创伤更小,术后发生肝功能不全(衰竭)的风险更低。绕肝止血带法 ALPPS 是 1 期手术中在计划离断肝脏实质的 Cantlie 线上使用止血带进行结扎替代传统 ALPPS 中肝实质组织的离断,并用术中 B 超确认两侧肝脏实质之间无血流通过。同时结扎患侧门静脉分支。此种方法的优势是 1 期手术时间短,操作简单,创伤小,避免了形成两个肝脏创面,避免了 1 期术后胆漏、出血等并发症,但这种术式可能在 1 期术后引起肝门周围重度粘连,导致 2 期手术难度加大,从而引起并发症的增加。从 1 期术后肝脏体积增长情况来看,有报道称该术式病人术后 1 周 FLR 平均增长 61%,最高可达到 189%[34]。射频/微波消融辅助的 ALPPS,顾名思义是 1 期手术利用射频/微波消融技术在计划的肝脏离断区域形成坏死缺血区来替代传统 ALPPS 的肝实质离断,同时结扎患侧门静脉分支。一项利用射频/微波消融辅助的 ALPPS 治疗肠癌肝转移病人的报道显示,1 期术后 FLR 的平均增长为 62.3%,术后的并发症发生率为 20%,无围手术期死亡病人[35]。一般认为射频/微波消融辅助的 ALPPS 技术在 1 期手术中避免了肝脏实质组织的离断,更好地保护了检测肝脏的血液流入、流出道以及胆道系统,1 期术后可以得到与传统 ALPPS 相当的肝组织增长量,因而可以避免术后出现肝功能不全(衰竭)等并发症的发生率,也是当前可以考虑的一种改良手术方式。杂交 ALPPS 术式在 1 期肝实质离断中采用与传统 ALPPS 同样的方法,即通过前入路离断肝实质组织,但利用术中或术后门静脉栓塞替代术中门静脉结扎术。该术式的优势在于减少了因肝门部操作引起的肝门部粘连,并能更好地在肿瘤处理中实施"无接触(no touch)"原则。有学者报道利用此术式1期术后FLR增长分别为85.5%和65.3%,并不低于传统ALPPS,术后未出现严重并发症[36]。此手术方式进一步改良,部分离断肝实质组织联合门静脉栓塞则被命名为mini ALPPS[37]。Mini ALPPS使1期手术变得简单快捷,而大部分工作,如进一步离断并切除肝脏组织、离断门静脉分支等则留在了2期手术。

另外减少手术损伤,降低术后肝功能不全(衰竭)的策略是微创技术(腔镜技术等)在ALPPS手术中的应用。传统ALPPS病人在短时间内遭受两次手术创伤打击,而在ALPPS中引入微创技术就是为了降低病人创伤程度,使其能更好地恢复。策略上,我们可以在1期手术和(或)2期手术选择微创技术来实现。首个报道利用腔镜进行ALPPS的研究显示,相比传统开腹ALPPS,腔镜ALPPS的2期手术完成率相仿,但围手术期Clavien-Dindo 3a级以上的并发症发生率和病死率均为0,且腔镜ALPPS的住院时间明显低于开腹病人[38]。而且一些改良的ALPPS术式如部分ALPPS和mini ALPPS等均可以通过腔镜等微创技术进行操作,在获得与传统ALPPS相当的肝脏增长的情况下,进一步降低诸如术后肝功能不全(衰竭)等并发症[39,40]。

在ALPPS中,仍可以利用一些传统的手术观念和技术,来降低术后肝功能不全(衰竭)的风险。肝脏血流控制方式对术后肝功能恢复影响重大。采取不同的肝脏血流控制方式以减少切肝过程中的出血,是包括ALPPS等复杂肝切除术中一个技术难点。传统的Pringle's法可以阻断第一肝门血流供应,如果肿瘤等位置靠近第二肝门者,可同时行肝下下腔静脉或肝静脉的阻断。往往在离断肝脏实质分离门静脉属支等操作过程手术较为复杂,时间较长,长时间或反复多次的全肝血流阻断会明显增加肝脏的缺血再灌注损伤。肝脏储备功能正常的病人可以正常恢复。但对于有严重的肝纤维化或肝硬化者,分次进行第一肝门阻断,减少每次阻断时间或者进行部分肝门阻断;利用高功率水刀及双极电凝等手术器械,进行精准肝脏切除,可能会减轻术后急性肝功能损伤,降低肝功能不全(衰竭)的发生率。

如果肿瘤紧靠或者侵犯某些主要健侧血管,则需要谨慎选择进行ALPPS。如果肿瘤与肝蒂或肝静脉主干及下腔静脉临近,就要求在精细的手术操作的同时尽量减少手术时间,降低手术创伤。尽量选择在不阻断肝脏血流的情况下,精准实施肝实质离断手术,以达到减轻肝功能损害的目的。

ALPPS可以通过改良的术式达到保护Ⅳ段肝脏组织血流和胆管的目的。但在具体操作中仍需十分重视剩余肝脏血流流入道和流出道以及胆道的完整和通畅。ALPPS选择的病人常常有多发肿瘤或者巨大肿瘤,有时为了彻底切除肿瘤导致更多的周围健康肝脏受损,最终导致术后肝功能不全(衰竭)。因此在此种情况下,重点关注并保护健侧肝动脉、门静脉、肝静脉的血供以及胆管系统的完整性,可以明显降低肝功能不全(衰竭)及胆道并发症的发生。另外,适度游离肝脏周围韧带,保护肝周韧带中许多潜在的血管侧支循环,也有益于减少术后肝功能衰竭的发生。

(六)其他措施

比如对乙型肝炎病毒复制量较高病人,应常规给予恩替卡韦、替诺福韦等药物抗病毒治疗,确保术前乙型肝炎病毒复制能够得到有效的控制,避免术后病人免疫力低下导致病毒复制增加从而加重肝功能损害。中国肝脏肿瘤病人很多伴有乙型病毒性肝炎肝硬化背景,术后感染、胆漏、出血、水电解质失衡等因素,都可能成为围手术期肝功能不全(衰竭)的诱因,必要时需行加强抗感染、充分引流、二次手术止血、纠正水电解质酸碱平衡等有效措施处理,降低病人术后肝功能不全(衰竭)的风险。

三、出血

术后出血是ALPPS的常见并发症之一[14],其发生的原因包括腹腔内出血、凝血功能障碍等。术后腹腔内出血通常发生在1期或2期术后48 h内。腹腔内出血常见的原因有3种:① 肝脏离断面出血,常见于 1 期术后,因门静脉结扎致使 FLR 充血、肝脏原位离断阻断肝叶间门静脉侧支循环所致。② 术中止血不完全,可见于肝静脉根操作不当或膈肌损伤、胸腔内压力和下腔静脉压力增加。③ 血管缝合线松动或脱落,通常归因于病人翻身或剧烈咳嗽等身体运动引起的腔静脉压力升高。术中彻底止血至关重要,术中精细操作,谨慎寻找肝脏断面出血或下腔静脉前出血,并在关腹前升高血压检查。肝脏断面可采用止血膜、明胶海绵、生物胶等方式进行附加止血[42]。术后应于右膈下与肝门部放置引流管,保持引流通畅。值得注意的是,持续的血性引流液中断可能提示腹腔内血栓形成,阻塞腹腔引流,导致腹胀。在病人的血压和脉搏保持稳定时,通常建议密切监测生命体征,输注红细胞、血小板和血浆。如果病人术后血红蛋白水平较基线水平降低 3 g/dL,并伴有生命体征不稳定等情况,则需做好二次手术止血的准备。

引起 ALPPS 术后凝血功能障碍的常见原因包括:① FLR 体积不足,1 期术后出现肝功能衰竭,特别是在合并肝硬化的情况下。② 术中大出血或输血量超过 2 000 mL。③ 术后严重感染,凝血因子和血小板大量消耗。围手术期应检测凝血时间、凝血酶原时间、血小板计数、纤维蛋白原水平,以辅助诊断凝血功能障碍,必要时可进行 3 P 试验。一旦确诊凝血功能障碍,应立即停止抗凝药物的使用,常规扩大循环血量,输注新鲜血液,及时给予纤维蛋白原、凝血酶原复合物、新鲜血小板和血浆冷沉淀等[43]。为预防 ALPPS 引起手术创面广泛渗血,术前应仔细评估病人凝血功能,存在凝血功能下降者,亦可通过输注凝血因子、血浆等予以纠正。

ALPPS 术后腹腔持续出血是再次剖腹探查的指征。剖腹探查应注意腹腔内是否有血肿存在,如有血肿应彻底清除血肿,避免术后感染等情况发生,而后仔细检查血肿周围组织是否存在小血管出血。若未发现明显血肿,则要重点检查肝脏离断面、手术创面包括网膜、粘连的胃肠壁、膈肌、肾周脂肪囊等是否存在小血管出血。一些在 ALPPS 手术中与手术本身引起的肝脏缺血、坏死(如经典 ALPPS 术中的Ⅳ段肝脏)等有关,术中可考虑切除缺血肝脏。术后较晚出现的出血是否行术后再次手术剖腹探查需要根据情况而判断,如果病人存在腹腔感染,术后检查提示腹腔内存在明确血肿,这种情况下剖腹探查清除腹腔血块既能帮助找到止血点进行止血,又能清除感染源,打破感染与出血相互促进的恶性循环。但因为凝血功能不全等原因引起的术后出血,则应按前所述重点纠正凝血功能,原则上不宜轻易再次剖腹探查。值得注意的是某些少见情况下,肝断面出血原因是剩余肝组织静脉回流受阻,该部分肝组织淤血引起,因此 ALPPS 中尽可能处理好肝左静脉、肝中静脉等回流通道,尽量保障肝组织的回流通畅,如肝中静脉无法保留,则可酌情一并切除淤血的肝脏组织如肝Ⅳ段肝脏组织。

四、感染

感染性并发症作为 ALPPS 的主要并发症之一,影响着病人的手术时机选择以及围手术期预后。乙型病毒性肝炎相关 HCC ALPPS 1 期术后感染并发症率为 5.3%(Clavien - Dindo 分级为 3a 级以上),2 期术后感染并发症率为 2.7%(Clavien - Dindo 分级为 3a 级以上)[44]。局部晚期 ICC 中 ALPPS 1 期术后感染并发症率为 13.7%(Clavien - Dindo 分级为 3a 级以上,4.2%),2 期术后感染并发症率为 43.8%(Clavien - Dindo 分级为 a 级以上,20.8%)[41]。在一项以结直肠癌肝转移(CRLM,80.6%,50/62;HCC,4.8%,3/62;肝门胆管癌,4.8%,3/62;胆囊癌,6.5%,4/62;其他,3.3%,2/62)的队列中,ALPPS 1 期术后败血症/感染发生率为 17.7%,2 期术后为 18.6%(Clavien - Dindo 分级未提及)[45]。

ALPPS 感染可分为手术部位感染(surgical site infections, SSIs)、呼吸道感染、导管相关血流感染及其他感染。SSIs 与胆漏密切相关,C 级以上胆漏显著增加了手术部位深部、浅部以及器官周围感染[46]。ALPPS 与其他肝切除术相比,更容易发生胆漏[46],因此预防 ALPPS 胆漏是控制 SSIs 的重要因素。ALPPS 时间长,肝脏手术对膈肌的刺激,术后疼痛等因素都会导致胸腔积液,肺不张的发生,是造成肺部感染的主要因素[46]。导管相关血流感染与导管留置时间、无菌操作、免疫及健康状态密切相关。ALPPS 导致的其他感染如导尿管相关感染、引流管相关感染也需引起关注。

ALPPS 围手术期感染重在预防，术前应充分关注病人的全身情况及合并疾病；术中应精细操作，注意无菌原则，控制手术时间及出血，加强呼吸管理；术后应动态监测，充分镇痛，营养支持，充分引流，密切观察。术后预防性抗生素，应避免长时间应用，长时间(>4 日)应用反而增加了 SSIs 及多重耐药感染的发生[47]。对于已经发生的感染，及时去除感染因素，合理足量足程的抗感染治疗联合营养支持疗法是控制感染的必要措施。

ALPPS 1 期术后存在患侧肝脏缺血坏死的过程，因此，肝周积液、感染是常见的并发症。如果炎性物质大量渗出，且合并前文所述的肝创面胆漏，则需要充分引流，如遇到引流管阻塞等情况导致引流效果不佳极可能引起腹腔包裹性积液合并严重感染。此时需在影像学指导下进行穿刺引流，同时行抗感染治疗，如遇重症感染还需关注酸碱水电平衡等情况，积极予以纠正。2 期手术后少量胆漏经通畅引流，大多可自愈，如胆漏持续时间长、量大，可考虑在逆行胰胆管造影(ERCP)下放置鼻胆管体外引流胆汁以促进其愈合。若发生严重胆管损伤导致的胆漏，常须再次手术处理。另外由于肝脏肿瘤病人常合并肝硬化等情况，易出现胸腔积液、腹腔积液，如引流不畅，可引起感染，处理原则宜通畅引流合并抗生素治疗。如发现膈下积液合并感染，处理原则也应是先穿刺置管引流合并抗生素治疗。如引流效果不好，或在引流过程中感染加重，则是进行手术探查的指征，目的是清除感染源，建立通畅的引流通道。

五、胸腔积液

ALPPS 术后胸腔积液发生率较高，特别是右侧胸腔积液多见。究其原因，与肝周韧带的游离、淋巴引流、低蛋白血症、大量腹水、膈下积液感染等诸多因素有关。目前尚无有效预防手段。总之，重视复杂肝切除术的术前评估及准备，根据情况实施个体化的手术方案，精细的手术操作是防止其术后并发症，取得良好疗效的根本措施。如出现胸腔积液量大，病人出现发热、胸闷、气短、氧饱和度下降等情况，则需行胸腔穿刺置管引流，其余病人积液量较少，经保守治疗后如补充白蛋白等积液应会逐渐吸收好转。

六、腹腔积液

腹腔积液出现原因部分与上述胸腔积液相类似，ALPPS 术后引起的炎症反应和门静脉压力的升高，肝脏功能不全都是术后腹水的诱因。其主要治疗为支持疗法，改善肝功能，限制水、钠的摄入，应用利尿剂。

七、胃肠道出血

胃肠道出血的常见原因包括病原体感染所致的胃肠道溃疡、门静脉高压导致的食管胃底静脉曲张破裂或其他因素。出血多发生在术后 3 个月内。ALPPS 后反复的食管静脉曲张破裂出血常与门静脉栓塞有关。肠袢的出血常发生在术后 1 周，且常有自限性。ALPPS 术后胃肠道出血需采用积极的诊断方法，不但要确定出血的部位，而且须明确有无其他伴随的并发症，如肝功能不全或血管内血栓形成(常见于门静脉)。急诊行肝胆超声检查可确定门静脉情况。进一步可通过内镜检查，如出血不在食管，应继续检查胃和十二指肠以确定出血的部位。当上消化道或下消化道内镜检查未发现出血部位时，[99m]Tc 标记的红细胞核素扫描可能是有助于诊断的无损伤检查。当扫描有阳性发现时，需行内脏动脉造影，不仅可提供确切的诊断，还可行血管栓塞以止血。某些病原体(如幽门螺旋杆菌、巨细胞病毒等)感染、大剂量糖皮质激素的使用以及高度应激等因素均可导致胃肠道溃疡，从而增加 ALPPS 术后胃肠道出血的风险。顽固的梭状芽孢杆菌感染所致的假膜性肠炎也可表现出明显的出血。输血、补充凝血因子、适当的抗生素治疗以及减少免疫抑制剂的应用可能会有助于控制胃肠道出血。在严重的病例中需行肠部分切除或胃部分切除术。

（王　征　於　雷）

参 考 文 献

[1] Andreas AS, Sven AL, Holger G, et al. Right portal vein ligation combined with in situ splitting induces rapid left lateral liver lobe hypertrophy enabling 2-staged extended right hepatic resection in small-for-size settings[J]. Ann Surg, 2012, 255(3): 405－414.

[2] Clavien PA, Sanabria JR, Strasberg SM, et al. Proposed classification of complications of surgery with examples of utility in cholecystectomy[J]. Surgery, 1992, 111(5): 518－526.

[3] Daniel D, Nicolas D, Clavien PA, et al. Classification of surgical complications: a new proposal with evaluation in a cohort of 6336 patients and results of a survey[J]. Ann Surg, 2004, 240(2): 205－213.

[4] Moritz KO, James G, Robert P, et al. Bile leakage after hepatobiliary and pancreatic surgery: a definition and grading of severity by the International Study Group of Liver Surgery[J]. Surgery, 2011, 149(5): 680－688.

[5] Zhang GQ, Zhang ZW, Lau WY, et al. Associating liver partition and portal vein ligation for staged hepatectomy (ALPPS): a new strategy to increase resectability in liver surgery[J]. Int J Surg, 2014, 12(5): 437－441.

[6] Vinzent NS, Marlene S, Hans OP, et al. The incidence and severity of post-hepatectomy bile leaks is affected by surgical indications, preoperative chemotherapy, and surgical procedures[J]. Hepatobiliary Surg Nutr, 2019, 8(2): 101－110.

[7] Oscar CA. Long-term results with associating liver partition and portal vein ligation for staged hepatectomy (ALPPS)[J]. Ann Surg, 2012, 256(3): e5.

[8] Gholson CF, Zibari G, McDonald JC, et al. Endoscopic diagnosis and management of biliary complications following orthotopic liver transplantation[J]. Dig Dis Sci, 1996, 41(6): 1045－1053.

[9] Rahbari NN, Garden OJ, Padbury R, et al. Posthepatectomy liver failure: a definition and grading by the International Study Group of Liver Surgery (ISGLS)[J]. Surgery, 2011, 149(5): 713－724.

[10] Silvio B, Jacques B, Olivier F, et al. The "50－50 criteria" on postoperative day 5: an accurate predictor of liver failure and death after hepatectomy[J]. Ann Surg, 2005, 242(6): 824－828.

[11] Erik S, Dimitri AR, Andreas AS, et al. Prediction of mortality after ALPPS stage-1: an analysis of 320 patients from the international ALPPS registry[J]. Ann Surg, 2015, 262(5): 780－785.

[12] Vincent WT, Jerome ML, Emma J, et al. A systematic review of two-stage hepatectomy in patients with initially unresectable colorectal liver metastases[J]. HPB (Oxford), 2013, 15(7): 483－491.

[13] Tucker ON, Heaton N. The "small for size" liver syndrome[J]. Curr Opin Crit Care, 2005, 11(2): 150－155.

[14] Wang Z, Peng YF, Hu JW, et al. Associating liver partition and portal vein ligation for staged hepatectomy for unresectable hepatitis B virus-related hepatocellular carcinoma: a single center study of 45 patients[J]. Ann Surg, 2020, 271(3): 534－541.

[15] Kenichi M, Takashi M, Daisuke K, et al. Histologic features after surgery associating liver partition and portal vein ligation for staged hepatectomy versus those after hepatectomy with portal vein embolization[J]. Surgery, 2016, 159(5): 1289－1298.

[16] 谭凯,杜锡,林陈安,等.术前基于三维可视化技术精准设计肝离断面在 ALPPS 中的应用[J].中华肝脏外科手术学电子杂志,2020,9(2): 158－163.

[17] 胡志刚,黄拼搏,周振宇,等.二维影像技术和三维可视化技术辅助 ALPPS 治疗肝癌效果的初步探讨[J].中华外科杂志,2016,54(9): 686－691.

[18] Fadi R, Pim BO, Krijn PL, et al. Comparison of functional and volumetric increase of the future remnant liver and postoperative outcomes after portal vein embolization and complete or partial associating liver partition and portal vein ligation for staged hepatectomy (ALPPS)[J]. Ann Transl Med, 2020, 8(7): 436.

[19] Cucchetti A, Piscaglia F, Cescon M, et al. Conditional survival after hepatic resection for hepatocellular carcinoma in cirrhotic patients[J]. Clin Cancer Res, 2012, 18(16): 4397－4405.

[20] Yu TD, Ye XP, Wen Z, et al. Intraoperative indocyanine green retention test of left hemiliver in decision-making for patients with hepatocellular carcinoma undergoing right hepatectomy[J]. Front Surg, 2021(8): 709017.

[21] Clavien PA, Petrowsky H, DeOliveira ML, et al. Strategies for safer liver surgery and partial liver transplantation[J]. N

Engl J Med, 2007, 356(15): 1545 - 1515.

[22] Farges O, Regimbeau JM, Fuks D, et al. Multicentre European study of preoperative biliary drainage for hilar cholangiocarcinoma[J]. Br J Surg, 2013, 100(2): 274 - 283.

[23] Gaag NA, Rauws EAJ, Eijck CHJ, et al. Preoperative biliary drainage for cancer of the head of the pancreas[J]. N Engl J Med, 2010, 362(2): 129 - 137.

[24] Lai ECH, Lau SHY, Lau WY, et al. The current status of preoperative biliary drainage for patients who receive pancreaticoduodenectomy for periampullary carcinoma: a comprehensive review[J]. Surgeon, 2014, 12(5): 290 - 296.

[25] Deniz B, Elvan OK, Evren Ü, et al. Stage I-laparoscopy partial ALPPS procedure for perihilar cholangiocarcinoma[J]. J Surg Oncol, 2020, 121(6): 1022 - 1026.

[26] Pim BO, Federico T, Pablo EH, et al. Hepatobiliary scintigraphy to evaluate liver function in associating liver partition and portal vein ligation for staged hepatectomy: Liver volume overestimates liver function[J]. Surgery, 2017, 162(4): 775 - 783.

[27] Patryk K, Daniel S, Cäcilia SR, et al. Liver kinetic growth rate predicts postoperative liver failure after ALPPS[J]. HPB (Oxford), 2016, 18(10): 800 - 805.

[28] Peng YF, Wang Z, Qu XD, et al. Transcatheter arterial embolization-salvaged ALPPS, a novel ALPPS procedure especially for patients with hepatocellular carcinoma and severe fibrosis/cirrhosis[J]. Hepatobiliary Surg Nutr, 2022, 11(4): 504 - 551.

[29] Roberto HA, Kimberly AB, Karen PS, et al. Can we improve the morbidity and mortality associated with the associating liver partition with portal vein ligation for staged hepatectomy (ALPPS) procedure in the management of colorectal liver metastases[J]. Surgery, 2015, 157(2): 194 - 201.

[30] Tanaka K, Kikuchi Y, Kawaguchi D, et al. Modified ALPPS procedures avoiding division of portal pedicles[J]. Ann Surg, 2017, 265(2): e14 - e20.

[31] Alvarez FA, Ardiles V, de Santibanes M, et al. Associating liver partition and portal vein ligation for staged hepatectomy offers high oncological feasibility with adequate patient safety: a prospective study at a single center[J]. Ann Surg, 2015, 261(4): 723 - 732.

[32] Petrowsky H, Györi G, de Oliveira M, et al. Is partial ALPPS safer than ALPPS? A single-center experience[J]. Ann Surg, 2015, 261(4): e90 - e92.

[33] Chan A, Chok K, Dai J, et al. Impact of split completeness on future liver remnant hypertrophy in associating liver partition and portal vein ligation for staged hepatectomy (ALPPS) in hepatocellular carcinoma: complete ALPPS versus partial ALPPS[J]. Surgery, 2017(161): 357 - 364.

[34] Robles R, Parrilla P, Lopez-Conesa A, et al. Tourniquet modification of the associating liver partition and portal ligation for staged hepatectomy procedure[J]. Br J Surg, 2014, 101(9): 1129 - 1134.

[35] Gall TM, Sodergren MH, Frampton AE, et al. Radio-frequency-assisted liver partition with portal vein ligation (RALPP) for liver regeneration[J]. Ann Surg, 2015, 261(2): e45 - e46.

[36] Li J, Kantas A, Ittrich H, et al. Avoid "all-touch" by hybrid ALPPS to achieve oncological efficacy[J]. Ann Surg, 2016, 263(1): e6 - e7.

[37] De Santibañes E, Alvarez FA, Ardiles V, et al. Inverting the ALPPS paradigm by minimizing first stage impact: the mini-ALPPS technique[J]. Langenbecks Arch Surg, 2016, 401(4): 557 - 563.

[38] Machado MA, Makdissi FF, Surjan RC, et al. Transition from open to laparoscopic ALPPS for patients with very small FLR: the initial experience[J]. HPB (Oxford), 2017, 19(1): 59 - 66.

[39] Pekolj J, Alvarez FA, Biagiola D, et al. Totally laparoscopic mini-ALPPS using a novel approach of laparoscopic-assisted transmesenteric portal vein embolization[J]. J Laparoendosc Adv Surg Tech A, 2018, 28(10): 1229 - 1233.

[40] Truant S, El Amrani M, Baillet C, et al. Laparoscopic partial ALPPS: much better than ALPPS[J]. Ann Hepatol, 2019, 18(1): 269 - 273.

[41] Li J, Moustafa M, Linecker M, et al. ALPPS for locally advanced intrahepatic cholangiocarcinoma: did aggressive surgery lead to the oncological benefit? an international multicenter study[J]. Ann Surg Oncol, 2020, 27(5): 1372 - 1384.

[42] Olthof PB, Rassam F, van Gulik TM. The use of a NHS-PEG coated, collagen-based sealant in a patient undergoing associating liver partition and portal vein ligation for staged hepatectomy (ALPPS)[J]. Int J Surg Case Rep, 2018, (47): 7 - 10.

[43] Jins, FQ, Wuyun G, et al. Management of post-hepatectomy complications[J]. World J Gastroenterol, 2013, 19(44): 7983 - 7991.

［44］ Li PP, Huang G, Jia NY, et al. Associating liver partition and portal vein ligation for staged hepatectomy versus sequential transarterial chemoembolization and portal vein embolization in staged hepatectomy for HBV-related hepatocellular carcinoma：a randomized comparative study［J］. Hepatobiliary Surg Nutr, 2022, 11（1）：38 – 51.

［45］ Truant S, Scatton O, Dokmak S, et al. Associating liver partition and portal vein ligation for staged hepatectomy（ALPPS）：impact of the inter-stages course on morbi-mortality and implications for management［J］. Eur J Surg Oncol, 2015, 41（5）：674 – 682.

［46］ 曹永, 揭彬, 郑树国, 等. 26 例肝癌行 ALPPS 围手术期并发症的观察分析［J］. 第三军医大学学报, 2019, 41（15）：1491 – 1496.

［47］ Murtha-Lemekhova A, Fuchs J, Teroerde M, et al. Routine postoperative antibiotic prophylaxis offers no benefit after hepatectomy — a systematic review and meta-analysis［J］. Antibiotics（Basel）, 2022, 11（5）：649.

作为近 10 年来肝脏外科革命性的创新术式,ALPPS 通过 1 期手术时结扎肝脏荷瘤侧的门静脉,同时分隔荷瘤侧和健侧肝脏组织,使健侧肝脏在 1~2 周快速再生,待剩余肝脏体积增生足够时,2 期手术切除荷瘤侧肝脏,这使得很多原本不能切除的肝癌病人重新获得手术根治性切除的机会。然而,ALPPS 实施过程中的手术操作、肝脏快速再生过程中微环境剧烈变化等因素可能导致 ALPPS 术后仍存在着较高局部复发以及远处转移的问题(曾有报道术后 1 年转移/复发率约 54.0%[1])。这些因素都会影响病人接受 ALPPS 治疗后的预后和生存质量。本章基于现有研究数据和笔者所在中心经验,总结和归纳 ALPPS 对肝脏肿瘤复发和转移的影响及其防治策略的探索。

一、ALPPS 术后肿瘤转移复发的影响因素

ALPPS 最早是 2007 年由德国的 Hans J. Schlitt 教授创立,在 2012 年由 de Santibañes E 和 Pierre-Alain Clavien 两位教授作出点评并且正式为该创新术式命名,同时创建了 ALPPS 国际注册系统(www.alpps.org)[2]。虽然,ALPPS 的实施增加了肠癌肝转移、原发性肝癌等病人的手术可能性和手术切除率,但是也有作者报道 ALPPS 可能会促进肿瘤的转移复发:在 7 例接受 ALPPS 的结肠癌肝转移病人中有 6 例病人在术后 8 个月内发生了肿瘤复发[3];复旦大学附属中山医院报道的 ALPPS 相关回顾性资料显示,在 38 例成功完成 2 期 ALPPS 的病人中,17 例在术后发生了肿瘤复发[4];香港玛丽医院 Albert Chan 等报道了 46 例行 ALPPS 治疗的肝细胞癌病人,其中有 21 例病人(45.7%)出现了肿瘤复发[5]。

与其他外科手术类似,ALPPS 操作有引起肿瘤细胞脱落或向其他部位转移的可能[6]。目前,关于 ALPPS 是否促进肿瘤复发转移以及具体机制还没有明确结论[7]。传统 ALPPS 的 1 期手术操作过程中需要对肝脏完全游离、肝门部进行解剖、肝脏血流进行阻断、肝组织进行分隔离断等操作,都会对肿瘤进行挤压和刺激,可能会导致肿瘤的播散。同时,肿瘤相关的因素,如肿瘤大小、数目、分化、有无血管侵犯等也都可能影响 ALPPS 术后转移和复发的发生[8,9]。

ALPPS 对机体免疫的改变可能也是促进术后肿瘤转移复发的原因之一[10]。对于肿瘤病人来说,机体的免疫总体处于抑制状态,机体的免疫抑制状态会因为手术打击从而进一步加重,促使体内残余肿瘤细胞发生免疫逃逸、增殖与侵袭[11,12]。国外研究者 E. Rebecca Longbottom 等发现经过较大手术的病人体内 IL-6 水平明显上升,并且会出现一定程度的免疫抑制现象[13]。与此同时,病人外周血中自然杀伤细胞(NK 细胞)的活性和 γδ-T 淋巴细胞的百分比会大幅度降低[13,14]。此外,围手术期的多种因素也会影响病人的神经内分泌反应、机体免疫,从而影响术后的肿瘤转移复发[15],如镇痛药物的使用[16]、术中失血量和输血量等[17]。因此,围手术期间麻醉药物选择、手术中失血、输血的情况,手术中操作和手术方式的选择以及机体的应激反应,这些因素都可能影响 ALPPS 术后肿瘤的转移和复发。

二、ALPPS 术后肿瘤转移复发的可能分子机制

ALPPS 术后的肿瘤转移复发将极大影响 ALPPS 的疗效和病人的总体生存,寻找影响转移和复发的关键机制和相关因子是防治术后肿瘤转移和复发的关键。现有的 ALPPS 相关文献报道中,ALPPS 1 期手术后,肝实质断面的创伤反应会促进肝组织释放白细胞介素、再生相关因子、肿瘤坏死因子等,这些细胞因子除了参与残余肝脏的快速再生过程外,同时也在肿瘤的发生发展过程中扮演着重要的角色[18,19]。研究表明,IL-6 和 TNF 的表达增强可以明显促进肝癌的发生发展[20]。Markus Reschke 等人研究发现当 EGFR 信号的激活不仅可以调控肝细胞增殖,而且在肝癌肿瘤细胞的发生发展中起关键作用[21]。

肿瘤的生长需要足够的氧气和必需的营养,否则就会导致肿瘤生长的停滞或发生坏死[22]。在 ALPPS 1 期手术后,肝脏门静脉血流发生了显著改变,残余肝组织的门静脉血流量显著增加,同时不可避免使得未被清除的残留肿瘤病灶得到了支持,为肿瘤细胞快速生长提供了条件[23,24]。荷瘤侧的肝脏由于门静脉结扎血流明显减少,可能会出现缺氧等情况,其中缺氧相关基因在肿瘤转移过程中也起着非常重要的作用[25]。

肝脏作为机体重要的免疫器官,在 ALPPS 诱导肝再生的过程中,除了肝实质细胞外,免疫细胞作为重要的非实质细胞同时参与了这个复杂的病理生理过程[26,27]。已有研究证实免疫细胞以及肝脏免疫微环境的改变和失调和肿瘤的进展有着密切的联系[28,29]。由于 ALPPS 1 期手术导致的肝脏血流分布改变以及炎症的发生,从而使肝脏的免疫微环境发生显著改变,荷瘤侧的肝脏中 $CD4^+$ T 细胞、黏膜相关恒定 T 细胞(MAIT 细胞)、自然杀伤 T 细胞(NKT 细胞)、B 细胞的比例明显更高,这些变化可能会进一步促进肿瘤的转移[10]。在临床上,ALPPS 的适应证主要是转移性肝癌、原发性肝癌以及肝门胆管癌等恶性肿瘤,促进这些肿瘤发生转移的相关因素都有可能促进 ALPPS 术后肿瘤的转移、复发。关于结直肠癌肝转移的机制研究主要集中于肿瘤微环境,有报道指出肿瘤相关巨噬细胞(tumor-associated macrophages,TAMs)可通过 JAK2/STAT3 信号通路增加结直肠癌细胞的侵袭能力,从而促进结直肠癌肝转移的发生[30]。肿瘤相关成纤维细胞(cancer-associated fibroblasts,CAFs)可以通过重塑细胞外基质、分泌细胞因子、促进新生血管生成等方式来促进肿瘤的进展和侵袭能力[31]。根治性切除术成为原发性肝癌获得长期生存的最主要治疗方式,肿瘤的转移复发是影响病人预后的主要原因。肿瘤微环境的主要成分以及肿瘤转移的关键调控因子是肝癌复发的重要影响因素,例如:肿瘤相关免疫细胞(巨噬细胞、Th1 细胞、Th2 细胞、Treg 细胞等)、肿瘤相关基质细胞(成纤维细胞等)、骨桥蛋白、相关 miRNA(miR-219-5p、miR-122 等)、血管生成相关因子(血管内皮生长因子、成纤维细胞生长因子等)、高尔基体相关蛋白(表皮生长因子类受体等)[32-34]。肿瘤的上皮-间叶细胞转化(epithelial mesenchymal transformation,EMT)是肿瘤细胞获得侵袭转移能力的重要生物学过程,也是影响肿瘤转移的重要因素[35]。T 淋巴瘤侵袭和转移诱导蛋白 2(T-lymphoma invasion and metastasis-inducing protein 2,TIAM2)与肝癌细胞的 EMT 进程相关并且对肝癌的转移过程有促进作用[36]。其他与肝癌细胞 EMT 进程相关的蛋白(即 EMT 相关蛋白 Snail 等)都对肝癌的转移具有一定的促进或者抑制作用[37,38]。此外,一些非编码 RNA(miR-122)、细胞外基质降解相关酶(MMP-2、MMP-9)和相关信号通路(Wnt 信号通路、PI3K-Akt 信号通路等)也都与肝癌转移相关[39,40]。目前,在 ALPPS 术后免疫微环境的改变是否与肿瘤免疫逃逸发生和术后转移复发相关还没有定论,深入探索 ALPPS 过程中免疫细胞的功能、分布、状态的动态变化将有助于明确其对于肿瘤转移和复发影响,同时有助于寻找相关干预策略。

三、ALPPS 术后肿瘤转移复发的防治

ALPPS 作为一种用于治疗转移性肝癌、原发性肝癌和肝门胆管癌有效的根治性治疗方式,术后的

肿瘤转移和复发将直接影响手术后疗效和病人预后。由于 ALPPS 操作有引起肿瘤细胞脱落和播散的可能,因此,一些改良 ALPPS 术式提出 1 期手术尽量不游离肝脏,术中尽量不触碰和挤压肿瘤,来达到减少术后复发的风险[41,42]。同时,为了减少术后肿瘤转移复发率,肿瘤侧的肝叶术中改用生物防粘连材料代替塑料袋进行包裹,同时 ALPPS 术式也发生了相应的改良(微波、消融、止血带等方式进行离断、运用腹腔镜技术、采取部分离断的方式等)[43,44]。

在 2022 年国家卫生健康委员会颁布的《中国原发性肝癌诊疗指南》中指出,原发性肝癌病人的治疗以外科手术为主,抗肿瘤治疗、综合治疗为辅的治疗方式可以有效地延长生存期、减少转移复发的可能性。经肝动脉化疗栓塞术(transcatheter arterial chemoembolization,TACE)是原发性肝癌最常用的非手术治疗手段,对外科手术切除的高危复发病人(多发肿瘤、合并癌栓、肿瘤直径>5 cm 的病人)预防性地进行 TACE 治疗,能够很好地降低肿瘤的复发以及提高病人总生存期[45,46]。相关研究显示原发性肝癌病人在肝切除术后接受相关靶向药物治疗可以有效地减少肿瘤复发,从而延长病人的生存时间[47-49]。有研究显示,原发性肝癌病人在接受肝切除术后服用槐耳颗粒可以减少肿瘤的复发,从而延长病人的生存时间[50]。由于慢性乙型病毒性肝炎导致的原发性肝癌病人在肝切除术后使用核苷类似物抗病毒治疗能够降低手术后肿瘤复发率,同时能够控制肝病的进展[51,52]。因此,以上这些辅助治疗措施都可以尝试用于 ALPPS 术后肿瘤复发的预防。

在结直肠癌肝转移诊断和综合治疗指南中指出[53],结直肠癌肝转移灶切除术后,在全身状况和肝脏条件允许下,可以对复发灶进行二次、三次甚至多次的切除,并且有文献证实多次切除的病人可以与第一次肝转移灶切除的病人的术后生存率相同。对于肝转移灶完全切除的病人,术后辅助化疗可以有效防止转移灶复发。对于没有术前化疗及辅助化疗的病人或者手术前后化疗时长没有超过半年的病人,可以选择同时联合肝动脉灌注化疗。对于术前进行过化疗(或有联合分子靶向药物)的病人,如果该方案有效且术后没有禁忌证,可以考虑选择该方案为首选的辅助治疗方案。

目前,对于 ALPPS 术后再次发生肝内的复发可以考虑行再次手术切除、局部射频、微波消融以及放疗、TACE 以及肝脏移植。此外,积极进行系统抗肿瘤治疗(靶向治疗、免疫治疗等),可有效地延长病人总体生存。总之,无论是对 ALPPS 术后肿瘤转移复发情况的预防,还是术后肿瘤发生了转移或者复发的治疗,都需要对病人的基础耐受情况、治疗方式的敏感程度、剩余功能性肝体积和肝功能等进行评估,以制订个体化、精细化的防治方式。

四、ALPPS 术后总体生存预后

在 ALPPS 开展的早期,有着高达 16%～64% 的 ALPPS 术后总并发症发病率和 12%～23% 的术后病死率,其中因肝脏相关因素死亡的病人约占 50%[54,55]。随着 ALPPS 在实践过程中不断地创新和改进,以及手术经验的积累,ALPPS 的安全性得到了进一步保障,被接受并逐渐进一步用于临床[56]。

转移性肝癌是 ALPPS 的主要适应证之一,Erik Schadde 等统计了 ALPPS 国际协作组的 202 例接受 ALPPS 的病人资料,有 141 例为结直肠癌肝转移,占比约 70%,此外,还包括 28 例原发性肝癌[57]。在伦敦健康科学中心和布宜诺斯艾利斯医院的 58 例结直肠癌肝转移病人行 ALPPS 的回顾性资料表明,病人的 1、2、3 年总体生存率分别为 93%、66% 和 50%,病人的中位生存期为 36 个月。此外,病人的 1、2、3 年的无复发生存率分别为 50%、16% 和 13%[58]。回顾法国 Paul Brouse 医院在 2010 年 1 月至 2014 年 6 月的 17 例行 ALPPS 手术的结肠癌肝转移病人有着 37 个月的中位生存期和 77% 的两年总体生存率,相较于同期的经典二步肝切除病人的中位生存期和两年总体生存率都有明显提高[59]。在一项包括了来自 22 个 ALPPS 中心、10 年期间 510 例结直肠癌肝转移病人综合队列研究中显示,病人的 90 日病死率为 4.9%,中位生存期为 39 个月,中位无复发生存期为 15 个月[60]。在 Tim Reese 等的研究中有 30 例结直肠癌肝转移的病人进行了 ALPPS,其中 6 例病人(20%)出现了并发症,病人的 1 年生存率为 87%[61]。因此,对于结直肠癌肝转移的病人进行 ALPPS 可以获得满意的预后,但也需要在手术之前充分考虑病人是否存在有过多的预后不良高危因素,包括转移瘤数目≥6 个、健侧肝脏剩余肿瘤≥2 个、侵犯肝段≥6 个等情况。这些也是影响病人预后的重要因素[62]。

根据 Giammauro Berardi 等的回顾性资料研究发现,28 例行 ALPPS 的原发性肝癌病人在 1 期手术后并无死亡,但 21.4%的病人发生了并发症;在 2 期手术后,20 例病人(69.2%)发生了并发症,有 3 例病人(11.5%)发生了死亡;经过为期 18 个月的中位随访时间(7~35 个月)后,发现病人中位生存期为 22 个月,中位无病生存期为 15 个月[63]。有研究显示,2002—2018 年,46 例患有原发性肝癌行 ALPPS 的病人仅 1 例没能进行切除(切除率为 97.8%)、5 年生存率为 46.8%,与同期行门静脉栓塞术的肝癌病人相比 5 年生存率之间差异无统计学意义,但是具有较高的手术切除率[5]。回顾分析中山大学第一附属医院肝外科从 2013 年 11 月至 2018 年 6 月进行的 23 例行 ALPPS 的原发性肝癌病人资料显示,病人 90 日病死率为 13%;病人 1、2、5 年总生存率分别为 61.1%、34.9%和 8.7%;病人 1、2、5 年无病生存率分别为 27.8%、27.8%和 0.0%[64]。笔者中心报道的 ALPPS 相关回顾性资料显示,从 2013 年 4 月至 2017 年 9 月共有 45 例肝细胞癌病人行 ALPPS,有 41 例病人(91.1%)成功行 2 期手术;在中位随访时间为 16 个月的 45 例病人中有 5 例病人(11.1%)在 90 日内死亡;45 例病人的 1、3 年总生存率为 64.2%和 60.2%;病人 1、3 年的无病生存率为 47.6%、43.9%;经过倾向性匹配评分,病人接受 ALPPS 术后生存率明显优于同类病人 TACE 术后[4]。随着手术经验的积累和技术的提高,最近 5 年来,笔者中心 ALPPS 治疗传统手术无法切除的原发性或继发性肝癌,其手术切除率和生存率均有明显改善。

综上所述,ALPPS 的出现为原本不能手术切除的病人带来了手术的可能,同时结直肠癌肝转移或原发性肝癌行 ALPPS 的病人的短期和长期的总体生存率、无病生存率等预后指标并不劣于其他手术方式,并在一些特定的情况下可能会优于这些术式。但是这也提示着在对病人进行 ALPPS 前需要充分考虑医疗中心经验和条件、病人的基本情况和手术风险的评估,然后再慎重选择。此外,严格的病例筛选也是保证病人 ALPPS 预后良好、有效降低术后并发症发生率及病死率的重要方式。在 1 期手术前针对个体的不同情况对病人的年龄、一般状态、肝功能、手术耐受力、基础或慢性疾病进行评估;在 2 期手术前需要对肝体积和肝功能增长进行必要的评估以防严重的并发症发生,从而提高病人的总体预后[65,66]。

五、展望

未来,随着 ALPPS 经验和围手术期管理经验的提升,适应证、禁忌证的明确以及筛选条件的完善,ALPPS 会逐步普及,应用于传统手术不能切除的肝癌病人。同时,从分子机制上明确和解释 ALPPS 对肝脏肿瘤转移复发的影响十分有必要,有助于进一步提升 ALPPS 的疗效。随着单细胞测序(single-cell RNA sequencing)和空间转录组技术(spatial transcriptomics)等高通量测序技术的发展,我们能够从单个细胞层面和组织空间转录信息层面进行解析组织单细胞转录图谱和空间转录图谱,可以更加全面系统地了解和探究生理或者病理状态下的肝组织内各个细胞亚群的成分组成、细胞间通讯及相互作用、特定细胞亚群及关键功能分子的空间分布。这为进一步系统理解 ALPPS 1 期和 2 期肝脏免疫微环境的改变和对肝脏已有肿瘤病灶和病灶播散种植的影响提供了新的视角,也为 ALPPS 术后肝脏肿瘤转移复发的防治提供新靶点和新思路。

(杨欣荣 孙惠川 姜芝峰)

参 考 文 献

[1] Schadde E, Ardiles V, Slankamenac K, et al. ALPPS offers a better chance of complete resection in patients with primarily

unresectable liver tumors compared with conventional-staged hepatectomies: results of a multicenter analysis[J]. World Journal of Surgery, 2014, 38(6): 1510 – 1519.

[2] Schlitt H, Hackl C, Lang S. "In-situ split" liver resection/ALPPS-historical development and current practice[J]. Visceral medicine, 2017, 33(6): 408 – 412.

[3] Oldhafer K, Donati M, Jenner R, et al. ALPPS for patients with colorectal liver metastases: effective liver hypertrophy, but early tumor recurrence[J]. World Journal of Surgery, 2014, 38(6): 1504 – 1509.

[4] Wang Z, Peng Y, Hu J, et al. Associating liver partition and portal vein ligation for staged hepatectomy for unresectable hepatitis B virus-related hepatocellular carcinoma: a single center study of 45 patients[J]. Annals of Surgery, 2020, 271 (3): 534 – 541.

[5] Chan A, Zhang W, Chok K, et al. ALPPS versus portal vein embolization for hepatitis-related hepatocellular carcinoma: a changing paradigm in modulation of future liver remnant before major hepatectomy[J]. Annals of Surgery, 2021, 273(5): 957 – 965.

[6] Benish M, Ben-Eliyahu S. Surgery as a double-edged sword: a clinically feasible approach to overcome the metastasis-promoting effects of surgery by blunting stress and prostaglandin responses[J]. Cancers, 2010, 2(4): 1929 – 1951.

[7] Kikuchi Y, Hiroshima Y, Matsuo K, et al. Impact of associating liver partition and portal vein occlusion for staged hepatectomy on tumor growth in a mouse model of liver metastasis[J]. European Journal of Surgical Oncology, 2018, 44 (1): 130 – 138.

[8] Riddiough G, Jalal Q, Perini M, et al. Liver regeneration and liver metastasis[J]. Seminars in Cancer Biology, 2021, (71): 86 – 97.

[9] Lee K, Wang S, Su R, et al. Is wider surgical margin justified for better clinical outcomes in patients with resectable hepatocellular carcinoma? [J]. Journal of the Formosan Medical Association, 2012, 111(3): 160 – 170.

[10] Anantha R, Shaler C, Meilleur C, et al. The future liver remnant in patients undergoing the associating liver partition with portal vein ligation for staged hepatectomy (ALPPS) maintains the immunological components of a healthy organ[J]. Frontiers in medicine, 2016, (3): 32.

[11] Schellenberg A, Moravan V, Christian F. A competing risk analysis of colorectal cancer recurrence after curative surgery [J]. BMC Gastroenterology, 2022, 22(1): 95.

[12] Kim R. Effects of surgery and anesthetic choice on immunosuppression and cancer recurrence[J]. Journal of Translational Medicine, 2018, 16(1): 8.

[13] Longbottom E, Torrance H, Owen H, et al. Features of postoperative immune suppression are reversible with interferon gamma and independent of interleukin-6 pathways[J]. Annals of Surgery, 2016, 264(2): 370 – 377.

[14] Gryglewski A, Szczepanik M. The effect of surgical stress on postoperative Tαβ and Tγδ cell distribution [J]. Immunological Investigations, 2017, 46(5): 481 – 489.

[15] Gottschalk A, Sharma S, Ford J, et al. Review article: the role of the perioperative period in recurrence after cancer surgery[J]. Anesthesia and Analgesia, 2010, 110(6): 1636 – 1643.

[16] Bharati S, Chowdhury T, Bergese S, et al. Anesthetics impact on cancer recurrence: what do we know? [J]. Journal of Cancer Research and Therapeutics, 2016, 12(2): 464 – 468.

[17] Gupta R, Fuks D, Bourdeaux C, et al. Impact of intraoperative blood loss on the short-term outcomes of laparoscopic liver resection[J]. Surgical Endoscopy, 2017, 31(11): 4451 – 4457.

[18] Langiewicz M, Schlegel A, Saponara E, et al. Hedgehog pathway mediates early acceleration of liver regeneration induced by a novel two-staged hepatectomy in mice[J]. Journal of Hepatology, 2017, 66(3): 560 – 570.

[19] Schlegel A, Lesurtel M, Melloul E, et al. ALPPS: from human to mice highlighting accelerated and novel mechanisms of liver regeneration[J]. Annals of Surgery, 2014, 260(5): 839 – 846; discussion 846 – 847.

[20] Wullaert A, Heyninck K, Beyaert R. Mechanisms of crosstalk between TNF-induced NF-kappaB and JNK activation in hepatocytes[J]. Biochemical Pharmacology, 2006, 72(9): 1090 – 1101.

[21] Reschke M, Ferby I, Stepniak E, et al. Mitogen-inducible gene-6 is a negative regulator of epidermal growth factor receptor signaling in hepatocytes and human hepatocellular carcinoma[J]. Hepatology (Baltimore, Md), 2010, 51(4): 1383 – 1390.

[22] Wang C, Liao Y, Qiu J, et al. Transcatheter arterial chemoembolization alone or combined with ablation for recurrent intermediate-stage hepatocellular carcinoma: a propensity score matching study [J]. Journal of Cancer Research and Clinical Oncology, 2020, 146(10): 2669 – 2680.

[23] Schadde E, Malagó M, Hernandez-Alejandro R, et al. Monosegment ALPPS hepatectomy: extending resectability by rapid

hypertrophy［J］. Surgery, 2015, 157(4): 676－689.

［24］Cai Y, Song P, Tang W, et al. An updated systematic review of the evolution of ALPPS and evaluation of its advantages and disadvantages in accordance with current evidence［J］. Medicine, 2016, 95(24): e3941.

［25］Moy R, Nguyen A, Loo J, et al. Functional genetic screen identifies ITPR3/calcium/RELB axis as a driver of colorectal cancer metastatic liver colonization［J］. Developmental Cell, 2022, 57(9): 1146－1159.

［26］Thorgersen E, Barratt-Due A, Haugaa H, et al. The role of complement in liver injury, regeneration, and transplantation ［J］. Hepatology (Baltimore, Md), 2019, 70(2): 725－736.

［27］Hu C, Wu Z, Li L. Mesenchymal stromal cells promote liver regeneration through regulation of immune cells［J］. International Journal of Biological Sciences, 2020, 16(5): 893－903.

［28］Sun Y, Wu L, Zhong Y, et al. Single-cell landscape of the ecosystem in early-relapse hepatocellular carcinoma［J］. Cell, 2021, 184(2): 404－421.

［29］Ma C, Han M, Heinrich B, et al. Gut microbiome-mediated bile acid metabolism regulates liver cancer via NKT cells［J］. Science (New York, NY), 2018, 360(6391).

［30］Wei C, Yang C, Wang S, et al. Crosstalk between cancer cells and tumor associated macrophages is required for mesenchymal circulating tumor cell-mediated colorectal cancer metastasis［J］. Molecular Cancer, 2019, 18(1): 64.

［31］Sahai E, Astsaturov I, Cukierman E, et al. A framework for advancing our understanding of cancer-associated fibroblasts ［J］. Nature Reviews Cancer, 2020, 20(3): 174－186.

［32］Liu Y, Cao X. Characteristics and significance of the pre-metastatic niche［J］. Cancer Cell, 2016, 30(5): 668－681.

［33］Qin L. Osteopontin is a promoter for hepatocellular carcinoma metastasis: a summary of 10 years of studies［J］. Frontiers of Medicine, 2014, 8(1): 24－32.

［34］Liu Y, Zhang Y, Wang S, et al. Prospero-related homeobox 1 drives angiogenesis of hepatocellular carcinoma through selectively activating interleukin-8 expression［J］. Hepatology (Baltimore, Md), 2017, 66(6): 1894－1909.

［35］Zhao M, Ang L, Huang J, et al. MicroRNAs regulate the epithelial-mesenchymal transition and influence breast cancer invasion and metastasis. Tumour biology: the journal of the International Society for Oncodevelopmental Biology and Medicine［J］. 2017, 39(2): 1010428317691682.

［36］Chen J, Su I, Leu Y, et al. Expression of T-cell lymphoma invasion and metastasis 2 (TIAM2) promotes proliferation and invasion of liver cancer［J］. International Journal of Cancer, 2012, 130(6): 1302－1313.

［37］Sun T, Wong N. Transforming growth factor-β-induced long noncoding RNA promotes liver cancer metastasis via RNA-RNA crosstalk［J］. Hepatology (Baltimore, Md), 2015, 61(2): 722－724.

［38］Tang B, Qi G, Sun X, et al. HOXA7 plays a critical role in metastasis of liver cancer associated with activation of Snail ［J］. Molecular Cancer, 2016, 15(1): 57.

［39］Huang Y, Fan X, Qiu F. TM4SF1 promotes proliferation, invasion, and metastasis in human liver cancer cells［J］. International Journal of Molecular Sciences, 2016, 17(5).

［40］Yin S, Fan Y, Zhang H, et al. Differential TGFβ pathway targeting by miR-122 in humans and mice affects liver cancer metastasis［J］. Nature Communications, 2016, (7): 11012.

［41］Li J, Nashan B. Reply to: minimize the surgical damage at the stage-1 operation by combining hybrid ALPPS and nontotal parenchymal transection［J］. Annals of Surgery, 2018, 267(4): e82－e83.

［42］Li J, Kantas A, Ittrich H, et al. Avoid "all-touch" by hybrid ALPPS to achieve oncological efficacy［J］. Annals of Surgery, 2016, 263(1): e6－e7.

［43］Vennarecci G, Grazi G, Sperduti I, et al. ALPPS for primary and secondary liver tumors［J］. International Journal of Surgery (London, England), 2016, (30): 38－44.

［44］Edmondson M, Sodergren M, Pucher P, et al. Variations and adaptations of associated liver partition and portal vein ligation for staged hepatectomy (ALPPS): Many routes to the summit［J］. Surgery, 2016, 159(4): 1058－1072.

［45］Wang Z, Ren Z, Chen Y, et al. Adjuvant transarterial chemoembolization for HBV-related hepatocellular carcinoma after resection: a randomized controlled study［J］. Clinical Cancer Research, 2018, 24(9): 2074－2081.

［46］Wei W, Jian P, Li S, et al. Adjuvant transcatheter arterial chemoembolization after curative resection for hepatocellular carcinoma patients with solitary tumor and microvascular invasion: a randomized clinical trial of efficacy and safety［J］. Cancer Communications, 2018, 38(1): 61.

［47］Wang L, Wang W, Rong W, et al. Postoperative adjuvant treatment strategy for hepatocellular carcinoma with microvascular invasion: a non-randomized interventional clinical study［J］. BMC cancer, 2020, 20(1): 614.

［48］He X, Peng Y, Zhou Z, et al. Immune checkpoint inhibitor-based systemic therapy shows remarkable curative effect in a hepatocellular carcinoma patient with intractable postoperative recurrence and metastases: a case report and literature review[J]. Frontiers in Oncology, 2022, 12: 784224.

[49] Song T, Lang M, Ren S, et al. The past, present and future of conversion therapy for liver cancer[J]. American Journal of Cancer Research, 2021, 11(10): 4711 – 4724.

[50] Chen Q, Shu C, Laurence A, et al. Effect of Huaier granule on recurrence after curative resection of HCC: a multicentre, randomised clinical trial[J]. Gut, 2018, 67(11): 2006 – 2016.

[51] Huang G, Li P, Lau W, et al. Antiviral therapy reduces hepatocellular carcinoma recurrence in patients with low HBV-DNA levels: a randomized controlled trial[J]. Annals of Surgery, 2018, 268(6): 943 – 954.

[52] Huang G, Lau W, Wang Z, et al. Antiviral therapy improves postoperative survival in patients with hepatocellular carcinoma: a randomized controlled trial[J]. Annals of Surgery, 2015, 261(1): 56 – 66.

[53] Chinese College of Surgeons, Chinese Society of Gastrointestinal Surgery, Chinese Society of Colorectal Sugery, et al. China guideline for diagnosis and comprehensive treatment of colorectal liver metastases (version 2020)[J]. Chin J Dig Surg, 2020, 12(19): 1229 – 1242.

[54] Nadalin S, Capobianco I, Li J, et al. Indications and limits for associating liver partition and portal vein ligation for staged hepatectomy (ALPPS). Lessons learned from 15 cases at a single centre[J]. Zeitschrift fur Gastroenterologie, 2014, 52(1): 35 – 42.

[55] Alvarez F, Ardiles V, de Santibañes M, et al. Associating liver partition and portal vein ligation for staged hepatectomy offers high oncological feasibility with adequate patient safety: a prospective study at a single center[J]. Annals of Surgery, 2015, 261(4): 723 – 732.

[56] Lang H, de Santibañes E, Schlitt H, et al. 10th Anniversary of ALPPS-Lessons Learned and quo Vadis[J]. Annals of Surgery, 2019, 269(1): 114 – 119.

[57] Schadde E, Ardiles V, Robles-Campos R, et al. Early survival and safety of ALPPS: first report of the International ALPPS Registry[J]. Annals of Surgery, 2014, 260(5): 829 – 836; discussion 836 – 838.

[58] Wanis K, Ardiles V, Alvarez F, et al. Intermediate-term survival and quality of life outcomes in patients with advanced colorectal liver metastases undergoing associating liver partition and portal vein ligation for staged hepatectomy[J]. Surgery, 2018, 163(4): 691 – 697.

[59] Adam R, Imai K, Castro Benitez C, et al. Outcome after associating liver partition and portal vein ligation for staged hepatectomy and conventional two-stage hepatectomy for colorectal liver metastases[J]. The British Journal of Surgery, 2016, 103(11): 1521 – 1529.

[60] Petrowsky H, Linecker M, Raptis D, et al. First long-term oncologic results of the ALPPS procedure in a large cohort of patients with colorectal liver metastases[J]. Annals of Surgery, 2020, 272(5): 793 – 800.

[61] Reese T, Makridis G, Raptis D, et al. Repeated hepatectomy after ALPPS for recurrence of colorectal liver metastasis: the edge of limits? [J]. HPB, 2021, 23(10): 1488 – 1495.

[62] Olthof P, Huiskens J, Wicherts D, et al. Survival after associating liver partition and portal vein ligation for staged hepatectomy (ALPPS) for advanced colorectal liver metastases: a case-matched comparison with palliative systemic therapy [J]. Surgery, 2017, 161(4): 909 – 919.

[63] Berardi G, Guglielmo N, Colasanti M, et al. Associating liver partition and portal vein ligation for staged hepatectomy (ALPPS) for advanced hepatocellular carcinoma with macrovascular invasion[J]. Updates in Surgery, 2022.

[64] Ke L, Shen R, Fan W, et al. The role of associating liver partition and portal vein ligation for staged hepatectomy in unresectable hepatitis B virus-related hepatocellular carcinoma[J]. Annals of Translational Medicine, 2020, 8(21): 1402.

[65] Sparrelid E, Jonas E, Tzortzakakis A, et al. Dynamic evaluation of liver volume and function in associating liver partition and portal vein ligation for staged hepatectomy[J]. Journal of Gastrointestinal Surgery, 2017, 21(6): 967 – 974.

[66] Buac S, Schadde E, Schnitzbauer A, et al. The many faces of ALPPS: surgical indications and techniques among surgeons collaborating in the international registry[J]. HPB, 2016, 18(5): 442 – 448.

一、实验鼠类 ALPPS 模型

（一）实验动物简介

随着现代生物医学的发展,鼠类作为模型动物已经被广泛应用,常用的鼠类模型动物主要有实验小鼠和大鼠。实验小鼠由野生鼷鼠经人工定向选择培育而来,目前已培育出超 500 个独立近交系和远交系。实验大鼠由野生褐家鼠定向培育而成,最早于欧洲用于实验研究。随着研究的深入,人们对鼠类肝脏解剖理解越来越透彻[1]。归功于显微外科技术进步,实验鼠类作为模型动物越来越多地应用于肝脏相关研究,如肝再生、肝衰竭、肝移植及肝肿瘤等[2-4]。考虑到炎症反应在 ALPPS 诱导的肝再生中的作用[5],目前研究使用的鼠类品系多为免疫健全品系,小鼠常用品系为 BALB/c 小鼠、C57BL 小鼠,大鼠常用品系有 Wistar 大鼠、Spraque‐Dawley 大鼠、Lewis 大鼠和 ACI 大鼠等。

（二）实验鼠类 ALPPS 肝脏解剖学基础

大鼠和小鼠的肝脏解剖类似[6],两者最明显的差异是大鼠没有胆囊[7]。根据肝脏形态,可大致将鼠类肝脏分为四叶,分别为左外叶(left lateral lobe, LLL)、中叶(medial lobe, ML)、右叶(right lateral lobe, RL)以及尾状叶(caudate lobe, CL)。此外亦有其他的分叶命名方式[8]。其中,中叶约占肝脏重量的 38%,由镰状韧带固定在横膈膜和腹壁上。以肝裂为界可以分为左中叶(left medial lobe, LML)、右中叶(right medial lobe, RML)。右叶约占肝脏重量的 22%,由一条水平肝裂可以分为右上叶(superior right lobe, SRL)和右下叶(inferior right lobe, IRL)。尾状叶占肝脏重量的 8%~10%,分为两部分:尾状突(caudate process)占肝脏重量的 2%~3%,环绕下腔静脉并连接尾状叶和右侧叶,另一部分尾状叶分为前尾状叶(anterior caudate lobe)和后尾状叶(posterior caudate lobe),各占肝脏重量的 4%。前尾状叶位于食管和胃的前部,后尾状叶位于这些结构的后面[1,9]。左外叶为单叶无肝裂,膈面由韧带固定于膈肌(图 11‐1)。参考 Couinaud 分段法,鼠类肝脏与人类肝脏分段的对应关系为:尾状叶对应 Ⅰ 段和Ⅸ段;左外叶对应Ⅱ段;左中叶对应Ⅲ段和Ⅳ段;右中叶对应Ⅴ段和Ⅷ段,右下叶对应Ⅵ段;右上叶对应Ⅶ段[10]。

鼠类肝脏肝外门静脉位于肝动脉和胆管的后部和外侧。在肝门处,门静脉主干首先向右叶(RL)分支,其次向尾状叶分支,然后向中叶分支,最后向左外叶分支(图 11‐1)。左外叶、右叶和尾状叶有一个主要的门静脉分支,而中叶有两个门静脉分支。右叶门静脉发出后立即分为两支:一支供应右上叶,另一支供应右下叶。尾状叶的门静脉分支非常短,位于肝动脉和胆管的后部。门静脉主干在发出肝右叶和尾状叶分支后,分为两支,一支为供应右中叶的分支,另一支走行一段距离后发出供应左外叶和左中叶门静脉分支。

肝脏由肝总动脉发出的肝动脉供应。肝固有动脉一般位于门静脉的后表面,行至肝门处在门静脉前方发出分支。各肝叶动脉位于门静脉的前表面和胆管的后面,发出分支后走行于肝管的后面,并与门

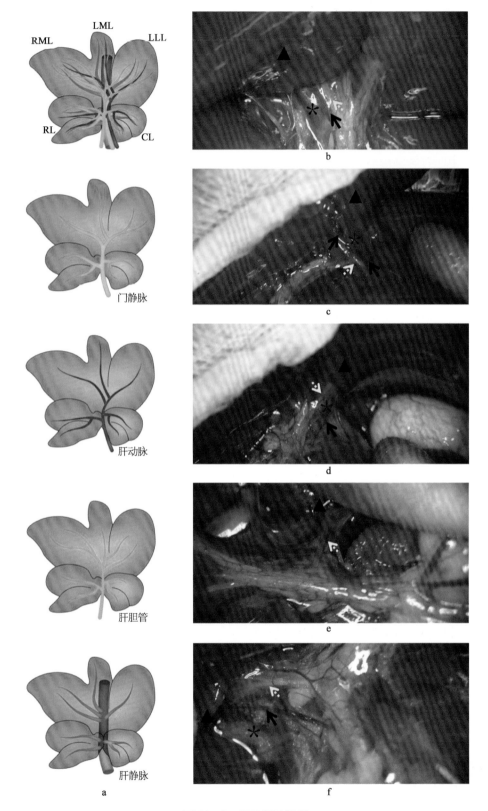

图 11-1 鼠类肝脏解剖

a. 鼠类肝脏结构示意图（RML，右中叶；LML，左中叶；LLL，左外叶；CL，尾状叶；RL，右叶）；b~f. 各肝叶肝门结构，其中 b 示右中叶，c 示左中叶，d 示左外叶，e 示尾状叶，f 示右叶（黑色三角示对应肝叶，星号示门静脉，黑色实线箭头示动脉，黄色虚线箭头示肝胆管）

静脉分支平行(图 11 - 1)。其中在肝外最明显的动脉分支是右叶和右中叶的分支(图 11 - 1b 和图 11 - 1f)。除了主肝叶的四个分支外,尾状叶和左叶之间的肝蒂上,肝动脉还发出一个难以观察的分支,称为肝食管动脉,供应食管的下 2/3。此外左外叶还接收一条来自胃左动脉的副肝左动脉,供应其背内侧部分。

大鼠没有胆囊。鼠类肝外胆管由每个肝叶的一级分支组成,位于动脉和门静脉分支的表面(图 11 - 1)。通常每个肝叶都由自己的胆管引流,但也存在解剖变异,如左外叶可见出两个胆道分支引流。

肝静脉在通常情况下,肝右叶的两个分叶右上叶和右下叶分别通过一个分支流入下腔静脉(图 11 - 1a)。中叶有两到三条大肝静脉(右、中、左正中静脉)引流对应部分[10]。引流中叶左侧部分的静脉(左内侧静脉)可以单独进入腔静脉,或者在汇入肝上下腔静脉之前,可以与引流左外叶的静脉(左肝静脉)相连,形成一个共同的主干。尾状叶的两个分叶由两条分别通向下腔静脉的大肝静脉引流,但在某些情况下,它们可以由一个共同的主干连接。尾状突通过多个分支流入肝内腔静脉。

鼠类肝脏的解剖结构与人类肝脏有较大不同,小鼠和大鼠的肝脏都有明显的分叶,每个肝叶都有自己的门静脉和动脉供应以及独立的胆管,所有四个肝叶都通过单独的肝静脉与下腔静脉相连。为了满足 ALPPS 标准的各个方面,ALPPS 鼠类模型必须模拟人类肝脏结构和血管解剖。鼠类肝脏中唯一具有与人类肝脏相似的循环特性的部分仅有中叶。中叶的左右两叶分别有门静脉供应,此外,左中叶和右中叶有各自的动脉供应和胆道结构(图 11 - 1a)。与人类肝脏一样,静脉回流由左、右、中三条肝静脉组成。同时,左中叶和右中叶有较宽的实质相连,可能存在门静脉侧支循环,分隔鼠类肝中叶时,可以模拟人类 ALPPS 时分隔左右半肝隔断叶间门静脉交通支的情况,也可以形成足够大的断面引发炎症反应。因此,鼠类模型模拟人类 ALPPS 时,必须阻断右叶、尾状叶和左叶门静脉,同时阻断中叶一侧(左中叶或右中叶)门静脉,另一叶作为 FLR。由于肝切除本身可以引起促肝再生反应[11],为了提供更干净的ALPPS 模型,应尽量避免额外切除肝叶。阻断各叶门静脉时,需要注意的是,右叶肝动脉常常紧贴门静脉分支主干伴行,结扎时应避免损伤,而胆管相离较远一般不会受到影响(图 11 - 1f)。尾状叶的门静脉分支主干位于动脉胆管的正后方,直视下不可见,结扎相对较难(图 11 - 1e)。若需要结扎右中叶门静脉(模型以左中叶为剩余肝脏时),该门静脉位于动脉和胆管右侧,相距一段距离,走行清晰,结扎相对容易(图 11 - 1b)。若以右中叶为剩余肝脏时,可直接结扎供应左外叶和左中叶门静脉分支汇成的共干,相对简单(图 11 - 1c)。最为困难的是结扎左外叶门静脉,左外叶和左中叶门静脉共干有一段走行于左外叶肝实质内,并在左外叶肝实质内分出左外叶和左中叶的门静脉分支[9],这导致该门静脉与周围肝实质及动脉和胆道的分离十分困难(图 11 - 1b),同时结扎肝左外叶门静脉分支时,结扎位置较低时存在影响左中叶门静脉血流的风险。此外,左外叶门静脉靠近肝静脉,解剖过程中存在肝静脉或门静脉意外受损的风险,这将导致不可控的出血,引起动物死亡。

(三) 鼠类动物 ALPPS 操作

目前已有近 40 例报道共计 21 种鼠类 ALPPS 模型(表 11 - 1)。2014 年,Libin Yao 等报道了首例ALPPS 大鼠模型(后简称 Dili 模型)[12],该模型结扎了左中叶、左外叶、尾状叶和右叶门静脉,随后沿中叶缺血线分隔肝脏,右中叶保留作为剩余肝脏。该模型保留了约 30% 肝脏。同年,Andraea Schlegel 等报道了首例 ALPPS 小鼠模型(后简称 Schlegel 模型)[5],该模型与前者不同,结扎了右中叶、尾状叶和右叶门静脉,并切除了左外叶,保留左中叶作为剩余肝脏。该模型保留了约 10% 的肝脏。随后报道的鼠类ALPPS 模型大多基于该两种模型稍作改变,大鼠、小鼠均有应用[5,12-28]。2019 年,Alexandra Dili 等则报道了一种极限肝体积的大鼠模型(后简称 Yao 模型)[29],该模型与 Andraea Schlegel 等的模型类似,保留左中叶作为剩余肝脏,但不同的是,该模型结扎左外叶门静脉并保留肝叶。该模型保留了约 10% 的肝脏。然而,由于操作难度大,目前还没有关于该模型应用于小鼠的报道[29,30]。除了上述三种模型外,

Weiwei Wei 等基于 Yao 模型建立了一种类似的大鼠模型,该模型切除了尾状叶[31]。Rocío García-Perez 等人建立的模型保留左中叶和尾状叶作为 FLR[32],然而该模型尾状叶为 FLR 一部分,不符合上文中提到模拟人类肝脏解剖的原则,因此后续很少有其他研究者使用[32,33]。除了模拟经典 ALPPS 的鼠类模型,也有模拟 RALPPS 的报道[34,35]。此外,还可以在模型中引入病理因素,如肿瘤、脂肪肝和肝硬化等[33,36-41]。Jihua Shi 等人试图比较不同大小 FLR 对肝再生的影响,建立了 3 种不同的模型[42],然而该模型 FLR 均不位于中叶,可能并不是合适的鼠类 ALPPS 模型。大部分模型均基于 Yao 模型、Schlegel 模型及 Dili 模型,但或多或少存在 FLR 位于中叶以外或额外肝叶切除的情况,下面将详细介绍这三种模型。

表 11-1 目前已报道鼠类 ALPPS 模型

FLR	1 期肝叶切除	FLR 占比	鼠 种	其 他 因 素	参 考 文 献
右中叶	—	30%	大鼠	—	12—22
右中叶	—	30%	小鼠	—	23
右中叶	—	30%	大鼠	RALPPS	34
右中叶	—	30%	大鼠	药损肝纤维化	39
右中叶	—	30%	大鼠	切割结扎侧肝脏	43
右中叶	—	30%	大鼠	物理康复	44
右中叶	—	30%	小鼠	药损肝纤维化	45
右中叶	尾状叶	30%	大鼠	—	31
右中叶	尾状叶	30%	大鼠	非酒精性脂肪肝病	38
右中叶	尾状叶	30%	大鼠	原位种植瘤	41
左中叶	左外叶	10%	小鼠	—	5,24—27
左中叶	左外叶	10%	大鼠	—	28
左中叶	左外叶	10%	小鼠	结直肠癌肝转移	36
左中叶	左外叶	10%	大鼠	RALPPS	35
左中叶	—	10%	大鼠	—	29,30
左中叶+尾状叶	—	20%	大鼠	—	32
左中叶+尾状叶	—	20%	大鼠	药损肝纤维化	33
左中叶+左外叶+尾状叶	—	50%	大鼠	结直肠癌肝转移	37
左中叶+左外叶+尾状叶	—	50%	大鼠	药损肝纤维化	40
右中叶+右叶+尾状叶	—	60%	小鼠	结直肠癌肝转移	46
尾状叶/右叶/右叶+尾状叶	左外叶	10%/20%/30%	大鼠		42

注:RALPPS(radio frequency-assisted ALPPS),射频消融辅助 ALPPS。

1. ALPPS 1 期手术 ALPPS 1 期手术主要包括门静脉结扎(portal vein ligation)和肝脏分隔(liver partition)。临床上由于门静脉结扎后,全部门静脉血流流向一侧肝脏,劈肝时易引起出血,因此病人行 ALPPS 时,往往先进行肝脏分隔,待肝断面止血彻底后行门静脉结扎。实验鼠类行 ALPPS 时,出血相对可控,同时为了确定缺血线,可以先行门静脉结扎。

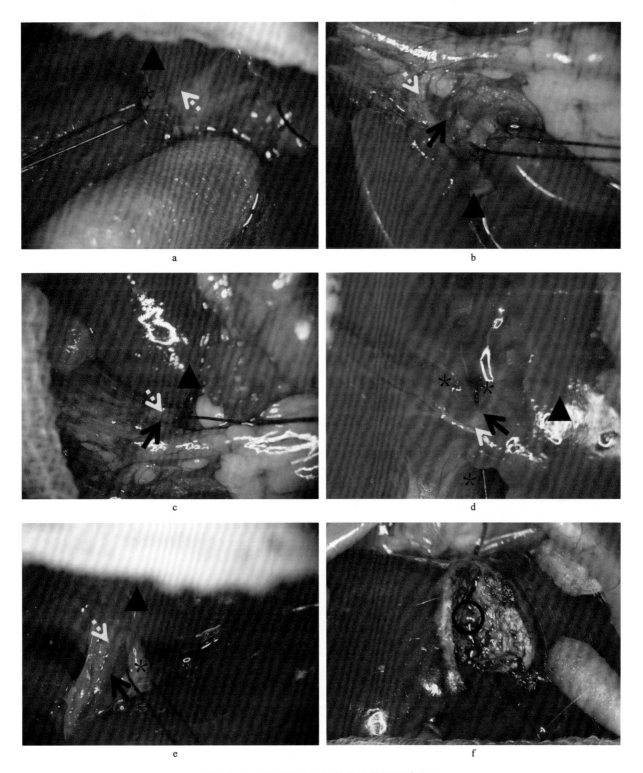

图 11 - 2 ALPPS 1 期门静脉结扎及肝脏分隔

a～f. 相应肝叶门静脉结扎。a 示右中叶；b 示右叶；c 示尾状叶；d 示左外叶；e 示门静脉左支（黑色三角示对应肝叶，星号示门静脉，黑色实线箭头示动脉，黄色虚线箭头示肝胆管）；f 示肝脏分隔，黑色圈示肝脏分隔至肝静脉表面，肝静脉保留完整

（1）Yao模型（小鼠、大鼠均可，图11-3）

1）肝脏游离：首先充分游离肝脏。需切断镰状韧带及相连的圆韧带以游离肝中叶。尾状叶的前叶和后叶分别通过肝胃韧带与胃小弯相连，通过肝十二指肠韧带与十二指肠相连。该两条韧带，与肝包膜相接，为了暴露尾状叶门静脉，需要游离剥除。必要时（尤其是另两种模型）切断连接左外叶上表面后部与横膈的左三角韧带。需注意的是，小鼠有胆囊，需要一并切除。

2）门静脉结扎：需结扎左中叶、左外叶、尾状叶和右叶门静脉。右叶门静脉结扎时，需要绕过伴行的动脉（图11-2b）。该动脉有时紧贴右叶门静脉上表面，注意避免损伤。尾状叶门静脉位于动脉胆管的正后方，在充分游离尾状叶后需要牵拉才能显露门静脉，结扎该门静脉有一定难度（图11-2c）。笔者操作时，通常用弯头显微镊绕到门静脉后方，夹带针缝线的线尾穿过门静脉后方，然后用针头穿过门静脉与动脉胆管之间，避开动脉及胆管后结扎。最后结扎左中叶和左外叶门静脉的共干（图11-2e）。此时需要注意避开伴行的副肝左动脉。结扎时，根据大鼠和小鼠的不同，选用相应粗细的缝线。

3）肝脏分隔：结扎完成后，肝中叶出现相应缺血线，沿缺血线分隔肝脏（图11-2f）。该步骤可以参考人的肝脏手术，利用电外科装置辅助切除，遇血管可以结扎后切断，以减少出血。笔者通常利用双极电凝钳，充分电凝止血后剪开相应实质，该方法可以有效控制出血。按笔者经验，完成肝脏分隔后，可以在断面间填塞明胶海绵，以分隔两侧肝脏，同时进一步减少出血。

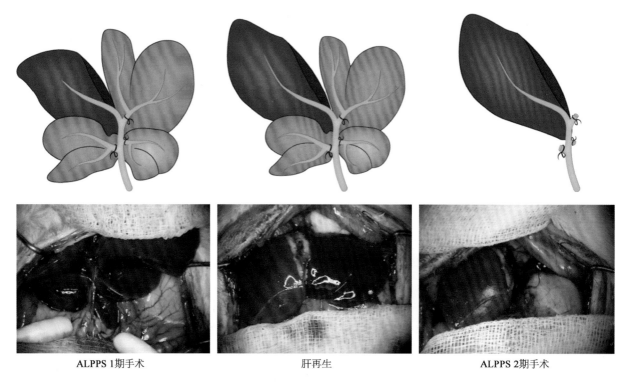

ALPPS 1期手术   肝再生   ALPPS 2期手术

图11-3 Yao 鼠类 ALPPS 模型
上图为模型示意图，下图为术野

（2）Schlegel模型（小鼠、大鼠均可，图11-4）：该模型需结扎右中叶、尾状叶和右叶门静脉，并切除左外叶，保留左中叶作为剩余肝脏。肝脏游离和肝脏分隔不多做赘述。

1）门静脉结扎：需结扎右中叶、尾状叶和右叶门静脉。尾状叶和右叶门静脉参照 Yao 模型。右中叶门静脉位于动脉和胆管右侧，走行清晰，稍作牵拉即可充分显露，结扎相对容易（图11-2a）。

　　2）左外叶切除：左外叶切除时可以用缝线绕扎的方法切除肝叶,切除时需注意绕扎的位置不宜过低,以免影响左中叶门静脉血流。笔者操作时,常在左外叶两侧夹血管夹以固定绕扎位置避免线结下滑。切除完成后,利用双极电凝钳充分止血,必要时可以利用肝门阻断的方法减少出血。需要注意的是,左外叶门静脉和肝静脉接近,打结时必须充分可靠扎闭两处血管,避免肝切除后线结滑脱引起不可控出血。笔者经验提示,左外叶肝切除后,断面炎症反应明显,因断面紧贴左中叶(FLR),关腹后常引起左中叶(FLR)相应位置炎症反应(图 11-6a),可能会对肝再生产生影响。因此,笔者在完整切除左外叶后,会在断面放置明胶海绵,以隔开左中叶,同时进一步减少出血。

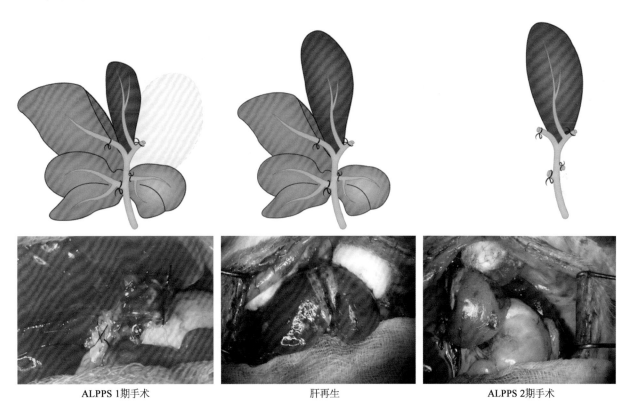

ALPPS 1期手术　　　　　　　　　肝再生　　　　　　　　ALPPS 2期手术

图 11-4　Schlegel 鼠类 ALPPS 模型

上图为模型示意图,下图为术野

　　(3) Dili 模型(仅有大鼠报道,图 11-5):该模型需结扎左外叶、右中叶、尾状叶和右叶门静脉,保留左中叶作为剩余肝脏。肝脏游离和肝脏分隔同上所述。

　　门静脉结扎：需结扎左外叶、右中叶、尾状叶和右叶门静脉。其中,左外叶门静脉走行于左外叶肝实质内(图 11-1c、图 11-2d),周围紧贴着伴行的动脉和胆管,胆管常有变异可见两条胆道分支,同时左外叶门静脉靠近肝静脉,完整解剖相应结构具有一定困难。同时结扎位置较低时存在影响左中叶门静脉血流的风险。Alexandra Dili 等利用水分离技术(hydrodissection),借助水动力的张力特性分层解剖出相应结构。笔者在操作时,则参考临床手术操作,仔细解剖出门静脉钝性分离,并绕带牵引,避免损伤。若不慎损伤或结扎时一并扎闭动脉和胆管,则易引起左外叶坏死,造成模型失败(图 11-6d)。钝性分离时需注意门静脉旁的肝静脉,肝静脉在肝实质内相对壁薄易损伤。除了牵引动脉胆管,笔者还会在门静脉发出左外叶和左中叶门静脉分支处,牵引左中叶门静脉分支,以避免结扎左外叶门静脉分支时,影响左中叶门静脉血流。另外由于存在影响左中叶门静脉血流的风险,笔者建议门静脉结扎时,优先处理左外叶门静脉,在确保左中叶无影响(中叶无缺血线)后,进行后续操作。

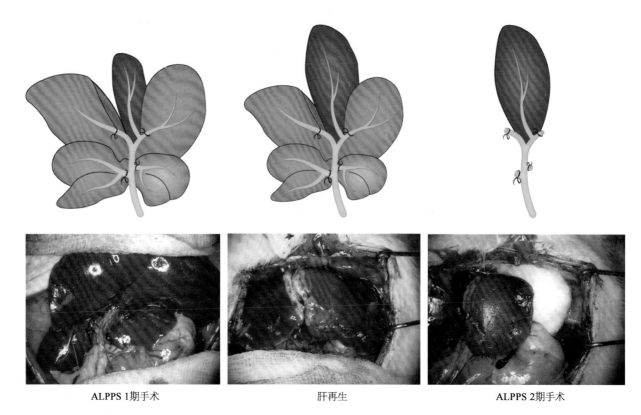

ALPPS 1期手术　　　　　　　　肝再生　　　　　　　　ALPPS 2期手术

图 11 - 5　Dili 鼠类 ALPPS 模型

上图为模型示意图,下图为术野

2. ALPPS 2 期手术　　2 期手术时,需切除所有去门静脉化的肝叶(deportalized lobe),切除操作可参考左外叶切除。肝实质较厚处,可以分步切除以保证绕扎效果,如右叶可以分步切除右上叶和右下叶,以减少出血。

（四）模型评价

鼠类作为实验动物的优势显而易见。鼠类动物易于处理和饲养,花费小,繁殖和再生速度快,便于在相对较短的时间内收集大量数据[6,7]。而且此类动物的另一个好处是它们的生理和解剖结构及基因组已被研究者熟知。此外,人工培育出的实验鼠类近交系的遗传异质性较小,可以轻松实现实验的标准化,也容易实现转基因研究[7]。同时,鼠类研究相关的试剂易于获得,使此类动物实验易于维护,便于开展。就 ALPPS 动物实验而言,鼠类实验动物也同样具有优势。鼠类良好的再生能力和高代谢率允许研究相对快速进行。鼠类完成肝脏再生所需时间极短,使得 ALPPS 鼠类模型可以在短期内完成并获得大量数据。幸运的是,鼠类肝脏的中叶天生由两套门静脉供应(图 11 - 1),具有研究 ALPPS 研究的解剖基础。更重要的是,目前研究认为,诱导肝再生和(或)在肿瘤发展和进展中起关键作用的关键分子、基因和基因相互作用在进化上是保守的,因此研究 ALPPS 对肝再生及潜在肿瘤的影响,其实验数据可以外推到更大的动物或人类身上[47,48]。此外,实验鼠类动物也易于引入其他病理因素,如肝硬化及肿瘤,可用于评估病理性肝实质对 ALPPS 诱导的肝再生的影响,以及 ALPPS 诱导的加速再生反应中的潜在促肿瘤发展和转移的风险。虽然与人类相比鼠类肝叶结构差异大,生理代谢水平不同,但鼠类 ALPPS 模型是进行该类研究时不可或缺的。

目前,已报道的鼠类模型较多,为了评估多种模型,为今后进行 ALPPS 相关研究时挑选模型提供依据,笔者对上述的三种模型进行过综合评估。评估实验共用 77 只大鼠。大鼠随机于术后 1、2、4、7 日处以安乐死。每组共入组 20 只大鼠(即选定的时间点各 5 只)。在手术期间或在预定的时间点之前死亡

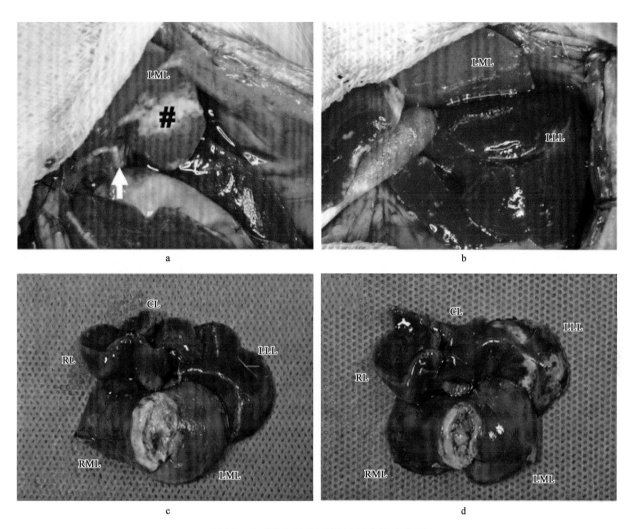

图 11 - 6　鼠类 ALPPS 模型部分注意事项

a. Schlegel 模型术后第 2 日,因左外叶断面炎症反应导致左中叶对应位置炎症坏死(" # "号示左中叶炎性坏死,白色箭头示左外叶断面);b~d. Dili 模型术后左外叶情况,b 为 1 期术后 2 日术野,左外叶无坏死,c 示 1 期术后 4 日全肝取材情况,左中叶再生,余各叶无门静脉结扎无再生,左外叶无坏死,d 示左外叶肝蒂损伤 1 期术后 4 日全肝取材情况,可见左外叶部分坏死,模型失败(RML,右中叶;LML,左中叶;LLL,左外叶;CL,尾状叶;RL,右叶)

的大鼠,不纳入肝再生的评估。对照组大鼠进行假手术后进行基线测量($n=5$)。评估内容包括 ALPPS 1 期的手术难度、1 期术后 FLR 肥大和再生等。

　　为了评估模型建立的难度,我们从手术相关死亡、手术时间、失血等几个方面进行了比较。在我们的研究中,实验组总体病死率为 15.6%(12/72),其中 Dili 模型组无论术中还是术后的病死率均最高(表 11 - 2)。Yao 模型组无死亡,Dili 模型组术中死亡 2 例(7%,2/27),Schlegel 模型组术中死亡 1 例(4%,1/24)。麻醉恢复至预定取样安乐死之间的意外死亡认定为术后死亡。Dili 模型组占了死亡的大多数(5/9)。Dili 模型组手术时间明显长于另两组(one-way ANOVA,$P<0.000\ 1$)。Yao 模型组平均手术时间为 42.1 min,Dili 模型组平均手术时间为 59.7 min,Schlegel 模型组平均手术时间为 49.0 min(表 11 - 2 Yao 模型组比 Dili 模型组,t 检验,$P<0.000\ 1$;Yao 模型组比 Schlegel 模型组,t 检验,$P=0.000\ 2$;Dili 模型组比 Schlegel 模型组,t 检验,$P<0.000\ 1$)。手术时的失血量是根据棉球蘸血估算的。三组之间没有统计学上的差异(表 11 - 2)。Dili 模型因其手术病死率最高和手术时间最长,被认为是最复杂的模型。其主要原因是鼠类门静脉解剖。鼠类肝左中叶与肝左外叶的门静脉共干,而肝左外叶的

门静脉通常走行于肝实质内,这导致该门静脉与周围肝实质及动脉和胆道的分离十分困难。Dili 模型的建立关键在于保留通向肝左中叶的格利森蒂,精确解剖该处结构花费大量时间。若解剖不清,结扎供应肝左外叶门静脉分支时,存在影响左中叶门静脉血流的风险。此外,左外叶门静脉靠近肝静脉,解剖过程中存在肝静脉或门静脉意外受损的风险,这将导致不可控的出血引起动物死亡。与 Dili 模型不同的是,建立 Schlegel 模型时不需要对左中叶门静脉分支进行细致的解剖,直接切除左外叶不影响左中叶的血流。Yao 模型则相对简单,需要结扎的各门静脉分支均结构清晰。

表 11 - 2　鼠类 ALPPS 模型手术参数

参　　　数	Yao 模型组	Dili 模型组	Schlegel 模型组	P - value
术后死亡数	1	5	3	
术中死亡数	0	2	1	
入组数	20	20	20	
术前体重(g)	247.4±10.2	249.1±10.7	249.4±11.1	0.818
ALPPS 1 期手术				
手术时长(min)	42.1±5.0	59.7±7.0	49.0±5.5	$1.64×10^{-12}$
预估出血量(mL)	1.84±1.3	1.3±1.1	1.4±1.1	0.351

注:数据表示为平均数±标准差。手术时长及出血量仅评估入组实验鼠,死亡(术中或术后)实验鼠仅评估病死率,其中出血量根据术中沾湿的棉球数进行估算。

通过 FLR 增长和肝细胞增殖率反映肝再生情况。对照组(术前对照)平均肝左中叶肝重体重比值为 0.004 9,而平均肝右中叶肝重体重比值为 0.009 6。三种模型均观察到 FLR 再生(图 11 - 7a)。为了同时评估三种模型中的肝脏生长率,使用了再生率作为评估指标[(FLR 重量÷取材时体重)÷(对照组的平均 FLR 重量÷体重)×100(%)]。Schlegel 模型显示出更高的再生潜力,尤其是在早期阶段。术后第 1 日时,Schlegel 模型组的再生率显著高于 Yao 模型组($P = 0.043$)。在第 2 日,Schlegel 模型组肝再生速率最快,而其他两组无显著差异(图 11 - 7b,第 2 日:Yao 模型比 Dili 模型,t 检验,$P = 0.812$;Yao 模型比 Schlegel 模型,t 检验,$P = 0.033$;Dili 模型比 Schlegel 模型,t 检验,$P = 0.023$)。在第 4 日,Yao 模型组的再生速度最慢(图 11 - 7b,第 4 日:Yao 模型比 Dili 模型,t 检验,$P = 0.002$;Yao 模型比 Schlegel 模型,t 检验,$P = 0.000 5$;Dili 模型比 Schlegel 模型,t 检验,$P = 0.998$)。FLR 体积动态增长率显示出类似的结果,Schlegel 模型组倾向于具有更高的再生潜力(图 11 - 7c,第 2 日:Yao 模型比 Schlegel 模型,t 检验,$P = 0.042$;Dili 模型比 Schlegel 模型,t 检验,$P = 0.055$)。为了进一步评估肝再生,笔者还比较了三组中 Ki67 的表达。与其他时间点相比,所有三组在术后第 2 日上的增殖肝细胞比例最高(图 11 - 7d 和图 11 - 7e)。此外,Schlegel 模型组的增殖肝细胞比例在术后第 1 日上显著高于 Dili 模型组,而在其他时间点,三组之间没有观察到差异(图 11 - 7d 和图 11 - 7e,术后第 1 日:Yao 模型比 Dili 模型,t 检验,$P = 0.617$;Yao 模型比 Schlegel 模型,t 检验,$P = 0.124$;Dili 模型比 Schlegel 模型,t 检验,$P = 0.047$)。在我们的研究中,术后第 1 和第 2 日时,Yao 模型组和 Dili 模型组的 FLR 质量增加没有显著差异,而术后第 4 日时,Yao 模型组的再生速度比 Dili 模型组慢。这一观察结果表明,Yao 模型组可能是由于足够的 FLR,导致 ALPPS 诱导的肝再生可能受到影响。Schlegel 模型显示出更高的再生潜力,这表明在 1 期 ALPPS 的肝切除术触发了额外的再生反应,导致在 ALPPS 诱导肝再生引入研究偏差。

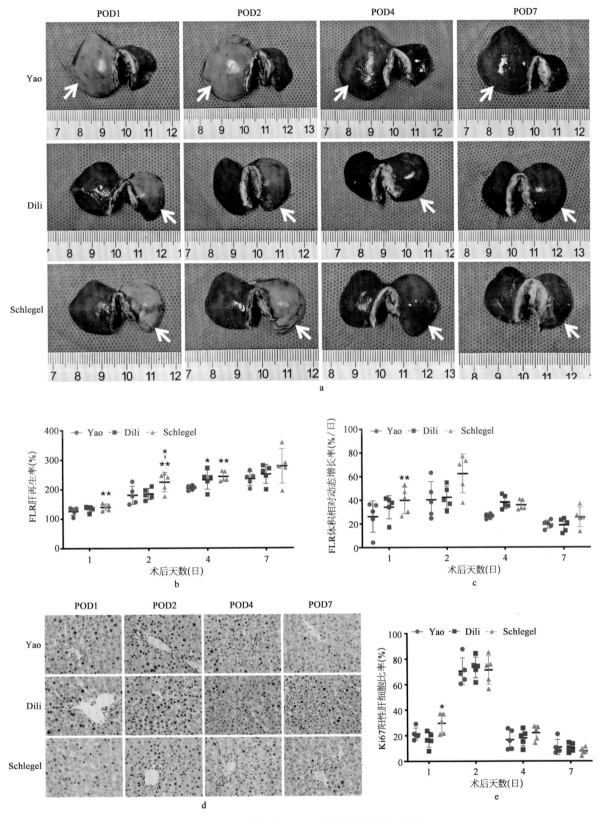

图 11-7 三种鼠类 ALPPS 模型术后肝再生情况

a. 三种模型术后各时间段肝脏再生情况,白色箭头示 FLR;b. FLR 肝再生率定量评估肝再生;c. FLR 肝体积相对动态增长率定量评估肝再生;d. 三种模型术后各时间段 FLR 的 Ki67 染色情况;e. Ki67 阳性肝细胞比率定量分析肝细胞增殖情况(Dili 模型组标 ∗ 表示 t-test,Yao 模型组比 Dili 模型组,P<0.05;Schlegel 模型组标 ∗ 表示 t-test,Yao 模型组比 Schlegel 模型组,P<0.05;Schlegel 模型组标 ∗∗ 表示 t-test,Dili 模型组比 Schlegel 模型组,P<0.05.POD 表示术后天数)

尽管 3 种 ALPPS 模型均能诱导快速肝再生,但在研究 ALPPS 的机制时,谨慎选择模型仍然很重要。Yao 模型无法模拟人类手术时 FLR 不足的情况,因为大鼠切除 70%肝脏后剩余的肝脏质量足以支持其生存[49],这与临床实际不符。在研究 ALPPS 诱导肝再生的机制时,由于肝切除术可能会引起额外促再生因素,应谨慎使用 Schlegel 模型,因此我们推荐 Dili 模型。在探索 ALPPS 后维持生存的机制时,应考虑 Dili 模型和 Schlegel 模型。在这两种模型中,Dili 模型提供了一种更干净的大鼠模型。由于操作难度大,目前还没有关于该模型应用于小鼠的报道。然而,接受 ALPPS 的病人肿瘤负荷大,并常伴有病理性肝实质(肝硬化或脂肪变性肝)。当将这些因素引入 ALPPS 模型时,考虑到目前大部分已报道荷瘤及肝硬化 ALPPS 鼠类模型的 FLR 大于 30%[36,38,39],Yao 模型似乎是唯一的选择。其他两个模型可能无法在生存所需的最低 FLR(<10%)的条件下存活,这需要进一步验证。

二、实验猪 ALPPS 模型

(一) 实验动物简介

家猪最早用于生物医学研究可追溯至 20 世纪 40 年代并从 20 世纪 60 年代起开始被广泛应用[50]。有记录的纯种家猪品种超过 70 种,然而大部分品种主要用于生产消费,目前用于生物医学研究的主要为部分小型猪品种。小型猪在解剖学、生理学、疾病发生机制等方面与人类极其相似。猪的基因组由 18 个常染色体和 2 个性染色体组成,已经被测序,而且证实与人类基因组具有广泛同源性[51],因此适用于生物医学机制研究。同时,猪的心血管、肾及消化器官等与人类的相似[52],被广泛应用于实验外科学,用于改进外科技法,测试实验性外科疗法[53-55]。实验猪作为肝脏外科模型,被广泛应用于肝移植、肝切除及门静脉阻断等研究[56-58]。除了上述特点,小型猪体型小的优势是显而易见的:小型猪易于操作和饲养,其所需的食物和检测物质也少于体型较大的猪。同时,由于动物保护等因素,在生命科学研究领域小型猪也广泛取代实验犬和非人灵长类动物,成为被大量使用的模型动物。目前国外常用的小型猪品种主要有哥廷根小型猪、明尼苏·霍麦尔小型猪以及皮特曼·摩尔小型猪,国内主要小型猪品种包括西藏小型猪、西双版纳近交系小型猪、贵州小香猪、广西巴马小型猪以及五指山小型猪。

(二) 实验动物 ALPPS 肝脏解剖学基础

就小型猪的肝脏大体解剖而言,不同文献报道的肝叶数量不尽相同,4~6 叶均有报道[59-61],这一现象可能与实验猪品种有关。目前实验猪肝脏比较公认且种系间较稳定的分叶系统,可将其分为 5 叶,分别是左外叶(left lateral lobe, LLL)、左中叶(left medial lobe, LML)、右中叶(right medial lobe, RML)、右外叶(right lateral lobe, RL)以及尾状叶(caudate lobe, CL),还有肝脏方叶的报道(图 11-8)。尽管肝脏分叶稍有争议,实验小型猪的肝脏分段与人类肝脏类似,参考 Couinaud 分段法,根据门静脉系统分部特点,按顺时针方向将肝脏分为 8 个肝段[62,63]。各段命名亦与人类肝脏类似,即 I 段,尾状叶;II 段,左外叶上段;III 段,左外叶下段;IV 段,左中叶;V 段,右中叶下段;VI 段,右外叶下

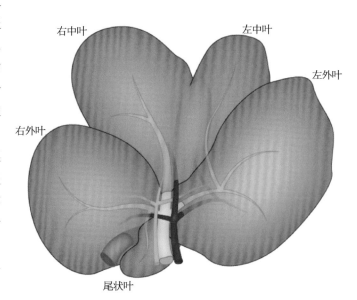

右中叶　　　　左中叶

左外叶

右外叶

尾状叶

图 11-8　实验猪肝脏结构示意图
浅蓝:门静脉;深蓝:下腔静脉;红:动脉;绿:胆管和胆囊

段；Ⅶ段，右外叶上段；Ⅷ段，右中叶上段。与人类肝脏不同的是，实验小型猪肝脏分叶肝裂明显，圆韧带裂切迹深，半肝线（rex-cantlie line）明显。

门静脉在肝外的肝门部分支有两个主干分支[64]。在肝右外叶和右中叶之间的肝裂中，通常有一个或两个交通支穿过。左右正中叶之间没有交通支，因此左右半肝完全分离。门静脉右支发自门静脉主干，发出后分为三个分支，分别供应Ⅰ、Ⅶ和Ⅵ段。主门静脉主干向内侧拱起，并向右中叶发出门静脉中支，为Ⅷ和Ⅴ段供血。左支自门静脉主干发出后在实质内走行2~3 cm，然后分成两个分支，为左中叶和左外叶供血。其中第一个分支供应Ⅳ段，也发出一个跨越肝裂的分支供应Ⅲ段。第二个分支仅供应Ⅱ段。

实验猪的肝动脉主干与胃左动脉及脾动脉形成盆腹腔动脉（basin celiac artery），起自腹主动脉。每个肝叶均有独立的动脉供应。肝左动脉主要分为左内侧支和左外侧支，分别供应相应肝叶及胆囊。肝右动脉亦可分为两个分支，即右内侧支和右外侧支供应右叶[65]。通常在门静脉主干前方可见三条分支。其中两个位于肝门正中边缘，分别供应左叶和中叶，它们在进入肝实质之前可能会进一步分支，从而在该区域形成三个甚至四个分支。供应右外叶的主支通常在门静脉后方穿过，尽管通常有一个位于前方的副支。肝实质内动脉总是沿着门静脉并供应相同的节段。

左右肝管通常引流各自的一半肝脏，并汇合入肝总管。与人类肝脏类似，肝管与门静脉伴行，位于格利森鞘内，因此其节段分布遵循门静脉的节段分布。左肝管的口径通常比右肝管大得多，同时引流左中叶和左外叶。右半肝由两条独立的肝管引流。较小的右前肝管引流右中叶，汇入位于门静脉中支内侧的肝总管。较大的右后肝管引流右外叶和尾状叶，通常与右前肝管汇合形成一个单独的右肝管。该肝管偶尔可见变异，可直接汇入肝总管，甚至左肝管。右后肝管从右外侧叶沿着门静脉左主干的下表面，穿过门静脉中支的左侧。因此，在门静脉左支和中支或肝管的解剖和结扎过程中，该导管很容易受损。

肝静脉有四条主要分支，直接来自下腔静脉，分别引流左外叶、左内叶、右内叶和右外叶。第一段直接流入下腔静脉。左外侧叶和左正中叶的肝静脉通常在下腔静脉处汇合，汇合处紧邻肝左裂。肝左外静脉有几个短分支引流Ⅱ段，还有一个长分支引流Ⅲ段。肝左中静脉则引流整个肝左中叶，即Ⅳ段。肝右中静脉由两条引流Ⅴ段和Ⅷ端分支形成，交汇处距下腔静脉较远。肝右静脉由几条短分支和一条长分支组成，分别引流Ⅶ段和Ⅵ段。Ⅰ段则直接汇入下腔静脉。值得注意的是，下腔静脉和肝静脉在肝实质内汇合，因此在切肝过程中需谨慎。下腔静脉和肝实质内静脉壁极薄，容易受损。

对实验小型猪实行ALPPS时，首先需要注意的是，猪下腔静脉在肝内位于肝的右侧[64,66]，因此实行ALPPS时，左侧扩大肝切除术是唯一的选择。实验小型猪下腔静脉和肝实质内静脉壁极薄，容易受损，实行肝脏分隔（liver partition）时必须仔细避免出血。肝门处门静脉前后均有动脉穿过，解剖时必须注意。此外，上文提到的右后肝管，需引流右外叶和尾状叶胆汁，因此必须保留，但由于其解剖走行，在行门静脉结扎（portal vein ligation）时，必须仔细解剖分离，避免其损伤。

（三）实验动物 ALPPS 操作

首例ALPPS小型猪模型于2015年报道[67]，由Kristopher P Croome等人创立（后简称Croome模型），手术门静脉结扎范围及肝切除体积主要参考先前猪肝大部切除肝衰竭模型[58,68]。该模型结扎左外叶、左中叶和右中叶的门静脉分支主干，切除部分右后叶，沿右外叶和右中叶分隔肝脏，尾状叶及部分右后叶作为FLR，占全肝体积的15%~20%。下面将详细介绍该ALPPS猪模型的操作步骤（图11-9）。

1. ALPPS 1期手术　小型猪 ALPPS 1期手术与临床中人 ALPPS 类似。

（1）肝脏游离：首先为了充分游离肝脏，需要分离肝脏膈面与膈肌之间腹膜折返形成的韧带，同时切除胆囊。充分游离保障肝脏活动度后，掀起肝叶充分暴露肝门处。

（2）门静脉结扎（portal vein ligation）：仔细解剖分离出门静脉，尤其是肝右中叶及右后叶交汇处门

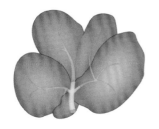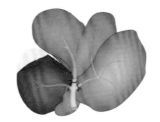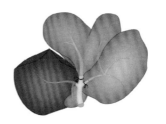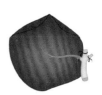

图 11-9　Croome 实验猪 ALPPS 模型手术示意图

静脉,清除此处周围结缔组织,此时可看见门静脉主干前的肝动脉分支,注意保护避免其损伤。充分游离出门静脉分支,分辨出左外叶、左中叶和右中叶的门静脉分支主干,以及供应右后叶和尾状叶的门静脉分支主干,前者预留结扎线。注意此时切勿完全结扎门静脉,因为门静脉结扎后,将导致门静脉血流全部通向右后叶,在劈离肝脏时导致术中出血量增加,影响实验动物状态。待肝脏完全劈离分隔并彻底止血后,再按照计划结扎门静脉分支。

（3）肝脏分隔（liver partition）:完成上述准备后,实行肝脏劈离分隔。在右后叶上标记分隔线,并沿该线劈离肝实质。劈离肝实质可以使用超声外科吸引器（cavitron ultrasonic surgical aspirator, CUSA）或超声刀。劈离过程中注意大静脉,避免大量出血。切面沿肝静脉走行,至肝右中叶外侧缘后遂沿肝裂（右中叶和右外叶之间）进一步离断至尾状叶左侧。需要注意的是,下腔静脉和肝实质内肝静脉管壁极薄、极易损伤。同时,为保证 FLR 大小为极限体积,需切除部分右后叶。

完成上述操作后,可以进一步用直角分离钳钝性分离肝门板后方,在肝门处和肝静脉圈套血管环带并置无菌袋以防止 2 期手术时粘连。

2. ALPPS 2 期手术　实验猪 ALPPS 1 期术后短期内也易形成广泛粘连,因此 2 期手术时,在活动肝脏前必须注意粘连。在任何肝脏操作前,必须充分游离肝十二指肠韧带左侧门静脉结构,避免粘连撕扯,损伤胆道。彻底松解粘连后,用直线切割吻合器切除肝组织,必要时连续褥式缝合加固止血,重复直至完全切除离断肝脏,保留 FLR(图 11-9)。

该模型后续也被其他研究者应用[69]。Andras Budai 等则后续改进了该模型（简称 Budai 模型）。该团队沿右中叶的中线分隔肝脏,以保证足够断面,从而确保隔断叶间侧支循环,并引起足够的炎症反应（该团队认为前者模型断面窄而可能不足以诱导明显的炎症反应）。同时切除 2/3 的右后叶以保证 FLR 体积[70]（图 11-10）。

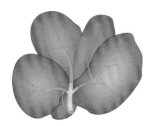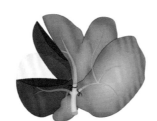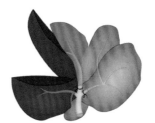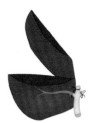

图 11-10　Budai 实验猪 ALPPS 模型手术示意图

（四）模型评价

大型动物与小动物（啮齿类动物模型）相比,体型和代谢速率更接近人类,因此手术干预对其生理及系统的影响也更接近人类,所以研究新手术干预的总体效果,大型动物模型可能会提供更多信息[71],也更易于直接进行临床转化。同时,由于体型的原因,大型动物的组织器官也利于频繁取样活检,对主要器官损伤较小[68]，更适合连续动态的研究。所以，大型动物相比与小动物，亦是不可或缺的重要模型动物。然而大型动物往往没有标准化的近交系，个体间的遗传多样性将在基础研究中引入偏倚，必须注意。

就 ALPPS 实验猪模型而言，由于肝实质内静脉壁极薄，离断肝实质极易出血，而实验猪应激反应明显，往往难以耐受失血，失血超过 500 mL 极易死亡，因此在施行 ALPPS 时，必须注意控制出血。如果没有现代电外科辅助，横断本身很难实现。此外，实验猪的肝血管解剖结构也有别于人类，首先猪肝分叶明显，本身即缺少肝叶间的门静脉侧支交通，而人类肝脏中叶间门静脉交通丰富，这一解剖特点被认为是门静脉结扎/栓塞后肝再生不足的原因之一，也是 ALPPS 1 期时进行肝脏分隔的理论基础之一，因此实验猪很难模拟出 ALPPS 人为分隔肝脏和切断门静脉侧支循环所引起的生理变化；其次，实验猪肝脏中，门静脉和腔静脉的分支相互垂直，因此很难规划横断平面，由于腔静脉位于肝脏的右侧，使得左侧扩大肝切除术成为唯一选择，而在人类中，不论是原发还是继发肿瘤，往往位于右肝多见，ALPPS 通常是切除右侧，这一点值得注意。另外，实验猪肝脏的解剖结构与人类也有差异，使其也不适合作为 ALPPS 临床前训练的动物模型。

三、非人灵长类 ALPPS 模型

（一）实验动物简介

非人灵长类（主要是猴）具有与人类相似的生物学特征，是重要的实验动物。除了常见用于脑神经功能，行为学研究及病毒和疫苗试验等领域，在肝脏外科中也具有重要研究价值。除了肝炎病毒研究[72-74]，非人灵长类主要用于肝脏移植的各方面研究[75,76]。除此以外，也有肝切除以及肝再生相关研究[77-80]。目前常用的实验猴品种主要有猕猴（主要实验品种有恒河猴、熊猴、红面断尾猴等）、狨猴（主要实验品种有普通狨、银狨、倭狨等）以及食蟹猴等。

（二）实验动物 ALPPS 肝脏解剖学基础

非人灵长类动物肝脏解剖与人类肝脏大体类似[81,82]，但对其精细解剖结构研究并不多。有研究者根据肝脏表面最明显的两条深肝裂将非人灵长类肝脏分为三主叶，即中叶、左外叶和右外叶，以及位于后侧的尾状叶[83]。其中肝中叶最大，其表面可见镰状韧带及脐静脉裂，据此可分为左中叶和右中叶。脐静脉裂一直延伸至脏面肝门处。其右侧可见胆囊，从胆囊窝中部至下腔静脉右侧（即主门静脉裂）可将右中叶进一步分为两叶（图 11-11）。左外叶薄而大，呈梯形，通过左三角韧带连接横膈。脏面近肝

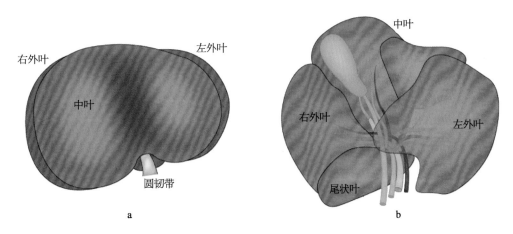

图 11-11 实验猴肝脏示意图

a. 猴肝腹侧面示意图；b. 猴肝脏侧面示意图（蓝：门静脉；红：动脉；绿：胆管和胆囊）

门处有一个小突起,覆盖肝门左侧部分和胆囊部分。翻开中叶和左外叶之间的深裂,可见左外叶仅通过非常薄的实质部分与其他肝叶相连,该处实质包含左外叶脉管:其肝静脉位于薄实质的上部。动脉位于左外叶门静脉下方旁不远处。左外叶的胆管太小,无法清楚识别。右外叶与左外叶类似,通过右三角韧带连接横膈。同样也是通过薄实质部分与其他肝叶相连,脉管走行其中。尾状叶形似矩形,与右外叶相连,与左外叶不相连,完全环绕下腔静脉。根据 Couinaud 分段[62],可以将非人灵长类肝脏分为 8 段,对应关系如下:尾状叶对应 Ⅰ 段;左外叶对应 Ⅱ 段;中叶的左中叶部分对应 Ⅲ 段;右中叶主门静脉裂左侧对应 Ⅳ 段;右中叶主门静脉裂右侧对应 Ⅴ、Ⅷ 段;右外叶对应 Ⅵ、Ⅶ 段。

通常,非人灵长类门静脉与人类相似,在肝门部分为左右两支。门静脉右支有一个非常短的共干,随后分为前支和后支。门静脉左支肝外部分则较长(图 11-11)。非人灵长类肝门静脉也存在类似人类肝门静脉 Ⅰ 型和 Ⅱ 型的解剖变异[83,84]。

肝总动脉位于门静脉主干前部,肝动脉及其分支沿着门静脉分支伴行。肝动脉的分支与门静脉和胆管汇合处的分支处于同一水平。在门静脉分叉处,肝总动脉分为两支。

非人灵长类肝管在格利森(Glissonian)系统中位于右外侧。左右肝管的汇合处与肝门相邻。胆总管位于门静脉主干的前部右侧。胆囊长而呈梭形,位于正中叶下胆囊窝内,它深深地嵌入肝脏。胆囊管很长,与十二指肠第一部分附近的胆总管相连。

肝静脉存在 3 条主要分支(右、左和中支)汇入肝上下腔静脉。左肝静脉由两个分支组成,分别引流左外侧叶和左正中叶。右肝静脉也由两个分支组成,分别引流右外侧叶和右正中叶。肝下下腔静脉于肝蒂和尾状叶之间进入肝脏,并完全包绕于肝实质内。

非人灵长类肝脏和肝门结构和人类肝脏类似,因此,非人灵长类行 ALPPS 需要注意的解剖特点基本可以参考人类 ALPPS。由于左外叶和右外叶仅有很薄的实质于中叶相连,为了达到分隔肝脏目的,形成足够断面引起肝内门静脉血流变化及诱导充分的炎症反应,分隔肝脏的断面只能选择在中叶。值得注意的一点是,由于下腔静脉完全包绕于肝实质内,ALPPS 1 期时分隔肝脏及 2 期时肝脏切除术,需注意避免损伤。

(三)实验动物 ALPPS 操作

目前没有非人灵长类 ALPPS 模型的报道。过去报道已证实非人灵长类行肝切除的可行性[79,80],因此笔者所在中心完成对恒河猴和食蟹猴 ALPPS 的探索。本中心建立的非人灵长类 ALPPS 模型,手术操作基本参考经典 ALPPS,即 1 期分割肝脏,结扎门静脉右支,待左侧肝脏再生后行 2 期肝切除术(图 11-12)。

(四)模型评价

虽然目前有多种实验动物,非人灵长类动物在实验动物研究中仍然不可或缺。很多实验动物可以在一定程度上模拟人体,但由于种属的差异,其研究结果进行临床验证及转化时往往难以达到预期效果[85-87]。此时,非人灵长类实验动物成为重要的补充和选择。对于 ALPPS 而言,非人灵长类实验动物,不仅其生理活动及解剖结构最接近人类,可以从微环境局部甚至系统整体变化全方位研究 ALPPS 诱导快速肝再生的机制,其较大的体型也更适合重复取样,可以评估肝再生全过程,因此是研究 ALPPS 的珍贵模型。然而,该模型也存在难点。除了非人灵长类实验固有的花费和伦理等固有问题,非人灵长类实验动物施行 ALPPS 需要经验丰富的肝脏外科专家参与。非人灵长类实验动物缺少品系,个体间变异使其无法像建立鼠类 ALPPS 模型那样形成标准化流程。同时,实验相关的试剂可能也并不容易获得,引入病理因素(肿瘤或肝硬化等)也存在困难。此外,目前已报道非人灵长类可以耐受 60% 肝切除[80],但并没有非人灵长类实验动物肝切除的极限肝脏体积的报道,因此为了模拟临床实际,需要进一步探索非人灵长类 ALPPS 模型 1 期肝脏分隔和 2 期肝切除的具体肝脏体积。

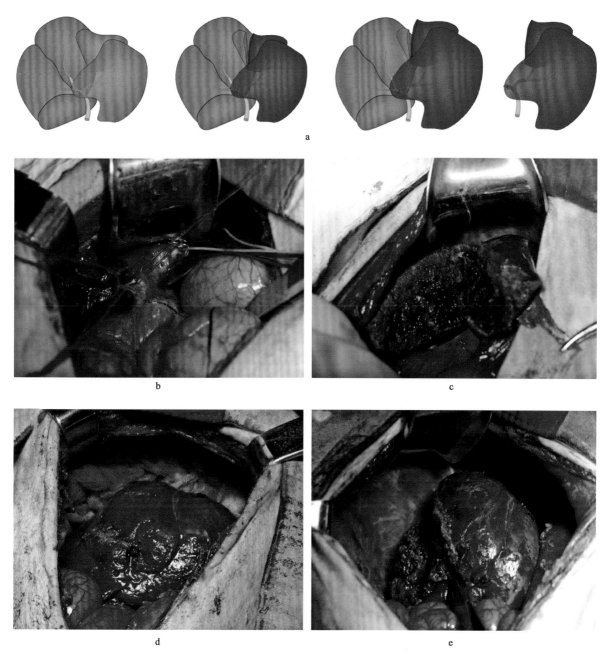

图 11-12 实验猴 ALPPS 模型手术

a. 实验猴 ALPPS 模型手术示意图；b. 实验猴 ALPPS 模型 1 期手术肝门解剖（蓝色带：门静脉；红色带：动脉；黄色带：胆管）；c. 实验猴 ALPPS 模型 1 期手术肝脏分隔；d. ALPPS 1 期术后肝再生；e. 实验猴 ALPPS 模型 2 期手术肝脏切除术后

四、羊 ALPPS 模型

（一）实验动物简介

在生物医学研究中，绵羊是免疫学研究中常用的动物，常作为生物反应器。如绵羊可制备抗正常人全血清的免疫血清，又如绵羊的红细胞是血清学"补体结合实验"必不可缺的主要实验材料，由于"补体结合实验"目前仍广泛应用于若干疾病的诊断，因而绵羊是微生物学教学实习及医疗检验工作重要的实验动物。绵羊还适用于生理学实验和实验外科手术，可用于肝脏的影像观察及外科训练等[88-90]。

（二）实验动物 ALPPS 肝脏解剖学基础

相比于其他家畜,羊肝脏无论是大体形态还是血管结构都更接近人类[89]。羊肝分叶不明显,分叶需要借助表面解剖标志,根据圆韧带切迹可分为左右两叶叶,圆韧带切迹左侧者为左叶,右侧者为右叶[91]（图11-13）。借助胆囊窝,可进一步分出圆韧带切迹之间的中叶,后者以肝门为界分为背侧的尾状叶和腹侧的方叶。肝门位于脏面中部,门静脉、肝动脉、肝神经由此入肝,肝管、淋巴管由此出肝。对肝门进行解剖后,可以看到胆管、肝动脉和门静脉。与人类肝脏一样,门静脉位于后方,肝总动脉位于左前侧,胆总管位于右前侧。通常情况下,三者分叉均

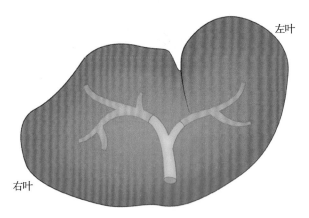

图 11-13　实验羊肝脏示意图

位于肝外。羊这种与人类肝脏相似的解剖结构,使其适用于肝脏外科训练[88],同时也是模拟人类 ALPPS 的绝佳模型。羊的血管壁薄[92],断肝时易破裂,同时肝实质静脉交错,从而使肝脏分割变得困难。

（三）实验动物 ALPPS 操作

目前仅有一例报道的 ALPPS 羊模型[70]。Andras Budai 等建立的模型,结扎通往肝脏中、左侧部分的门静脉分支,沿胆囊床进行肝脏分隔。最后,切除一小部分右叶,以获得20%的残余肝脏体积（图11-14）。

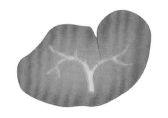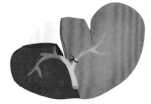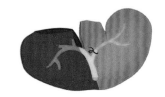

图 11-14　实验羊 ALPPS 模型手术示意图

需要注意的是,羊是反刍动物,消化官腔发达,同时进食草本消化后会产生大量气体,这会使动物的瘤胃（rumen）膨胀,会推挤肝脏,并使肝门区解剖变得困难。Andras Budai 等人建议[70],在手术前进行短期饥饿（12~16 h）。此外,可以通过针刺或胃管排空瘤胃。

（四）模型评价

ALPPS 羊模型具有大型实验动物所固有的优缺点。羊 ALPPS 确实可行[70]。相比于其他实验畜类,羊肝脏结构与人类非常相似,可以作为系统研究的一种选择。羊的生理关系与人类相差较大,使其可能不适用于 ALPPS 促快速肝再生的生理机制研究,但其肝脏解剖结构与人类惊人地相似,适合成为肝脏外科临床前 ALPPS 训练的实验动物。

五、兔 ALPPS 模型

（一）实验动物简介

生物医学研究应用的实验兔是由野生穴兔人工繁育而来,是生物医药实验研究中最常用的动物之一。在肝脏外科中,实验兔多用于门静脉栓塞研究[93,94],也可用于肝切除研究[95]。主要实验品种包括新西兰兔、大耳白兔及中国白兔等。

（二）实验动物 ALPPS 肝脏解剖学基础

具体介绍实验兔肝脏解剖的报道并不多。根据目前的报道提示,实验兔肝脏可以大致分为三叶,即

左叶、右叶和尾状叶,其中左叶有一道明显的肝裂,可以将左叶分为左外叶和左中叶[94,96,97](图11-15)。在人类肝脏中,尾状叶与其他肝叶融合,体积较小。实验兔尾状叶与其他肝脏部分分离,体积相对较大,常有扭转[98]。尾状叶门静脉首先自原门静脉(original portal vein)发出,原门静脉继续走行为门静脉主干(main portal vein),随后发出门静脉右支及左支,分别供应肝右叶和肝左叶。门静脉左支可以进一步分支供应左中叶和左外叶[99](图11-15)。肝动脉及肝胆管分叉及走行与门静脉基本一致[99]。胆囊位于肝右叶的胆囊窝。

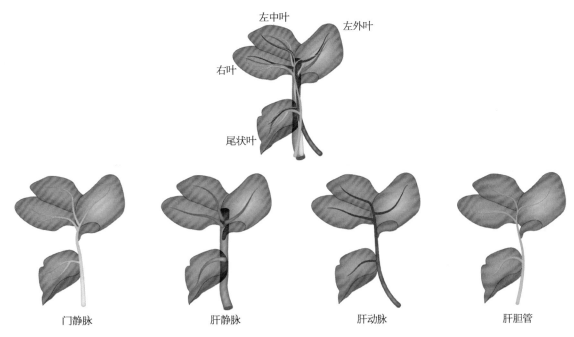

图11-15 实验兔肝脏示意图

对于ALPPS实验兔模型,为了模拟人类肝脏,肝脏分隔只能选择在肝右叶和左中叶上实施。该处右叶和左中叶,有广泛肝实质相连,适合施行肝实质分隔。同时此处肝实质有两套门静脉系统供应,即门静脉右支及门静脉左中叶支。该解剖特征,可以模拟人类肝脏解剖特点。

（三）实验动物ALPPS操作

首例实验兔ALPPS模型于2017年由Mingheng Liao等报道[100]。根据Mingheng Liao等报道,该模型结扎了门静脉左支及尾状叶分支,肝脏分隔位于右叶及左中叶之间。门静脉左支供应左中叶和左外叶,相当于兔肝脏质量的50%,尾状叶占肝脏质量的20%,该模型剩余肝脏约占全肝的30%。另外,兔已有稳定的肿瘤细胞株VX2,其作为兔移植瘤模型已被广泛认可,兔VX2肝癌模型已被证实可行。兔荷瘤ALPPS模型亦有报道[101],该模型结扎了门静脉左支,右叶和尾状叶作为FLR,肿瘤则种植于左中叶。

模型建立时,首先结扎门静脉尾状叶支及左支,左中叶和右叶之间显现缺血线。标记后沿着缺血线进行肝脏分隔,至下腔静脉前壁(图11-16)。该研究团队建立模型时,参考临床经典ALPPS术,利用超声刀分离肝实质,小血管采用双极电凝止血,为了避免过度热损伤,大血管采用钳夹结扎等方法,减少出血。术后断面覆盖止血材料进一步控制出血。

建立实验兔ALPPS模型时,该研究团队建议,肝脏分隔标记线可在缺血线稍右处,可规避肝静脉。为了减少出血,可以考虑行间断肝门阻断,此时门静脉结扎建议在肝脏分隔前进行,以避免间断肝门阻断时对结扎肝叶造成的缺血再灌注损伤。最后该团队建议采用防粘连医用膜分隔肝断面,以减少粘连。

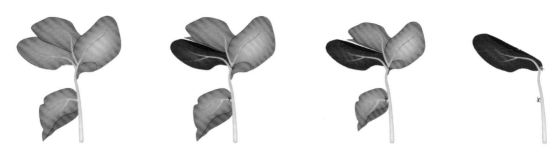

图 11-16　实验兔 ALPPS 模型手术示意图

Pim B Olthof 等曾报道过一例类似 ALPPS 的实验兔模型[102]，该模型进行了门静脉栓塞和肝实质离断，作者表示可以模拟 mini ALPPS[103]。然而，该模型却存在很大问题，门静脉栓塞处为门静脉主干，即栓塞实验兔肝左右叶，而肝实质离断处位于左外叶（即肝离断位置位于门静脉阻断侧肝叶），这一点不符合上述建模原则，也不符合 ALPPS 临床原则及诱导再生机制，因此并不可以作为理想的 ALPPS 实验兔模型。

（四）模型评价

实验兔 ALPPS 模型有着一定优势：相比大动物模型（猪、羊等），实验兔更易饲养，花费更少，操作和手术也相对容易；相比于小动物模型（鼠类），其手术操作无需显微外科经验。然而，以上提到的优势实际上并不突出，例如实验兔的相关试剂也不如鼠类易获得。此外，实验兔可以耐受的极限肝切除体积并不明确，但至少可以耐受 80% 的门静脉栓塞[102]。已报道的实验兔 ALPPS 模型其 FLR 大约为 30%，这一大小 FLR 体积是否已到极限还需要后续验证。因此，在可以选择的条件下，我们更建议采用其他动物模型。

（周　俭　陈霏雨）

参 考 文 献

[1] Martins PN, Neuhaus P. Surgical anatomy of the liver, hepatic vasculature and bile ducts in the rat[J]. Liver Int, 2007, (27)：384-92.

[2] de Jong KP, Lont HE, Bijma AM, et al. The effect of partial hepatectomy on tumor growth in rats: in vivo and in vitro studies[J]. Hepatology, 1995, (22)：1263-1272.

[3] Rozga J, Jeppsson B, Bengmark S. Portal branch ligation in the rat. Reevaluation of a model[J]. Am J Pathol, 1986, (125)：300-308.

[4] Pinto M, Herzberg H, Barnea A, et al. Effects of partial hepatectomy on the immune responses in mice[J]. Clin Immunol Immunopathol, 1987, (42)：123-132.

[5] Schlegel A, Lesurtel M, Melloul E, et al. ALPPS: from human to mice highlighting accelerated and novel mechanisms of liver regeneration[J]. Ann Surg, 2014, (260)：839-846; discussion 46-47.

[6] Martins PN, Theruvath TP, Neuhaus P. Rodent models of partial hepatectomies[J]. Liver Int, 2008, (28)：3-11.

[7] Wei W, Dirsch O, McLean AL, et al. Rodent models and imaging techniques to study liver regeneration[J]. Eur Surg Res, 2015, (54)：97-113.

[8] Nikfarjam M, Malconti-Wilson C, Fanartzis M, et al. A model of partial hepatectomy in mice[J]. J Invest Surg, 2004, (17)：291-294.

[9] Madrahimov N, Dirsch O, Broelsch C, et al. Marginal hepatectomy in the rat: from anatomy to surgery[J]. Ann Surg, 2006, (244)：89-98.

[10] Kogure K, Ishizaki M, Nemoto M, et al. A comparative study of the anatomy of rat and human livers[J]. J Hepatobiliary Pancreat Surg, 1999, (6)：171-175.

［11］ Fausto N, Campbell JS, Riehle KJ. Liver regeneration［J］. Hepatology, 2006,（43）: S45 - S53.

［12］ Yao L, Li C, Ge X, et al. Establishment of a rat model of portal vein ligation combined with in situ splitting［J］. PLoS One, 2014,（9）: e105511.

［13］ Almau THM, Moulin LE, Padin JM, et al. Development of an experimental model of portal vein ligation associated with parenchymal transection（ALPPS）in rats［J］. Cir Esp, 2014,（92）: 676 - 681.

［14］ Dhar DK, Mohammad GH, Vyas S, et al. A novel rat model of liver regeneration: possible role of cytokine induced neutrophil chemoattractant-1 in augmented liver regeneration［J］. Ann Surg Innov Res, 2015,（9）: 11.

［15］ Kawaguchi D, Hiroshima Y, Kikuchi Y, et al. Associating liver partition and portal vein occlusion, including venous congestion, Induction in Rats［J］. Anticancer Res, 2017,（37）: 2919 - 2925.

［16］ Schadde E, Hertl M, Breitenstein S, et al. Rat model of the associating liver partition and portal vein ligation for staged hepatectomy（ALPPS）procedure［J］. J Vis Exp, 2017.

［17］ Tong YF, Meng N, Chen MQ, et al. Maturity of associating liver partition and portal vein ligation for staged hepatectomy-derived liver regeneration in a rat model［J］. World J Gastroenterol, 2018,（24）: 1107 - 1119.

［18］ Sheng RF, Wang HQ, Jin KP, et al. Histogram analyses of diffusion kurtosis indices and apparent diffusion coefficient in assessing liver regeneration after ALPPS and a comparative study with portal vein ligation［J］. J Magn Reson Imaging, 2018,（47）: 729 - 736.

［19］ Budai A, Horvath G, Tretter L, et al. Mitochondrial function after associating liver partition and portal vein ligation for staged hepatectomy in an experimental model［J］. Br J Surg, 2019,（106）: 120 - 131.

［20］ Colak D, Al-Harazi O, Mustafa OM, et al. RNA-Seq transcriptome profiling in three liver regeneration models in rats: comparative analysis of partial hepatectomy［J］. ALLPS and PVL. Sci Rep, 2020,（10）: 5213.

［21］ Dirscherl K, Schlapfer M, Z'graggen BR, et al. Hypoxia sensing by hepatic stellate cells leads to VEGF-dependent angiogenesis and may contribute to accelerated liver regeneration［J］. Scientific Reports, 2020: 10.

［22］ Daradics N, Olthof PB, Budai A, et al. The role of farnesoid X receptor in accelerated liver regeneration in rats subjected to ALPPS［J］. Curr Oncol, 2021,（28）: 5240 - 5254.

［23］ Tong Y, Zhu Y, Cai X. The origin of newborn hepatocytes in associating liver partition and portal vein ligation for staged hepatectomy（ALPPS）-derived regeneration［J］. Hepatobiliary Surg Nutr, 2020,（9）: 687 - 690.

［24］ Langiewicz M, Schlegel A, Saponara E, et al. Hedgehog pathway mediates early acceleration of liver regeneration induced by a novel two-staged hepatectomy in mice［J］. J Hepatol, 2017,（66）: 560 - 570.

［25］ Langiewicz M, Graf R, Humar B, et al. JNK1 induces hedgehog signaling from stellate cells to accelerate liver regeneration in mice［J］. J Hepatol, 2018,（69）: 666 - 675.

［26］ Borger P, Schneider M, Frick L, et al. Exploration of the transcriptional landscape of ALPPS reveals the pathways of accelerated liver regeneration［J］. Front Oncol, 2019,（9）: 1206.

［27］ Zhao L, Dai C, Gong Q. Changes of endocan and its effect on hepatic stem cells during the rapid proliferation process of residual liver after ALPPS procedure［J］. Cell Biochem Funct, 2020,（38）: 817 - 825.

［28］ Shi H, Yang G, Zheng T, et al. A preliminary study of ALPPS procedure in a rat model［J］. Sci Rep, 2015,（5）: 17567.

［29］ Dili A, Lebrun V, Bertrand C, et al. Associating liver partition and portal vein ligation for staged hepatectomy: establishment of an animal model with insufficient liver remnant［J］. Lab Invest, 2019,（99）: 698 - 707.

［30］ Dili A, Bertrand C, Lebrun V, et al. Hypoxia protects the liver from small for size syndrome: a lesson learned from the associated liver partition and portal vein ligation for staged hepatectomy（ALPPS）procedure in rats［J］. Am J Transplant, 2019,（19）: 2979 - 2990.

［31］ Wei W, Zhang T, Zafarnia S, et al. Establishment of a rat model: associating liver partition with portal vein ligation for staged hepatectomy［J］. Surgery, 2016,（159）: 1299 - 307.

［32］ Garcia-Perez R, Revilla-Nuin B, Martinez CM, et al. Associated liver partition and portal vein ligation（ALPPS）vs selective portal vein ligation（PVL）for staged hepatectomy in a rat model. similar regenerative response?［J］. PLoS One, 2015,（10）: e0144096.

［33］ Zhang B, Meng F, Liu Y, et al. Inhibition of TGFbeta1 accelerates regeneration of fibrotic rat liver elicited by a novel two-staged hepatectomy［J］. Theranostics, 2021,（11）: 4743 - 4758.

［34］ Andersen KJ, Knudsen AR, Jepsen BN, et al. A new technique for accelerated liver regeneration: an experimental study in rats［J］. Surgery, 2017,（162）: 233 - 247.

［35］ Zhang W, Zhu X, Tang Y, et al. Kupffer cells depletion alters cytokine expression and delays liver regeneration after radio-frequency-assisted liver partition with portal vein ligation［J］. Mol Immunol, 2022,（144）: 71 - 77.

[36] Kambakamba P, Linecker M, Schneider M, et al. Impact of associating liver partition and portal vein ligation for staged hepatectomy (ALPPS) on growth of colorectal liver metastases[J]. Surgery, 2018, (163): 311-317.

[37] Garcia-Perez R, Ferrer FJ, Varona-Bosque A, et al. Role of Kupffer cells in the progression of CRC liver metastases after the first stage of ALPPS[J]. Sci Rep, 2018, (8): 8089.

[38] Zhao J, Xu H, Li Y, et al. NAFLD induction delays postoperative liver regeneration of ALPPS in rats[J]. Dig Dis Sci, 2019, (64): 456-468.

[39] Yifan T, Ming X, Yifan W, et al. Hepatic regeneration by associating liver partition and portal vein ligation for staged hepatectomy (ALPPS) is feasible but attenuated in rat liver with thioacetamide-induced fibrosis[J]. Surgery, 2019, (165): 345-352.

[40] Yang X, Yang C, Qiu Y, et al. A preliminary study of associating liver partition and portal vein ligation for staged hepatectomy in a rat model of liver cirrhosis[J]. Exp Ther Med, 2019, (18): 1203-1211.

[41] Zhao J, Zhao W, Xu H, et al. Corosolic acid inhibits tumour growth without compromising associating liver partition and portal vein ligation-induced liver regeneration in rats[J]. Ann Med, 2022, (54): 1188-1201.

[42] Shi JH, Hammarstrom C, Grzyb K, et al. Experimental evaluation of liver regeneration patterns and liver function following ALPPS[J]. BJS Open, 2017, (1): 84-96.

[43] Otsuka N, Yoshioka M, Abe Y, et al. Reg3alpha and Reg3beta expressions followed by JAK2/STAT3 activation play a pivotal role in the acceleration of liver hypertrophy in a rat ALPPS model[J]. Int J Mol Sci, 2020, (21).

[44] Fard-Aghaie MH, Budai A, Daradics N, et al. The effects of physical prehabilitation: improved liver regeneration and mitochondrial function after ALPPS operation in a rodent model[J]. J Hepatobiliary Pancreat Sci, 2021, (28): 692-702.

[45] Li Z, Liang Y, Ying H, et al. Mitochondrial dysfunction attenuates rapid regeneration in livers with toxin-induced fibrosis[J]. Ann Transl Med, 2021, (9): 527.

[46] Kikuchi Y, Hiroshima Y, Matsuo K, et al. Impact of associating liver partition and portal vein occlusion for staged hepatectomy on tumor growth in a mouse model of liver metastasis[J]. Eur J Surg Oncol, 2018, (44): 130-138.

[47] Song G, Sharma AD, Roll GR, et al. MicroRNAs control hepatocyte proliferation during liver regeneration[J]. Hepatology, 2010, (51): 1735-1743.

[48] Coban Z, Barton MC. Integrative genomics: liver regeneration and hepatocellular carcinoma[J]. J Cell Biochem, 2012, (113): 2179-2184.

[49] Mao SA, Glorioso JM, Nyberg SL. Liver regeneration[J]. Transl Res, 2014, (163): 352-362.

[50] Bustad LK, McClellan RO. Swine in biomedical research[J]. Science, 1966, (152): 1526-1530.

[51] Groenen MA, Archibald AL, Uenishi H, et al. Analyses of pig genomes provide insight into porcine demography and evolution[J]. Nature, 2012, (491): 393-398.

[52] Lossi L, D'Angelo L, De Girolamo P, et al. Anatomical features for an adequate choice of experimental animal model in biomedicine: II. Small laboratory rodents, rabbit, and pig[J]. Ann Anat, 2016, (204): 11-28.

[53] Okada N, Mizuta K, Oshima M, et al. A novel split liver protocol using the subnormothermic oxygenated circuit system in a porcine model of a marginal donor procedure[J]. Transplant Proc, 2015, (47): 419-426.

[54] Vogel T, Brockmann JG, Pigott D, et al. Successful transplantation of porcine liver grafts following 48-hour normothermic preservation[J]. PLoS One, 2017, (12): e0188494.

[55] Mylonas AI, Orfanos NF, Karmaniolou II, et al. The effects of hemorrhagic shock secondary to hepatectomy in a swine model[J]. J Surg Res, 2015, (195): 228-234.

[56] Liska V, Treska V, Mirka H, et al. Tumour necrosis factor-alpha stimulates liver regeneration in porcine model of partial portal vein ligation[J]. Hepatogastroenterology, 2012, (59): 496-500.

[57] Darnis B, Mohkam K, Schmitt Z, et al. Subtotal hepatectomy in swine for studying small-for-size syndrome and portal inflow modulation: is it reliable? [J]. HPB (Oxford), 2015, (17): 881-888.

[58] Pagano D, di Francesco F, Echeverri GJ, et al. Development of a standardized model for liver failure in pigs: anatomopathophysiologic findings after extended liver resection[J]. Transplant Proc, 2012, (44): 2029-2032.

[59] Bekheit M, Bucur PO, Wartenberg M, et al. Computerized tomography-based anatomic description of the porcine liver[J]. J Surg Res, 2017, (210): 223-230.

[60] Junatas KL, Tonar Z, Kubikova T, et al. Stereological analysis of size and density of hepatocytes in the porcine liver[J]. J Anat, 2017, (230): 575-588.

[61] Witter K, Tonar Z, Schopper H. How many layers has the adventitia — structure of the arterial tunica externa revisited[J]. Anat Histol Embryol, 2017, (46): 110-120.

［62］ Couinaud C. Liver lobes and segments：notes on the anatomical architecture and surgery of the liver［J］. Presse Med，1954，（62）：709－712.

［63］ Martins AC, Machado MA, Ferraz AA. Porcine liver：experimental model for the intra-hepatic glissonian approach［J］. Acta Cir Bras，2008，（23）：204－207.

［64］ Court FG, Wemyss-Holden SA, Morrison CP, et al. Segmental nature of the porcine liver and its potential as a model for experimental partial hepatectomy［J］. Br J Surg，2003，（90）：440－444.

［65］ Ntonas A, Katsourakis A, Galanis N, et al. Comparative anatomical study between the human and swine liver and its importance in xenotransplantation［J］. Cureus，2020，（12）：e9411.

［66］ Kelly DM, Demetris AJ, Fung JJ, et al. Porcine partial liver transplantation：a novel model of the"small-for-size"liver graft［J］. Liver Transpl，2004，（10）：253－263.

［67］ Croome KP, Mao SA, Glorioso JM, et al. Characterization of a porcine model for associating liver partition and portal vein ligation for a staged hepatectomy［J］. HPB（Oxford），2015，（17）：1130－1136.

［68］ Court FG, Laws PE, Morrison CP, et al. Subtotal hepatectomy：a porcine model for the study of liver regeneration［J］. J Surg Res，2004，（116）：181－186.

［69］ Deal R, Frederiks C, Williams L, et al. Rapid liver hypertrophy after portal vein occlusion correlates with the degree of collateralization between lobes — a study in pigs［J］. J Gastrointest Surg，2018，（22）：203－213.

［70］ Budai A, Fulop A, Hahn O, et al. Animal models for associating liver partition and portal vein ligation for staged hepatectomy（ALPPS）：achievements and future perspectives［J］. Eur Surg Res，2017，（58）：140－157.

［71］ Tunon MJ, Alvarez M, Culebras JM, et al. An overview of animal models for investigating the pathogenesis and therapeutic strategies in acute hepatic failure［J］. World J Gastroenterol，2009，（15）：3086－3098.

［72］ Burwitz BJ, Zhou Z, Li W. Animal models for the study of human hepatitis B and D virus infection：new insights and progress［J］. Antiviral Res，2020，（182）：104898.

［73］ Thomas E, Liang TJ. Experimental models of hepatitis B and C — new insights and progress［J］. Nat Rev Gastroenterol Hepatol，2016，（13）：362－374.

［74］ Wijaya RS, Read SA, Truong NR, et al. HBV vaccination and HBV infection induces HBV-specific natural killer cell memory［J］. Gut，2021，（70）：357－369.

［75］ Cross-Najafi AA, Lopez K, Isidan A, et al. Current barriers to clinical liver xenotransplantation［J］. Front Immunol，2022，（13）：827535.

［76］ Zhang XJ, Cheng X, Yan ZZ, et al. An Alox12-12-hete-GPR31 signaling axis is a key mediator of hepatic ischemia-reperfusion injury［J］. Nat Med，2018，（24）：73－83.

［77］ Sheppard FR, Macko A, Fryer DM, et al. Development of a nonhuman primate（rhesus macaque）model of uncontrolled traumatic liver hemorrhage［J］. Shock，2015，（44），Suppl 1：114－122.

［78］ Crossland RF, Mitchell A, Macko AR, et al. Rapid assessment of shock in a nonhuman primate model of uncontrolled hemorrhage：association of traditional and nontraditional vital signs to mortality risk［J］. J Trauma Acute Care Surg，2016，（80）：610－616.

［79］ Gaglio PJ, Liu H, Dash S, et al. Liver regeneration investigated in a non-human primate model（Macaca mulatta）［J］. Journal of Hepatology，2002，（37）：625－632.

［80］ Gaglio PJ, Baskin G, Bohm R, Jr., et al. Partial hepatectomy and laparoscopic-guided liver biopsy in rhesus macaques（Macaca mulatta）：novel approach for study of liver regeneration［J］. Comp Med，2000，（50）：363－368.

［81］ Talcott MR, Dysko RC. Partial lobectomy via a ligature fracture technique：a method for multiple hepatic biopsies in nonhuman primates［J］. Lab Anim Sci，1991，（41）：476－480.

［82］ Houssin D, Vigouroux C, Filipponi F, et al. One liver for two：an experimental study in primates［J］. Transpl Int，1988，（1）：201－204.

［83］ Vons C, Beaudoin S, Helmy N, et al. First description of the surgical anatomy of the cynomolgus monkey liver［J］. Am J Primatol，2009，（71）：400－408.

［84］ Deshpande RR, Heaton ND, Rela M. Surgical anatomy of segmental liver transplantation［J］. Br J Surg，2002，（89）：1078－1088.

［85］ Zhang W, Aida T, Del Rosario RCH, et al. Multiplex precise base editing in cynomolgus monkeys［J］. Nat Commun，2020，（11）：2325.

［86］ Seok J, Warren HS, Cuenca AG, et al. Genomic responses in mouse models poorly mimic human inflammatory diseases［J］. Proc Natl Acad Sci USA，2013，（110）：3507－3512.

［87］ Gundersen Y, Vaagenes P, Thrane I, et al. Response of circulating immune cells to major gunshot injury, haemorrhage, and acute surgery［J］. Injury, 2005, （36）: 949－955.

［88］ Lang H, Junge A, Sitter H, et al. Experimental investigation of intraoperative ultrasound in anatomically precise liver resection［J］. J Invest Surg, 1995, （8）: 253－261.

［89］ Teh SH, Hunter JG, Sheppard BC. A suitable animal model for laparoscopic hepatic resection training［J］. Surg Endosc, 2007, （21）: 1738－1744.

［90］ Stieger-Vanegas SM, McKenzie E. Abdominal imaging in small ruminants: liver, spleen, gastrointestinal tract, and lymph nodes［J］. Vet Clin North Am Food Anim Pract, 2021, （37）: 55－74.

［91］ Douart C, Briand L, Betti E, et al. Temporal evolution of hepatic anatomy during gestation and growth in the sheep［J］. Anat Histol Embryol, 2015, （44）: 22－36.

［92］ Kandeel AE, Omar MSA, Mekkawy NHM, et al. Anatomical and ultrasonographic study of the stomach and liver in sheep and goats［J］. Iraqi Journal of Veterinary Ences, 2009, Vol. 23, Supplement II, 2009, （181－191）.

［93］ van den Esschert JW, van Lienden KP, de Graaf W, et al. Portal vein embolization induces more liver regeneration than portal vein ligation in a standardized rabbit model［J］. Surgery, 2011, （149）: 378－385.

［94］ van den Esschert JW, van Lienden KP, Alles LK, et al. Liver regeneration after portal vein embolization using absorbable and permanent embolization materials in a rabbit model［J］. Ann Surg, 2012, （255）: 311－318.

［95］ Fleig WE, Lehmann H, Wagner H, et al. Hepatic regenerative stimulator substance in the rabbit. Relation to liver regeneration after partial hepatectomy［J］. J Hepatol, 1986, （3）: 19－26.

［96］ Urayama M, Ishiyama S, Kuzumaki T, et al. Change of liver function in hypertrophying lobe of rabbit liver after portal branch ligation［J］. J Surg Res, 1999, （86）: 55－61.

［97］ Sakai Y, Ishiyama S, Tsukamoto M, et al. Effects of preoperative transcatheter portal embolization （TPE） on prevention of hepatic failure after massive hepatectomy［J］. Nihon Geka Gakkai Zasshi, 1992, （93）: 716－722.

［98］ Weisbroth SH. Torsion of the caudate lobe of the liver in the domestic rabbit （Oryctolagus）［J］. Vet Pathol, 1975, （12）: 13－15.

［99］ Seo TS, Oh JH, Lee DH, et al. Radiologic anatomy of the rabbit liver on hepatic venography, arteriography, portography, and cholangiography［J］. Invest Radiol, 2001, （36）: 186－192.

［100］ Liao M, Zhang T, Wang H, et al. Rabbit model provides new insights in liver regeneration after transection with portal vein ligation［J］. J Surg Res, 2017, （209）: 242－251.

［101］ Wang R, Quan Z, Zheng T, et al. Pathophysiological mechanisms of ALPPS: experimental model［J］. Br J Surg, 2022.

［102］ Olthof PB, Schadde E, van Lienden KP, et al. Hepatic parenchymal transection increases liver volume but not function after portal vein embolization in rabbits［J］. Surgery, 2017, （162）: 732－741.

［103］ de Santibanes E, Alvarez FA, Ardiles V, et al. Inverting the ALPPS paradigm by minimizing first stage impact: the mini ALPPS technique［J］. Langenbecks Arch Surg, 2016, （401）: 557－563.

第十二章　ALPPS 促肝再生的相关机制

　　肝脏是人体最重要的器官之一,也是唯一具有再生能力的器官。在正常静息状态下,大部分肝细胞处于高度分化状态,具有较为微弱的增殖能力。近些年来研究表明,除了部分肝切除、肝损伤或肝移植等因素以外,ALPPS 也具有促进肝脏快速再生的能力,使健侧肝组织迅速再生至原有的重量和体积,以保持机体最佳的肝脏重量/人体体重比[1-3]。目前关于 ALPPS 促进肝再生的相关机制研究并不透彻,本章将结合其他肝再生方式的机制和特点进行介绍。

一、肝脏再生的病理生理特征

　　1. 肝脏再生的模式与过程　　肝脏具有极强的再生能力。部分肝切除、化学或生物因素导致的肝损伤和胆管结扎等,均可刺激肝脏增生以补偿丢失或功能损伤的肝组织,最终实现肝脏生物功能的恢复。肝再生涉及细胞激活、去分化、细胞增殖及调控、再分化和组织结构功能重建等一系列生理生化活动[2,3]。肝脏再生微观上表现为肝脏细胞和胆管细胞的增殖,同时伴有肝脏组织中免疫微环境的改变[2]。肝再生过程被人为划分为三个基本阶段: 启动阶段、增殖阶段和终止阶段[4]。体内多种细胞因子和生长因子通过不同机制进行调控,肿瘤坏死因子-α(TNF-α)及白介素-6(IL-6)可激活 G0 期肝细胞,在肝细胞生长因子(HGF)和转化生长因子-α(TGF-α)等的作用下进入细胞周期,细胞周期蛋白依赖激酶(cyclin CDKs)系统则促进肝细胞进入 DNA 合成期(S 期),细胞凋亡及转化生长因子 β(TGF-β)等参与终止再生调控[4]。

　　2. ALPPS 诱导肝再生的基本特征　　ALPPS 与传统肝再生模式并不相同,它能够通过 1 期手术主动诱导目标肝段快速再生,使其在 1~2 周体积增长 57%~68%,达到具备实施手术的机会[5,6]。ALPPS 最大的特点就是快速诱导肝再生,9~14 日可使剩余肝脏体积增长 61%~93%,平均每日可增长 32 mL 的肝体积[7]。与肝切除等其他肝再生模式类似,ALPPS 诱导肝再生的启动阶段(术后 4 h),细胞周期调控、HGF 通路、上皮间质转化相关的低氧通路和白介素-10(IL-10)通路等通路明显上调[8]。ALPPS 术后 4 h 内特异性升高的信号通路包括胰岛素样生长因子 1 受体(IGF1R)信号通路(细胞存活)、整合素连接激酶(ILK)信号通路(诱导的细胞增殖)和 IL-10 通路,特异性降低的信号通路包括干扰素信号通路[8]。ALPPS 诱导肝再生的增殖阶段(术后 96 h),细胞增殖、细胞循环、有丝分裂和细胞分裂相关通路活化,以及巨噬细胞激活、离子转运、免疫反应和脂质代谢过程明显上调[9]。

二、ALPPS 诱导快速肝再生的病理生理变化

　　1. ALPPS 术后的血流动力学变化　　ALPPS 步骤主要包括离断侧肝脏的门静脉结扎和保留侧与离断侧肝脏的分隔两个基本要素,肝脏分隔会阻断保留侧和离断侧肝脏之间的血流循环。ALPPS 会导致肝脏血流动力学发生急剧的变化。临床观察性研究表明,ALPPS 1 期后,保留侧肝脏总的门静脉血流量会急剧上升至术前的 2.6 倍,随后门静脉血流量会逐步下降,至 ALPPS 2 期时门静脉血流量会降至略高于术前水平[10]。伴随保留侧肝脏门静脉血流的增加和随之肝动脉血流的减少,离断侧肝脏门静脉血流

截断而肝动脉血流明显上升,可为保留侧肝脏创造一个低氧的微环境[11,12]。同时,ALPPS 1 期后门静脉血流量与保留侧肝脏的体积增长呈正相关[13]。

目前认为门静脉血流是影响肝脏再生的重要因素之一,基于体外交叉循环小鼠模型研究表明肝脏再生是肝脏门静脉血流因素与残余肝脏细胞数量之间不平衡的结果[14]。ALPPS 相对于门静脉结扎(PVL)或门静脉栓塞(PVE)诱导肝再生速度更快,可能是因为其离断了保留侧和离断侧的肝脏组织,剥夺了两侧肝脏之间的血流交通循环。基于猪的 ALPPS 动物模型研究表明,ALPPS 诱导肝再生的速度与门静脉结扎后保留侧与离断侧肝脏之间离断后剩余的侧支循环数量负相关[15]。

2. ALPPS 诱导肝再生的病理生理特征

(1) ALPPS 诱导肝脏细胞群体增殖:肝再生的最基本表现为肝脏细胞数量的增多。肝切除术、肝脏损伤和胆管结扎等多种模式诱导的肝再生均可导致肝脏肝细胞、胆管细胞和免疫细胞的有丝分裂和细胞数量增多,进而引起肝脏体积的增长。基于谱系追踪系统的最新研究表明,与肝脏正常稳态下和胆管结扎诱导的肝细胞增殖主要发生于肝小叶Ⅱ区(中央区)不同,肝切除术诱导的肝再生主要发生于肝小叶Ⅰ区(汇管区)和Ⅱ区[16,17]。ALPPS 可诱导保留侧肝脏体积快速提升[18,19],笔者中心通过进一步病理学染色观察表明,ALPPS 诱导肝再生主要体现在保留侧肝细胞和胆管细胞可发生明显的增殖和细胞数量的增多(图 12 - 1)。

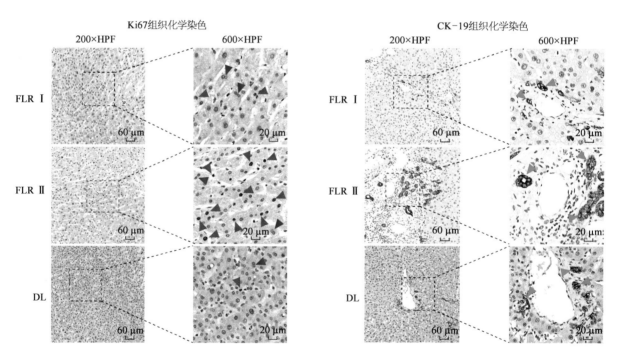

图 12 - 1 人 ALPPS 前后肝脏增殖肝细胞和胆管腔数量对比

FLR Ⅰ, APLLS 1 期时保留侧肝脏;FLR Ⅱ,ALPPS 2 期时保留肝脏;DL,ALPPS 2 期时离断侧肝脏。红色箭头:Ki67 阳性肝细胞;蓝色箭头:双核肝细胞;绿色箭头:胆管腔

笔者中心基于大鼠 ALPPS 动物模型的动态研究表明,ALPPS 1 期术后早期(1~2 日)开始出现肝细胞体积的增大,肝细胞增殖高峰出现在术后 2 日左右,随后因为大量肝细胞发生有丝分裂,肝脏细胞体积明显缩小逐渐恢复至 ALPPS 术前,术后 7 日肝细胞基本恢复至静息状态,胆管细胞增殖略微落后于肝细胞增殖高峰(图 12 - 2)。

(2) ALPPS 诱导肝再生的细胞成熟度:尽管 ALPPS 诱导肝再生速度相对于 PVE 更快,但其增生的肝细胞和毛细胆管相对并不成熟。有研究表明,ALPPS 诱导肝再生的增殖肝细胞特征表现为:较为不

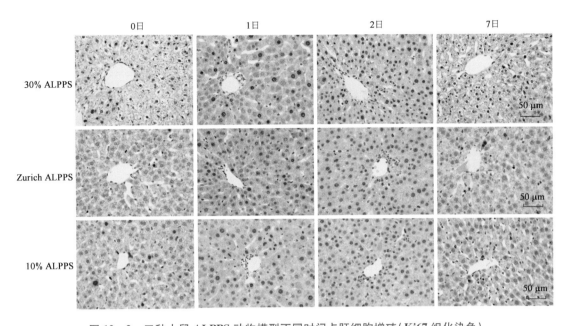

图 12-2　三种大鼠 ALPPS 动物模型不同时间点肝细胞增殖(Ki67 组化染色)

30% ALPPS,保留右中叶的 ALPPS 大鼠模型;Zurich ALPPS,保留左中叶同时切除左外叶的 ALPPS 大鼠模型;10% ALPPS,保留左中叶的 ALPPS 大鼠模型

成熟的肝细胞,具有细胞密度更高、体积更小和糖原富集的特征[19-21]。同时,研究还发现 ALPPS 术后的残余肝的多耐药基因(MDR1)表达下调,毛细胆管绒毛结构发育不全,紧密连接形成不良,提示 ALPPS 术后保留侧肝脏形成的微胆管系统不完善和胆汁分泌系统不成熟[20]。笔者所在中心也对比了 ALPPS 1 期和 2 期的保留侧肝脏组织的透射电镜成像结果,发现 ALPPS 2 期肝细胞组织有明显的内质网增生和细胞外基质重构的特征(图 12-3)。

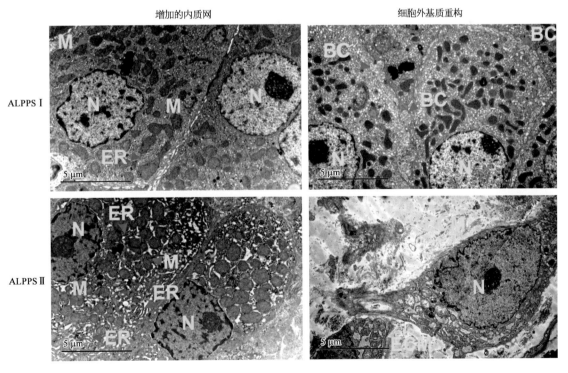

图 12-3　人 ALPPS 前后残余肝的透射电镜图片

M,线粒体;N,细胞核;ER,内质网;BC,胆小管;ECM,细胞外基质

3. ALPPS 实施过程中影响肝再生的临床因素   ALPPS 实施过程中还是存在着一定的手术失败率
（4.0%～8.9%），主要和肝再生的速度、程度和功能密切相关，需要进一步优化手术流程和严格把握手术
适应证[5,10,22]。主要影响 ALPPS 诱导肝再生速度的因素有年龄（年龄大于 60 岁）、肝脏纤维化或肝硬
化程度、肝脏病灶为非结直肠癌肝转移等[23]。原发性肝癌病人往往由于合并有肝硬化，其肝脏增生的
速度显著慢于没有肝硬化的肝脏[5]。本中心研究[5]表明，人 ALPPS 保留侧肝脏体积增生与肝脏纤维化
程度明显呈负相关，诱导至足够肝体积所需时间与肝脏纤维化程度呈正相关（图 12-4）。进一步机制
研究探索表明，通过阻断 TGF-β1，可明显加快 ALPPS 促进具有肝纤维化肝脏诱导的肝再生速度[24,25]。
研究表明，非结直肠癌肝转移的病人行 ALPPS 预后会更差，肝脏原发肿瘤病人大多存在胆汁淤积或肝
硬化等基础病变，导致肝脏增生速度慢而达不到手术切除的要求[23]。

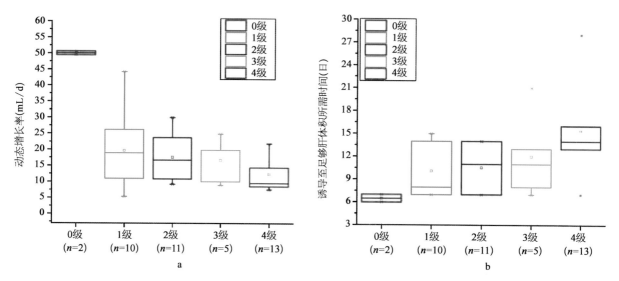

图 12-4　人 ALPPS 保留侧肝脏体积动态增长率（a）和诱导肝体积增长
所需时间（b）与肝纤维化程度相关性[5]

三、ALPPS 诱导快速肝再生的相关分子机制

1. 循环系统中的细胞因子及生长因子   肝脏再生是一个涉及多种细胞相互联系、多种细胞因子和
生长因子释放的复杂生理过程。肝脏再生的过程中，参与肝脏细胞群体再生的分子主要包括细胞因子、
生长因子和相关代谢分子（图 12-5）[26]。已有研究发现，在肝再生的启动阶段，包括肿瘤坏死因子
（TNF）、IL-6、干细胞因子（SCF）和补体 C3a 或 C5a 等[27-29]；随后，HGF 和 EGFR 配体家族等生长因子
的释放驱动细胞循环的过程，促进肝细胞由 G_0 期进入 G_1 期[30,31]；肝细胞增殖过程中对代谢需求增高，
支链氨基酸等使用可促进肝细胞增殖[32]。

研究表明，ALPPS 1 期后引起的肝脏血流动力学的显著变化和直接引发的全身炎症反应是诱导肝
脏快速再生的始动因素[33]。ALPPS 1 期后门静脉主干血流量虽然有所下降，但保留侧肝脏门静脉的血
流量和血流压力明显提升，为保留侧肝脏带来了更多来自肠道的营养，从而促进肝脏的快速再生[34-37]。
ALPPS 病人肝脏标本结合动物模型研究表明：ALPPS 术后保留侧肝脏中 IL-6、TNF、HGF、血管内皮生
长因子（VEGF）、表皮生长因子（EGF）等细胞因子或生长因子的转录水平和表达水平明显增高，同时血
清中 IL-6、HGF 等因子一过性增高[8,9,38,39]。基于 ALPPS 病人的血清因子检测发现，ALPPS 1 期手术
后 IL-6 水平明显提升，而在 2 期手术后迅速下降；HGF 在 ALPPS 1 期术后明显上升，且其上升程度与
肝脏增长速度正相关[38]。基于大鼠动物模型肝脏组织细胞因子微阵列检测也发现，ALPPS 早期（24 h

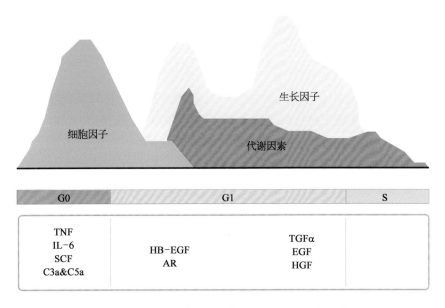

G0	G1		S
TNF IL-6 SCF C3a&C5a	HB-EGF AR	TGFα EGF HGF	

图 12-5　肝脏再生过程中细胞因子、生长因子和代谢网络

内)保留侧肝脏诱导细胞因子诱导的中性粒细胞趋化因子 1(CINC-1)、IL-6、白介素-2(IL-2)、白介素-13(IL-13)和巨噬细胞炎症蛋白 1α(MIP-1α)等因子的表达明显上升[38]。

另一项研究表明 ALPPS 与 PVL 联合其他器官消融创伤的肝再生速度相似,研究者认为 ALPPS 相对于 PVL 更快的再生速度可能是由于额外的手术创伤所导致,也可通过诱导其他器官的创伤导致肝再生[18];进一步的研究表明,ALPPS 术后早期数小时内肝星状细胞中的 Hedgehog 分子的表达和分泌在促进快速肝再生中起重要作用[40]。

2. 局部免疫炎症微环境对肝再生的影响　越来越多的证据表明肝脏也是机体重要的免疫器官,其区域免疫微环境的变化在肝脏再生中有着重要的作用[37,41,42]。以肝切除为例,巨噬细胞、自然杀伤(NK)细胞、自然杀伤 T(NKT)细胞、树突状细胞(DC)等细胞亚群通过直接影响肝细胞或间接释放炎症因子影响肝再生过程[42]。CD68 阳性的 Kupffer 细胞的增殖和血液浸润的 CD11b 阳性的单核细胞共同形成了 F4/80⁺Kupffer 细胞群体,通过巨噬细胞刺激因子(M-CSF,源于肝星状细胞)、粒细胞-巨噬细胞刺激因子(GM-CSF)等丝裂原或通过产生 IL-6、TNF、TGF-β1 和 TNF-α 等旁分泌途径影响其他肝脏细胞,进而影响肝再生过程[4,43-45]。

另外,与肝切除、肝损伤等诱导肝再生有所不同,ALPPS 可诱导保留侧肝脏产生低氧微环境,在诱导肝脏新生血管生成中发挥重要作用[8,46,47]。临床和动物模型研究表明,ALPPS 相对于 PVL 诱导肝再生的速度更快,进一步基于大鼠的 ALPPS 动物模型研究发现,ALPPS 相对于 PVL,FLR 肝脏缺氧状态更加明显,保留侧肝脏低氧微环境可明显激活肝星形细胞 VEGF 依赖的血管生成通路,体内使用低氧诱导剂二甲基乙二烯丙基甘氨酸(DMOG)保持内源性低氧诱导因子 α(HIF-α)分子稳定,可明显促进 PVL 诱导肝再生速度[46-48]。

事实上,ALPPS 诱导的肝脏再生过程是肝实质细胞、非实质细胞参与和相互作用的复杂病理生理过程。肝脏中肝细胞的数量占比为 60%~80%,肝脏非实质细胞中除内皮细胞、胆管上皮细胞和星形细胞等,其余约一半为免疫细胞[42]。免疫细胞的激活及其分泌的生长因子,如 HGF 等或炎症因子 IL-6 等,对于肝细胞、胆管细胞等肝脏细胞亚群的增殖有重要作用。目前仍缺乏对 ALPPS 前、后免疫细胞的动态变化的全面描述及其在肝再生中作用的探索,有待深入研究。目前兴起的单细胞测序、空间转录组测序和多重免疫荧光等技术将为研究包括 ALPPS 在内的肝再生模式的免疫微环境改变及其作用提供新的视角。

四、展望

ALPPS 诱导快速肝再生是源于临床的科学现象,目前对于 ALPPS 诱导快速肝再生的免疫微环境变化和分子机制探索仍不系统全面。高通量的空间转录组等多组学技术,可为 ALPPS 诱导快速肝再生的研究提供细胞组分变化与空间分布、单细胞水平的通路调节和组织空间转录水平上的详尽信息和崭新研究视角。通过对 ALPPS 促进快速肝再生的机制研究,有望发现快速诱导肝再生过程中的关键细胞组分和因子。如果能够将这些关键细胞组分和因子成功转化应用于临床病人,可进一步提高 ALPPS 的成功率和疗效。同时,ALPPS 促进肝再生相关机制的揭示还可以为临床常规肝切除术后肝功能不足的防治提供新的研究方向,为急性肝损伤的肝细胞再生及肝功能恢复提供新的防治思路[49]。

(杨欣荣　闫加艳)

参 考 文 献

[1] Chan KS, Low JK, Shelat VG. Associated liver partition and portal vein ligation for staged hepatectomy: a review[J]. Translational Gastroenterology and Hepatology, 2020, (5): 37.

[2] Michalopoulos GK, Bhushan B. Liver regeneration: biological and pathological mechanisms and implications[J]. Nature Reviews Gastroenterology & Hepatology, 2021, 18(1): 40-55.

[3] Forbes SJ, Newsome PN. Liver regeneration-mechanisms and models to clinical application[J]. Nat Rev Gastroenterol Hepatol, 2016, 13(8): 473-485.

[4] Michalopoulos GK. Liver regeneration[J]. Journal of Cellular Physiology, 2007, 213(2): 286-300.

[5] Wang Z, Peng Y, Hu J, et al. Associating liver partition and portal vein ligation for staged hepatectomy for unresectable hepatitis B virus-related hepatocellular carcinoma: a single center study of 45 patients[J]. Ann Surg, 2020, 271(3): 534-541.

[6] Sandstrom P, Rosok BI, Sparrelid E, et al. ALPPS improves resectability compared with conventional two-stage hepatectomy in patients with advanced colorectal liver metastasis: results from a scandinavian multicenter randomized controlled trial (LIGRO Trial)[J]. Ann Surg, 2018, 267(5): 833-840.

[7] Bertens KA, Hawel J, Lung K, et al. ALPPS: challenging the concept of unresectability — a systematic review[J]. International Journal of Surgery, 2015, (13): 280-287.

[8] Borger P, Schneider M, Frick L, et al. Exploration of the transcriptional landscape of ALPPS reveals the pathways of accelerated liver regeneration[J]. Front Oncol, 2019, (9): 1206.

[9] Colak D, Al-Harazi O, Mustafa OM, et al. RNA-Seq transcriptome profiling in three liver regeneration models in rats: comparative analysis of partial hepatectomy, ALLPS, and PVL[J]. Sci Rep, 2020, 10(1): 5213.

[10] Chan A, Zhang WY, Chok K, et al. ALPPS versus portal vein embolization for hepatitis-related hepatocellular carcinoma: a changing paradigm in modulation of future liver remnant before major hepatectomy[J]. Ann Surg, 2021, 273(5): 957-965.

[11] Ogura Y, Hori T, El Moghazy WM, et al. Portal pressure < 15 mm Hg is a key for successful adult living donor liver transplantation utilizing smaller grafts than before[J]. Liver Transpl, 2010, 16(6): 718-728.

[12] Yagi S, Iida T, Taniguchi K, et al. Impact of portal venous pressure on regeneration and graft damage after living-donor liver transplantation[J]. Liver Transpl, 2005, 11(1): 68-75.

[13] Tomassini F, D'Asseler Y, Giglio MC, et al. Hemodynamic changes in ALPPS influence liver regeneration and function: results from a prospective study[J]. HPB (Oxford), 2019, 21(5): 557-565.

[14] Michalopoulos GK, DeFrances MC. Liver regeneration[J]. Science, 1997, 276(5309): 60-66.

[15] Deal R, Frederiks C, Williams L, et al. Rapid liver hypertrophy after portal vein occlusion correlates with the degree of collateralization between lobes — a study in pigs[J]. J Gastrointest Surg, 2018, 22(2): 203-213.

[16] He L, Pu W, Liu X, et al. Proliferation tracing reveals regional hepatocyte generation in liver homeostasis and repair[J].

Science, 2021, 371(6532).

[17] Wei Y, Wang YG, Jia Y, et al. Liver homeostasis is maintained by midlobular zone 2 hepatocytes[J]. Science, 2021, 371 (6532).

[18] Schlegel A, Lesurtel M, Melloul E, et al. ALPPS: from human to mice highlighting accelerated and novel mechanisms of liver regeneration[J]. Ann Surg, 2014, 260(5): 839 – 846; discussion 846 – 847.

[19] Tong YF, Meng N, Chen MQ, et al. Maturity of associating liver partition and portal vein ligation for staged hepatectomy-derived liver regeneration in a rat model[J]. World J Gastroenterol, 2018, 24(10): 1107 – 1119.

[20] Matsuo K, Hiroshima Y, Yamazaki K, et al. Immaturity of bile canalicular-ductule networks in the future liver remnant while associating liver partition and portal vein occlusion for staged hepatectomy (ALPPS)[J]. Ann Surg Oncol, 2017, 24 (9): 2456 – 2464.

[21] Matsuo K, Murakami T, Kawaguchi D, et al. Histologic features after surgery associating liver partition and portal vein ligation for staged hepatectomy versus those after hepatectomy with portal vein embolization[J]. Surgery, 2016, 159(5): 1289 – 1298.

[22] Raptis DA, Linecker M, Kambakamba P, et al. Defining benchmark outcomes for ALPPS[J]. Ann Surg, 2019, 270(5): 835 – 841.

[23] Schadde E, Ardiles V, Robles-Campos R, et al. Early survival and safety of ALPPS: first report of the International ALPPS Registry[J]. Ann Surg, 2014, 260(5): 829 – 836; discussion 836 – 388.

[24] Yifan T, Ming X, Yifan W, et al. Hepatic regeneration by associating liver partition and portal vein ligation for staged hepatectomy (ALPPS) is feasible but attenuated in rat liver with thioacetamide-induced fibrosis[J]. Surgery, 2019, 165 (2): 345 – 352.

[25] Zhang B, Meng F, Liu Y, et al. Inhibition of TGFbeta1 accelerates regeneration of fibrotic rat liver elicited by a novel two-staged hepatectomy[J]. Theranostics, 2021, 11(10): 4743 – 4758.

[26] Fausto N, Campbell JS, Riehle KJ. Liver regeneration[J]. Hepatology, 2006, 43(2 Suppl 1): S45 – S53.

[27] Akerman P, Cote P, Yang SQ, et al. Antibodies to tumor necrosis factor-alpha inhibit liver regeneration after partial hepatectomy[J]. the American Journal of Physiology, 1992, 263(4 Pt 1): G579 – G585.

[28] Trautwein C, Rakemann T, Niehof M, et al. Acute-phase response factor, increased binding, and target gene transcription during liver regeneration[J]. Gastroenterology, 1996, 110(6): 1854 – 1862.

[29] Iwai M, Cui TX, Kitamura H, et al. Increased secretion of tumour necrosis factor and interleukin 6 from isolated, perfused liver of rats after partial hepatectomy[J]. Cytokine, 2001, 13(1): 60 – 64.

[30] Madonna R, Cevik C, Nasser M, et al. Hepatocyte growth factor: molecular biomarker and player in cardioprotection and cardiovascular regeneration[J]. Thrombosis and Haemostasis, 2012, 107(4): 656 – 661.

[31] Bohm F, Kohler UA, Speicher T, et al. Regulation of liver regeneration by growth factors and cytokines[J]. EMBO Molecular Medicine, 2010, 2(8): 294 – 305.

[32] Tajiri K, Shimizu Y. Branched-chain amino acids in liver diseases[J]. World J Gastroenterol, 2013, 19(43): 7620 – 7629.

[33] Moris D, Vernadakis S, Papalampros A, et al. Mechanistic insights of rapid liver regeneration after associating liver partition and portal vein ligation for stage hepatectomy[J]. World J Gastroenterol, 2016, 22(33): 7613 – 7624.

[34] Schnitzbauer AA, Lang SA, Goessmann H, et al. Right portal vein ligation combined with in situ splitting induces rapid left lateral liver lobe hypertrophy enabling 2-staged extended right hepatic resection in small-for-size settings[J]. Ann Surg, 2012, 255(3): 405 – 414.

[35] Lopez-Lopez V, Robles-Campos R, Brusadin R, et al. ALPPS for hepatocarcinoma under cirrhosis: a feasible alternative to portal vein embolization[J]. Ann Transl Med, 2019, 7(22): 691.

[36] Lauber DT, Tihanyi DK, Czigany Z, et al. Liver regeneration after different degrees of portal vein ligation[J]. The Journal of Surgical Research, 2016, 203(2): 451 – 458.

[37] Thorgersen EB, Barratt-Due A, Haugaa H, et al. The role of complement in liver injury, regeneration, and transplantation [J]. Hepatology, 2019, 70(2): 725 – 736.

[38] Sparrelid E, Johansson H, Gilg S, et al. Serial assessment of growth factors associated with liver regeneration in patients operated with associating liver partition and portal vein ligation for staged hepatectomy[J]. Eur Surg Res, 2018, 59(1 – 2): 72 – 82.

[39] Alexandrino H, Rolo A, Teodoro JS, et al. Bioenergetic adaptations of the human liver in the ALPPS procedure — how liver regeneration correlates with mitochondrial energy status[J]. HPB (Oxford), 2017, 19(12): 1091 – 1103.

［40］ Langiewicz M, Schlegel A, Saponara E, et al. Hedgehog pathway mediates early acceleration of liver regeneration induced by a novel two-staged hepatectomy in mice［J］. J Hepatol, 2017, 66(3): 560 – 570.

［41］ Racanelli V, Rehermann B. The liver as an immunological organ［J］. Hepatology, 2006, 43(2 Suppl 1): S54 – S62.

［42］ Li N, Hua J. Immune cells in liver regeneration［J］. Oncotarget, 2017, 8(2): 3628 – 3639.

［43］ Ikarashi M, Nakashima H, Kinoshita M, et al. Distinct development and functions of resident and recruited liver Kupffer cells/macrophages［J］. Journal of Leukocyte Biology, 2013, 94(6): 1325 – 1336.

［44］ Nishiyama K, Nakashima H, Ikarashi M, et al. Mouse CD11b+ Kupffer cells recruited from bone marrow accelerate liver regeneration after partial hepatectomy［J］. PloS One, 2015, 10(9): e0136774.

［45］ Michalopoulos GK. Principles of liver regeneration and growth homeostasis［J］. Comprehensive Physiology, 2013, 3(1): 485 – 513.

［46］ Dili A, Bertrand C, Lebrun V, et al. Hypoxia protects the liver from small for size syndrome: a lesson learned from the associated liver partition and portal vein ligation for staged hepatectomy (ALPPS) procedure in rats［J］. Am J Transplant, 2019, 19(11): 2979 – 2990.

［47］ Dirscherl K, Schlapfer M, Roth Z'graggen B, et al. Hypoxia sensing by hepatic stellate cells leads to VEGF-dependent angiogenesis and may contribute to accelerated liver regeneration［J］. Sci Rep, 2020, 10(1): 4392.

［48］ Schadde E, Tsatsaris C, Swiderska-Syn M, et al. Hypoxia of the growing liver accelerates regeneration［J］. Surgery, 2017, 161(3): 666 – 679.

［49］ Anantha RV, Shaler CR, Meilleur CE, et al. The future liver remnant in patients undergoing the associating liver partition with portal vein ligation for staged hepatectomy (ALPPS) maintains the immunological components of a healthy organ［J］. Front Med (Lausanne), 2016, (3): 32.

第十三章 ALPPS 的未来

　　ALPPS 是肝脏外科近半个世纪以来继肝脏移植、腹腔镜技术后，又一突破性的创新技术，其为那些原来认为不能手术切除的肝癌病人，提供了只要一次住院短时间内即可能根治性切除治愈的希望。总的来说，ALPPS 是一个复杂的手术，它的建立得益于许多外科医生的努力。

　　ALPPS 历经 15 年的演变，主要包括：① 采用微创入路或微创手段减少手术的创伤。② 以扩大手术适应证为目的手术方式改良。③ PVE 失败后的挽救性 ALPPS 或 TAE - Salvaged ALPPS（周氏 ALPPS）。④ 为了提高手术预后尤其是肿瘤预后的手术方式修正。这些技术的改进已经使传统的 ALPPS 变得更加复杂，尽管也有其他尝试使得手术操作更加简便，其最终目的都是为了使 ALPPS 更加安全、有效、规范。事实上，ALPPS 所致的手术死亡已不再是困扰人们的主要问题。当然，仍然需要更严谨的精心设计的研究来评估 ALPPS 术式改变的真正价值。这种演变完全符合一种新技术从诞生的初学阶段（learning stage）到完善改进，直至成熟、广泛开展造福病人的客观规律。

　　后续的研究重点将转移到 ALPPS 后的长期生存结果和病人的生活质量上。复旦大学附属中山医院肝外科自 2013 年开展亚洲首例报道的 ALPPS 以来，已有多例中晚期肝癌病人获得 8 年以上的长期无瘤生存。近年来，借助于新的技术、新的理念，人们对胚胎发生、肿瘤生物学和肝脏再生等方面的认识呈指数增长。越来越多的证据支持，这些复杂的现象背后，有许多共同的生物学过程和途径。肝脏天生的再生能力使肝大部切除术成为可能。然而，驱动肝脏再生的信号也可能促进肿瘤进展，这可能涉及创造一个不同的微环境，以重新激活休眠的癌症细胞。尤其在 ALPPS 条件下，极限量的肝大部切除术，门静脉血流的增加伴随着导致肝脏再生的复杂和相互沟通对话的大量细胞因子、炎症因子的释放、信号通路的改变，使得再生肝脏免疫微环境中免疫细胞、间质细胞的改变，从而可能促进循环肿瘤干细胞或残存肿瘤细胞的激活。当然，ALPPS 一般在 1~2 周的短时间内完成肝脏再生和肿瘤的完整切除，虽然或许存在既利于肝脏再生而又利于肿瘤复发转移的影响因素，但是因作用时间短，从而使肿瘤的转移复发能力降至最低限度。具体机制的探究，有助于相应抗肿瘤干预手段的提出，以及最佳手术适应证病例的选择，为未来个性化的肿瘤外科治疗提供借鉴。

　　ALPPS 在短时间内促进肝脏增生的惊人速度，为人类认识自身提供了新的视角。物竞天择，适者生存。在极限条件下，机体可以迸发出无限的可能。以管窥豹，ALPPS 为我们打开了一项探索肝脏再生机制的新天窗，促进肝脏再生的终极神秘力量及其机制的探讨和发现，有望用于肝功能衰竭、小肝综合征、人工肝脏体外培养等诸多方面。

　　ALPPS 本身就是人类不断创新、挑战未知的结果，同时也将在后续的临床实践、机制探索和转化医学研究中，不断完善发展；其研究成果有望提高中晚期肝癌病人的生存率、增强人类肝脏的功能，甚至有助于延长人类的生命，这也许不是梦想。

（周　俭　王　征　施国明）

常用术语英汉对照

acoustic radiation force impulse(ARFI)	声辐射力脉冲成像技术
Amsterdam index	阿姆斯特丹指数
anterior approach ALPPS	前入路 ALPPS
associating liver partition and portal vein ligation for staged hepatectomy(ALPPS)	联合肝脏分隔和门静脉结扎的二步肝切除术
associating microwave ablation and portal vein ligation for staged hepatectomy(AMAPS)	微波消融肝实质分隔联合门静脉结扎二步肝切除术
auxillary liver	辅助肝
body surface area(BSA)	体表面积
cancer-associated fibroblasts(CAFs)	肿瘤相关成纤维细胞
cavitron ultrasonic surgical aspirator(CUSA)	超吸刀
colorectal cancer liver metastasis(CRLM)	结直肠癌肝转移
common hepatic artery(CHA)	肝总动脉
contrast-enhanced ultrasound(CEUS)	超声造影
echinococcus alveolaris	肝细粒棘球蚴病
endoscopic retrograde cholangiao-pancreatography(ERCP)	内镜逆行性胆管胰管造影术
endoscopic retrograde cholangiography(ERC)	内镜下逆行胆管造影术
epidermal growth fator(EGF)	表皮生长因子
epithelial mesenchymal transformation(EMT)	肿瘤的上皮-间叶细胞转化
future liver remnant(FLR)	剩余肝
future liver volume(FLV)	剩余肝体积
gallbladder cancer(GBC)	胆囊癌
gastroduodenal artery	胃十二指肠动脉
hepatic arterial buffer response(HABR)	肝动脉缓冲效应
hepatic vein embolization(HVE)	肝静脉栓塞
hepatobiliary scintigraphy(HBS)	肝胆闪烁显像
hepatocellular carcinoma(HCC)	肝细胞癌
hepatocyte growth fator(HGF)	肝细胞生长因子
Hybrid partial ALPPS	混合部分离断 ALPPS
intensive care unit(ICU)	加强监护病房

248

interstage management	期间管理
intrahepatic cholangiocarcinoma（ICC）	肝内胆管癌
ipsilateral percutaneous transhepatic PVE	同侧经皮经肝门静脉穿刺术
kinetic growth rate（KGR）	肝体积动态增长率
laparoscopic ALPPS	腹腔镜 ALPPS
laparoscopic microwave ablation and portal vein ligation for staged hepatectomy（LAPS）	腹腔镜微波消融肝实质分隔联合门静脉结扎二步肝切除术
laparoscopic Peng's multifunctional operative dissector（LPMOD）	腹腔镜多功能手术解剖器
laparoscopic radio-frequency-assisted liver partition with portal vein ligation（LRALPP）	腹腔镜射频消融肝实质分隔联合门静脉结扎二步肝切除术
liver stiffness（LS）	肝脏硬度
liver venous deprivation（LVD）	肝静脉剥夺术
minimally invasive surgery ALPPS（MIS‐ALPPS）	微创 ALPPS
model for end-stage liver disease（MELD）	终末期肝病模型评分
neuroendocrine tumor（NET）	神经内分泌肿瘤
partial ALPPS	部分离断 ALPPS
percutaneous microwave ablation（PMA）	经皮微波消融
percutaneous microwave/radio-frequency ablation liver partition and portal vein embolization（PALPP）	经皮微波/射频消融肝实质分隔联合门静脉栓塞技术
perihilar cholangiocarcinoma（PHCC）	肝门胆管癌
portal vein embolization（PVE）	门静脉栓塞术
portal vein ligation（PVL）	门静脉结扎
posthepatectomy liver failure（PHLF）	术后肝功能衰竭
proper hepatic artery	肝固有动脉
radiofrequency-assisted ALPPS	射频消融 ALPPS
radio-frequency-assisted liver partition with portal vein ligation（RALPP）	射频消融肝实质分隔联合门静脉结扎术
resection and partial segment 2/3 transplantation followed by delayed total hepatectomy（RAPID）	肝切除联合Ⅱ/Ⅲ段部分肝移植的延期全肝切除术
reversal ALPPS	反式 ALPPS
right portal vein ligation combined with in situ splitting and then hepatectomy	门静脉结扎联合肝脏原位劈裂肝切除术
right portal vein ligation combined with in situ splitting	原位肝实质离断联合门静脉右支结扎
robotic ALPPS	机器人 ALPPS
selective internal radiation therapy（SIRT）	放射栓塞疗法
shear wave elastograghy（SWE）	实时剪切波弹性成像技术
single-cell RNA sequencing	单细胞测序
spatial transcriptomics	空间转录组技术
standardized future liver remnant（sFLR）	标准化剩余肝体积
standardized future liver volume ration（SFLVR）	剩余肝体积占标准化全肝体积的比例

standardized liver volume(SLV)　　　　　　　　标准化肝体积

standard operating procedures(SOPs)　　　　　　标准手术

^{99m}Tc-galactosyl-human serum albumin(^{99m}Tc - GSA)　　^{99m}Tc -半乳糖基人血清白蛋白

terminal branches portal vein embolization(TBPVE)　　末梢门静脉栓塞术

T-lymphoma invasion and metastasis-inducing protein 2(TIAM2)　　T 淋巴瘤侵袭和转移诱导蛋白 2

tourniquet ALPPS　　　　　　　　　　　　　　绕肝带 ALPPS

transcatheter arterial chemoembolization(TACE)　　经肝动脉化疗栓塞术

transient elastography(TE)　　　　　　　　　　　瞬时弹性成像技术

tumor-associated macrophages(TAMs)　　　　　　肿瘤相关巨噬细胞

two staged hepatectomy(TSH)　　　　　　　　　　二步肝切除术